"十二五"江苏省高等学校重点教材(编号：2014－1－127)

医 学 实 验 动 物 学 教 程

（第 3 版）

U0242535

主　　编　邵义祥

副 主 编　王禹斌　朱顺星　周正宇

编　　者　（以姓氏笔画为序）

王　旭　（南通大学）

王　婧　（苏州大学）

王生存　（南通大学）

王庆华　（南通大学）

王禹斌　（苏州大学）

朱顺星　（南通大学）

刘　春　（南通大学）

肖春兰　（苏州大学）

吴宝金　（上海生命科学研究院生化细胞所）

何远清　（江苏大学）

陈　芹　（南京医科大学）

邵义祥　（南通大学）

周正宇　（苏州大学）

袁红花　（徐州医科大学）

谈青芬　（江苏大学）

缪　进　（南通大学）

东 南 大 学 出 版 社

南京

内容提要

本书系统地介绍了实验动物科学的基本概念、实验动物福利以及实验动物标准化的有关知识。阐释了实验动物环境设施概念与要求,介绍了常用实验动物的生物学特性及应用,阐述了动物实验所涉及的基本概念和相关要求,论述了实验动物选择以及动物实验常规操作技术,较系统地介绍了常用人类疾病动物模型的复制方法和遗传工程动物模型的相关知识,对影响人和实验动物健康的主要疾病及其控制也作了浅显的介绍。本书注重实用性和指导性,主要适合医学、药学及生物科学类本科生教学使用,也可作为研究生的教学参考书,对动物实验研究者也具有很好的参考价值。

图书在版编目(CIP)数据

医学实验动物学教程 / 邵义祥主编 . —3 版 . —南京:东南大学出版社,2016.6(2024.8 重印)

ISBN 978 - 7 - 5641 - 6758 - 5

Ⅰ.①医…　Ⅱ.①邵…　Ⅲ.①医学—实验动物—医学院校—教材　Ⅳ.①R - 332

中国版本图书馆 CIP 数据核字(2016)第 220893 号

医学实验动物学教程(第3版)

主　编	邵义祥
责任编辑	张　慧
编辑邮箱	1036251791@qq.com
出版发行	东南大学出版社
出版人	白云飞
社　址	南京四牌楼 2 号　邮编 210096
网　址	http://www.seupress.com
电子邮箱	press@seupress.com
印　刷	南京工大印务有限公司
开　本	787mm×1092mm　1/16
印　张	20
字　数	518 千字
版　次	2016 年 6 月第 3 版　2024 年 8 月第 16 次印刷
书　号	ISBN 978 - 7 - 5641 - 6758 - 5
定　价	50.00 元

本社图书若有印装质量问题,请直接与营销部调换。电话(传真):025-83791830

再版前言

本教材于2003年第1版出版后,被省内医药类院校和省外一些高校选作相关专业本科生或研究生专业教材,反响甚好。2009年修订再版,被越来越多的院校选用,至今累计印数已达到26 000册。

随着现代科学技术的迅猛发展,作为一门新兴综合性交叉学科,实验动物科学亦突飞猛进,且深刻影响着生命科学各领域,成为生命科学研究的基石,亦成为医学、药学、生物学领域科技创新的基础支撑学科。从某种意义上说,实验动物科学是现代科学技术的有机组成部分,也是现代科学技术的催化剂,其发展促进了生命科学研究的快速发展。不仅如此,实验动物科学新知识、新技术、新发展、新趋势日新月异,已成为生命科学的前沿学科,并引领生物医学的创新和发展。因此,为使实验动物学教材及时把握学科前沿脉搏,适应新形势、新态势、新趋势,同时也及时将我们在平时教学工作中的经验和体会融入,有必要对教材进行适当的修订和更新。

我们在教材原有基础上,对部分章节内容进行了修订和完善,以期更加适应实验动物科学的发展。希望通过修订,使本教材更适合教育部2012年颁布的新专业目录中相关专业的人才培养要求,尤其是新调整设置的医学实验技术专业。医学实验动物学课程是医学实验技术专业的重要基础课程,更好地适应其人才培养需求是本次修订的目的之一。本次修订还适当兼顾了医学、药学、生物学类研究生的教学要求,注意在一些章节内容中体现探讨和视野拓展,以期对医学类研究生以及从事医学研究和动物实验的科技人员有所启发和帮助。

该书吸取了本学科的最新研究成果,引用了多位专家学者公开发表的论文论著成果。借此,谨向专家学者们致以衷心的感谢!

衷心感谢苏州大学、南京医科大学、扬州大学、江苏大学、徐州医科大学及中科院上海生命科学研究院同仁给予的支持、合作和帮助!

衷心感谢东南大学出版社的热情支持!感谢医学编辑室张慧老师等给予的真诚帮助!

作为"十二五"江苏省高等学校重点教材建设项目,本教材得到南通大学教材出版基金的资助,谨表诚挚感谢!

实验动物科学涉及的新知识、新技术多,范围广,限于编者的知识面和学术水平,疏漏、错误和欠缺在所难免,恳请专家学者、同行和广大读者批评指正。

编　者

2016年2月

目录

第一章　绪　论

第一节　实验动物科学的概念

一、实验动物科学的定义

实验动物科学(laboratory animal science)是研究实验动物和动物实验的一门新兴学科。前者是以实验动物本身为对象,专门研究其育种、繁殖生产、饲养管理、质量监测、疾病诊治和预防以及支撑条件的建立等等,即如何培育出标准化的实验动物。后者以实验动物为材料,采用各种手段和方法在实验动物身上进行实验,研究实验过程中实验动物的反应、表现及其发生机制和发展规律,确保动物实验的可靠性、准确性和可重复性,即如何使动物实验合理化、规范化。因此,随着科学技术的进步和实验动物科学的发展,现代实验动物科学被定义为关于实验动物标准化和动物实验规范化的科学。

在生命科学研究领域内,实验动物科学的中心对象就是实验动物,其目标就是保证现代医学的实验研究可以获得质好、量足、经济、安全、方便、符合各种实验要求的实验动物,并从实验动物一环出发,探讨各种动物实验得以成功地设计、进行并完成的技术和条件,同时也探索与上述目标相关的法制建设、组织管理及人员培训等问题。

二、实验动物科学研究的范围

(一) 实验动物科学研究的内容

实验动物科学,自 20 世纪 50 年代诞生以来,至今已成为一门具有自己理论体系的独立性学科。其主要内容包括:实验动物饲养学、实验动物医学、比较医学、动物实验技术。

1. 实验动物饲养学(laboratory animal feeding and breeding)

主要研究实验动物的生物学特性与解剖生理特点、饲养与管理、育种与繁殖、生长与发育、饲料与营养、环境与设施、生态与行为等内容以及实验动物标准化的各种技术、手段和措施。

2. 实验动物医学(laboratory animal medicine)

研究实验动物各种疾病包括传染性疾病、营养代谢性疾病、遗传性疾病以及劣质环境所致的疾病的病因、症状、病理特征,疾病的发生、发展规律,诊断,防治措施等;研究实验动物微生物质量的等级标准、检测方法、控制措施以及微生物对动物实验的干扰;研究人畜共患病的预防、控制与治疗措施。

3. 比较医学(comparative medicine)

比较医学是对动物与人类的健康和疾病状态进行类比研究的科学。根据实验动物和人类之间生命现象或疾病的异同，建立各种人类疾病动物模型，用以研究人类相关疾病，了解人类疾病的发生机制以及发展规律，以期找到治疗人类疾病的有效药物和预防、控制及治疗措施。它是西医学、中医学、兽医学和实验动物学聚焦的科学。随着临床医学、实验医学和实验动物学的形成和发展，比较医学研究就更为广泛，常被称为"广义医学"。比较医学又可分成比较解剖学、比较生理学、比较病理学、比较外科学和比较基因组学等。

4. 动物实验技术(animal experiment technique)

动物实验技术是进行动物实验时的各种实验手段、技术、方法和标准化操作程序，即在实验室内人为地改变环境条件，观察并记录动物的反应与变化，以探讨生命科学中的疑难问题，获得新的认识，探索新的规律。同时也探讨实验动物科学中的减少、替代、优化等问题。

（二）实验动物科学所涉及的领域

1. 生命科学领域

在生命科学领域，人类的健康和福利研究是头等重要的事情，离不开应用实验动物。在对人的各种生理现象和病理机制及疾病的防治研究中，实验动物是人的替代者。譬如，癌症是威胁人类健康的最严重的疾病之一，由于在肿瘤的移植、免疫、治疗等研究中使用了裸鼠、悉生动物和无菌动物，因而人类对各种恶性肿瘤的致癌原因，尤其是化学致癌物质、病毒致癌、肿瘤的病毒、免疫、治疗等方面的研究有了极大的进展。计划生育研究有相当大比例的工作是在动物身上进行的。人类各种疾病的发生、治疗与痊愈的机制及其生理、生化、病理、免疫等各方面的机制，都要经过动物实验加以阐明或证实。可以说离开了实验动物和动物实验，生命科学研究就寸步难行。

2. 制药工业和化学工业领域

这方面对实验动物的依赖更为明显。药物和化工产品的副作用，对生命的影响程度包括致癌、致病、致畸、致毒、致突变、致残、致命，都是从实验动物的试验中获得结果。

制药和化学工业产品如不用实验动物进行安全评价，包括三致（致癌、致畸、致突变）试验，给人类应用将会造成十分严重的恶果。制药、化工等工业的劳动卫生措施，特别是各种职业性中毒（如铅、苯、汞、锰、硅、酸、一氧化碳、有机化合物等）的发生机制、危害程度的评价以及防治方法，都必须选用实验动物进行各种动物实验后才能确定。

实验动物也是医药工业上生产疫苗、诊断用血清、某些诊断用抗原、免疫血清等的重要材料。例如从牛体制备牛痘苗，猴肾制备小儿麻痹症疫苗，马体制备白喉、破伤风或气性坏疽等血清，金黄地鼠肾制备乙脑和狂犬病疫苗，小鼠脑内接种脑炎病毒后的脑组织制备血清学检验用的抗原等。

3. 畜牧科学方面

家畜家禽等经济动物所用疫苗的制备和鉴定、生理试验、胚胎学研究、营养价值的评估、保持健康群体以及淘汰污染动物等工作，都要使用实验动物。特别是在畜禽传染病的研究工作中，必须要有合格的实验动物进行实验。在兽医科学研究上，由于所用实验动物或鸡卵不合乎标准，质量很差，严重影响科研效果，甚至在某些疫病的研究工作中，因无 SPF 动物和 SPF 卵，试验无法进行，所制备的疫苗的效果难以保证，导致大量畜禽病死，在经济上带来重大损失。

4. 农业科学方面

新的优良品种的确立除要做物理的、化学的分析以外,利用实验动物进行生物学的鉴定也是十分重要和有意义的。化学肥料、农药的残毒检测,粮食、经济作物品质的优劣等,最后也还是要利用实验动物设计试验来确定。

化肥和农药是提高农业生产的重要材料,由于未经严格的动物试验而引发的问题很多。在合成的多种新农药化合物中,真正能通过动物试验对人体和动物没有危害的只占1/30 000,其余都因发现对人的健康有危害而禁用。

5. 轻工业科学方面

人们的吃、穿、用,包括食品、食品添加剂、皮毛及化学纤维、生活日常用品,特别是化学制品有害成分的影响,都要用实验动物去进行试验。

按照规定,食品、食品添加剂、皮毛制品、化妆品等上市销售,都要求必须先经国家指定的机构采用实验动物进行安全性试验,以证明其对人体无急慢性毒性,无危害,且无致癌、致畸、致突变作用,才能供应市场。

6. 重工业和环境保护方面

在重工业上,对有害物的鉴定和防治,以及国土的整个环境保护,包括废弃物、大气环境、光辐射、声干扰等各方面的研究工作中,实验动物都是监测的前哨和研究防治措施的标样。

7. 国防和军事科学方面

各种武器杀伤效果,化学、辐射、细菌、激光武器的效果和防护,以及在宇宙、航天科学试验中,实验动物都作为人类的替身而用以获取有价值的科学数据。

人们都知道,在宇宙飞船首次遨游太空时,代替人类受试做生理试验的是实验动物。通过动物实验,研究人体在太空条件下,失重、辐射和天空环境因素对机体生理状态的影响。在核武器爆炸的试验中,实验动物被预先放置在爆炸现场,以观察光辐射、冲击波和电离辐射对生物机体的损伤。此外,在战伤外科的研究中,在防军事毒剂和细菌武器损伤的研究中,实验动物均被用来代替人类作为战争中的受难者,从而研究对各种战伤的有效防治措施。因此,实验动物在军事医学研究上具有特殊的应用价值。

8. 商品鉴定和国际贸易方面

在进出口商品的检验检疫中,许多商品的质量检验都规定必须进行动物实验鉴定,或直接利用警犬、警鼠担任安全警察,它直接影响着对外贸易的数量、质量和信誉。

9. 行为科学的研究方面

实验动物在行为科学的研究中也占有重要地位。例如,汽车设计中的撞击,土建设计中震动的允许程度,灾难性事故的处理等,经常利用实验动物模拟人类。

10. 实验动物科学本身研究方面

在实验动物科学本身研究中,由于其综合性很强,涉及数学、物理、化学、生物学、动物学、胚胎学、营养学、微生物学、遗传学、解剖组织学、寄生虫学、传染病学、免疫学、血液学、麻醉学、生态学、建筑学等,所以,各个学科与实验动物科学相辅相成,相互渗透。虽然实验动物科学的直接研究目的是取得适用于各种特殊研究需要的实验动物,但对生命科学的微观领域也进行了更为深入的探索,例如,在遗传学、生殖生理学等学科以及实用技术方面,都不断取得突破。

实验动物科学作为医学、兽医学和有关的生物学的理论研究以及生物药品制造、化学药物筛选、鉴定、环境保护等实现现代化的重要的工具之一,有力地推动着国民经济的发展。

三、实验动物科学是现代科学技术的重要组成部分

实验动物科学是现代科学技术的重要组成部分,是生命科学的基础和条件,是衡量一个国家,一个地区或一个科研单位科学研究水平的重要标志。这是因为,一方面它作为科学研究的重要手段,直接影响着许多领域研究课题的确立和研究成果水平的高低;另一方面,作为一门科学,它的提高和发展又会把许多领域课题的研究引入新的境地。

作为各种实验的特殊材料的实验动物本身以及利用实验动物去设计、开展各项动物实验手段和方法的建立,则作为实验动物科学的核心内容而受到相关研究领域科学家的普遍关注。因此,实验动物科学被赋予了全新的概念,它的存在和发展已经与人们的日常生活,与国民经济建设,与国际交流和合作密不可分,息息相关,成为现代科学技术的组成部分。

四、新的科学技术革命更需要实验动物科学

进入 21 世纪,生物技术已成为现代科学技术的最重要的组成部分,分子生物学成为生命科学的带头学科。干细胞的定向诱导和分化、基因药物的研制、生物反应器的利用、生物芯片技术的发展无不预示着生命科学研究的诱人前景。人类基因组研究前期工程的完成,后期工程——功能基因组学研究的启动,具有自主知识产权的高技术产品的研制,太空条件下,失重、辐射和宇宙环境因素对机体生理状态和功能的影响,预防新的传染病对人类造成的新威胁等都需要实验动物科学的参与并发挥重要作用。

随着人类社会的不断进步,人民生活水平逐步提高,人们对生活质量的要求越来越高。这就要求经济发展,科教进步,社会和谐,环境优美,医疗卫生水平全面提高,人类能够更加健康长寿。无疑,实验动物科学必将得到重视和发展。尽管当今的细胞、分子水平的研究突飞猛进,新材料、新技术不断涌现,信息技术更是日新月异,取得了大量的研究成果,令人惊叹。但是,人不是一个组织、一个细胞、一个分子,也不是组织、细胞或分子的简单叠加,人是经过长期进化形成的纷繁复杂、高度精密、协调统一的有机整体。而且,人具有社会性,有思想、语言、感情,受社会责任、伦理道德的规范,有无限的思维创造能力。因此,无论是什么水平的研究,都不可能拿人做实验,无论什么研究结果要应用于人,都必须进行风险评估,必须遵循分子水平—细胞水平—整体水平—群体水平的逐步验证,即利用实验动物进行整体水平的反复研究确认对人有益无害,没有任何风险之后,才能供人类使用。这也正是各国政府制定严格的新药审批程序、食品药品监督管理规范、进出口商品检验检疫制度以及人民生活用品质量的检验监督制度的理由所在。

实验动物已成为各个相关学科交叉、渗透、综合的最好工具,实验动物科学既作为独立学科各自发展,又作为众多学科互相整合的技术平台,将发挥更加积极的作用。从辩证法的观点看,它能较好地处理自然科学研究中局部与整体、简单与复杂、分析与综合、线性与非线性的关系,从而也必将更有利于现代科技创新。

第二节　医学研究与实验动物

一、医学研究离不开实验动物

据有关资料统计,生物学和医学实验中60％的课题要用到实验动物。我国卫生部下属的基础医学研究所科研课题的91％及首都医院科研课题的78％要利用实验动物来完成。

医学科学的使命是消除人类的一切疾病,保证健康,达到长寿。而它所面临的生命现象是自然界各种现象中最复杂的一种,因为就目前而言,它是物质发展到最高阶段时表现出来的一种运动形态,这种物质的发展过程就是进化,它经过了漫长的时日,生命现象呈现出难以设想的精微、细密、巧妙与和谐。面对这样复杂的生命现象,这样精巧、微妙的物质运动形态,要研究其中无限纷繁、盘根错节、众多方面的因果联系,进一步掌握其本质和规律,实非易事。可以想见,对人体本身的观察分析和认识是有限制的,不方便的。以人为对象进行研究,所得到的材料是宝贵的,其结论可直接应用于人。但是,这种研究非常困难,不少观测和研究根本不可能进行。以人为对象进行研究,在方法上,常为事后回顾,不便预先设计;在条件上,复杂多变,不易控制,难于比较;在处置上,只能保护、挽救,不能有所伤害,更不用说危及生命;在结论上,常常停于推测,不能确证,即使发现相关,却不一定是因果,也很难去验证等等。如此多的困难,势必造成医学发展迟缓,不利于防治人类的疾病和维护人体的健康。因此,人们在医学研究中采用生物学的、化学的、物理学的以至数学的方法进行各种医学问题的实验探索和观测,阐明生命活动在正常条件和异常条件下的表现与规律,了解它,控制它,利用它或改变它。更为可贵的是研究者们成功地找到替代者——实验动物。用实验动物来进行研究,就不再受方法上、手段上、条件上、时间上的限制了,基于伦理道德考虑的限制因素也相对减少了,可以进行前瞻性研究(即预先设计),可以进行验证,可以反复地试验,可以随时获取各种活体标本。

巴甫洛夫曾指出:"没有对活的动物进行的实验和观察,人们就无法认识有机界的各种规律,这是无可争辩的"。

二、实验动物科技进步促进医学的发展

生物医学研究领域内每一个新的发现,每一个重大进展,无不是通过动物实验来发现、验证并实现的。

临床医学的许多重大技术的创新和发展也与动物实验紧密相连。新的手术方法、麻醉方法的确立,体外循环、心脏外科、断肢再植、器官或组织移植、肿瘤的切除与治疗等各项工作的开展也无一不是在动物实验的基础上发展起来的。离开了实验动物科学,医学的进步与发展只能是一句空话。

由于研究的需要,人们培育出了近交系动物、突变系动物、杂交一代动物。转基因动物、基因敲除动物、克隆动物也应运而生。由于研究的需要,人们饲育出了无特定病原体动物、无菌动物。由于培育、饲养各种特殊实验动物的需要,人们发明了特殊的育种、保种技术,建立了专门的饲养、繁殖技术。科学家们把现代光学技术、电子技术、显微摄影及成像技术应用于实验动物科学研究,把环境控制、空气净化、自动控制、建筑工程等工程技术运用于实验动物和动物实验设施的建立,把现代信息技术运用于实验动物管理,促进了实验动物的标准

化和动物实验的规范化,从而使得各国科学家的有关研究能够取得可靠的结果和良好的反应重复性,开展国际合作,进行国际交流。

现代分子生物学技术加快了实验动物新品系的培育速度,为建立各种人类疾病动物模型提供了更好的手段和更广阔的空间。反过来,新的品系和动物模型的建立又为医学、药学、遗传学等生命科学的各个领域提供了可靠而有用的手段和先进的工具。

生物大分子结构是体现其功能的基础,不仅生物大分子的一级结构变异可引起疾病(称作分子病),二级结构和高级结构的改变也可引起疾病,如"构象病""离子通道病""受体病""细胞骨架病""分子伴侣病""信号传导病"等,不一而足。这些"结构病"实质为"功能病",因而生物大分子结构与功能的关系成为分子生物学所致力探讨的主题之一。由于基因的碱基序列,DNA的转录和翻译,蛋白质的加工、修饰和剪接等都可使生命功能多样化,决定功能表现的遗传学背景、遗传信息的传递过程、分子间的相互作用和调控,必须综合起来去考虑才能找出发病原因和机制,并找到诊断、治疗和预防的办法。而这种研究离开了实验动物科学的平台,就只能停留于结构研究,难以深入研究其功能。

三、实验动物质量与医学研究的关系

在生命科学研究领域内,进行实验研究所需要的基本条件可以总括为实验动物、设备、信息和试剂,称为生命科学研究四要素,简称 AEIR 四要素。这四个要素,在整个实验研究中,具有同等重要的地位,不能忽略或偏废。但事实上,实验动物质量往往成为制约性要素,影响整个实验的质量和水平。

保持实验动物质量标准必须实行实验动物微生物学及遗传学的严格质量控制,排除所有可能影响动物质量、干扰实验结果,甚至有可能危害人的健康的细菌、病毒和寄生虫。饲养和使用遗传背景明确、可控、通用品系的动物,是动物实验取得成功的前提条件。

在实践中,往往有些研究人员对实验动物的质量标准不够重视,认为动物是活的就能用,或者是只关注了实验动物的质量,而忽视了实验环境的标准化要求,将高等级的实验动物拿到一般环境中做实验,与实验动物福利的原则相背离,也对实验结果产生干扰。也有的研究者,既有高质量的实验动物,也有标准化的实验环境和条件,但不会使用,不按规范使用,不执行管理条例,浪费资源,违背科学,违反法规。诸如此类,屡见不鲜,结果导致实验的失败,或即使完成了实验,其实验结果令人怀疑,成果得不到科技主管部门的认可,更难得到国外同行的承认。甚至,由于认识上的差距,有些人舍得花钱买仪器设备和试剂,却不舍得花钱饲养或购买实验动物,殊不知,实验动物是医学研究的关键性限制要素,其质量是否标准化直接影响着科研水平的高低。

实验动物生产条件与动物实验条件必须按照国标所规定的控制标准严格控制,并尽可能一致,才能保持实验动物质量的一致性和可靠性,避免造成高等级实验动物进入低等级实验环境中而导致实验动物质量降级或降质;同时也应防止低等级动物进入高等级设施而污染整个环境。

医学研究的最终结果都要应用于人类,与人类的健康息息相关。因此,来不得半点马虎,所有研究者都必须高度重视实验动物的质量问题。

四、医学实验动物工作的任务与目标

实验动物是生命科学教学和研究的重要基础和支撑条件;动物实验是生命科学教学和

研究必不可少的基本手段,是基础理论研究向临床应用研究转化的实验技术平台。实验动物和动物实验是实验动物科学的基本内容,互为依托,在医学、药学专业的教学和研究中起着不可替代的作用。正因为此,我国医药院校拥有大量的实验动物资源,是我国实验动物工作的主力,肩负着发展医学实验动物事业的重任。

医学实验动物工作的主要任务是贯彻国家、省、市有关实验动物管理的条例和规章制度,履行实验动物管理职能,集中、统一、规范、有序地管理学校实验动物资源。担负实验动物饲养、繁殖、供应任务,提供实验动物质量保证,开展实验动物学教学研究,开展动物实验技术培训和动物实验服务,打造科学规范的动物实验技术平台。

改革开放以来,大多数医药院校都比较重视自身实验动物中心的建设,在实验动物的饲养、实验体系建立等方面都具有一定的基础和较强的实力。但由于实验动物使用的特殊性,在使用高峰时往往供不应求,低谷时又出现资源闲置和浪费。只有以医学院校的实验动物机构为主体,构建区域性实验动物社会化生产、商品化供应、规范化实验服务体系,全方位地开展综合服务,以接受委托、提供条件、进行协作、服务外包等方式开展动物实验、技术咨询等服务项目,才有可能扩大实验动物的繁殖生产规模,保证教学用实验动物的供应,为科研用实验动物选择提供更大的余地,为实验动物生产与使用提供更大的调节空间。同时,各医药院校可根据各自条件及科研特色,选择一个或几个品种品系的实验动物,在实行某个级别微生物控制的条件下,进行一定规模的繁殖生产,构建完善的社会服务网络,互通有无,调剂余缺,优势互补,可以逐步形成有各自特色的医学实验动物的社会化生产、使用服务体系,释放出高校实验动物资源的潜能。这样,高等医药院校在培养出大批高级专门人才的同时,也可以直接参与到经济建设的大潮中。这应该成为医学实验动物工作的努力目标。

第三节　实验动物科学发展概况

一、我国实验动物科学的发展

我国实验动物科学的快速发展,是在党的十一届三中全会以后。随着对外改革开放步伐的加快,国内经济建设的蓬勃发展,发展实验动物科学的迫切性尤为突出,加之专家学者的呼吁,引起了政府部门的高度重视,使得我国的实验动物科学技术有了日新月异的大发展。

1980年国家农业部邀请了美国马里兰州立大学比较医学系主任徐兆光教授到我国讲学,他在北京举办了第一个全国高级实验动物人才培训班,启动了我国实验动物科学现代化的进程。

1982年,国家科委在云南西双版纳主持召开了全国第一届实验动物工作会议,开创了我国实验动物工作的新纪元。

1984年,国务院批准建立了中国实验动物科学技术开发中心。

1985年,国家科委在北京召开了第二次全国实验动物工作会议,会议制定了发展规划和实验动物法规,大大地加快了我国实验动物科学现代化的步伐。

1987年4月中国实验动物学会成立。

1988年10月31日国务院批准,并由国家科技部以2号令颁布了我国第一部由国家立法管理实验动物的法规《实验动物管理条例》。

1994 年国家技术监督局颁布了 7 类 47 项实验动物国家标准。2001 年对其进行了全面修订并重新颁布，并于 2002 年 5 月 1 日起施行。2010 年、2011 年又分别对实验动物环境设施标准、饲料营养标准及微生物学标准进行了再次修订并颁布实施。2014 年又颁布了《实验动物机构 质量和能力的通用要求》(GB/T 27416—2014)。

1995 年后我国实验动物科学的发展进入了一个快速发展的时期。主要表现在：

1. 法规建设

国家科技部先后制定发布了一系列法规，如《关于"九五"期间实验动物发展的若干意见》、《实验动物质量管理办法》(1997 年 12 月)、《国家实验动物种子中心管理办法》(1998 年 5 月)、《国家啮齿类实验动物种子中心引种、供种实施细则》(1998 年 9 月)、《省级实验动物质量检测机构技术审查准则》和《省级实验动物质量检测机构技术审查细则》(1998 年 11 月)、《关于当前许可证发放过程中有关实验动物种子问题的处理意见》(1999 年 11 月)、《实验动物许可证管理办法》(2002 年 4 月)。

2006 年 9 月国家科技部制定和发布了《关于善待实验动物的指导性意见》(国科发财字〔2006〕398 号)，这是一个适应我国实验动物事业日益发展，符合国际惯例，向国际规范靠拢的重要指导性文件，对提高我国实验动物管理工作质量和水平起到了重要的指导引领作用。

1996 年北京市人大通过了我国第一部实验动物地方法规——《北京市实验动物管理条例》。之后一些地方也出台了相关的地方法规，如《云南省实验动物管理条例》(云南省人大常委会，2007 年)，《黑龙江省实验动物管理条例》(黑龙江省人大常委会，2008 年)，《广东省实验动物管理条例》(广东省人大常委会，2010 年)。

1995 年原卫生部还颁布了第 55 号部长令——《医学实验动物管理实施细则》，许多省市也都相继制定颁布了实验动物管理办法，如《甘肃省实验动物管理办法》(甘肃省人民政府，2005 年)，《江苏省实验动物管理办法》(江苏省人民政府，2008 年)，《浙江省实验动物管理办法》(浙江省人民政府，2009 年)，《陕西省实验动物管理办法》(陕西省人民政府，2011 年)，《湖南省实验动物管理办法》(湖南省人民政府，2012 年)。这些法规的制定和发布，使实验动物管理初步纳入法制化、规范化轨道，对实验动物事业发展起到了极大的推动作用。

2. 实验动物学会

中国实验动物学会于 1987 年成立，它由我国实验动物学科和相关学科的著名专家组成，是非政府的社会学术团体。其主要任务是承担全国实验动物相关的国内国际学术交流，参与国家实验动物法规、质量标准等的制定工作，负责本地区、国际、国内实验动物方面的学术交流活动。

中国实验动物学会目前下设 17 个分支机构，其中包括 7 个工作委员会和 10 个专业委员会，秘书处为学会办事机构，学会挂靠在中国医学科学院、北京协和医学院医学实验动物研究所。

7 个工作委员会：① 组织工作委员会，② 学术工作委员会，③ 期刊与信息工作委员会，④ 教育培训工作委员会，⑤ 国际交流与合作工作委员会，⑥ 科普工作委员会，⑦ 科技服务工作委员会。

10 个专业委员会：① 水生实验动物专业委员会，② 灵长类实验动物专业委员会，③ 免疫缺陷实验动物专业委员会，④ 农业实验动物专业委员会，⑤ 实验动物标准化专业委员会，⑥ 实验动物设备工程专业委员会，⑦ 中医药实验动物专业委员会，⑧ 实验小型猪专业委员会，⑨ 媒介实验动物专业委员会，⑩ 实验动物福利伦理专业委员会。

3. 实验动物种子中心建设

自 1998 年起,国家重视实验动物种子中心的建设,迄今已投资建立了 6 个国家级实验动物种子中心。这些项目的实施是我国实验动物科学发展的重大步骤,将为推动我国生命科学研究与国际接轨作出重要贡献。

建立国家实验动物种子中心的目的,在于科学地保护和管理我国实验动物资源,实现种质保证。国家实验动物种子中心的主要任务是:① 引进、收集和保存实验动物品种、品系,② 研究实验动物保种新技术,③ 培育实验动物新品种、品系,④ 为国内外用户提供标准的实验动物种子。

国家实验动物种子中心必须具备下列条件:① 长期从事实验动物保种工作,② 有较强的实验动物研究技术力量和基础条件,③ 有合格的实验动物繁育设施和检测仪器,④ 有突出的实验动物保种技术和研究成果。

已建立的国家实验动物种子中心有:

(1) 国家啮齿类实验动物种子中心(北京中心):隶属于中国食品药品检定研究院(以下简称中检院)实验动物资源研究所,于 1998 年由科技部批准成立(国科财字〔1998〕010 号)。该中心现活体保存有小鼠、大鼠、豚鼠、兔 4 个品种共计 79 个品系的实验动物,其中包括疾病模型、研究工具鼠等 38 个品系;冷冻保存 120 个品系,含委托保种 83 个品系。

该种子中心还积极开展国际交流合作,与日本熊本大学动物资源研发中心(CARD)、美国哈佛医学院、日本东京医科大学、日本 SLC、日本脏器制药等国际知名科研机构和企业均建立了良好的合作关系,通过技术交流活动和项目合作,推动了种子中心的发展。

(2) 国家啮齿类实验动物种子中心(上海分中心):国科财字〔1998〕009 号文批准依托中国科学院上海实验动物中心建立国家啮齿类实验动物种子中心(上海分中心)。该中心配合国家和科学院实验动物战略资源发展规划,开展啮齿类实验动物种质资源及其相关生物资源的收集、保存、鉴定、繁育、生产、供种和供应,疾病动物模型表型研究,动物福利与关怀研究,动物实验技术服务和人员培养,实验动物资源的信息港共享工作。

中心现已成为国家和科学院的"战略生物资源科技支撑体系建设"项目的重要组成部分。目前活体保种 2 个种(小鼠、大鼠)69 个品系实验动物(包括各类肿瘤学、免疫学、神经生物学、心血管疾病、糖尿病、老年病、免疫缺陷、白内障等模型动物),其中 30% 为委托保种品系;低温保存 380 个小鼠品系,其中委托保存品系占 68%。向除港、澳、台以外的各省市自治区提供 SPF 级标准化种质资源。

(3) 国家禽类实验动物种子中心(以下简称禽类中心):依托于中国农业科学院哈尔滨兽医研究所。禽类中心于 2006 年通过国家科技部组织的专家验收,2010 年正式运行(国科发财〔2010〕267 号)。其主要职能是引进、收集和保存禽类实验动物品种、品系,研究禽类实验动物保种新技术,培育禽类实验动物新品种、品系;为国内外用户提供标准的禽类实验动物种子。

禽类中心总建筑面积约 15 000 m^2,分别用于 SPF 鸡、鸭的生产、保种、备存以及培育研究。自 2010 年禽类中心正式运行以来,已向国内相关 SPF 鸡繁育部门供应 SPF 鸡种卵超过 15 万枚,用于 SPF 鸡群的更新换代,为我国 SPF 鸡种卵商业化发展奠定了坚实的基础;供应科研用 SPF 鸡卵及 SPF 鸡 170 万只(羽),检定用 SPF 鸡卵及 SPF 鸡 10 万只(羽),生产用 SPF 鸡卵 160 万只,科研及检定用 SPF 鸭卵及 SPF 鸭 3 万只(羽)。为促进我国家禽疫病防控技术研究,家禽疫病防治疫苗检定及生产作出了贡献。

（4）国家遗传工程小鼠种子中心（南京大学模式动物研究所）：始建于2001年，在国家"十五"科技攻关重点项目的支持下，南京大学启动建设"国家遗传工程小鼠资源库"，并相应成立了南京大学模式动物研究所。2010年经国家科技部批准设立国家遗传工程小鼠种子中心（国科发财〔2010〕267号）。该中心是集遗传工程小鼠的资源保存与供应、疾病模型创制与开发和实验动物人才培训为一体的国家级科技基础条件服务平台。其核心任务是针对国家生物医药创新和发展的需求，为科研机构及医药产业提供完整的人类重大疾病模型保种、生产、供应、信息咨询和人才培训等服务。该资源库也是我国实验动物研发和合作的国际窗口，将推动我国在相关领域占据国际领先地位，全面促进我国生命科学、医学、药学等相关学科的发展。

该中心现有小鼠品系882余个，其中敲除品系有401个，突变品系118个，转基因品系227个，近交系33个。此外，还包括了近800个运用转基因、基因剔除技术和ENU诱变与筛选等方法，为客户建立糖尿病、心血管疾病和肿瘤等重大疾病模型的相关小鼠品系。

为促进小鼠资源及相关领域的共享利用和合作研究，避免重复生产和浪费，在保护知识产权的基础上，2013年资源库作为发起单位，与12家大学、科研机构、生物技术公司共同成立了"中国遗传工程小鼠资源共享联盟"非实物共享平台，以集结国内遗传工程小鼠资源，推动国内资源的共享利用。

（5）国家犬类实验动物种子中心：2010年6月科技部正式下文批准成立"国家犬类实验动物种子中心"（国科发财〔2010〕267号）。该中心拥有符合国际实验动物福利标准的犬舍11幢5700 m²，大动物GLP实验室1200 m²，不锈钢饲养笼480个；建成与国家实验动物e平台对接的局域网，建成配套饲料仓库、兽医室、检测室、档案资料室、办公室等。在全国首家建立全面系统、开放共享的Beagle犬基础数据库，实现资源与相关支撑服务保障的共享。

中心现有Beagle种犬600多头，存栏量1600多头，年生产能力2000～2500头。近年来，向国内药物安评机构提供了20000多头高质量的实验用Beagle犬，为国家上海新药安全评价中心等新药安评机构承接国外的药物安评试验提供了符合国际标准的实验用犬，占有国内高端市场20%的市场份额。

（6）国家非人灵长类实验动物种子中心（苏州分中心）：于2010年经科技部批准设立。主要任务是从事非人灵长类实验动物的繁育和供应，在占地80000 m²的西山岛动物养殖基地范围内，育有约12000只非人灵长类实验动物，并销往美、加、韩等国，每年供应约1500只。

该中心同时还从事药物非临床评价以及各类疾病模型研究。可向全球客户提供全方位的药品安全性评价、药效学和药代动力学研究服务。同时，中心已有成熟的抗肿瘤、心血管、脑血管、代谢性疾病、神经精神系统疾病的其他实验动物和非人灵长类动物模型。

（7）国家兔类实验动物种子中心：国家科技部于2010年5月发文（国科发财〔2010〕267号）批准依托中国科学院上海实验动物中心建立国家兔类实验动物种子中心。中心配合国家和科学院实验动物战略资源发展规划，开展兔类实验动物种质资源及其相关生物资源的收集、保存、鉴定、繁育、生产、供种和供应，疾病动物模型表型研究，动物福利与关怀研究，动物实验技术服务和人员培养，实验动物资源的信息港共享工作。中心现已成为国家和科学院的"战略生物资源科技支撑体系建设"项目的重要组成部分。

该中心依靠中国科学院强大的研发能力以及中科院上海生科院积极的资源配置，目前保种 3 个种(地鼠、豚鼠、兔)5 个品系实验动物,向除港、澳、台以外的各省市自治区提供 SPF 级标准化种质资源。该中心是紧密结合国家实验动物战略资源保障体系、中国科学院"人口与健康"和"普惠健康保障体系"的发展主体,整合科学院强大的研究能力打造的国内最大的集实验动物资源保障、支撑服务、研究开发于一体的综合性实验动物研发机构之一。

4. 质量检测网络建设

1988 年国家投资建立了国家实验动物质量检测中心,负责六个专业领域检测技术的标准化、规范化,各省市也先后投资建立了省级实验动物质量检测机构,形成了全国实验动物质量检测网络体系,为推行全国统一的实验动物生产、使用许可证制度提供了基础保障。

5. 信息网络建设

国内有关实验动物的网站越来越多,几乎每省都有专门的实验动物方面的站点,但人们使用得并不多。相比之下,中国实验动物信息网和中国实验动物学会等网站的点击率较高。主要实验动物网站有:

(1) 中国实验动物信息网(http://www.lascn.net)。中国实验动物信息网由国家科技部委托广东省实验动物质量检测站主办,2002 年底正式开通。有"新闻中心""供求信息""电子期刊""政策法规""检验标准""学会园地""工程小鼠""动物模型""科研项目""社区论坛"等栏目。

(2) 中国实验动物学会(http://www.calas.org.cn)。中国实验动物学会是我国广大实验动物科技工作者的学术组织,经民政部批准于 1987 年成立。网站设有"学会概况""学会动态""学术交流""教育培训""期刊""研究机构""会员之家""服务之窗"等栏目,可供广大实验动物科技工作者在线浏览和查询相关服务信息。

(3) 中国遗传工程小鼠资源共享联盟(http://cmsr.nrcmm.cn)。中国遗传工程小鼠资源共享联盟是由国家遗传工程小鼠资源库(南京大学模式动物研究所)、北京大学、清华大学、浙江大学、中国食品药品检定研究所、复旦大学等 13 家单位共同发起成立。联盟以"整合资源、服务科研"为目标,担负着收集、维护、整理小鼠品系的任务,在为联盟成员提供资源平台的同时也为其提供了沟通交流的平台,以促进中国国内科研机构之间的交流和发展。联盟现有 740 种小鼠共享品系。

(4) 国家遗传工程小鼠资源库(南京大学模式动物研究所)(http://www.nrcmm.cn)。国家遗传工程小鼠资源库是在国家"十五"科技攻关重点项目的支持下启动建设的,在建设资源库的同时相应成立了南京大学模式动物研究所。国家遗传工程小鼠资源库是集遗传工程小鼠的资源保存与供应、疾病模型创制与开发和实验动物人才培训为一体的国家级科技基础条件服务平台。其核心任务是针对国家生物医药创新和发展的需求,为科研机构及医药产业提供完整的人类重大疾病模型保种、生产、供应、信息咨询和人才培训等服务。

(5) 江苏实验动物(http://www.jsdw.org)。江苏实验动物网站由江苏省实验动物管理委员会办公室和江苏省实验动物协会联合主办,主要发布国内外实验动物最新研究成果、学术交流信息、有关实验动物管理方面政策法规、重要通知,此外还具有江苏省实验动物许可证日常运行管理和实验动物从业人员上岗考试管理等功能。

(6) 北京实验动物信息网(http://www.baola.org)。北京实验动物信息网由北京市实验动物管理办公室建立,网站设有"许可证管理""生产与使用""供求信息""政务公开""法规标准""教育培训""平台资源""福利伦理"和"生物安全"等栏目。

(7) 湖北省实验动物公共服务平台(http://www.hbsydw.org)。湖北省实验动物公共服务平台是由湖北省实验动物管理办公室建立,网站设有"新闻通知""法规标准""许可证管理""学习园地""考试培训""供求信息"等栏目,用户可网上申请和查询许可证、在线开具质量合格证、统计动物生产使用信息、浏览新闻通知和政策法规及培训考试信息、查询动物供求信息等。

(8) 广东省实验动物信息网(http://www.labagd.com)。广东省实验动物信息网由广东省实验动物监测所主办,网站设有"新闻资讯""通知公告""政策法规""质量标准""资源中心""学会专刊""知识园地""公众互动"和"省监测所"等栏目。

(9) 国家啮齿类实验动物种子中心上海分中心(http://www.slaccas.com)。

(10) 上海市实验动物资源信息网(http://www.la-res.cn/la-res/website/index.jsp)。由上海实验动物资源公共服务平台、上海市实验动物学会建立,设有"政策法规""质量标准""许可证管理""资源信息""科研成果共享""科普知识""新闻动态"等栏目。

6. 产业化进程

随着我国实验动物科学的发展步伐的明显加快,出现了由温州市药检所牵头,18家药厂、研究所、医学院校共同筹建的股份制实验动物中心;京津冀地区建立了实验动物协作网;江苏省建立了实验动物公共服务技术平台——开放性实验动物中心和动物实验服务中心;苏州市成立了股份制实验动物行业协会等。有关省市都根据各自的实际情况建立了实验动物繁育供应基地或中心,反映了我国实验动物科学事业向产业化、市场化过渡的总趋势。

二、我国实验动物工作的管理体制

国家科技部主管全国实验动物工作。国务院授权国家科技部主管全国实验动物工作,国家科技部条件财务司为职能司负责具体工作,各省(市)科技厅(委)负责本省(市)的实验动物工作。

各部委主管行业实验动物工作。国务院各有关部门负责管理本部门的实验动物管理工作,解放军总后勤部卫生部负责全军实验动物工作。

国家科技部认定若干个单位为全国实验动物种子中心和实验动物质量检测中心,负责全国实验动物标准化、质量检测、引种、保种、供种工作。国家实验动物种子中心、国家实验动物质量检测中心(微生物、遗传)挂靠在中国药品生物制品检定研究院,国家实验动物种子分中心挂靠在中科院上海实验动物中心,国家实验动物质量检测中心(环境、病理)挂靠在中国医科院实验动物研究所,国家实验动物质量检测中心(营养)挂靠在中国疾病预防控制中心营养与食品安全所,国家实验动物质量检测中心(寄生虫)挂靠在上海生物制品研究所。

国家实行实验动物生产和使用许可证制度。国家科技部等7个部局于2001年12月颁布《实验动物许可证管理办法(试行)》。该办法规定从事实验动物生产、使用相关工作的单位和个人都必须首先取得实验动物生产、使用许可证。

三、医学实验动物的管理

国家卫生部成立了专门的医学实验动物管理委员会,负责医学实验动物的管理工作。

1995年发布了《医学实验动物管理实施细则》,本细则适用于从事医学实验动物生产和动物实验的单位和个人。

细则规定卫生部实行医学实验动物合格证认可制度。实验动物合格证分为:医学实验动物合格证,医学实验动物环境设施合格证,医学实验动物技术人员岗位资格认可证。

根据卫生部医学实验动物质量标准,医学实验动物和实验动物设施分为普通级、清洁级、无特定病原体(SPF)级、无菌级(包括悉生动物)。

卫生部科研课题立项,科研成果鉴定,发表学术论文,研制新药、生物制品、保健食品、化妆品和由卫生部建立的卫生标准体系的申报单位、审批管理部门应当严格按照本细则规定执行,将有无医学实验动物合格证书作为申报、审批的基本条件。

医学实验动物饲育、生产供应单位必须建立严格的管理制度、操作规程,并有相应的监督保证措施。

卫生部级课题及研究生毕业论文等科研实验必须应用清洁级以上的实验动物。进行各种动物实验时,应当按动物实验技术要求进行。要善待动物,手术时进行必要的无痛麻醉。

凡从事医学实验动物饲育和动物实验工作的技术人员实行岗位资格认可制度。从事和参与医学实验动物工作的人员,必须掌握医学实验动物的基础知识、有关法律法规及各种规章制度,并取得医学实验动物技术人员岗位资格认可证书。

全国医学实验动物工作实行三级管理:卫生部医学实验动物管理委员会、省级医学实验动物管理委员会、单位医学实验动物管理委员会或小组。

第三十二条规定应用不合格实验动物或在不合格的医学试验环境设施内进行的科学试验、鉴定或安全评价的结果无效。其研究成果不得上报,科研课题不能申请,论文不予发表,生产的产品不得使用。

四、国际实验动物科学协会

1. 国际实验动物科学协会(international council on laboratory animal science,ICLAS)

20世纪40年代后,美国、日本、法国、荷兰、联邦德国、英国、加拿大等国先后成立了实验动物学会或类似组织,1956年,联合国教科文组织(UNESCO)、国际医学组织联合会(CI-OMS)、国际生物学协会(IUBS)共同发起成立了实验动物国际委员会(ICLA)。这是一个以促进实验动物质量、健康和应用达到高标准为目标的非官方组织。1961年,ICLA的活动与世界卫生组织(WHO)合作,并于1979年改名为国际实验动物科学协会(ICLAS)(网址:http://iclas.org)。

2. ICLAS的主要目标

(1)促进并协调全世界特别是发展中国家的实验动物科学发展;

(2)促进全球范围内实验动物科学知识与资源的合作共享;

(3)促进实验动物质量界定和监控;

(4)收集和传播实验动物科学相关信息;

(5)促进全球范围内实验动物饲养和使用的和谐与协调;

(6)促使人们在科学研究实验中本着科学的态度,遵循伦理原则,合理使用动物;

(7)宣传和提倡"3R"原则。

3. ICLAS的主要成员

(1)国家会员:每个成员国仅限一人,目前有30人。

(2)科学/联盟会员:致力于ICLAS工作的学会、协会,或联盟会员。

(3)机构会员:支持ICLAS目标的高校、科研院所,或其他非商业组织。

(4)相关学会会员:致力于ICLAS目标的其他学会或个人代表。

(5)分支机构成员:与ICLAS有互动关系的组织。

（6）荣誉会员：由 ICLAS 常务理事会推选的对实验动物科学作出杰出贡献者。

4. ICLAS 的组织管理

ICLAS 的决议由常务理事会和管理委员会作出。常务理事会每 4 年一届，候选人从国家会员、团体会员和科学家会员中产生。管理委员会由常务理事会从国家会员、团体会员和科学家会员中选出并对其负责，至少每年开一次会。管理委员会包括主席、副主席、秘书长、财务员及其他成员。

5. ICLAS 的检测机构

2006 年 ICLAS 构建了实验动物质量检测网络，主要从事实验动物质量检测和遗传质量监测。

其主要目标是：改进和维护科研中动物质量，提高科学界高质量实验动物重要性的认识。

加入网络的检测中心的主要职能是：进行世界范围内的人才培训，组织学术研讨，开展检测技术、方法的研究，承担各种形式的遗传、微生物检测任务以及向其他实验室提供检测试剂，对实验动物质量检测结果进行分析和评估。

第四节　实验动物科学发展趋势

一、实验动物资源多样化和标准化

现代科学的发展要求应用更多种类、品系，更高质量的实验动物以及各种疾病动物模型，作为应用学科的实验动物学必然以科学的需求为自身的发展方向。野生动物的实验动物化研究一直与实验动物学科同步发展，加强对实验动物科学技术的研究，还可为野生动物资源利用开辟新的途径。

应用前沿生物技术和动物培育技术，开展资源动物实验动物化、遗传育种、资源保存和标准化等关键技术研究，研发一批具有知识产权和我国动物资源优势的实验动物新品种（品系）；野生动物（如裸鼹鼠、树鼩、高原鼠兔、布氏田鼠、大仓鼠、灰仓鼠、东方田鼠等）驯化、繁育和种群的标准化；疾病研究、生物技术药物生产和质量检验中使用实验动物（如长爪沙鼠、鸭子、猫、鸽子、雪貂等）的标准化；各种模式生物（如家蚕、果蝇、鱼类、线虫、昆虫等）的标准化；家畜（如马、牛、羊等）的实验动物化及标准化；基因修饰动物模型的创建与评价的标准化；复杂性状遗传工程小鼠的研发与标准化；水生动物如剑尾鱼、斑马鱼、红鲫的实验动物化研究等等，都必将极大促进实验动物科学和生命科学研究的快速发展。因此，实验动物资源多样化、标准化是必然趋势，也是我国实验动物科学发展的潜力和优势所在。

二、实验动物福利伦理要求常态化

遵循实验动物福利与科学技术发展双赢原则受到社会、科学界和各国政府的高度关注，成为实验动物科学的新常态。这就要求实验动物科学工作者从实验动物饲养管理和动物实验操作等关键环节入手，建立和完善实验动物福利科学监管体系；开展实验动物福利技术的研究，以及实验动物福利伦理审查技术规范、评价程序和技术操作规范研究，全面推进实验动物福利伦理审查制度；开展实验动物福利相关产品和相关技术的系统研究；推动减少、替代、优化（"3R"）研究不断深化和发展。最终使实验动物的使用量逐步减少，质量要求愈来愈高,动物实验结果的准确性、可靠性也不断提高。"3R"研究反映了实验动物科学由技术上的严格要求转向人道主义的管理,提倡实验动物福利与动物保护的国际总趋势。

三、动物实验规范化与标准化

要保证动物实验取得准确、可靠、可信、可重复的结果,必须规范动物实验,只有规范的动物实验才有可比性。要规范动物实验,就必须实施优良实验室操作规范(good laboratory practice,GLP)。各国的GLP规范基本原则一致,内容也基本相同。因此,经GLP认证的实验室,能够得到国际承认。一个与国际接轨的动物实验室,同样应通过GLP验收。概括起来,GLP规范主要包括实验室人员的组成和职责,设施、设备运行维护和环境控制,动物品系、级别和质量控制标准,质量保证部门,标准操作规程(SOP),受试品和对照品的接收与管理,非临床实验室研究的实验方案,实验记录和总结报告等。GLP实验室的正常运行,人员素质是关键,实验设施是基础,SOP是手段,质量监督是保证;硬件是外壳,软件是核心。只有推进GLP规范,才能做到动物实验的规范化,在规范化的基础上进而迈向标准化。

四、实验动物生产与动物实验的专业化与产业化

实验动物生产条件的标准化、实验动物质量的标准化、动物实验条件的标准化、动物实验操作的规范化是国际实验动物科学发展的潮流,势在必行。但由于实验动物生产和供应的投资大、维持费用高、管理要求严,必须走专业化、规模化、集约化发展的道路。国外已有一些大的实验动物公司从事实验动物的生产和供应,如美国的查里士河公司、英国的BK公司占据着美、欧很大的实验动物市场。

在我国,如果要求所有使用实验动物的单位都去新建或改造实验动物设施,完善动物实验条件,建立实验动物饲养和动物实验队伍,既给这些单位造成大的经济负担,也使这些单位背上日常维护管理的沉重包袱,造成巨大的人、财、物的占用和浪费。

在产业供应链中供应的也不再是仅仅作为原材料的实验动物,如小鼠、大鼠,而是经过加工的、有知识产权或自己特色的人类疾病的动物模型。所进行的动物实验也不再是小作坊式的零打碎敲,而是代之以专业化、特色化的动物实验服务,将逐步改变国内各研究单位的小而全、封闭式的单打独斗,代之以专业化、产业化、开放式的运作,实验动物的生产、供应将进入商品化的新时代,动物实验将形成区域性开放性的服务网络。

根据人口健康及生物医药和生物技术产业发展的需要,统筹规划,合理布局,建立符合食品、药品、医疗器械、化学品(包括化妆品)、兽药、人口健康及环境安全等不同领域相关产品质量检验与评价的动物实验综合服务体系。建立专门化的实验动物生产供应基地和专业化的动物实验技术服务平台或基地,利用已有实验动物资源和设施,通过政策引导、资金扶持、重点建设、开放使用,既能达到专建共用、资源共享、经济节约、促进发展的目的,也有利于加快实验动物饲养及动物实验的产业化进程和专业化建设,引导实验动物使用向规范化、基地化方向发展,避免重复建设,减少企业和规模较小的研究检测机构所承担的风险。

五、实验动物数据信息全球化

随着大数据时代的开启,高效利用和挖掘动物实验数据成为实验动物科学发展前沿,实

验动物数据信息集成与共享将成为新的趋势和研究热点。开展实验动物和动物实验原始数据收集、整理、分析和研发,有效重组和深层次挖掘技术的研究与应用,必将推进大数据在实验动物科学中的开发利用。通过提炼和优化关键字,确定数据库模型结构,利用数据库高级检索 XML 技术进行数据描述和传输,最终实现数据的云服务;开发统一标准的数据接口,保证实验动物数据的质量和安全;建立实验动物信息网站移动终端应用平台,为用户提供便捷的信息交流与共享的移动终端访问;建立实验动物产品电子商务平台,便于企业和用户通过平台发布和获取信息。实验动物大数据和"互联网+"的有机结合必将促进全球实验动物信息资源的有效整合和合理利用。

第五节　实验动物从业人员

一、实验动物从业人员的范围

实验动物从业人员是指从事实验动物和动物实验的科技人员、专业管理人员和技术工人,主要包括实验动物管理人员、实验动物饲养繁育人员和动物实验人员三类。

二、实验动物从业人员的基本要求

实验动物从业人员必须了解或掌握实验动物科学相关的基础知识,包括实验动物的基本概念、动物福利、保护、政策法规,实验动物的环境与设施,实验动物的遗传与繁殖,实验动物的生产管理、疾病知识、兽医监护,实验动物营养,实验动物的标准化与质量管理,常用实验动物的品种、品系与应用选择,人类疾病的动物模型,影响动物实验结果的因素、风险性动物实验的安全防护,动物实验常规技术。

实验动物从业人员应热爱实验动物、珍惜实验动物,应高度关注实验动物福利。

实验动物从业人员应身体健康,定期体检。

三、实验动物从业人员的职责

实验动物从业人员应自觉遵守实验动物管理的有关法律、法规,自觉遵守饲养管理操作规程及实验规范要求。按相应标准和规范对实验动物饲料、饮水、设施、环境质量进行有效调控,保证给予实验动物舒适的生活环境和待遇,维持实验动物的质量标准;以合理的设计、周密的安排、仁慈的手段、熟练的技能开展动物实验,并对动物的行为、表现、反应进行细致的观察和记录,保证实验结果有高度的可靠性和重复性。

四、实验动物从业人员的资格认定

实验动物从业人员必须通过科技主管部门组织的相关考试,并取得岗位资格证书。各省、市考试的组织形式有所不同,江苏省科技厅在国内率先建设并开通了实验动物从业人员网上远程考试系统,极大地方便了实验动物从业人员上岗考试的组织和信息化管理。实验动物从业人员的资格认定是有效贯彻落实国家《实验动物管理条例》,与国际通行做法接轨,提升实验动物从业人员的专业素质的有效措施。

思考题

1. 什么是实验动物科学？
2. 试述实验动物质量与医学研究的关系。
3. 为什么说医学研究离不开实验动物？
4. 国际实验动物科学协会的主要工作目标是什么？
5. 试述实验动物在生命科学研究中的地位与作用。
6. 为什么说生命科学研究四要素中的实验动物因素是限制性要素？
7. 试述实验动物从业人员的基本要求。

（邵义祥）

第二章　实验动物的基本概念

第一节　实验动物的定义

一、实验动物

实验动物(laboratory animal)是指经人工培育,对其携带的微生物实行控制,遗传背景明确或来源清楚,用于科学研究、教学、生产、检定以及其他科学实验的动物。

由于实验动物是根据科学需要而在实验室条件下有目的、有计划进行人工饲养繁殖和科学培育而成的动物,因此尽管它来源于野生动物或家畜,但又远远不同于野生动物和家畜。它具有自身的一些特点,如生物学特性明确、遗传背景清楚、遗传性状稳定、表型均一、对刺激敏感和反应一致等。这些特点使得应用实验动物能够获得精确可靠的动物实验结果,并具有良好的可重复性。

二、实验用动物

实验用动物泛指所有用于科学实验的动物,包括实验动物、家畜(禽)和野生动物。

家畜(禽):以满足人类社会生活需要为目的而生产的动物。

野生动物:直接从野外捕获的动物。

根据实验动物定义中三方面的限定,实验动物、家畜(禽)、野生动物极易从概念上加以区分。家畜(禽)虽然符合人工培育的条件,但其微生物学及遗传学控制的目的、方向、程度均与实验动物不能同日而语。

家畜(禽)的微生物学控制重点在于动物的健康无病,着眼于动物的疾病控制。家畜(禽)的遗传学控制着眼于高生产性能的优良品种的培育以及杂交优势的利用。作为用于医学生物学实验研究的实验动物,为了保证动物实验的准确性、敏感性和重复性,实验动物的微生物学控制除必须控制动物疾病外,还要控制动物的无症状性感染以及对动物虽不致病但可能干扰动物实验结果的病原体。同时,为了提高动物实验结果的科学性以及满足特殊医学生物学实验的需要,培育及应用洁净的超常规动物如无菌动物、悉生动物,也属实验动物微生物学控制的范畴。但此类动物必须饲养于特殊的洁净环境中,其抗病力、生产力均明显低于常规的动物。

从遗传控制学的角度而言,实验动物为了减少动物个体差异,保证动物个体的均一性及动物实验结果的可重复性,培育近亲交配的纯系动物是其重要的育种措施,这明显有悖于利用杂交优势提高家畜(禽)生产力的育种目的。同时,为了满足医学生物学对人类疾病模型研究的需要,实验动物的遗传学控制还有目的地将具有某些明显遗传疾病的动物个体的基因在动物种群加以固定、扩大,培育具有一定遗传缺陷及疾病特征的动物品系,这也与家畜(禽)的遗传控制的目的及方向明显不同。此外,在用途方面,家畜(禽)的主要作用是满足人们社会生活的需要,如蛋、肉、皮、奶、役用等,而实验动物则是用于医学生物学研究及其相关用途,至于野生动物,则更难以满足实验动物的严格要求。

由于野生动物在野生自然状态下生存繁殖,其微生物学及遗传学特性均不能控制,常携带可使人感染的某些疾病,对实验人员构成生命威胁。野生动物目前主要用途是观赏和任其自然存在以保持自然界生物种类的多样性及区域内的生态平衡。

第二节　实验动物的微生物学控制分类

实验动物微生物学质量控制是实验动物标准化的主要内容之一,按微生物学控制程度可将实验动物分为不同等级:普通级(conventional animal)、清洁级(clean animal)、无特定病原体动物(specific pathogen free animal)、无菌动物(germ free animal)。

一、普通级动物

(一)基本概念

普通级动物是指不携带规定的人兽共患病病原和动物烈性传染病病原的动物,简称普通动物。

普通级动物饲养于开放环境中,是微生物等级要求最低的动物。普通级动物要有良好的饲养设施,在饲养管理中要采取一定的防护措施。如饲料、垫料要消毒;饮水要符合城市卫生标准;外来动物必须严格隔离检疫;房屋要有防野鼠、昆虫设备;具有送排风系统;要坚持经常进行环境及笼器具的消毒,严格处理淘汰及死亡动物。要制定科学的饲养管理操作规程和与实验动物饲养管理有关的规章制度。

(二)应用

普通级动物多用于探索性实验和教学实验。使用普通级动物存在一定的风险,必须有充分的认识和防护措施。我国国家实验动物标准中,大鼠、小鼠已取消普通级,即凡使用大鼠、小鼠开展实验必须使用清洁级以上的动物。

二、清洁级动物

(一)基本概念

清洁级动物是指除普通动物应排除的病原外,不携带对动物危害大和对科学研究干扰大的病原的实验动物,简称清洁动物。

清洁动物饲养于屏障环境中或 IVC 系统中,其所用的饲料、垫料、笼器具都要经过消毒灭菌处理,饮用水除用高压灭菌外,也可采用 pH 2.5~2.8 的酸化水,工作人员需换灭菌工作服、鞋、帽、口罩,方能进入动物室操作。

(二)应用

清洁级动物近年来在我国得到广泛应用,它较普通级动物健康,又较 SPF 动物易达到质量标准,在动物实验中可免受疾病的干扰,敏感性与重复性亦较好。这类动物目前适用于大多数教学和科研实验,可应用于生物医学研究的各个领域。

三、无特定病原体级动物(SPF 动物)

(一)基本概念

无特定病原体级动物是指除清洁级动物应排除的病原外,不携带主要潜在感染或条件致病和对科学实验干扰大的病原的实验动物,简称 SPF 动物。

SPF 动物来源于无菌动物,必须饲养在屏障环境中,实行严格的微生物学控制。

(二)应用

通常有许多病原体是呈隐性感染,在一般条件下,微生物与宿主间保持相对平衡,动物不显现症状。一旦条件变化或动物在实验处理的影响下,这种平衡遭到破坏,隐性感染被激发,动物出现疾病症状,将严重影响实验的结果。例如,绿脓杆菌对动物通常不致病,对大鼠和小鼠的繁殖也没有影响,但用感染本菌的动物进行放射性照射试验时,却能诱发动物致死性的败血症。再如消化道寄生虫,一般情况下对宿主无严重影响,但在放射性试验中,消化道寄生虫所致的损伤部位会发生弥漫性出血感染,致使动物死亡。SPF 动物就不会出现这种现象,它在放射、烧伤等研究中具有特殊的价值。

国际上公认 SPF 动物适用于所有科研实验,是目前国际标准级别的实验动物。各种疫苗等生物制品生产所采用的动物应为 SPF 级动物。

四、无菌级动物

(一)基本概念

无菌级动物是指无可检出的一切生命体的动物,简称无菌动物。

无菌动物来源于剖腹产或无菌卵的孵化,饲育于隔离环境。另外,用大量抗生素也可以使普通动物暂时无菌,但这种动物不是无菌动物。因为这种无菌状态往往是一时性的,某些残留的细菌在适当的条件下又会在体内增殖,即使把体内细菌全部杀死,它们给动物造成的影响也是无法消除的,例如,特异性抗体的存在、网状内皮系统的活化、某些组织或器官的病理变化等。因此,无菌动物必须是生来就无菌的动物。

(二)无菌动物的特点

1. 形态学改变

(1)消化系统:无菌动物和普通动物在外观和活动方面看不出有特别的差异,有时仅见有体重增加的差别。据报道,无菌动物的盲肠(包括内容物)的总重量有的可达到体重的25%,多数情况下,其盲肠的总重量是普通动物的 5~10 倍。去掉内容物后的盲肠重量,无菌动物和普通动物之间并没有多大的差别,所以这是无菌动物盲肠壁伸展变薄的结果。这一现象也从组织学方面得到证明。另外,无菌动物胀大的盲肠内容物与普通动物相比较,其含水量、可溶性蛋白质、碳水化合物等均较多。无菌动物由于盲肠膨大,肠壁菲薄,常易发生盲肠扭转导致肠壁破裂而死亡。有关盲肠膨大的原因,目前尚无明确的结论。当无菌动物普通动物化或当无菌动物被梭菌、类(拟)杆菌、沙门菌、链球菌单独感染后,盲肠就会变小。

(2)血液循环系统:心脏相对变小,白细胞数少,且数量波动范围小,与无病原体入侵有关。

(3)免疫系统:胸腺中网状上皮细胞体积较大,其胞浆内泡状结构和溶酶体少。无菌兔胸腺中以小淋巴细胞为主,其中的张力微丝含量较普通动物明显减少,胸腺和淋巴结处于功能较不活跃状态,脾脏缩小,无二级滤泡,网状内皮细胞功能下降。由于无菌动物几乎没有受过抗原刺激,其免疫功能基本上是处于原始状态。

2. 生理学改变

(1) 免疫功能:由于网状内皮系统、淋巴组织发育不良,淋巴小结内缺乏生发中心,产生丙种球蛋白的能力很弱,血清中IgM、IgG水平低,免疫功能处于原始状态,应答速度慢,过敏反应、对异体移植物的排斥反应以及自身免疫现象消失或减弱,用低分子无抗原性饲料喂饲无菌动物时,血清中几乎不存在丙种球蛋白和特异性抗体。

(2) 生长率:无菌条件对不同种属动物生长率影响不同。无菌禽类生长率高于同种的普通禽类;无菌大小鼠与普通鼠差不多;无菌豚鼠和无菌兔生长率比普通者低,可能因为肠内无菌,不能帮助消化纤维素以提供机体所需的营养。

(3) 生殖:无菌条件对动物生殖影响不大。大鼠和小鼠因出生无感染,身体较好,其繁殖力高于普通大、小鼠;无菌豚鼠及兔繁殖力比普通者低,可能为盲肠膨大之故。

(4) 代谢:血中含氮量少,肠管对水的吸收率低,代谢周期比普通动物长。

(5) 营养:无菌动物体内不能合成维生素B和K,故易产生这两种维生素的缺乏症。

(6) 抗辐射能力:无菌动物抗辐射能力强。X射线照射后,无菌小鼠的存活时间长于普通小鼠,普通小鼠常因败血症而致死。一般认为,这种存活时间的差别是由于受损细胞的寿命在无菌小鼠与普通小鼠之间存在差别。另据报道,无菌小鼠抗实验性烫伤引起的休克死亡能力也强于普通动物。然而,无菌大鼠出血引起休克的病理变化则与普通大鼠无差异。

(7) 寿命:无菌动物的寿命普遍长于普通动物。

(三) 无菌动物的应用

无菌动物在生物医学中具有独特作用,多年来在医学科学研究的很多方面已被广泛应用。

1. 在微生物研究中的应用

(1) 某些疾病的病原研究:无菌动物可提供组织培养的无菌组织,提供培育具有某一种菌的已知菌动物,也可供研究病原体的致病作用与机体本身内在的关系。如猫瘟病毒,正常猫易感染,无菌猫则不易受感,说明感染受肠道微生物的影响。

(2) 微生物间的拮抗作用研究:菌群之间的拮抗作用是生物屏障的一种。生物屏障可能比物理屏障更有效,其原理为生物间的拮抗作用。如利用无菌动物来研究哪种微生物可拮抗假单胞菌,对放射研究甚为重要,因照射后常出现此菌。又如在把无菌动物放入SPF环境前,先分别给无菌动物喂以大肠杆菌、乳酸杆菌、链球菌、白色葡萄球菌、梭状芽孢杆菌等5种菌群,再观察这些菌群间的拮抗作用。

(3) 病毒病研究:无菌动物是研究病毒病、病毒性质、纯病毒、安全疫苗和单一特异性抗血清的有用工具。

(4) 细菌学研究:尤其是肠道正常菌丛细菌间的相互拮抗性及细菌和宿主细胞间的关系研究。

霍乱弧菌:无菌豚鼠口服霍乱弧菌致单菌感染时,其死亡。而当该动物同时感染产生荚膜(梭状芽孢)杆菌时,就可以除去霍乱弧菌,动物可以不发生死亡。

福氏痢疾杆菌:将福氏痢疾杆菌经口感染幼年豚鼠,可以引起无菌豚鼠死亡。但在感染痢疾杆菌以前先经口接种活的大肠杆菌,就可以保护无菌豚鼠而不致死亡,以后从其肠道里只能检出大肠杆菌，而没有检出痢疾杆菌。

（5）真菌感染研究：临床上有由于较长期应用某些抗生素，而导致条件性真菌感染发生的现象。通过利用无菌动物实验，这一现象得到了一定的阐明。将白色念珠菌经口接种给无菌雏鸡时，产生较多的菌丝体，并侵入肠道黏膜；但接种到普通雏鸡时，只观察到酵母型菌体，很少发病。将大肠杆菌接种到无菌雏鸡后，就能完全保护雏鸡不受白色念珠菌侵犯。营养对保护机体不受真菌感染也是重要因素，用无菌小白鼠实验也得到了类似的结论。

（6）原虫感染研究：将溶组织阿米巴原虫接种到无菌豚鼠的盲肠内不会引起感染，在普通对照组豚鼠中却能引起致死性感染。

2. 在免疫学研究中的应用

无菌动物在免疫学研究中的应用是促进发展无菌动物模型的动机之一。无菌动物血中无特异性抗体，很适合于各种免疫现象的研究，如：

（1）免疫系统功能和机体受感染后感受性改变的关系研究：由于在无菌动物机体内除去了生活的微生物，无菌动物对感染的感受性大大增强了。如将无菌豚鼠从无菌系统中移到普通动物饲养区，其常在几天内死亡，病因通常是梭状芽孢杆菌感染。

无菌动物的免疫系统在下列各方面都明显降低：① 特异性抗细菌抗体，② 肺泡巨噬细胞的活动力，③ 唾液中的溶菌酶和白细胞，④ 对内毒素的全身反应等。

（2）丙种球蛋白和特异性抗体研究：无菌动物血清中 γ-球蛋白含量下降，球蛋白来源于消化道中死菌刺激。用无抗原性饲料喂无菌动物（如无菌小鼠喂以水溶性低分子化学饲料时），小鼠血清中就可以完全缺乏丙种球蛋白。给无菌小猪用无抗原性或有限抗原性的饲料时，血清里就可以完全没有丙种球蛋白和特异性抗体存在。

3. 在放射医学研究中的应用

用无菌动物研究放射的生物学效应，就可以将由放射所引起的症状和由感染而发生的症状区别开来。无菌动物能耐受较大剂量的 X 射线照射，在用致死剂量照射后动物的存活时间也要长些，与普通动物相比，其因放射而引起的黏膜损伤要轻。大剂量射线照射普通动物，除照射本身的影响外，尚有肠道微生物影响。而照射对无菌动物的影响则主要为照射本身引起的后果。无菌动物受 5～10 Gy(500～1 000 rad)照射后可影响造血系统和骨髓细胞功能，大于 10 Gy(1 000 rad)照射可致肠黏膜损伤，肠黏膜上皮细胞再生停止。同样剂量的射线对普通动物黏膜损伤大，可致肠黏膜上皮脱落。

4. 在营养、代谢研究中的应用

无菌动物是研究营养的良好模型，很多营养成分是靠细菌降解的。正常动物的肠道可合成维生素 B 和维生素 K，应用无菌动物可研究哪些菌可合成维生素 B 或维生素 K。

5. 在老年病学研究中的应用

无菌小鼠的自然寿命比普通小鼠要长，而且雄性无菌小鼠的寿命和雌性无菌小鼠相当或更长些。对 2～3 月龄无菌大鼠的检查结果表明，肾、心脏和肺没有和年龄相关的病变。这些研究说明，机体的老化和微生物因素有关，而以前一般都认为起源于内因或完全与饮食有关，通过用无菌动物对这些变化的直接原因进行研究，对合理地控制衰老有一定的裨益。

6. 在心血管疾病研究中的应用

现代医学已证明，许多心血管疾病与机体的胆固醇代谢密切相关，而肠道微生物直接影响胆固醇代谢。研究证明，肠道微生物能分解胆汁酸，胆汁酸的 7α-脱羟基作用使胆汁酸在肠道中的再吸收减少，排出增加，从而使血液中胆固醇的含量降低。许多试验都证实了微生物在调节胆固醇水平方面及胆汁酸的肝肠循环中起重要作用。利用无菌动物研究肠道菌群的变化与胆汁酸代谢的关系,为控制血液中胆固醇含量和心血管疾病的研究开辟了新的途径。

7. 在毒理学研究中的应用

正常豚鼠对青霉素敏感,而无菌动物则无此反应。因此,青霉素过敏是因肠道菌代谢引起的。另外,用大豆喂养普通动物,发现有中毒现象,但饲喂无菌动物则无影响。有些学者用鹌鹑进行研究,其感染大肠杆菌后再喂豆类可引起中毒。

8. 在肿瘤研究中的应用

小鼠肿瘤常由病毒引起,有些病毒还可以通过胎盘,故无菌小鼠有研究肿瘤的价值。研究免疫抑制剂需用无菌动物,因对普通动物用免疫抑制剂可降低其抵抗力,致其继发感染而死亡。

研究致癌物质的致癌作用需用无菌动物。如苏铁素(cycasin)给无菌动物采食时不引发肿瘤,但其对普通动物则致癌。这是因为普通动物机体带菌,可降解苏铁素,而其降解物有致癌性。

9. 在宇航科学研究中的应用

宇航科学研究已离不开无菌动物,如用飞船将无菌动物携带到太空或其他星球上暴露一段时间,再带回地球上研究。在宇航食品的研究中,利用悉生动物研究肠道菌群的作用及相互关系,从而研制出一种只有极少量残渣的食品,宇航员食用后不会产生腹泻或胃肠胀气。

10. 在寄生虫学研究中的应用

长膜壳绦虫为大鼠的寄生虫,给无菌大鼠人工感染这种寄生虫时则寄生虫不能寄生,这可能与缺乏维生素有关。原生动物如溶组织阿米巴原虫不引起无菌豚鼠肠道黏膜的损伤,而普通豚鼠则出现肠黏膜病变。

11. 在口腔医学研究中的应用

人们很早就认为龋齿的形成和微生物有关,其中乳酸杆菌在此病中起主要作用,但一直没有得到实验证明。随着无菌动物的诞生,才使对龋齿的成因进行认真的探索成为可能。研究表明,若没有微生物的参与,不可能形成龋齿,细菌是此病的病因。链球菌是引起龋齿的主要原因,而不是乳酸杆菌,其中各种黏液性链球菌的作用最强。近来发现细菌感染与其他牙科疾病有关,目前正在用悉生动物模型进行牙周炎、齿槽脓漏的研究。无菌动物的利用不仅可以探讨病因,同时也为口腔疾患的有效预防提供依据。

五、悉生动物

(一)基本概念

悉生动物(gnotobiotic animals,GN)也称已知菌动物或已知菌丛动物(animal with known bacteril flora),是指在无菌动物体内植入已知微生物的动物。必须饲养于隔离环境。根据植入无菌动物体内菌落数目的不同,悉生动物可分为单菌(monoxenie)、双菌(dixenie)、三菌(trixenie)和多菌(polyxenie)动物。

(二)悉生动物的特性

悉生动物来源于无菌动物,其体内外有已知种类的几种微生物定居,形成动物与微生物的共生复合机体。

悉生动物肠道内存在能合成某种维生素和氨基酸的细菌,尽管经高压灭菌饲料不能供给足量的维生素,也不会像无菌动物那样发生维生素缺乏症。悉生动物生活力较强,抵抗力明显增强,也易于饲养管理,在有些实验中可作为无菌动物的代用动物。中国药检所的五联菌悉生动物是将大肠埃希氏菌、表皮葡萄球菌、白色葡萄球菌、粪链球菌和乳酸杆菌5种细菌接种于无菌小鼠,可代替无菌小鼠进行药物检定。在免疫学实验中,无菌动物不发生迟发性过敏反应,而感染一种大肠杆菌的悉生动物就可以发生迟发性过敏反应。

(三)悉生动物在生物医学研究中的应用

由于悉生动物可排除动物体内带有各种不明确的微生物对实验结果的干扰,因而可作为研究微生物与宿主、微生物与微生物之间相互作用的动物模型。

1. 微生物学研究

悉生动物活跃于微生物研究领域,科研人员可根据实验研究的需要,在断奶前后的无菌动物体内,有目的地植入单一或多种细菌,从而可观察这些细菌对机体的作用。

另外,只有选用悉生动物,才有可能了解到单一微生物和抗体之间的关系,也可以观察微生物与微生物之间及其与机体之间相互关系和菌群失调现象。当对某种悉生动物施予物理、化学等其他致病因子时,则可观察机体、微生物、致病因子三方面相互作用的关系。

2. 抗体制备研究

最新研究表明,普通动物消化道内约有 $100\sim200$ 种细菌,每克肠内容物约有 $10^6\sim10^{12}$ 个菌。一种菌就是一种抗原,因此用普通动物很难制备较纯的抗体。无菌动物缺乏抗原刺激,免疫系统处于"休眠"状态,对外来的抗原刺激有迅速、单一和持久作出反应的特性。如果将单一菌株植入无菌动物,那么可制备抗该菌的较纯的,效价较高的,且不会污染其他微生物的抗体。曾有人用自幼采食无抗原食物的无菌家兔制备了无交叉反应的诊断百日咳的抗体。

3. 克山病病因学的研究

克山病的病因学说有两种:一种矿物盐学说认为克山病是因为体内缺硒引起,另一种生物学说认为镰刀状黄曲霉菌是引起克山病的元凶。中国农业大学用植入黄曲霉菌动物的实验研究证明,动物的症状与克山病病人的症状相似,硒不足只能加重病情,而不会诱发克山病。

4. 微生物和寄生虫相互关系的研究

很多实验研究表明,宿主消化道的微生物状况直接或间接影响着寄生虫在宿主体内的寄生能力。

5. 其他方面的研究

悉生动物还广泛应用于人和动物的骨髓移植、人类和动物肿瘤及其治疗、病毒学和免疫学、营养代谢和生理学、外科病人感染控制等方面的研究中。

第三节　实验动物的遗传学控制分类及命名

从遗传学角度讲,实验动物是具有明确遗传背景并受严格遗传控制的遗传限定动物。根据其遗传特点的不同,实验动物分为近交系、封闭群和杂交群。

实验动物具有研究价值、使用价值主要是因为它有一个标准的命名规则。一个品系只有一个名字,不同的人在不同的时间、地点做实验,只要使用相同的品系,他们的结果就具有重复性或可比性。小鼠品系国际命名规则是由国际实验动物科学协会(ICLAS)领导下的小鼠遗传标准化命名委员会所管理的,仅有小鼠的命名规则。其他实验动物的命名规则均借鉴此规则,无标准命名规则。

一、近交系(inbred strain)

(一)定义

在一个动物群体中,任何个体基因组中99%以上的等位位点为纯合时定义为近交系。

经典近交系是指经至少连续20代的全同胞兄妹交配培育而成。品系内所有个体都可追溯到起源于第20代或以后代数的一对共同祖先。

经连续20代以上亲代与子代交配与全同胞兄妹交配有等同效果。

近交系的近交系数(inbreeding coefficient)应大于99%。

(二)命名

近交系一般以1~4个大写英文字母命名,亦可以用大写英文字母加阿拉伯数字命名,符号应尽量简短。如A系、TA1系等。

(三)近交代数

近交系的近交代数用大写英文字母F表示。例如当一个近交系的近交代数为87代时,写成F87。

(四)亚系

1. 定义

亚系(substrain)是指一个近交系内的各个分支的动物之间,因遗传分化而产生差异,称为近交系的亚系。已经发现或十分可能存在遗传差异。

2. 亚系的命名

亚系的命名方法是在原品系的名称后加一道斜线,斜线后标明亚系的符号。

亚系的符号应是以下三种:

(1)数字,如DBA/1、DBA/2等。

(2)培育或产生亚系的单位或人的英文名称缩写,第一个字母用大写,以后的字母用小写。使用英文名称缩写应注意不要和已公布过的名称重复。例如:A/He表示A近交系的Heston亚系;CBA/J表示由美国杰克逊研究所保持的CBA近交系。

(3)当一个保持者保持的一个近交系具有两个以上的亚系时,可在数字后再加保持者的缩写英文名称来表示亚系。如C57BL/6J,C57BL/10J分别表示由美国杰克逊研究所保持的C57BL近交系的两个亚系。

作为以上命名方法的例外情况的是一些建立及命名较早并为人们所熟知的近交系,亚系名称可用数字或小写英文字母表示,如129、BALB/c、C57BR/cd等。

(五)近交系的特征及应用

1. 特征

(1)基因位点的纯合性:近交系动物中任何一个基因位点上纯合子的概率高达99%,因而能繁殖出完全一致的纯合子,品系内个体相互交配不会出现性状分离。

(2)遗传组成的同源性:品系内所有动物个体都可追溯到一对共同祖先,也就是说同一个品系内每只动物的个体在遗传上都是同源的,基因型完全一致。

(3)表型一致性:由于基因型一致,近交系内个体的表型也是相同的,特别是那些可遗传的生物学特征,如毛色、组织型、生化同工酶以及形态学特征等。当然其他一些定量特征,如体重、产仔数、行为等可受环境、营养等非遗传因素影响,会产生一些差异。

(4)长期遗传稳定性:近交系动物在遗传上具有高度的稳定性,虽然残留杂合会导致个体遗传变异,但这种概率非常小。通过严格遗传控制(坚持近交和遗传监测),近交系动物各品系的遗传特征可世代相传。

(5)遗传特征的可分辨性:每个近交系都有自己的标准遗传概貌(包括毛色基因、生化基因等),选用适当的遗传监测方法,即可分辨各个近交系。

(6)遗传组成的独特性:每个近交品系都有独自的遗传组成和独自的生物学特性,经过近交培育之后,每个品系从物种的整个基因库中只能获取极少部分的基因,这部分基因构成了品系的遗传组成,因此,每个品系在遗传组成上是独一无二的,具有独特的表型特征。这些遗传和表型的独特性使各个近交品系之间的差异相当大,容易成为模型动物,广泛地应用于生理、形态和行为研究。

(7)分布的广泛性:近交系动物任何一个个体均携带该品系全部基因库,引种非常方便,便于在不同国家、地区建立几乎完全相同的标准近交系,使各国研究结果具有可比性。

(8)背景资料的完整性:近交系动物由于在培育和保种过程中都有详细记录,加之这些动物分布广泛,经常使用,已有相当数量的文献记载着各个品系的生物学特性,另外对任何近交系的每一项研究又完善了该品系的研究用履历档案,这些数据对设计新的实验和解释实验结果提供了有价值的参考信息。

2. 应用

近交系动物因其所具备的特点,已被广泛应用于生物学、医学、药学等领域的研究中。

(1)近交系动物的个体具有相同的遗传组成和遗传特性,对试验反应极为一致,因此在试验中,只需少量的动物,即可得到非常规律的试验结果。

(2)近交系动物个体之间组织相容性抗原一致,异体移植不产生排斥反应,是组织细胞和肿瘤移植试验中最为理想的材料。

(3)每个近交系都有各自显明的生物学特点,如先天性畸形、肿瘤高发率、对某些因子的敏感和耐受等,这些特点在医学领域非常重要。

(4)多个近交系同时使用不仅可以分析不同遗传组成对某项实验的影响,还可观察实验结果是否有普遍意义。

(六)其他近交系类型

1. 重组近交系(recombinant inbred strain,RI)

(1)定义:重组近交系是指由两个近交系杂交后,经连续20代以上兄妹交配育成的近交系。

(2)命名:由两个亲代近交系的缩写名称中间加大写英文字母 X 命名。由相同双亲交配育成的一组近交系用阿拉伯数字以区分。

例如:由 BALB/c 与 C57BL 两个近交系杂交育成的一组重组近交系,分别命名为 CXB1、CXB2、…

对常用近交系小鼠的缩写命名规则如下:

近交系	缩写名称
C57BL/6	B6
BALB/c	C

DBA/2	D2
C3H	C3
CBA	CB

2. 重组同类系(recombinant congenic strain,RC)

(1) 定义:重组同类系是指由两个近交系杂交后,子代与两个亲代近交系中的一个近交系进行数次回交(通常回交 2 次),再经过对特殊基因选择的连续兄妹交配(通常大于 14 代)而育成的近交系。

(2) 命名:由两个亲代近交系的缩写名称中间加小写英文字母 c 命名,其中做回交的亲代近交系(称受体近交系)在前,供体近交系在后。由相同双亲育成的一组重组同类系用阿拉伯数字予以区分。如 CcS1,表示以 BALB/c(C)为亲代近交系,以 STS(S)品系为供体近交系,经 2 代回交育成的编号为 1 的重组同类系。

3. 同源突变近交系(coisogenic inbred strain)

(1) 定义:除了在一个指明位点等位基因不同外,其他遗传基因全部相同的两个近交系。简称同源突变系。

同源突变系一般由近交系发生基因突变或者人工诱变而形成。

(2) 命名:在发生突变的近交系名称后加突变基因符号(用英文斜体印刷体)组成,二者之间以连接号分开,如 DBA/Ha $-D$,表示 DBA/Ha 品系突变基因为 D 的同源突变近交系。

当突变基因必须以杂合子形式保持时,用"+"号代表野生型基因,如 A/Fa $-+/c$。

4. 同源导入近交系(同类近交系)

(1) 定义:通过回交(backcross)方式形成的一个与原来的近交系只是在一个很小的染色体片段上有所不同的新的近交系,称为同源导入近交系(congenic inbred strain),简称同类近交系。要求至少回交 10 个世代,供体品系的基因组占基因组总量在 0.01 以下。

(2) 命名:同源导入系的命名规则如下:

① 接受导入基因(或基因组片段)的近交系名称。

② 提供导入基因(或基因组片段)的近交系的缩写名称,并与①项之间有英文句号分开。

③ 导入基因(或基因组片段)的符号(用英文斜体),与②项之间以连字符分开。

④ 经第三个品系导入基因(或基因组片段)时用括号表示。

⑤ 当染色体片段导入多个基因(或基因组片段)或位点,在括号内用最近和最远的标记表示出来。

示例:B10.129 $-H-12b$ 表示该同源导入近交系的遗传背景为 C57BL/10sn(即 B10),导入 B10 的基因为 $H-12b$,基因提供者为 129/J 近交系。

C.129P(B6) $-Il2tm1Hor$　经过第三个品系 B6 导入的。

B6. Cg $-(D4Mit25-D4Mit80)$/Lt　导入的片段标记为 $D4Mit25-D4Mit80$。

二、封闭群(closed colony or outbred stock)

1. 定义

以非近亲交配方式进行繁殖生产的一个实验动物种群,在不从其外部引入新个体的条件下,至少连续繁殖 4 代以上的群体,称为封闭群,亦称为远交群。

2. 命名

封闭群由 2～4 个大写英文字母命名,种群名称前标明保持者的英文缩写名称,第一个字母须大写,后面的字母小写,一般不超过 4 个字母。保持者与种群名称之间用冒号分开。

例如,N:NIH 表示由美国国立卫生研究院保持的 NIH 封闭群小鼠。Lac:LACA 表示由英国实验动物中心(Lac)保持的 LACA 封闭群小鼠。

某些命名较早,又广为人知的封闭群动物,名称与上述规则不一致时,仍可沿用其原来的名称,如 ddy 封闭群小鼠等。

把保持者的缩写名称放在种群的前面,而二者之间用冒号分开,是封闭群动物与近交系动物命名中最显著的区别。除此之外,近交系命名规则及符号也适用于封闭群动物的命名。

3. 特征及应用

封闭群动物的遗传组成具有很高的杂合性,因此在遗传学上可作为实验基础群体,用于对某些性状遗传力的研究;封闭群可携带大量的隐性有害基因,可用于估计群体对自发和诱发突变的遗传负荷能力;封闭群具有与人类相似的遗传异质性的遗传组成,因此在人类遗传研究、药物筛选、毒性试验和安全性评价等方面起着不可代替的作用。

封闭群动物具有较强的繁殖力,表现出每胎产仔多,胎间隔短,仔鼠死亡率低,生长快,成熟早,对疾病抵抗力强,寿命长,生产成本低等优点。因而广泛应用于预试验、实验教学等实验中。

三、杂交群(hybrids)

1. 定义

由两个不同近交系杂交产生的后代群体。子一代简称 F1。

2. 命名

杂交群用以下方式命名:雌性亲代名称放在前,雄性亲代名称居后,二者之间以大写英文字母"X"相连表示杂交,将以上部分用括号括起,再在其后标明杂交的代数(如 F1、F2 等)。

品系或种群的名称通常使用通用的缩写名称。

示例:(C57BL/6 X DBA/2)F1=B6D2F1;

B6D2F2:指 B6D2F1 同胞交配产生的 F2;

B6(D2AKRF1):以 B6 为母本,以(DBA/2 X AKR/J)F1 为父本回交所得。

3. 特征及应用

(1) 特征:近交系动物在遗传上是均质的,故可获得精确度很高的实验结果,在医学研究上具有重要的价值,何必还要繁殖由两个不同近交系进行杂交获得的 F1 呢? 这是因为近交系与杂交群动物相比,动物生活力、对疾病的抵抗力以及对慢性实验的耐受性都较差,对环境变异的适应能力也不强,而且也较难繁殖和饲养。在进行慢性实验时,需要长期饲养观察,假如动物半途死亡,则实验就会半途而废,不能取得预期的效果。F1 具有杂交优势,克服了纯系动物的上述缺点,对长期实验的耐受能力较强,经过杂交,从一亲代获得的隐性有害基因与从另一亲代获得的显性有利基因组合,成为杂合子,显性有利基因的作用掩盖隐性有害基因的作用,呈现杂种优势,而且由环境因素所引起变异的可能性也较近交系要小。

同时 F1 动物与近交系动物一样,具有遗传均一性,且生活力强,杂交一代具有的这些优点,在某些方面比近交系更适合于科学研究。主要表现在以下几点:

① 遗传和表型上的均质性:虽然它的基因不是纯合子,但是遗传性稳定,表型也一致,就某些生物学特征而言,杂交一代比近交系动物具有更高的一致性,不容易受环境因素变化的影响。

② 具有杂交优势:杂交一代具有较强的生命力,适应性和抗病力强,繁殖旺盛,寿命长,容易饲养,在很大程度上可以克服因近交繁殖所引起的各种近交衰退现象。受精率和产仔率高于纯系动物,出生仔死亡率低于纯系动物。

③ 具有同基因型:杂交 F1 代虽然具有杂合的遗传组成,但个体间其基因型是整齐一致的,具有亲代双亲的特点,可接受不同个体乃至两个亲本品系的细胞、组织、器官和肿瘤的移植。

④ 国际上分布广泛:已广泛用于各类实验研究,实验结果便于在国际上进行重复和交流。

(2)应用:由于杂交 F1 动物具有与近交动物相同的遗传均质性,又克服了近交系动物因近交繁殖所引起的近交衰退,所以受到科学工作者的欢迎,在医学生物学研究中得到广泛应用。

① 干细胞的研究:外周血中的干细胞是组织学中的老问题,大部分人认为大淋巴细胞或原淋巴细胞相当于造血干细胞。但在某些动物中,尽管在外周循环中发现了大淋巴细胞,一般也不认为有干细胞的存在。目前的研究可以清楚地表明,来自 F1 小鼠正常的外周血的白细胞能够在受到致死性照射的父母或非常接近的同种动物中种植和繁殖,使动物存活和产生供体型的淋巴细胞、粒细胞和红细胞,这证明小鼠外周血中存在干细胞。因此,F1 动物是研究外周血中干细胞的重要实验材料。

② 移植免疫的研究:F1 动物是进行移植物抗宿主反应(graft versus host reaction, GVHR)良好的实验材料,可以鉴定出免疫活性细胞去除是否完全。如 CBA 小鼠亲代脾脏细胞经一定培养液孵育后注入 D2CBAF1(DBA/2XCBA)小鼠的脚掌,对侧作为对照,如 CBA 亲代小鼠免疫活性细胞去除干净,则将不会产生移植物抗宿主反应,否则相反。可采用 C57BL/6 脾脏细胞悬液经一定培养液孵育后注入 CBAB6F1(CBAXC57BL/6)小鼠脾脏,观察脾/体比重,或用 2 月龄 DBA/2 小鼠脾脏细胞经一定培养液孵育后注入 D2CBAF1 小鼠腹腔,测定其死亡率,鉴定免疫活性细胞的去除情况。

③ 细胞动力学研究:如选用 CBAB6F1(CBAXC57BL/6)小鼠作小肠隐窝细胞繁殖周期实验;选用 D2CBAF1(DBA/2XCBA)小鼠作小肠隐窝细胞剂量存活曲线,选用 B6DF1(C57BL/6XDBA)受体小鼠观察移植不同数量的同种正常骨髓细胞与脾脏表面生成的脾结节数之间的关系等。

④ 单克隆抗体研究:BALB/c 小鼠常被用作单抗的研究,若 BALB/c 小鼠对一特定抗原不产生最适免疫应答时,可采用 BALB/c 小鼠与其他近交系的杂交一代小鼠生产抗体腹水,效果比单独用 BALB/c 好。

第四节　不同遗传背景实验动物的繁育方法

一、封闭群的繁育方法

1. 随机交配的意义和应用

所谓随机交配是指在一个有性繁殖的生物群体中,任何一个雌性或雄性的个体与任何一个不同性别的个体交配的概率都相同。对于一个随机交配的群体而言,其基因频率和基因型频率总能保持恒定。

为了尽量保持封闭群动物基因的异质性及多态性,避免随繁殖代数增加近交系数过快上升,应对封闭群动物采取随机交配的繁育体系。

2. 随机交配的方法

将群内雌雄动物分别编号,按照数字表或其他随机方法进行配对,但要排除近亲配对,尽可能不安排三代以内近亲交配。留种时,每对均要按要求保留雌雄动物,以保持一定的群体数量。

3. 封闭群动物的维持与生产

(1) 引种原则:作为原种的封闭群动物遗传背景必须明确,来源清楚,有较完整的资料,引种数量要足够多,小型啮齿类封闭群动物引种数目一般不能少于 25 对。

(2) 繁殖方法:为了保持封闭群动物的遗传基因的稳定,封闭群应足够大,并尽量避免近亲交配。

对于繁殖生产的核心群,应根据种群大小选择适宜的繁殖交配方法。每代交配的雄种动物数目为 10～25 只时,一般采用最佳避免近交法,也可采用循环交配法;每代雄种动物数目为 26～100 只时,一般采用循环交配法,也可采用最佳避免近交法;每代交配的雄种动物数目多于 100 只时,一般采用随选交配法,也可采用循环交配法。具体方法如下:

① 最佳避免近交法:核心群的每个繁殖对,分别从子代留一只雄性动物和一只雌性动物,作为繁殖下一代的动物种群。动物交配时,尽量使亲缘关系较近的动物不配对繁殖,编排方法尽量简单易行。对于生殖周期较短、易于集中安排交配的动物,可按下述方法编排配对进行繁殖:假设一个封闭群有 16 对种用动物,分别标以笼号 1、2、3、…、16。设 n 为繁殖代数(n 为自 1 开始的自然数),交配编排见表 2-1。

表 2-1　最佳避免近交法的交配编排

$n+1$ 代笼号	雌种来自 n 代笼号	雄种来自 n 代笼号
1	1	2
2	3	4
3	5	6
…	…	…
8	15	16
9	2	1

$n+1$ 代笼号	雌种来自 n 代笼号	雄种来自 n 代笼号
10	4	3
…	…	…
16	16	15

对于生殖周期较长的动物,只要种群保持规模不低于 10 雄 20 雌,交配时尽量避免近亲交配,则可以把繁殖中每代近交系数的上升控制在较低的程度。

② 循环交配法:适用于中等规模以上的实验动物封闭群,既可以避免近亲交配,又可以保证动物对整个封闭群有比较广泛的代表性。可按下述方法进行循环交配:先将核心群分成若干个组,每组之间以系统方法进行交配。如一核心群有 80 对种用动物,先将其分成 8 个组,每组有 10 对。各组内随机留一定数量的种用动物,然后在各组之间按表 2-2 排列方法进行交配。

表 2-2 循环交配法组间交配编排

新组编号	雄种动物原组编号	雌种动物原组编号
1	1	2
2	3	4
3	5	6
4	7	8
5	2	1
6	4	3
7	6	5
8	8	7

③ 随选交配法:当核心群数目在 100 个繁殖对以上,不易用循环交配法进行繁殖时,可用随选交配法。即从整个种群随机选取留种用动物,然后任选雌雄种用动物交配繁殖。

二、近交系动物的繁育方法

1. 近交系数

近交系数是用以计算在一定近亲交配形式下各代减少杂合基因的百分率从而了解不同代次基因纯化程度。全同胞兄妹交配,每进一代杂合基因减少 19%;亲子交配,常染色体的杂交基因减少 19%,性连锁基因纯合率增加 29%;亲堂表兄妹交配,每进一步近交率仅上升 8%;半同胞交配形式近交系数上升率为 11%。由此可见,交配亲本的亲缘关系越近越好。

Falconer 1960 年的研究认为头几代的近交系数不恒定,全同胞兄妹交配,前四代近交系数上升率分别为 25%,17%,20% 和 19%,以后每代上升率是恒定值为 19%。

Falconer 提出近交系数计算的公式: $F_n=1-(1-\Delta F)^n$。 F 表示近交系数,n 表示近交代数,ΔF 表示每进一代的近交系数上升率。前 20 代全同胞兄妹或亲子交配的近交系数变化见表 2-3。

表 2-3 前 20 代全同胞兄妹或亲子交配的近交系数变化

世代数	近交系数
1	0.250
2	0.375
3	0.500
4	0.594
5	0.672
6	0.734
7	0.785
8	0.816
9	0.859
10	0.886
...	...
20	0.985

2. 选择繁育方法的原则

近交系繁育的基本原则是保持近交系动物的同基因性及基因纯合性,因为在所有的交配方式中,采用全同胞兄妹交配、亲子交配的方式近交系数上升最快,但是实际生产中全同胞交配的方式简单易行,所以要采用严格的全同胞兄妹交配方式进行繁育。

作为繁殖用原种的近交系动物必须遗传背景明确,来源清楚,有较完整的资料(包括品系名称、近交代数、遗传基因特点及主要生物学特征等)。引种动物应来自近交系的基础群。

3. 近交系繁育的基本方法

常采用以下 3 种方法:

(1) 单线法:每代通常选用 3~4 对种鼠,但仅有一对向下传递,生产的种鼠个体均一,选择范围小,由于只有单线的子代,有断线的可能。

(2) 平行线法:有 3~5 根平行的向下传递线,每根线每一代留 1 对种,选择范围大,但线与线间不均一,易发生分化。

(3) 选优法:每代常有 6~8 对种鼠,通常选择 2~3 对向下传递,系谱常呈树枝状。向上追溯 4~6 代通常能找到一对共同祖先。它兼有以上两种方法的优点。

3 种繁育方法见图 2-1。

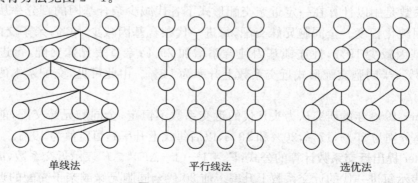

单线法   平行线法   选优法

图 2-1 近交系的繁育方法

4. 近交系的红绿灯繁育体系

近交系动物常采用红绿灯繁育体系(图 2-2)。在红绿灯繁育体系中,近交系动物可分为基础群(foundation stock)、血缘扩大群(pedigree expansion stock)和生产群(production stock)。

（1）基础群:基础群的目的是为了保持近交系自身的传代繁衍和为扩大繁殖和生产提供种用动物。基础群应严格以全同胞兄妹交配方式进行繁殖,应设动物个体记录卡,包括品系名称、近交系代数、动物编号、出生日期、双亲编号、离乳日期、交配日期、生育记录等,要建立繁殖系谱。

（2）血缘扩大群:血缘扩大群的种用动物来自基础群,使用全同胞交配方式进行繁殖,设个体繁殖记录卡。

（3）生产群:生产群的目的是生产供应实验用近交系动物,其种群用动物来自基础群或血缘扩大群。一般以随机交配的方式进行繁殖,设繁殖记录卡,随机交配繁殖代数一般不超过 4 代。

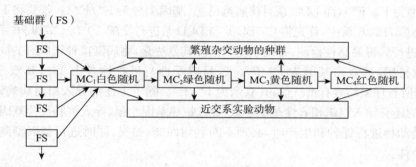

图 2-2　红绿灯繁育体系

三、杂交群的繁育方法

杂交群动物主要是利用其杂交优势,以利于实验研究。通常都是使用杂交一代动物,或称子一代动物,简称 F1。动物亲代来自两个不同的近交系,杂交一代动物全部作实验用,一律不留种,否则后代会发生性状分离。除非为了特殊研究目的而要繁殖 F2、F3、…,或者是多元杂交动物,而有目的地留种。

应选择具有优势遗传特性的品系或具有试验要求的品系进行杂交,生产出杂交群供生产、试验用。杂交一代群体应用在单克隆抗体中十分具有优越性。由于 BALB/c 小鼠的繁殖性能差、抗病力弱,将雄性 BALB/c 小鼠与远交群 KM、ICR 或 NIH 的雌性小鼠杂交,所产生的杂交一代保留了 BALB/c 小鼠的特性,接种淋巴细胞杂交瘤,可产生大量腹水。该方法利用了 KM、ICR 或 NIH 雌性小鼠繁殖能力强的优点,产生的杂交一代还具备生长发育快、体型大、抗病力强等杂交优势。

四、特殊类型近交系动物的繁育方法

1. 同源突变近交系的保种和生产

同源突变近交系简称同源突变系,是某个近交系在某基因位点上发生突变而分离,培育出来的新的近交系。它有别于通常所说的近交系亚系分化,因为这里的突变相当明确地改变了原近交系的遗传组成，而且研究者更关注突变基因的研究。

如果原近交系和发生突变的亚系长期分开保种，两者之间的基因组成就会产生越来越大的差异。为了避免发生此类情况，在保持突变基因个体的同时还要保持正常基因的个体，生产中必须将纯合体和杂合体的同胞交配，才能保种同源突变近交系。

2. 同源导入近交系动物的保种和生产

同源导入近交系简称同源导入系，是通过杂交与互交（cross-intercross）、回交（back-cross）等方式将一个目的基因导入某个近交系的基因组内，而培育出来的新的近交系。

将近交系动物与新发现的有突变性状的动物进行交配，F1 中选择有突变基因的个体，再与近交系回交，继代以此类推下去，最终突变基因导入近交系内。级进交配的导入率以 $1-(1/2)^n$ 表示（n 为回交系数），F1 导入率为 1/2，F2 为 3/4，F3 为 7/8。实际上，第 8 世代以后原来的近交系相应的基因位点上基本上被突变基因所代替。

如果突变基因是显性，继代级进交配中容易选择突变个体，但如果突变基因为隐性，必须通过测交才能确认其基因型。例如，C57BL/6 系对 FRIEND 病毒（一种小鼠白血病病毒）抵抗力强（基因型为 F^{rv}/F^{rv}），而 DDD 系对该病毒易感（基因型号为 F^{sv}/F^{sv}）。若要将 DDD 系的易感基因导入 C57BL/6 系中，首先将 C57BL/6 与 DDD 系进行交配，F1 与 C57BL/6 系进行回交，然后对 F2 进行病毒易感性检测，并确定基因型。其方法是，将病毒接种于所有的同窝仔鼠，若一窝仔鼠均易感，其双亲基因型为 F^{sv}/F^{sv}。若易感受性与抵抗性各占 1/2，其双亲基因型为 F^{sv}/F^{rv}。若所有仔鼠均具有抵抗性，其双亲为 F^{rv}/F^{rv}。除了上述的导入白血病病毒基因小鼠以外，常见的还有导入组织相容性基因小鼠、导入抗癌基因小鼠、导入抗肠炎菌基因小鼠等。

对该类动物进行保种和生产时，必须不断利用回交、测交，同时进行基因型测定，保留实验所需的个体。

为目的基因提供背景的近交系称为配系（partner strain），提供目的基因的品系称为供系（donor strain）。配系必须是近交系，而供系可以是带有目的基因的任何一种基因类型的动物。在基因导入过程中，与目的基因紧密连锁的其他基因可能随目的基因一起导入到近交系的基因组中，这些随之带入的基因称为乘客基因（passenger gene）。因此，同源导入近交系不仅是目的基因与原近交系不同，而且是带有目的基因的一小段染色体的不同。因此在实际应用中，有必要注意可能存在的乘客基因。

同源导入近交系与同源突变近交系的不同之处在于与原来那个近交系比较，前者是一个染色体片段的差异，后者是一个位点单个基因的差异。

3. 分离近交系的保种与生产

分离近交系是以近交系本身为背景的品系，其繁殖仍保持兄妹交配，只是兄妹双方在已知位点上有一个强制杂合子的繁育体系。

分离近交系的保种与生产包括强制性杂合子回交的兄妹近交（图 2-3A）和强制性杂合子互交的兄妹近交（图 2-3B）两种繁殖体系，□、○、+/+ 表示纯合子、非转移子，D/+、r/+ 表示杂合子、转移子，■、●、D/D、r/r 表示纯合转移子，显示了特性。两种繁育体系都可用于共显性有活力、显性有活力、隐性有活力的突变中，只有互交体系可用于隐性致死性突变中。两个体系除了一个控制位点外，其他完全和兄妹近交系一样。在回交体系里，开始是杂交产生 F1，F1 互交产生 F2，自 F2 起都是纯合子和杂合子的兄妹交配，因而称为有强制性杂合子回交的兄妹近交。在互交体系里，自 F1 起每一代都是杂合子与杂合子的兄妹交配，因而称为有强制性杂合子互交的兄妹交配体系。

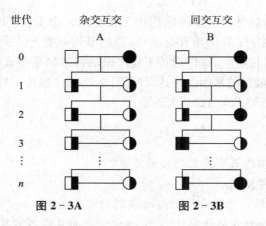

世代	杂交互交 A	回交互交 B
0		
1		
2		
3		
⋮		
n		

图 2-3A   图 2-3B

无胸腺裸鼠因为有 nu 基因,在 SPF 条件下公鼠具有繁育能力,而母鼠繁育能力差,乳腺先天发育不良,不能哺育幼崽。为了获得较多的裸鼠后代,裸鼠采用分离近交系的繁殖体系,每一代都是带有强制性杂合子的兄妹回交,即每一代选留有毛的杂合子 nu/+母鼠与纯合子 nu/nu 裸公鼠配种繁殖(图 2-4)。

以上 3 种近交系的遗传组成特征极为相似,相互之间有时难以区分,只能用培育过程的不同加以区分。例如:当一个已育成的近交系某个基因位点发生突变后,如果保持这个突变基因的杂合状态,则其遗传组成特征和分离近交系是一样的,只是培育方法不同。又例如通过遗传育种手段培育的同源导入近交系,当该品系所带有的特殊基因需要采取分离近交系的繁殖方法进行保种繁殖时,则也接近于同源突变系的遗传特征,有时也要采取分离近交系的繁育措施。不同的突变系各有特点,因其突变多为病态,其生活力较差,对饲养管理要求严格,繁殖保种较为困难,如裸鼠、肥胖症小鼠、糖尿病小鼠、肌肉营养障碍症小鼠、侏儒症小鼠等。必须采取确当的繁殖保种措施,才能进行生产。

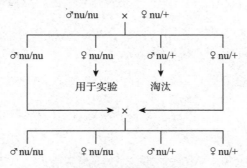

图 2-4　裸鼠的繁育体系

五、遗传工程小鼠繁育方法

遗传工程小鼠保种繁殖均采用 r/+或 D/+×+/+,即每一代都是带目的基因 r、D 杂合子小鼠,向背景品系的小鼠回交,每一代都必须做目的基因检测。由于背景品系的近交系是在高度遗传监视下的标准化品系,所以每一代遗传工程小鼠的回交都可视为其背景品系的纯化。这样的繁育体系也不会因为目的基因的纯合使某些遗传工程小鼠生活活力下降,丧失生活能力,甚至死亡而断线。在转基因小鼠中,由于转入目的基因通常呈共显性,处于杂合子状态下即会得到表达。在基因剔除小鼠中,如果剔除的是隐性基因,用杂合子互交,每一代可以得到 1/4 带隐性目的基因的遗传工程小鼠。由于 C57BL/6 小鼠是继人类基因组计划后第二个完成测序工程的哺乳类动物,目的基因只有导入到 C57BL/6 小鼠上,才能有一个稳定的已知的遗传背景,所以遗传工程小鼠的背景品系多选用 C57BL/6 小鼠。背景品系不同,遗传工程小鼠目的基因的表达可能不同,选用作遗传工程小鼠背景品系的其他品系还有 CBA、DBA/2、BALB/c、129、FVB 等。

思考题

1. 如何理解实验动物与实验用动物的关系?

2. 简述近交系的特征。

3. 为什么 SPF 动物是国际公认的标准级别的实验动物?

4. 为什么封闭群动物在药物筛选、安全性评价方面具有不可替代的作用?

5. 杂交群动物的优势体现在哪些方面?

(谈青芬　何远清)

第三章 实验动物环境与设施

第一节 实验动物环境因素及其影响

一、环境因素的重要性

生物医学研究和动物实验的目标,是追求能精确反映实验过程的可靠数据。要维持其可靠性,就应努力清除非恒定环境因素对动物生理生化引起的变化,否则,对实验数据进行分析和综合时,对于其中出现的数值波动和问题,就极难进行确切的评价。目前,就国际先进水平而论,对于这类环境因素的基础理论研究还并不成熟。

实验动物饲养目的是动物实验。环境条件不仅影响实验动物品质,还直接影响到动物实验的科学性、动物反应的敏感性、实验结果的可重复性。

动物环境是指影响动物生长、生态反应和进化的所有外界条件总和。

自然界中,动物可以四处活动选择适当的生活环境。与此相反,在人工封闭环境中饲养的实验动物,其自身并不能选择适当的环境生活,只能依赖人为环境。

动物性状的表现取决于多种因素,但主要由遗传因素和环境因素决定,尽管遗传因素是决定生物性状的基础,但在个体发育中,基因作用离不开环境的影响。图3-1表示遗传基因型、表现型、演出型与发育环境及周围环境之间关系,从遗传基因的立场研究其表现的性状时,称之为基因型(genotype)。如果讨论其所表现的性状,则称之为表现型(phenotype)。演出型(dramatype)则是动物实验后所表现出来的性状,即周围环境对表现型影响后形成的。所谓发育环境(developmental environment)是指从受精到出生前在母体内的环境和出生后的哺乳期及发育期所处的各种环境因素。例如对怀孕母体用药后导致胎儿畸形的发生

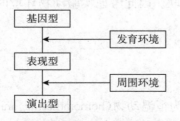

图3-1 影响动物性状的遗传和环境的关系

及母体感染微生物后使胎儿畸形等,均可看作是发育环境对表现型的影响。周围环境(proximate environment)是指影响动物演出型的环境条件,例如温度条件引起机体对药物和微生物的敏感性的变化等等。

由图 3-1 可以看出,表现型是发育环境对基因型施加影响后形成的,而演出型则是周围环境对表现型影响的结果。对动物实验来说,为求得实验结果的可重复性,就要求演出型稳定。动物对实验处理的反应可用下列公式表示:

$$R = (A + B + C) \times D + E$$

式中:R 为实验动物总的反应,A 为动物种的共同反应,B 为品种及品系特有的反应,C 为个体反应(个体差异),D 为环境影响,E 为实验误差。

由公式可以看出,A、B、C 属遗传因素,而 D 是环境因素,与动物反应呈正相关。故必须尽量减少环境的变化,尽量排除动物本身以外的影响,以获得精确结果,这就充分显示了环境在实验动物科学中的重要性。

动物有适应环境变化并作出反应的能力,这种适应可以是行为性的、生理性的或两者兼有。这种反应表现在生理状态、新陈代谢速度、体温、活动能力、饲料消耗、激素浓度、睡眠方式、呼吸频率、心跳次数、性成熟、形态、哺乳、繁殖等方面。但所有这些行为和生理变化都会影响动物实验的结果。

各种动物对环境的适应能力是不相同的,近交系动物由于基因纯合,近交衰退,对环境适应性差。一些免疫缺陷动物,由于生理上的一些缺陷对环境要求较高,而封闭群动物、杂交一代的动物由于具有杂交优势,对环境适应性较强。

二、环境因素的分类

影响实验动物的环境因素很多,从广义上讲可作如下分类:

(1) 气候因素,如湿度、温度、气流、风速等。

(2) 物理、化学因素,如氧、二氧化碳、粉尘、嗅味、噪声与振动、照明、消毒剂、有害物质等。

(3) 居住因素,如房屋、饲养笼具、垫料、饮水器、给料器等。

(4) 营养因素,如饲料、饮水。

(5) 生物因素,又分为同种生物因素,如社会地位、势力范围、咬斗、饲养密度;异种生物因素,如微生物、人、其他动物等。

环境对动物的影响并非受上述诸因素中各个单一因素的作用,而是受到多种因素的复合作用。温度与湿度和风速等因素均影响生物体体温调节;动物室的嗅味与温度、湿度、换气次数、饲养密度、清扫等相关联。因此考虑实验动物环境时,应按复合环境(environmental complex)考虑。

三、环境因素的影响

1. 温度

多数的鸟类和哺乳动物称为恒温动物(homoiothermic animal)。除极高和极低的温度之外,均具有在一定的温度范围内保持体温相对稳定的生理调节能力,即具有体温调节功能,调节发热和散热机制以维持体温的稳定。另一方面,爬行动物和两栖动物等变温动物(poikilothermic animal)，体温随外界环境温度改变而同步变化。当温度降低到一定程度时，金黄地鼠进入冬眠状态，此时动物体温降得极低，代谢、呼吸、心跳数等均呈明显下降的状态。

（1）热的产生：热的产生（heat generation）是体内引起生化反应的结果，其热源来自摄取食物的能量，即饲料。一般动物以下列方式来保持能量的平衡：

$$总摄取能量＝产生的热量＋活动＋能量储存$$

处于绝食安静状态下的产热量叫基础代谢（basal metabolism）。产热量、基础代谢、体温和环境温度的关系模式如图 3-2 所示：即基础代谢最少时期的温度称为温度中性区（thermic neutral zone），动物的体温失去恒定性而开始下降或上升时的环境温度称为临界温度（critical temperature），如图 3-2 和表 3-1。

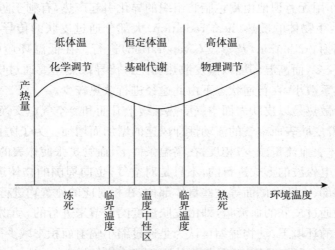

图 3-2　产热量、基础代谢、体温和环境度之间的关系

表 3-1　各种实验动物临界温度

动物种类	临界温度/℃	
	低温	高温
小鼠	—10	37
大鼠	—10	32
豚鼠	—15	32
兔	—29	32
猫	—	36
犬	—80	42～58
猕猴	—	38
绵羊	—	32
山羊	—	40
猪	—	30
鸡	—35	32

恒温动物的基础代谢量与体表面积成正比。动物体表面积可用下列公式来计算：

$$S = 2/3KW$$

式中：S 为体表面积(m^2)；W 为体重(kg)；K 为不同种动物系数，大鼠为 0.091，兔为 0.125，猫为 0.099，狗为 0.107。

在低温环境下，有机体通过运动、颤抖、非颤抖性产热 3 种方式来补充体热。所谓非颤抖性产热是指在绝食、安静情况下，一定量的产热及摄取食物后产热的总称。产热量中肌肉活动产生的热量比例最大。

啮齿类和冬眠动物中的褐色脂肪组织(brown adipose tissue，BAT)非常发达，在寒冷时，通过交感神经作用无意识地由褐色脂肪组织的异化引起产热，有利于防止体温下降。

（2）热的散发：生物体的散热(heat radiation)大部分通过皮肤的传导(conduction)、对流(convection)、辐射(radiation)及蒸发(evaporation)进行。在低温环境中，通过传导、辐射、对流散的热量较多，而高温环境以蒸发散热为主。传导散热主要通过皮肤的接触进行，但由于空气的导热系数小，在普通状态下由此途径进行散热较少。

通过对流进行散热是以皮肤表面空气受热缓缓上升和冷空气以交换方式进行的。因此，对流的效果随着皮肤表面空气的流动性即风速的增加而增加。为了防止散热，在寒冷环境中，血管收缩使体表血流量减少；相反，在高温条件下，血管扩张使体表的血流量增加。

辐射散热是以电磁波的形式进行的，不只是对空气，也向周围的物体进行辐射，所以像上臂内侧部和侧胸部、大腿内侧面等这些身体部位，在相对应的位置均进行相互辐射。辐射散热的调节机制是通过皮肤的血流量，即由皮肤温度的调节来进行的，动物的体位变化也与辐射有关。在寒冷的环境下，动物蜷缩可认为是通过缩小辐射面积来减少散热；而在温暖环境下，地鼠呈"大"字形睡眠也可认为是扩大体表面积来增加散热。

蒸发散热的蒸发分为皮肤与呼吸道进行无意识的蒸散以及通过出汗和喘式呼吸进行调节性蒸发。蒸发散热可通过出汗(sweating perspiration)、流涎(salivation)、呼吸来调节。啮齿类和犬等体表的外分泌汗腺很不发达，几乎不见出汗。小鼠在高温环境下发生流涎现象，并将其涂于颜面与体表以助体表蒸发散热。呼吸蒸发是通过喘气(panting)呼吸进行的，浅速呼吸可促进口腔及上呼吸道湿润的黏膜面进行蒸发，小鼠在 40 ℃高温环境中呼吸次数一般可增加到每分钟 170～200 次，甚至可达 300 次。喘气次数变化最明显的是犬，28 ℃时呼吸次数是 20 ℃环境下的 2 倍，31 ℃时则是 20 ℃环境下的 12 倍。

（3）温度对实验动物的影响：温度对实验动物的影响表现在生殖、泌乳、机体抵抗力、生长、形态、新陈代谢、实验反应性等方面。

一定时间内的高温(超过 28～30 ℃)，可影响雄性动物精子的生成，出现睾丸和附睾的萎缩，性行为强度降低。雌性动物性周期紊乱，卵子异常，受精率下降，繁殖能力低下，产崽数减少，死胎率增加，出现流产和胚胎吸收，泌乳量下降。在 32 ℃以上高温环境中，怀孕后期的大鼠常常发生死亡。在低温环境下，雌性动物性周期推迟，繁殖能力下降。

高温使胎儿的初生重下降，以后增重缓慢，生长受阻，成活率降低；低温也不利于幼畜成活，出现增重缓慢等现象。

环境温度可影响动物形态。冬季户外生长的幼兔耳长较室内生长的幼兔短。喜马拉雅兔在 20 ℃时，耳、尾、鼻和四肢尖端长白毛，10 ℃时长黑毛。在 10 ℃繁殖的大鼠，其尾长比在 30 ℃繁殖的约短 2 cm,低温环境下尾与体表面积缩小与抑制散热有关。

在动物行为和生理功能上,环境温度影响明显。温度可使动物的姿势、摄食量与饮水量发生改变,母性行为、心跳、新陈代谢等出现相应改变。金黄地鼠 4 ℃时冬眠。寒冷环境中,动物立毛寒战,蜷缩成团;炎热环境中,动物饮水量增加,心跳加快,狗张口伸舌、喘气明显,小鼠出现流涎现象,鸡举翅伸颈。

Vacek 等将乳鼠(10～28 日龄)分成三组,分别饲养在 3 ℃、22 ℃和 33 ℃环境里,观察到幼鼠的甲状腺、肾上腺、肝脏、背部皮肤以至尾巴的结构都有区别。

温度过高过低都能导致机体抵抗能力下降,易于患病。大鼠在 31 ℃、鸡在 35 ℃高温应激下,出现需氧菌(葡萄球菌属、链球菌属、肠杆菌属、棒状杆菌属)菌群增加,鸡还出现厌氧菌(消化道链球菌、梭状芽孢杆菌属)增加的现象。将 BALB/c 小鼠从 22 ℃环境移到 12 ℃或 32 ℃环境中饲养,其红细胞数发生变化,与免疫反应有关的血液及脾脏中的 B 细胞及 T 细胞的比率出现明显的变动。

环境温度的改变,常使同种动物实验出现不同的结果。在大、小鼠药物急性毒性试验中,因环境温度的不同,动物对毒性的反应不同。其急性毒性反应大致有 3 种类型 LD_{50}(图 3-3)。

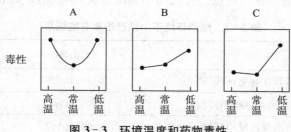

图 3-3　环境温度和药物毒性

给予动物相同剂量麻醉剂时,低温时动物死亡率较高。在麻醉时,低温条件下动物体温下降明显,甚至降到 30 ℃以下,这要求手术后动物必须进行保暖。

2. 湿度

环境空气中湿度与温度和气流密切相关,并且对动物体热的发散具有显著的影响。当环境大气湿度达到饱和状态时,动物体表的蒸发过程就会停止,相应地也不能再发散体热,因此高温高湿的环境尤其不利于动物的散热。

湿度是指大气中的水分含量,按每立方米空气实际含水量(g)表示时,称为绝对湿度。空气中实际含水量占同等温度下饱和含水量的百分比值,则称为相对湿度。实验动物舍环境中湿度一般用相对湿度来衡量。空气相对干燥时,相对湿度往往低于 30%,大多数温血动物的皮肤尤其是黏膜就会感到干燥不适。而超过 60%时,大部分恒温动物也会感到不适,但中南美洲热带雨林中猴类可耐湿度 70%以上。动物舍内外温差较大时,可使舍内湿度出现不平衡。冬季,舍内空气中水分易在墙面和进气管道表面冷凝,增加局部的湿度,必须注意采取完全隔热的措施,以消除此类现象。动物舍内部温度、湿度的垂直和水平分布也会出现较大波动,不均匀,须加强气流调节,使之保持平衡。

湿度过高过低,同样对实验动物产生不良影响。氨易溶于水,相对湿度过高,室内氨浓度增高,微生物易于繁殖。动物心跳次数随湿度增加而增加,小鼠病毒、脊髓灰质炎病毒、腺病毒第 4 和第 7 型以及空气中细菌在高湿条件下易增殖。大、小鼠过敏性休克死亡率随湿度增高而明显增加。相对湿度过低,易致室内粉尘飞扬,对动物上呼吸道刺激加强。大鼠在低湿时，易发生环尾病，湿度低至 20％时，大鼠几乎均患此症。湿度过低，哺乳母鼠易发生吃仔现象，仔鼠发育不良。

3. 噪声与振动

在动物舍的日常管理和操作方面，噪声和振动是一项十分重要的环境卫生标准。在生活环境中，各种物体(气体、液体和固体)都会在运动过程中产生机械振动。对于经空气传播而可被动物听觉器官感觉的振动，称之为声音；由其他感官所感知的称为振动。一般哺乳动物对声音的感受，不仅与声压有关，还与振动频率有关。动物与人的听觉器官在解剖结构和生理功能方面基本相似，所不同的是动物听到的音阈比人宽。小鼠能听到频率为 1 000～5 000 Hz 的声响，而人只能听到 1 000～2 000 Hz 的范围。因此噪声对动物影响不容忽视。

当声音的声压、响度持续性超过人和动物生理感受能力，以至引起各种病理效应时，就被称为噪声。噪声不会积累，其能量在空气中以热能的形式迅速消灭，噪声的传播距离一般不太远。

噪声对动物影响十分复杂，这主要与噪声的性质、动物种类、体重、习性、年龄、性别等生理和心理状态有关。噪声对实验动物的生殖生理有严重的影响，可引起豚鼠流产吃崽，可造成大小鼠生育能力减退、流产、吃崽。有人用小鼠做实验，实验结果如表 3-2。

表 3-2　噪声环境下小鼠产出率与吃崽率*

分　类	产出率	吃崽率
阴道栓确认后饲养在普通环境下	10/10(100％)	0/10(0％)
阴道栓确认后当天起饲养在噪声环境下	3/5(60％)	1/3(33％)
阴道栓确认 18d 后饲养在噪声环境下	6/6(100％)	4/6(67％)

*：山内忠平《实验动物环境与设施》，1985。

噪声可造成动物听源性痉挛，小鼠是在噪声发生时出现反应，表现为耳朵下垂呈紧张状态，接着出现洗脸样动作，头部出现轻度痉挛，发生跳跃运动，严重者全身痉挛，甚至四肢僵直伸长而死亡。听源性痉挛的反应强度随音响强度、频率、品系而改变(表 3-3)。豚鼠在 125 dB 噪声刺激 4 小时时，听神经终末毛样听觉细胞出现组织学变化。5～6 周龄雄性 SD 大鼠，110 dB 噪声下每天刺激 1～2 分钟，连续 1 个月可产生癫痫。噪声能使长爪沙鼠癫痫发作。

噪声刺激引起心跳、呼吸次数及血压增加，血糖值出现明显不同。噪声能使小鼠白细胞数发生变动，免疫机能变化。大鼠出现高血压、心脏肥大、电解质变化、肾上腺皮质酮上升。振动可引起小鼠消化、呼吸功能障碍，大鼠摄食和消化道分泌功能障碍。现已认为过度振动会造成与噪声相类似的影响。

表 3-3　不同品系小鼠对听原性痉挛发作的感受性

品　系	♂		♀	
DBA/2	12/12	(100％)	10/10	(100％)
J：ICR	68/80	(85％)	106/155	(68％)
JCL：ddn	23/33	(70％)	8/17	(47％)
DDD	3/15	(20％)	2/16	(13％)

品　系	♂		♀	
BALB/c	0/15	(0)	0/15	(0)
KK	1/15	(7%)	0/13	(0)
NC	0/16	(0)	0/17	(0)

4. 照明

光照对实验动物生理功能有重要调节作用。光线的刺激通过视网膜和视神经传递到下丘脑,经下丘脑介导,产生各种神经激素,以控制垂体中促性腺激素和肾上腺皮质激素的分泌。通过神经和体液传导和联系,控制动物各种组织器官功能,表现出有节律的昼夜和季节性的周期活动。从而按动物种类和品系的不同,在性别、年龄、生长、发育、行为、繁殖等各种生物学特性上,呈现各种变化。

光对动物生殖系统是一个强烈的刺激因素,起定时器的作用。照明节律和光周期影响到很多哺乳动物和鸟类生殖腺的成熟和随后的周期性活动。机体的基本生化和激素的节律,直接或间接与每天的明暗周期同步。在生产实践方面,人工控制光照条件能够全面控制和调节整个生殖过程,包括发情、排卵、交配、妊娠、分娩、泌乳和育崽,能使大多数动物生殖生理季节性变化完全消失。长爪沙鼠野生状态下季节性发情,人工饲养四季皆发情。在持续的黑暗条件下,大鼠生殖生理会受到抑制,卵巢和子宫的重量也会下降;持续光照,过度兴奋生殖系统,大小鼠出现持久阴道黏膜角化,卵巢中形成多数达到排卵前期的卵泡却无黄体形成。在适度范围控制光照时间,则能在不破坏动物生理功能的情况下,控制其生殖功能的活动。将光照时间自 13 小时延长至 18 小时,可使绝大多数雄性小鼠提早发情,延长光照时间也可加速大鼠性成熟过程,延长发情期和缩短性静止期。冬季,维持 25 ℃的温度和延长光照时间,家兔繁殖能力变得旺盛。长日照使鸡产蛋强度增大,性成熟年龄提早。光照还可影响雄性动物精子生成,但一般雌性对光照较雄性敏感。

大鼠和豚鼠对光照周期的感应性较弱,延长光照时间对其性活动周期并无明显影响。大鼠在凌晨 0:00—4:00 性活动最为旺盛,而豚鼠的性活动高潮是在傍晚至夜间。

光照强度与致病物质引起小鼠皮肤炎、白血病有关,并影响小鼠活动及一般行为。光照过强会导致雌性动物做窝性差,出现吃仔现象及哺乳不良。突然的明暗变化会引起动物躁动不安。

光的波长对动物也有影响,小鼠的自发行为在蓝、绿、白色光下最低,而在红色光下与黑暗环境中最大。Saltarell 等将 ICR 小鼠放在各种荧光灯(全波长、冷白色、蓝色、粉红色、紫黑色)的照明下饲养 30 天,雄鼠体重以蓝色和冷白色光照群最小。雄鼠的体重、肾上腺、肾脏、精囊,雌鼠的肾上腺、甲状腺、松果体的重量与波长之间有明显的差异。大鼠在蓝色光下阴道开口比红色光下早 3 天,成熟时卵巢和子宫的重量也大,但泌乳能力红色光组强。

5. 气流的大小

与体热的发散有关。实验动物单位体重与体表面积的比值较大的,对气流就会更加敏感。气流速度过小,空气流动不良,动物缺氧,有毒气体不能及时排出,散热困难,造成不舒适感,甚至发生疾病和窒息死亡;气流速度过大,动物体表散热量增加,动物也不舒服,同样危害健康。

病原微生物随空气流动,动物设施各区域静压状况(正压、负压)决定了空气流动方向。在双走廊 SPF 设施中空气流动的方向是从清洁走廊→饲育室→污染走廊→设施外,室内处于正压。而污染或放射性实验动物房，为了防止病原微生物和放射性物质扩散，室内必须处于负压。国际上一般规定设施内的压力梯度为 20～50 Pa。

此外，饲养室送风口和排风口气流较大，因此在布置动物笼架、笼具时应尽量避开风口。

6. 空气洁净度

饲养室内空气中漂浮着颗粒物（微生物多附着在颗粒物上）与有害气体，对动物机体可造成不同程度的危害，也可干扰动物实验结果。

（1）气体污染：动物粪尿等排泄物发酵分解的污染物种类很多，以氨气、硫化氢、二氧化硫为主，还有动物呼吸排出的二氧化碳，这些气体对动物机体都会产生不良影响。

污浊的气体、二氧化碳量增加，氧气量减少，对动物生理代谢产生不良的影响。饲养在隔离器内的动物，往往由于停电或其他事故使送风终止，空气中氧气不足而窒息死亡。

空气中的氨含量是衡量空气质量的指标。氨可引起呼吸器官黏膜异常，发生流泪、咳嗽、黏膜发炎、肺水肿和肺炎。根据实验，室中氨含量 90 mg/m^3 时对动物略有刺激作用，174 mg/m^3 时 80％豚鼠在 4～9 天内死亡，35 mg/m^3 时家兔气管及支气管出血，284 mg/m^3 时刺激咽喉，485 mg/m^3 刺激眼部，1 196 mg/m^3 时引起咳嗽。Richard 等在（140±35）mg/m^3 氨浓度下，饲养 4 天，大鼠气管黏膜上出现急性炎症，饲养 8 天，大鼠气管黏膜纤毛消失，气管渗出液增加，管壁增厚。在 35～70 mg/m^3 氨浓度下，大小鼠肺组织内鼠肺炎支原体明显增加。

硫化氢（H$_2$S）是具有强烈臭鸡蛋味的有毒气体，空气中含 0.000 1％～0.002％即能被察觉，动物粪便和肠中产生的 H$_2$S 经呼吸道吸入生成 Na$_2$S，以致使组织失去 Na$^+$，是黏膜受刺激的生化基础。硫化氢也能刺激神经。温度增高时会增加硫化氢毒性，室内硫化氢浓度增高会使妊娠率下降，硫化氢和氨均易诱发家兔鼻炎。此外，浓厚的雄性小鼠汗腺分泌物的臭气，会造成雌性小鼠性周期紊乱。

（2）粉尘污染：动物饲养室空气中粉尘的来源主要有两个。其一为室外，空气未经过滤处理直接带入；另外，动物皮毛、皮屑、饲料和垫料等往往可以被气流携带或动物活动扬起，在空气中飘浮，形成粉尘颗粒。对动物的危害随颗粒大小而不同，颗粒大的在空气中飘浮时间短，影响程度小；颗粒小的在空气中飘浮时间长，影响程度大。粉尘对动物机体的影响主要是那些小于 5 μm 的颗尘，这种粉尘经呼吸道吸入后到达细支气管与肺泡而引起呼吸道疾病。粉尘还是微生物载体，可以把各种微生物粒子包括细菌、病毒和寄生虫带入室内，因此，清洁级及以上级别实验动物设施，必须对进入饲养环境的空气进行有效过滤。另外，动物室中粉尘使人类发生变态反应，而小鼠、大鼠、豚鼠、家兔的血清、皮毛、皮屑及尿均具有抗原性，可以通过呼吸道、皮肤、眼、黏膜或消化道引起人的严重变态反应性疾病，出现不舒适感，甚至鼻炎、支气管炎、气喘、肺炎、尘肺等。动物室的粉尘与微生物引起的人畜共患传染病同等重要，应予以充分注意。

7. 其他因素

（1）通风和换气：动物室的通风换气，其目的是供给动物新鲜空气，除去室内恶臭物质，排出动物呼吸、照明和机械运转产生的余热，稀释粉尘和空气中浮游微生物，使空气污染物减少到最低程度。通风换气量的标准可根据动物代谢量来估计，但一般动物室以换气次数来衡量，换气次数越高，室内空气越新鲜，但换气次数增加必然导致能量的损失增加，所以一般应控制在适当的次数。

（2）动物种间的影响：在实验动物中，种之间常有共患的传染病，健康的豚鼠放入有隐性感染支气管败血杆菌的兔室中，豚鼠就会发病。不同品种、品系、性别动物产生的不同气味,对其他动物也会产生不利影响,小鼠与猫在同一房间靠近饲养,小鼠性周期会出现不规则变化。饲养室温度条件,兔与大、小鼠相比较低,因此实验动物应按种、品系等分室饲养。

另外,在饲养管理操作、实验处理或实验技术过程中,人员素质对动物实验结果有很大的影响,操作认真的人与管理粗糙马虎的人相比,他们所饲养的动物质量各不相同。幼龄期与成熟期受到良好饲养的大鼠,在体重的增加和骨骼的发育方面都较好,且对应激的抵抗性强。

(3)动物社会:动物一旦有2只以上在一起,就形成动物社会,产生个体间优劣关系。猴、兔、狗、鸡社会地位是直线型的,第一位首领可统治第二位及以下,第二位统治第三位及以下,依次类推。鼠、猫形成专制型社会地位,首领优先,首领以下不发生统治关系。在这类社会地位形成过程中,会发生激烈的争斗,出现撕咬、抓伤。在同一笼内饲养数只雄小鼠时,就经常看到此现象。

(4)饲养密度:动物饲养密度应符合卫生标准,有一定的活动面积。过密饲养群体重增加与饲料效率均被抑制,主要是因肠内菌丛增加所致。Alkert 研究了 RIV 系小鼠饲养密度与乳腺癌发生率的关系,25 只群比 2 只群发生率低(13.5% 和 73.3%)。传染病发生率随饲养密度扩大而增加。动物生存期,单个饲养群往往比集体饲养群要短。个别饲养方式与群体饲养方式,动物反应有差异,因此,在做实验结论时要注明饲养密度。

表 3-4　实验动物的饲养面积

动　物	体重	饲养器	底面积 每头动物/ cm²	高度/ cm	动　物	体重/kg	饲养器	底面积 每头动物/cm²	高度/ cm
小鼠	<10 g	笼	39	12.7	兔	2～4 kg	笼	2 800	35.6
	10～15 g	笼	52	12.7		4～6 kg	笼	3 700	35.6
	16～24 g	笼	77	12.7		>6 kg	笼	4 600	35.6
	>25 g	笼	97	12.7	猫	≤4 kg	笼	2 800	61.0
大鼠	<100 g	笼	110	17.8		>4 kg	笼	3 700	61.0
	100～200 g	笼	148	17.8	犬	<15	圈养放走廊	7 400	—
	201～300 g	笼	187	17.8		15～30	圈养放走廊	11 100	—
	>300 g	笼	258	17.8		>30	圈养放走廊	22 300	—
地鼠类	<60 g	笼	64.5	15.2		<15	笼	7 400	81.3
	60～80 g	笼	83.9	15.2		15～30	笼	11 100	91.4
	81～100 g	笼	103.2	15.2	猴	≤1	笼	1 500	50.8
	>100 g	笼	122.6	15.2		≤3	笼	2 500	76.2
豚鼠	≤350 g	笼	277	17.8		≤15	笼	4 000	76.2
	>350 g	笼	652	17.8		>15	笼	7 400	91.4
兔	2 kg	笼	1 400	35.6		>25	笼	23 200	213.4

动 物	体重	饲养器	底面积每头动物/cm²	高度/cm	动 物	体重/kg	饲养器	底面积每头动物/cm²	高度/cm
鸽		笼	1 451.7	—	绵羊、山羊	<25	圈养	9 300	—
鸡	<0.5	笼	232.3	—		25~50	圈养	13 900	—
	0.5~2	笼	464.5	—		>50	圈养	18 600	—
	2~4	笼	1 090.4	—	猪	<25	圈养	5 600	—
	>4	笼	1 651.7	—		50~100	圈养	20 000	—
						>100	圈养	27 900	—

第二节 实验动物环境要求与标准

一、温度

确定动物室温度标准一般采用推荐值,即所谓设施管理上通常应当被认可的温度条件,或从确保动物安定、维持健康的观点出发所希望不要逾越的最低、最高温度条件,即所谓的允许范围。各国实验动物温度标准见表3-5。

表3-5 各种资料记载的动物室温度标准值　　　　　　　　单位:℃

动物种别	ASHRAE	ILAR	GV-SOLAS	OECD	MRC	日本1966年标准方案	日本1982年指南
小鼠	22~25	21~27	20~24	19~25	17~21	21~25	20~26
大鼠	23~25	21~27	20~24	19~25	17~21	21~25	20~26
白鼠	—	21~23	20~24	19~25	17~21	21~23	20~26
豚鼠	22~23	21~23	16~20	19~25	17~21	21~25	20~26
兔	21~24	16~21	16~20	17~23	17~21	21~25	18~28
猪	21~25	18~29	20~24	—	17~21	21~27	18~28
犬	21~24	18~29	16~20	—	17~21	21~27	18~28
猴类	24~26	25~26	20~24	—	17~21	21~27	18~28

注:① ASHRAE:美国保暖冷却和空调工程师学会;
　　② ILAR:实验动物资源研究所;
　　③ GV-SOLAS:欧洲实验动物学会;
　　④ OECD:经济合作和发展组织;
　　⑤ MRC:医学研究会。

二、湿度

湿度和温度一样,也无统一标准,也是根据推荐值和允许范围制定的,一般情况下,相对湿度在 40%～70%之间动物完全可以适应,(50±5)%最好。各国实验动物相对湿度值见表 3-6。

表 3-6　各种资料记载的动物室相对湿度标准值　　　　单位:%

动物种别	ASHRAE	ILAR	GV-SOLAS	OECD	MRC	日本 1966 年标准方案	日本 1982 年指南
小鼠	45～50	40～70	50～60	30～70	40～70	45～55	40～60*
大鼠	45～50	40～70	50～60	30～70	40～70	45～55	40～60
仓鼠	—	40～70	50～60	30～70	40～70	—	40～60
豚鼠	45～50	40～70	50～60	30～70	40～70	45～53	40～60
兔	45～50	40～60	—	30～70	40～70	—	40～60
猫	45～50	30～70	50～60	—	40～70	45～55	40～60
犬	45～50	30～70	—	—	40～70	—	40～60
猴类	75	40～60	50～60	—	—	45～55	40～60

＊ 不能低于 30%或高于 70%。

三、噪声

噪声来源十分复杂,并且也不可能完全消除,只能通过规划措施和技术装备改善条件,减少不必要的噪声。目前噪声标准没有统一,大部分国家规定不能超过 50～60 dB,我国规定不能超过 60 dB。在振动标准中,应注意防震施工,也无具体数据规定。日本三类实验动物设施中噪声实验值表如表 3-7。

表 3-7　日本三类实验动物设备中噪声的实际水平　　　　单位:dB

测定部位	J 设施		I 设施		T 设施	
	昼	夜	昼	夜	昼	夜
机械室	70～90	75～90	65～72	64～70	87～98	71～72
准备室①	58～70	54～67	82～87	41～47	71～84	59～69
洗涤室②	60～88	54～67	82～87	41～47	71～84	59～69
走廊	60～70	57～65	—	—	59～66	50～63
饲育室	50～64	50～59	50～88	48～52	52～58	53～57

注:① 昼间在操作时间测定;② 昼间在笼格洗涤机运转时测定。

四、照明

实验动物设施中,一般采用人工照明,长期积累的经验表明,人工照明并不亚于天然日光,对动物没有不良后果,而且人工光照更有利于控制其生活节律。不过,由于人工照明一般都是点状光源,在布局上应注意光流分布要均匀。饲养室内光线要能保证动物健康生长繁殖,工作人员操作方便。欧洲动物设施标准规定,在光源垂直下方距地面 1 m 处,照度应在 300～450 lx 以下。日本标准规定,在室中央距地面 40～85 cm 处为 115～300 lx。光照节律对动物十分重要,多数采取明暗各 12 小时,昼夜交替。有些动物采用 14 小时明、10 小时暗昼夜交替。

五、气流、气压与通风换气

在屏障系统的动物设施中,应当考虑防止污染空气流入室内的静压问题。国际上一般认为动物室内的静压要比走廊高出 $2\sim5$ mmH$_2$O,而走廊又比动物室外高出 $2\sim5$ mmH$_2$O,隔离器及灭菌传递柜内部也应比外部高出 $8\sim15$ mmH$_2$O。感染动物实验室及放射性动物实验室内,必须使室内保持负压。

对于风速要求,根据 ASHRAE 1961 年所制定的标准,在冷暖气开放时对人的允许范围是 $10\sim25$ cm/s,其理想值是 $13\sim18$ cm/s,至今仍然适用。其下限为冷气开放时标准,上限为暖气开放时标准。

管理上换气次数并非设计在某一固定值上,而应在测定温、湿度及换气次数的基础上加以调节。使冷暖气开放时上下之间的温、湿度之差尽量缩小,一般规定换气次数为 $12\sim15$ 次/h。近年来,饲养无菌动物、裸鼠、SPF 动物多使用隔离器,但往往因停电或其他事故而使传送风中止,常会造成缺氧死亡事故。

表 3-8 密封培养器中饲养小鼠只数与 50% 致死的时间

密封容器	饲养只数/只	每只鼠占容积/L	50%致死时间/min
密封瓶	1	1.00	80
	2	0.50	38
	3	0.33	24
中止送风的隔离器	5	15.80	1 480
	10	7.90	820
	20	3.95	470
	40	1.98	220

注:密封瓶容积为 1 L,隔离器为 79 L。

六、空气清洁度

实验动物比人对空气的要求高,净化的清洁度主要按美国宇航局生物净化室标准,以每立方英尺(1 立方英尺 $=0.028\,3$ m^3)空气中含粒径 0.5 μm 以上粒子的个数分类为 100 级、1 000 级和 10 000 级。我国 1974 年颁布了中国洁净室等级标准,其洁净度指 1 L 空气中所含粒径 $\geqslant0.5$ μm 的尘粒总数。分类依次为 3、30、300 级等(表 3-9)。对屏障区落下菌数标准值定为,在不饲养动物的状态下每 $5\sim10$ m^2 放置一个直径 9 cm 的血琼脂培养皿,暴露 30 min 培养 48 h,菌落数应在 3 个以下。

表 3-9 国家洁净标准(1974)

洁净室级别	洁净度/(粒/L)		正压值/Pa
	粒径$\geqslant0.5$ μm	粒径$\geqslant5$ μm	
3	3	—	
30	30	0.23	
300	300	2.3	逐级相差 $\geqslant4.9$
3 000	3 000	23	
30 000	30 000	230	

2010 版国家标准(GB 14925—2010)对实验动物环境的洁净度指标进行了新的定义。

1. 洁净度 5 级(cleanliness class 5)

空气中粒径大于等于 0.5 μm 的尘粒数大于 352 pc/m^3 到小于等于 3 520 pc/m^3,粒径大于等于 1 μm 的尘粒数大于 83 pc/m^3 到小于等于 832 pc/m^3,粒径大于等于 5 μm 的尘粒数小于等于 29 pc/m^3。

2. 洁净度 7 级(cleanliness class 7)

空气中粒径大于等于 0.5 μm 的尘粒数大于 35 200 pc/m^3 到小于等于 352 000 pc/m^3,粒径大于等于 1 μm 的尘粒数大于 8 320 pc/m^3 到小于等于 83 200 pc/m^3,粒径大于等于 5 μm 的尘粒数大于 293 pc/m^3 到小于等于 2 930 pc/m^3。

3. 洁净度 8 级(cleanliness class 8)

空气中粒径大于等于 0.5 μm 的尘粒数大于 352 000 pc/m^3 到小于等于 3 520 000 pc/m^3,粒径大于等于 1 μm 的尘粒数大于 83 200 pc/m^3 到小于等于 832 000 pc/m^3,粒径大于等于 5 μm 的尘粒数大于 2 930 pc/m^3 到小于等于 29 300 pc/m^3。

七、实验动物环境技术指标

2010 年 12 月 23 日,国家质量监督检验检疫总局、国家标准化管理委员会发布的新版实验动物环境及设施国家标准(GB 14925—2010)自 2011 年 10 月 1 日起正式实施。

1. 实验动物生产间的环境技术指标(见表 3-10)

表 3-10　实验动物生产间的环境技术指标

项目	指标								
	小鼠、大鼠		豚鼠、地鼠			犬、猴、猫、兔、小型猪			鸡
	屏障环境	隔离环境	普通环境	屏障环境	隔离环境	普通环境	屏障环境	隔离环境	屏障环境
温度/℃	20~26		18~29	20~26		16~28	20~26		16~28
最大日温差/℃	4								
相对湿度/%	40~70								
最小换气次数/(次/h)	15^a	20	8^b	15^a	20	8^b	15^a	20	—
动物笼具处气流速度/(m/s)	≤0.20								
相通区域的最小静压差/Pa	10	50^c	—	10	50^c	—	10	50^c	10
空气洁净度/级	7	5 或 7^d	—	7	5 或 7^d	—	7	5 或 7^d	5 或 7
沉降菌最大平均浓度/(CFU/0.5h·Φ90mm平皿)	3	无检出	—	3	无检出	—	3	无检出	3

项目		指　标								
		小鼠、大鼠		豚鼠、地鼠			犬、猴、猫、兔、小型猪			鸡
		屏障环境	隔离环境	普通环境	屏障环境	隔离环境	普通环境	屏障环境	隔离环境	屏障环境
氨浓度/(mg/m³)		≤14								
噪声/dB(A)		≤60								
照度/lx	最低工作照度	200								
	动物照度	15～20					100～200			5～10
昼夜明暗交替时间/h		12/12 或 10/14								

注:1. 表中—表示不作要求。

　　2. 表中氨浓度指标为动态指标。

　　3. 普通环境的温度、湿度和换气次数指标为参考值,可根据实际需要适当选用,但应控制日温差。

　　4. 温度、相对湿度、压差是日常性检测指标;日温差、噪声、气流速度、照度、氨气浓度为监督性检测指标;空气洁净度、换气次数、沉降菌最大平均浓度、昼夜明暗交替时间为必要时检测指标。

　　5. 静态检测除氨浓度外的所有指标,动态检测日常性检测指标和监督性检测指标,设施设备调试和/或更换过滤器后检测必要检测指标。

　　a. 为降低能耗,非工作时间可降低换气次数,但不低于 10 次/h。

　　b. 可根据动物种类和饲养密度适当增加。

　　c. 指隔离设备内外静压差。

　　d. 根据设备的要求选择参数。用于饲养无菌动物和免疫缺陷动物时,洁净度应达到 5 级。

2. 动物实验间的环境技术指标(表 3-11)

表 3-11　动物实验间的环境技术指标

项　目		指　标								
		小鼠、大鼠		豚鼠、地鼠			犬、猴、猫、兔、小型猪			鸡
		屏障环境	隔离环境	普通环境	屏障环境	隔离环境	普通环境	屏障环境	隔离环境	隔离环境
温度/℃		20～26		18～29	20～26		16～26	20～26		16～26
最大日温差/℃		4								
相对湿度/%		40～70								
最小换气次数/(次/h)		15ᵃ	20	8ᵇ	15ᵃ	20	8ᵇ	15ᵃ	20	—
动物笼具处气流速度/(m/s)		≤0.2								

项 目		指　标								
		小鼠、大鼠		豚鼠、地鼠			犬、猴、猫、兔、小型猪			鸡
		屏障环境	隔离环境	普通环境	屏障环境	隔离环境	普通环境	屏障环境	隔离环境	隔离环境
相通区域的最小静压差/Pa		10	50c	—	10	50c	—	10	50c	50
空气洁净度/级		7	5 或 7d	—	7	5 或 7d	—	7	5 或 7d	5
沉降菌最大平均浓度/(CFU/0.5h·Φ90mm平皿)		3	无检出		3	无检出		3	无检出	无检出
氨浓度/(mg/m³)		≤14								
噪声/dB(A)		≤60								
照度/lx	最低工作照度	200								
	动物照度	15～20					100～200			5～10
昼夜明暗交替时间/h		12/12 或 10/14								

注：1. 表中—表示不作要求。

　　2. 表中氨浓度指标为动态指标。

　　3. 温度、相对湿度、压差是日常性检测指标；日温差、噪声、气流速度、照度、氨气浓度为监督性检测指标；空气洁净度、换气次数、沉降菌最大平均浓度、昼夜明暗交替时间为必要时检测指标。

　　4. 静态检测除氨浓度外的所有指标，动态检测日常性检测指标和监督性检测指标，设施设备调试和/或更换过滤器后检测必要检测指标。

　　a. 为降低能耗，非工作时间可降低换气次数，但不低于 10 次/h。

　　b. 可根据动物种类和饲养密度适当增加。

　　c. 指隔离设备内外静压差。

　　d. 根据设备的要求选择参数。用于饲养无菌动物和免疫缺陷动物时，洁净度应达到 5 级。

特殊动物实验设施动物实验间的技术指标除满足表 3-11 的要求外，还应符合相关标准的要求。

有关放射性动物实验室除满足本标准外，还应参照 GB 18871 实施。

动物生物安全实验室除满足 GB 14925—2010 标准外，还应符合 GB 19489 和 GB 50346 的要求。

感染实验、染毒试验均应在负压设施或负压设备内操作。

3. 屏障环境设施的辅助用房主要技术指标(表 3 - 12)

表 3 - 12　屏障环境设施的辅助用房主要技术指标

房间名称	洁净度级别	最小换气次数/(次/h)	相通区域的最小压差/Pa	温度/℃	相对湿度/%	最高噪声/dB(A)	最低照度 lx
洁物储存室	7	15	10	18~28	30~70	60	150
无害化消毒室	7 或 8	15 或 10	10	18~28	—	60	150
洁净走廊	7	15	10	18~28	30~70	60	150
污物走廊	7 或 8	15 或 10	10	18~28	—	60	150
入口缓冲间	7	15 或 10	10	18~28	—	60	150
出口缓冲间	7 或 8	15 或 10	10	18~28	—	60	150
二更	7	15	10	18~28	—	60	150
清洗消毒室	—	4	—	18~28	—	60	150
淋浴室	—	4	—	18~28	—	60	100
一更(脱、穿普通衣、工作服)	—	—	—	18~28	—	60	100

注：1. 实验动物生产设施的待发室、检疫观察室和隔离检疫室主要技术指标应符合实验动物生产间的规定。

2. 动物实验设施的检疫观察室和隔离检疫室主要技术指标应符合动物实验间的规定。

3. 动物生物安全实验室应同时符合 GB 19489 和 GB 50346 的规定。

4. 正压屏障环境的单走廊设施应保证动物生产区、动物实验区压力最高。正压屏障环境的双走廊或多走廊设施应保证洁净走廊的压力高于动物生产区、动物实验区；动物生产区、动物实验区的压力高于污物走廊。

5. 表中"—"表示不作要求。

第三节　实验动物设施

实验动物设施是从事饲养、育种、保种、生产、动物实验等动物设施的总称。实验动物设施为实验动物提供最适宜的生活居住环境,从而保证了动物的质量和实验的成功。

一、实验动物设施的一般要求

由于使用目的不同,对实验动物设施的要求有一定差别。生产单位的实验动物设施主要是为了繁殖、育成、供应实验动物。教学或研究单位的动物设施或仅为动物实验设施,或包括生产、实验两大部分的复合设施,从事放射性试验、感染性试验、吸入性试验的单位,进行毒性试验和生物鉴定的单位,应用目的明确,饲养动物种类可能不多,但对动物实验要求却较多,应有相应的特殊动物实验设施。

实验动物设施一般应达到下列基本要求：

(1) 设施应选建在远离疫区和公害污染的地区,有便利和充足的后勤供应(水、电、给排水系统,交通运输等)。

(2) 设施建设应坚固、耐用、经济,有防虫、鼠等野生动物的能力,施工和建筑材料要严格符合设计要求,最好预留可扩大的余地。

（3）设施最好为独立结构，具有各种完整的相应职能区域，做到区域隔离以满足各种不同动物品种、品系饲养的需要并保证动物质量。

（4）必要的保证满足设施功能、环境和微生物控制的设备和措施。

（5）保证动物健康，人员安全，并不对周围环境造成污染。

（6）适当的防灾和安全（应急发电、防火、防生物污染等突发事故）应对措施，保证设施正常运转。

二、实验动物设施的分类及特点

实验动物设施可从不同角度进行分类。

按微生物控制程度分类：普通环境、屏障环境、隔离环境。

按设施功能分类：① 实验动物生产设施（breeding facility for laboratory animal）：主要用于各种实验动物品种（品系）的保种、育种、育成、繁殖、生产和供应。② 动物实验设施（experimental facility for laboratory animal）：主要从事以实验动物为原材料，进行药品、生物制品检定和一般对人和外界动物无明显危害的动物实验的设施。③ 实验动物特殊实验设施（hazard experimental facility for laboratory animal）：从事感染、放射物和有害化学物质等有特殊环境生物安全要求的动物实验设施。

实验动物设施无论功能有多少差别，均可归入按微生物控制程度划分的 3 种环境系统中。

1. 普通环境

符合实验动物居住的基本要求，控制人员和物品、动物出入，不能完全控制传染因子，适用于饲育基础级实验动物。设施不是密闭的，设施内外气体交流有多条空气通道，设施内无空气净化装置。普通环境是饲养普通级动物的设施，其环境对微生物的控制能力差，各种环境指标要求允许的变动范围较大。系统内不采用对人、物、动物、气流单向流动的控制措施。普通环境的构造和功能因饲养不同动物品种而有一定区别。

2. 屏障环境

这里是指气密性很好的实验动物饲养或动物实验环境设施。符合动物居住要求，严格控制人员、物品、动物和空气的进出，适用于饲育清洁级和（或）无特定病原体级实验动物。

屏障环境内的动物来源于无菌、悉生动物或 SPF 动物种群。一切进入屏障的人、动物、饲料、水、空气、铺垫物、各种用品均需经过严格的微生物控制。进入的空气需过滤，过滤按屏障环境防止污染的要求不同而略有差别。屏障环境内通常设有供清洁物品和已使用物品流通的清洁走廊与次清洁走廊。空气、人、物品、动物的走向采用单向流通路线。利用空调送风系统形成清洁走廊→动物房→次清洁走廊→室外的静压差梯度，以防止空气逆向形成的污染。屏障内人和动物尽量减少直接接触。工作人员要走专门通道，工作时应戴消毒手套，穿着灭菌工作服等防护用品，屏障设施的组成模式见图 3－4。

3. 隔离环境

隔离环境是适用于饲养无特定病原体级、无菌级和悉生动物所使用的设施，采用无菌隔离装置以保持无菌状态或无外源污染物。隔离装置内的空气、饲料、水、垫料和设备应无菌，动物和物料的动态传递须经特殊的传递系统，该系统既能保证与环境绝对隔离，又能满足转运动物时保持与内环境一致。为了保证动物饲养空间完全处于无菌状态，人不能和动物直接接触，工作人员通过附着于隔离器上的橡胶手套进行操作。隔离器的空气进入要经过超

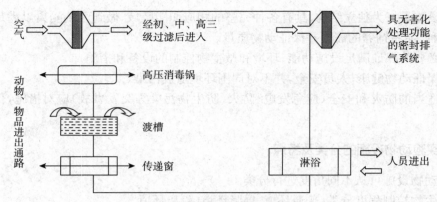

图 3-4　屏障设施的组成

高效过滤(直径 0.5 μm 微粒滤除率达 99.97%)。一切物品的移入均需通过灭菌渡舱,并且事先包装消毒。隔离器内的动物来自剖腹取胎。

不同环境设施的饲养管理要求见表 3-13。

表 3-13　3 种实验动物设施部分环境和饲养要求对比

项　　目	开放环境	屏障环境	隔离环境
动物等级	普通动物	清洁、SPF 动物	灭菌、悉生、SPF 动物
饲养设施	普通动物房	屏障动物室	隔离器
空气进出	多种途径门、窗、缝隙不经高效过滤	经不同高效过滤(针对粒径 0.5～5 μm 粒子),通过强制通风系统,专门进出风通道	经超高效过滤(针对粒径 0.3～0.5 μm 粒子),通过气泵,专门进出风通道
空气洁净度	无法确定	10 000～100 000 级	100 级
饮水	饮用标准自来水	经高压灭菌、酸化、紫外线等各种方法处理后灭菌	经高压灭菌瓶装水,从传递舱经表面消毒
饲料	来自饲料厂	经 γ 射线或高压灭菌,袋装饲料从灭菌药槽经消毒药浸泡	经高压或 γ 射线灭菌,从传递舱再经表面灭菌
垫料	袋装灭菌产品	灭菌产品经灭菌药槽浸泡	灭菌产品经传递舱表面灭菌
笼具	经洗刷	洗刷后高压灭菌或其他方式灭菌	高压灭菌再经传递舱表面消毒处理或其他方式灭菌
动物	引入经检疫后的动物	经剖腹产获得或从同等微生物控制级别种群引入,经专门可进行表面灭菌的通道	经剖腹产获得,直接饲养在隔离器内
人员	着一般工作服	经更衣、淋浴再穿灭菌工作服,从专门通道进出	人不与动物直接接触,一切操作通过隔离器上的手套进行
其他物品	来自系统外一般清洁卫生	分别经高压、药槽、紫外线、过氧乙酸表面消毒处理	灭菌后从传递舱经表面消毒处理
对外通道	直接相通	专门缓冲通道	只能从传递舱进出

注:摘自李厚达《实验动物学》。

三、实验动物设施的组成及配套设备

1. 实验动物设施的组成

可按实验动物设施的功能及工艺要求进行区域划分,我国把实验动物设施划分为3个区:前区、饲育区、辅助区(也可称后勤区)。

(1)前区的设置:包括办公室、维修室、库房、饲料室、一般走廊、消毒室。

(2)饲育区的设置:繁育生产区包括隔离检疫室、缓冲间、育种室、扩大群饲育室、生产群饲育室、待发室、清洁物品贮藏室、清洁走廊、次清洁走廊。动物实验区包括包括缓冲间、实验饲养观察室、清洁物品贮藏室、清洁走廊、次清洁走廊。

(3)辅助区的设置:包括仓库、洗刷间、废弃物品存放处理间(设备)、密闭式实验动物尸体冷藏存放间(设备)、机械设备室、淋浴间、工作人员休息室。

2. 配套设备

(1)清洗、灭菌设备:包括自动洗笼器、流动水槽、消毒槽、高压灭菌器、干燥架、装瓶机、超声波清洗机、洗衣机等。

(2)机械设备:包括锅炉、风机、空调机、净化水装置、变配电设备、监控系统。设施内按不同区域分别装有配电盘、触电保安器。室内电源应选用防水、耐腐蚀的万用插口。

(3)动物实验仪器设备:包括外科手术器械和仪器、X光机、解剖显微镜、心电图仪、呼吸机等。必要时应配备疾病诊治、生理生化检查、微生物检查、饲料营养分析等仪器设备,应按不同实验目的配置各种实验室及其相关设备。

特殊动物实验如感染、放射、危险化学物品的实验要设置专门处理感染物质、放射物质、危险物品的装置。

闭路电视监视系统和计算机控制体系是现代化屏障动物房的标志。管理区内要有和设施内进行通信的电话或广播设备。

必须设有对沾有污物的垫料及固、液体污物和动物尸体、某些有害排出气的专门处理装置。如固液分离机,生物净化系统,焚烧装置,防止污物臭气逆向扩散的下水特殊地漏。

走廊内常设有防火装置和事故应急的装置和动物饲育室的监控装置,如灭火器、冲洗装置、应急灯、灯光照明控制器、温度、湿度、气体压力显示仪表等。

实验动物设施中,动物饲育室和动物实验区是设施的主要功能成分,其他组成均可看成是辅助成分,一个好的设施,这两部分占总面积的比例较大,通常应达到40%。

四、实验动物设施建筑的具体特点和要求

1. 走廊。应考虑到必要设备的运输,一般宽在2 m左右,地面与墙壁的接合处应为弧形,以便于清洁。为防止墙体损坏,最好加护栏或缓冲装置。各种水、电等各种管线应尽量安排在走廊或走廊上部夹层中,并且不暴露在明处。

2. 门。除负压室之外原则上应向内开,即向压力大的方向开启。门宽和所需设备及饲育用具的大小相称。门要求气密性好,室内装锁,能自行关闭。把手、门锁不外露。门上设观察孔(窗)。最好用耐水、耐药的金属密封门。

3. 窗。屏障系统多不设外窗或尽可能少设窗。一般动物室除需要自然采光与通风的场所外,不宜设置外窗。设有外窗的动物室,如猴类动物房,应在墙上加设栏栅和铁丝网以防止动物逃跑。寒冷地区窗上应有防结霜措施。在非清洁区设置的外窗,尽量做到气密性完好。

4. 地面。地面要用耐水、耐磨、耐腐蚀性材料。一般常用环氧树脂、硬面混凝土、水磨石、氯丁二烯橡胶、硬橡胶等常用保护性涂层。地面要光滑防水。地面接墙处做 10～15 cm 踢脚,拐角处做 3～5 cm 圆弧面。大鼠、小鼠等动物房一般不设排水装置,用湿式真空吸尘器打扫。兔、狗、猴、猪等房舍要做成有一定倾斜度的防水地面,倾斜度应不小于 0.64 cm/m。如设排水装置,排水管口径要足够大,一般直径为 15.3 cm。排水口带回水弯,加盖,防止气流逆反。可在地面垫层下铺 0.4～0.6 mm 厚的防水薄膜。地面可用色彩划分功能区和作出路线标记,通常地面色彩深于墙面。

5. 墙壁。内壁粉刷用难以开裂、耐水、耐腐蚀、耐磨、耐冲击的材料,或直接采用彩钢板围护。墙面无断裂,光滑平整,各接角处接合严密、最好做成圆弧形。各种管道最好不暴露出来,管道通过部分用填料密封。

6. 天花板。选用耐水、耐腐蚀的材料。室顶平整光滑。通常,紫外线消毒灯、照明灯、超高效空气过滤器及进风口会安于天花板上。灯具及进气口周围必须密封。进气口可以自由拆卸清洗、消毒。要加防水层防止漏水。

7. 直接安装于建筑物墙体上的各种设备、环境控制探头、排风口、固定笼具、笼架等均应注意保证建筑的密封性能和便于操作、清洗。

五、空调系统

实验动物设施中温度、湿度、气流速度、空气洁净度、通风换气、压力梯度的维持都是由空调系统完成的。

空调系统按空气处理设备的设置情况不同可分为集中式、半集中式、局部式 3 种。

1. 集中式空调系统。是指集中冷热源供应系统,并将全部空气处理设备(风机、空气表冷器、加湿器、过滤器、加热器等)都集中在同一机房内,处理过的空气通过风道(管)、风口送至实验动物屏障设施区域内。

2. 半集中式空调系统。除集中空气调节机房承担大部分参数调节外,还在被调节的洁净区内设有分散的二次调节设备,在空气调节机房送来的空气送入被调节的实验动物屏障设施之前,对集中空气调节机房送来的空气作进一步补充处理。

3. 局部式空调系统。它不需要集中空调机房,而是将局部空调机组分散设置在需要进行空气调节的实验动物屏障设施内或紧靠近的房间、天花板、地下技术夹层内。局部空调机组由冷冻机、通风机、空气加热器、表冷器、过滤器等组成。

六、通风与气压梯度

实验动物设施的通风是必需的,没有通风供给新鲜空气和排出室内污浊的气体,动物不能生存,环境也达不到控制要求。

通风由风机强迫性的供风和排风完成。由于风机和空调系统一起组成设施的机械动力系统,因此,风机的备用应急、更换运转是和空调要求一致的。

风机大小要根据设施所需风量和压力来选择。风量是以换气次数要求为依据。由于叶轮叶片组成和动力大小不同,风机所产生的风量和风压不同。实验动物设施主要应用离心式风机。风机是实验动物设施中产生噪声最大的设备,选择可调风量、风速的低噪声风机,减少能量消耗是需要重视的问题。

风机送入设施内的风经各种送风管进入各功能单元,为了合理送风,风道、风管中常带有各种调节风量的调风阀。

动物房的气流组织是通过设置的进风口、出风口完成的。不同设置不仅决定了气流是平流还是涡流，而且决定了室内有效气体交换率、气流分布的均匀性。通常室内进出风口采用顶送侧回的方式。

实验动物设施中，气流流动方向是从高清洁区向低清洁区。这种方向的形成要通过气体压力梯度来控制。防止非洁净区对相对洁净区的（可能）污染、设施外对设施内的污染，需采用正压控制；防止危害程度高的气溶胶对其他相对低危害区及设施外的污染，要采用负压控制。无论正压、负压都是在密封性能保证情况下使送风多于排风（正压梯度）或排风多于送风（负压梯度）而实现的。

七、空气净化

空气净化的目的是使实验动物设施外的空气经处理达到设施所需空气清洁度的控制指标，这是由空气过滤器完成的。不同空气清洁度需要不同过滤效果的空气过滤器。各种空气过滤器的功能见表 3-14。

表 3-14 空气过滤器的分类

分 类	有效捕集尘粒直径/ μm	适宜含尘浓度/（mg/m³）	压力损失/ Pa	过滤效果/%				容尘量/（g/m²）
				重量法	比色法	DOP 法	计数法	
初效过滤器	≥5	0.1~7	30~200	70~90	15~40	5~10	≤85	500~2000
中效过滤器	≥1	0.1~6	80~250	90~96	50~80	15~50	20~90	300~800
亚高效过滤器	<1	0.3 以下	150~350	≥99	80~95	50~90	90~99.9	70~250
高效过滤器	<0.5	0.3 以下	250~490	不适合	不适合	≥99.97	≥99.91	50~70

在空气净化中，新风口的干净程度对空气过滤器的使用效果和寿命关系重大。新风口要设置在空气清新的场所，周围环境卫生要好，在新风口加装便于更换的初效过滤装置是必要的。各种过滤器的设置要注意密封，便于交换，配合风量的需求，气流速度的控制，便于对空气清洁度的监测。

八、水的净化与供水系统

进入实验动物设施的水有两部分功能：清洗用水和饮用水。

清洗用水有时需要热水，这些水只能进入屏障环境实验动物设施的非洁净区，要充分考虑供水管道、管线和供水量，既要便于使用又不影响设施的环境和微生物控制。

屏障系统实验动物饮用水需要经灭菌处理才能供应。常用方法有酸化水、紫外消毒、高压灭菌水等。无论哪种方法，净化过程都要在设施外完成，形成一个独立的辅助设施。把经过净化的灭菌水通过特殊管道引入设施内供动物饮用。

九、排水、排气、污水、污物处理

在排水和污水处理中，动物设施中的地漏安装位置及防反逆的要求需认真考虑。排水管口径要足够大，防止堵塞，并要用耐腐蚀材料制成。污水处理已有专门的针对性净化装置,如 EWP 高效污水净化装置。EWP 是集废水絮凝反应、沉淀吸附、过滤、污泥浓缩于一体的设备系统,处理后废水能达到排放标准。对特殊实验室的排出水要和一般排水系统分开,要单独配备灭菌设备。

具有生物危害的实验室内不设排水系统,其废液、污水设专门容器储存,按有关规定集中统一处理。洗涤消毒室及有酸碱排放的酸性、碱性污水,应在排入室外排水干管前设酸碱中和池,经过中和成为中性污水后再排入排水干管。中和池的容积应依排放污水量多少确定。中和池内壁多内衬玻璃钢以防腐、防渗漏。设计应便于中和原料的投入和更新,便于定期取样检查。实验动物屏障设施的废水,在工艺设计中应先经一级消毒,检查合格后再排入下水设施。

污物处理设施是实验动物设施和动物实验设施的重要组成部分,主要由储存冷库,多种消毒灭菌设备、包装设备及焚烧炉、排烟处理设备组成。

实验动物屏障设施在运转过程中要清理出大量的铺垫物、固体垃圾和动物尸体等,特别是动物尸体必须经过焚烧处理。焚烧炉一般分为燃烧炉与排烟处理设备,多数燃烧炉又分为一次燃烧炉与二次燃烧炉。排烟处理设备分为干式集尘机与湿式集尘机。前者是通过排气离心旋转使粗大灰尘下落,后者是采用洗烟的方法,对脱烟、除臭有较好的效果。在燃烧时还须防止公害,保护环境,尽可能做到无烟、无臭、无尘。动物实验室要设置尸体冰冻保存柜,将动物尸体用塑料袋封存后冰冻保存,集中无害化处理。

感染动物室排出气体及动物设施中的臭气应该进行处理。各室出风口处首先设置低效过滤器以除去粉尘,防止堵塞设置于总排风口的高效过滤器。为保障调换排气过滤器时操作者的安全,应采用过滤器箱,它有消毒液入口并可将过滤器收纳其中进行消毒处理,箱内设有差压计以检查堵塞情况。

十、消防、供电及通信

实验动物屏障设施洁净区内禁止设消火栓,应布置在附近的走道或其他非洁净区内,但须注意其工作半径应符合一般消火栓设计规定。为了使火灾探测器(温感或烟感)输出的信号准确无误,减少其动作滞后时间,其安装位置应距离墙壁或梁 0.5 m 以上,距离送风口 1.5 m 以上,距离全孔板送风口 0.5 m 以上,且应安装在能正确反映温度或烟雾的近回风口处。消防管道选用镀锌钢管。

实验动物屏障设施保证供电和电器的正常运转是极为重要的,为防止意外停电的影响,屏障设施要设置双线路供电。可能的话,要配备一套发电设备。为防止夜间和休息日发生事故,应当安装保险装置和按顺序再启动的自动复归装置。照明器具和电料应由防水、耐酸、耐碱的材料制成,插座要带盖。开关设在靠走廊的一侧。

设施照明器具为了防尘要用吸顶型或插入型。照明控制一般要有手动控制和自动控制。必须按楼层或区域分别安装配电盘,屏障区的照明和插口等的配线在通电后要将电线管完全封死。

实验室内电线最好安装在墙内或天花板上,既要考虑设施便于清洁消毒,也要考虑今后检修时的方便。一般屏障系统的电源开关均应放在屏障外,并有指示灯显示,做到一目了然。室内应装有插线板,并具备 220 V 和 380 V 两种不同电压插座。

屏障系统设施内外的联络是必需的,工作人员通常一次进入设施后要连续工作一天,外部人员不准进入。外部管理指示、内部问题汇报、内外交流需要通信设备,如电话、闭路对讲装置。闭路电视摄像系统是现代设施经常采用的。

十一、某单位饲养设施和实验设施平面布局示例

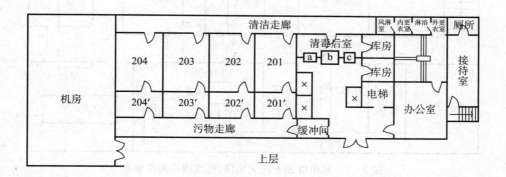

上层

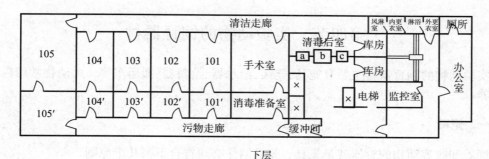

下层

图 3-5 国内某单位动物实验设施平面布局图

注:101~204 寄养室;101′~204′实验室;a. 传递舱;b. 高压锅;c. 渡槽。

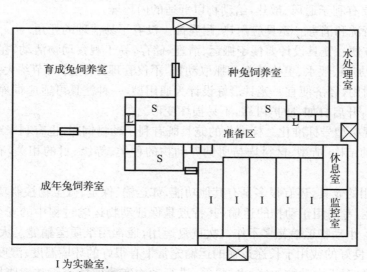

I 为实验室,
S 为高压消毒柜,
L 为淋浴更衣室。

图 3-6 某单位 SPF 级兔饲养设施平面布局图

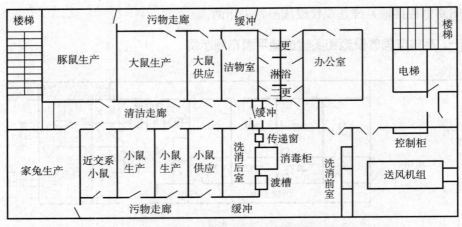

图 3-7 某单位 SPF 级大小鼠、兔饲养设施平面布

第四节 实验动物的饲育器材

实验动物的饲育器材主要有笼具、笼架、给水器、给料器、搬运车等。大动物常用栏养方式饲养。

一、笼具

饲养和收容动物的容器就是笼具。笼具制作必须符合下列几个原则。

（1）保证动物健康、舒适。制作笼具的原材料要无毒。笼具要有可收容一定量动物的容积，符合动物要求的最小空间值。内外边角圆滑无毛刺。保证不损伤动物，尤其是动物的足跖部。笼具要有利于通风、散热，给动物以舒适的内环境。

（2）便于清洗和消毒。笼具应耐热、耐腐蚀。没有不易清理的死角。

（3）操作方便。笼具设计要便于搬运、清理、储存，易于观察动物活动，在日常饲养和实验过程中，便于加料、喂水、更换垫料和抓取动物，不仅管理方便，亦可节约大量劳力。

（4）坚固耐用，经济便宜。笼具最好设计为通用型，一种笼具可适应饲养多种动物。造价低，工艺简单，开启自如，防护可靠，不易损坏变形。

（5）笼具规格型号标准化。标准化的笼具既有利于动物饲养，也有利于维修和更换。

饲养笼具的结构、造型、材料均与所饲养动物的种类、等级、目的相关，有各种形状、大小、规格和品质。

除了饲养用的笼具，还有很多具有其他功能，如运输、保定、微生物控制功能的笼具。

（1）运输笼：专门用于动物的运输，其特点是保证动物运输过程中的安全，满足动物微生物控制要求。小动物运输笼多不作二次重复运用，通常用纸质运输笼。大动物则多采用金属护栏结构，良好的或用于长途运输的运输笼常带有很好的环境温度、湿度保障系统。

（2）挤压笼：对于大动物如猪、犬、猴等，进行动物实验取样或正常健康检查常需保定，挤压笼带有一个可移动固定的特殊围护结构，可把动物挤至笼的一边使其不能转身和伤害工作人员。

（3）代谢笼：有些研究需了解动物的代谢变化，一种在笼底设置可将粪尿分隔并分别取得样本的笼子可满足代谢研究的需要。

（4）透明隔离箱盒：在经过特殊加工的透明塑料箱盒上，固定有特殊过滤器材制成的隔离帽。隔离帽有助于控制微生物污染，可以做到笼间隔离。日常操作需在净化工作台上进行，平时放于笼架上或层流架上。

用于制造笼具的材料主要是不锈钢材及塑料。金属笼箱通风良好，笼内温、湿度与室内环境一致，便于观察，但清洗消毒劳动强度大，管理较困难。塑料笼箱，易清洗消毒，管理方便，但大多数材料耐热性不够。聚碳酸酯材料耐热性较好，且透明便于观察，虽造价较高，但目前已普遍用于定型式笼具制造。

二、笼架

笼架是放置笼具的专用架子。应牢靠，便于移动。笼架大小应和笼具相适合，层次最好可调节，具有通用性。笼架也应便于清洗，具有耐热、耐腐蚀性。

常见笼架有下面几种：

（1）饲养架。可把笼箱直接放于笼架的各层上，常用4～5层。

（2）悬挂式。将笼具悬吊在架子上，使粪尿落于托盘里，也可把动物笼箱直接悬挂于动物室墙壁的悬壁上。

（3）冲水式。又分为简易式、流水式。

① 简易式：在悬挂的笼子下面设有倾斜的冲洗槽，用水将粪尿冲洗到排水口处，冲洗槽需经常用刷子清洗。

② 流水式：笼架上装有水箱，笼下设有水槽，水槽呈"S"形，层层相连，水箱设有浮球控制一定的水位，利用人工或定时器使水箱里的水定时排放，利用水的落差将槽内的粪便冲入下水道。

（4）传送带式和刮板式。用传送带或刮粪板清理粪便。笼下装有传送带或刮板的传动机械。

笼架最好用不锈钢材制造。笼下冲洗槽或承受污物底板要耐冲洗、耐刮擦、耐腐蚀，可用金属、硬塑料、玻璃钢制造。自动清洗装置要尽可能减少噪声的发生，底部倾斜度要适中，光滑平整，不积水。

三、隔离器

隔离器（isolator）是隔离系统的最主要设备，这是一种可把微生物完全隔离于设施外，能够饲养无菌动物的设备。

1. 隔离器的结构

隔离器由下面几个主要部分组成：隔离器室、传递系统、操作系统、过滤系统、进出风系统、风机、支撑结构。其结构模式如图3-8所示。

（1）隔离器室：动物所处的生存空间。

（2）传递系统：动物、物品进出隔离器的通路。

（3）操作系统：工作人员操作隔离器用的胶质手套及其与隔离器主体连接的部件。

（4）风机：隔离器进出风所需的动力风机或供风系统。

（5）过滤系统：过滤进出隔离器主体的空气的系统。

（6）进出风系统：进出隔离器主体的风口及其管道。

（7）支撑结构：隔离器本身的支撑及其他辅助部件。

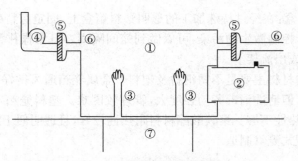

图 3-8 隔离器结构示意图

① 隔离器室；② 传递系统；③ 操作系统；④ 风机；
⑤ 过滤系统；⑥ 进出风系统；⑦ 支撑结构

2. 隔离器的类型

隔离器有两种类型：

（1）软质隔离器：主体由柔软塑料薄膜经热合密封而成，主体空间大小随通风而变化，主体内部应有可防止动物和软塑料直接接触的围护笼具。

（2）硬质隔离器：主体由硬质材料一体成型或经密封焊接而成，主体空间大小不随通风而变化。

制造隔离器的硬质和软质塑料应选用无毒、耐酸、耐消毒、易清洗、不对动物形成生物危害的材料。一般多使用聚氯乙烯、不锈钢、玻璃钢、有机玻璃板、硬塑料等。

根据隔离器功能不同，也可分为饲养隔离器、动物实验隔离器、手术隔离器等。随适用动物品种不同可分为啮齿类、兔、鸡、猪、牛、羊等隔离器。随内部气体状况可分为正压、负压隔离器。通常软质隔离器只能形成正压，而硬质隔离器可有正、负压之分。除部分生物危害性大的动物实验用负压隔离器外，大部分都应用正压隔离器。

隔离器是保种及进行各种动物实验的最安全的设备。维护要求简单，空间占有小，可用高品质动物进行试验的特点，使其具有很高的应用价值。

隔离器本身的环境控制主要是通过对其所处外环境的调节而实现的，其本身除可能有红外线灯、加热板等局部调温辅助设备产生的调温功能外，很少有调控能力。其内部环境和所处外环境各种指标有一定差异，如温度、湿度、气流速度、气体成分及其分布均匀度，都有一定差距。尤其是空间小、满负荷使用时间长，使其环境指标的变化极为明显，在环境控制和监控上有其独特之处，必须十分注意。

隔离器使用中，空气过滤器的功能逐步减弱十分明显，其无菌操作的程序十分严谨，能否维持一个良好的工作状态和高水平的管理关系十分密切。

四、独立通风换气笼盒(IVC)

作为实验动物科学的支撑条件之一的饲养大、小鼠的笼具经历了木盒、陶罐、金属笼、塑料盒 4 个时代。20 世纪 80 年代，意大利 Thcniplast 公司在带空气过滤帽塑料盒的盒帽上方加了一个进风口，希望促进盒内的通风换气，从而出现了第一个独立通气笼盒(individually ventilated cage, IVC)。经过对 IVC 笼盒十多年的使用、研究和不断改进，特别是在材料、净化、微电子等现代技术的带动下，一个全新的、高效节能的、更符合动物福利和我们对实验动物质量要求的大、小鼠饲养设备已经展现在我们的面前。除了意大利的 Thcniplast

公司外，美国的 Allentown Caging Equipment 公司、韩国的 Bio Genomics 公司、德国的 Ehret 公司等也研制出自己的 IVC 并进入中国市场。从 2000 年起我国多家实验动物设施设备厂均已开发出我国的 IVC 设备。随着生命科学对实验动物质量要求的不断提高，也随着实验动物标准化和许可证制度的推行，IVC 设备在我国应用广泛。

1. IVC 笼盒

笼盒由耐高温的透明塑料压制而成，一套笼盒由上盖、底盒、食槽、水槽、锁紧扣、进出风口组件、硅橡胶密封垫圈等组成，有的上盖上还有一个称为"生命之窗"的空气过滤网。

（1）笼盒形式：独立通风笼盒是 IVC 设备的关键所在，它要具有一定的密闭性，能防止盒外空气的进入，以减少可能的感染来源，又能让洁净空气流畅进入，并在盒内形成良好的空气流动或扩散，与盒内气体混合并把笼盒内的废气排出。图 3-9 是意大利的 Thcniplast 公司生产的笼盒，该盒的进、排气口位于盒盖上，利用盒盖上的导流板形成盒内进、排气流；图 3-10 是 IVC 盒内进、排气流的示意图。该盒的进、排气口位于 IVC 笼盒的底盒上，依靠进气口的风速形成盒内气流。笼盒的通风口有自动关闭装置，从架上取下时，能保持良好的密封性，以免污染盒内环境。

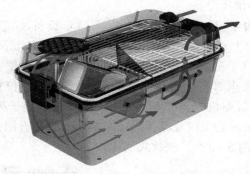

图 3-9　意大利的 Thcniplast 公司生产的笼盒进、排气流的示意图

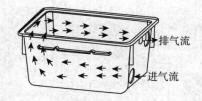

排气流

进气流

图 3-10　IVC 笼盒内进、排气流的示意图

（2）笼盒的通风：国内外的独立通风换气笼盒有两种基本形式，而且大多申请了专利保护。一种为笼盒的通排气是阀门开闭式，即上架时打开，取下时自动关闭。阀门有照相机快门式和单片弹簧开关式等（图 3-11）。另一种为盒内终端过滤保护式。过滤膜的形式有圆筒状和平板状两种。过滤膜大多为亚高效或高效过滤材料制成。笼内风速在 0.10～0.30 m/s。

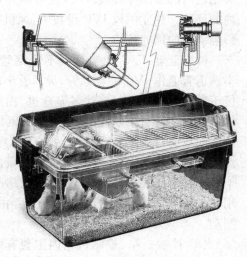

图 3-11　笼盒通风阀门

（3）笼盒的材料：笼盒由耐高温（至少能耐 150～160 ℃高温）的透明塑料材料压模制成，以便笼盒能承受反复高温灭菌及直接从外面观察盒内动物的活动情况。意大利 Thcniplast 公司的笼盒呈淡黄色，可防止位于笼架上层的笼盒中的动物由于光照过强出现不良反应，如烦躁、不安、食崽等。

（4）食槽与水槽：笼盒有网盖式和无网盖式两种。网盖式笼盒的网盖盖于底盒上，网盖上配置食槽和饮水瓶槽，加料和更换饮水瓶必须打开塑料盒盖。无网盖式笼盒带金属底网的饲料瓶位于塑料盒盖上，加料时只要打开饲料瓶的硅橡胶盖即可操作，而更换水瓶时，位于盒盖上的插口会自动封闭（图 3 - 12），位于饲料瓶上的不锈钢保护器能有效防止啮齿类动物的啃咬。IVC 放置在普通环境中，加料加水时需在超净工作台内进行，而放置在屏障环境中则不需要。

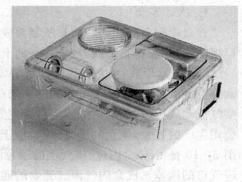

图 3 - 12　无网盖式笼盒

2. 笼架、机箱与集中供风设备

（1）独立供风 IVC 设备：目前国内外独立供风 IVC 设备款式有两种：一种为机盒一体式，即机组安置在盒架的上部。如美国 Allentown Caging Equipment 公司和韩国的 Bio Genomics 公司生产的 IVC。这种款式的优点是占地面积小，房屋空间的利用效率大；缺点是机组运转的低频振动噪声对笼盒内动物有一定的影响，机组位置偏高，维护保养不太方便。另一种为机盒分体式，即机组与笼架分开安放（或机组置于另一房内）。如意大利的 Thcniplast 公司、德国 Ehret 公司以及苏州冯氏实验动物设备有限公司、苏杭实验动物设备厂生产的独立通气笼盒（图 3 - 13）。该款式的优缺点正好与机盒一体式相反。

所有独立供风的 IVC 设备均吸入室内的空气，室内的温湿度与 IVC 笼盒内的温湿度是一致的，欲要笼盒内的温湿度环境改变，通常需要首先改变室内的环境。独立供风 IVC 设备中，风机噪声大小将影响动物的饲养环境。

（2）笼架：IVC 笼架是由不锈钢管焊接而成，不锈钢管兼作 IVC 的导风管，导风管平行排列并焊接于进、排风管上，以确保各笼盒进、出风口有相同的压差。在进、排风管上设有进、出风口导风橡皮接头或皮碗，以便与笼盒接口处流畅吻合。根据笼盒数确定笼架的尺寸，并焊接相应数量的搁架在笼架上。架下安装有橡皮导轮，能根据房间大小或使用者的意愿随意移动组合，定位后由制动装置制动。

（3）控制机箱：控制机箱内主要有两台低噪声风机和粗、中、高效三级空气过滤装置。两台风机分别控制进风和排风，通过调节风机转速达到进、

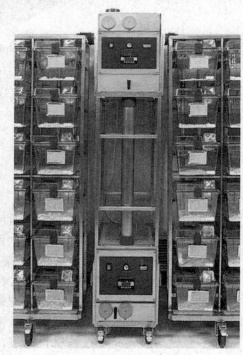

图 3 - 13　分体式 IVC

排风的平衡,以确保笼盒内与盒外有一定的压差,其控制范围根据标准或需要均可调节,即可为正压也可为负压,其压差可通过指针式或数字式压差表(0~250 Pa)直接显示。有的机组还专门设有电源断电、机械故障和过滤膜失效等自动报警装置。大多数机箱上还设有笼盒内外温度、湿度的显示装置,以便使用者直接了解动物生存的主要环境条件。

(4) 集中供风 IVC 设备:集中供风 IVC 设备是不用机箱的供风设备,进入 IVC 的空气均来自设施的空调通风管道,通常采用控制阀加装于管道上的高效过滤器组成,其显示数字或表盘、控制器等均安装于室内。集中供风 IVC 设备室内无风机,动物饲养环境噪声小,进入 IVC 的空气由空调管道直接供给,温度可能高或低于室温,室内和中央控制室都应有显示装置。

五、排气式通风笼具系统(EVC)

实验动物笼具系统的发展经历了开放式笼具至独立通风笼盒,近来美国又研制出了排气通风笼具系统(exhaust ventilated closed-system cage rack,简称EVC)。排气通风笼具始源于1995年美国动物照料系统公司(animal care systems Inc. ,ACS)排风通气笼具 MICE 和 OptiMICE 系统。排气通风笼具一经上市,就得到了世界上著名研究机构和生物医药公司的广泛关注和使用,美国国家卫生研究院(NIH)、世界最大的实验动物供应商 Charles River Laboratories 等数十家大型实验动物饲养、研究机构都是 EVC 产品的客户。2003 年 EVC 产品进入中国,目前已经在南京大学模式动物研究所(国家遗传工程小鼠资源库)获得运用。国内苏州猴皇动物实验设备科技有限公司根据旋转式置物架的灵感初创了中央排气通风笼盒系统的框架结构,利用国外相对成熟的技术自己开模试验,不断改进原有产品细节上的不足之处,于 2010 年制造出了第一代中央排气通风笼具系统。对第一代中央排气通风笼具系统,苏州猴皇动物实验设备科技有限公司制定了自己的企业标准,同时申请了多项国家专利,目前在国内很多单位得到应用。下面以苏州猴皇动物实验设备科技有限公司研制的小鼠 EVC 为例,介绍其组成。

(1) 结构包括:外框(由脚轮、底板、四角框称、顶板组成,均由 SUS304 制成)和旋转笼架、100 只笼盒(图 3-14)。

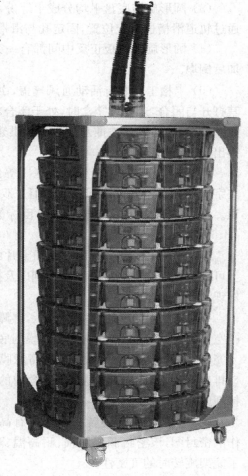

图 3-14 型号:HH-A-4

（2）顶、底板中间有与最底层和最顶层的旋转底盘相固定的轴,可起到旋转的效果,符合人体工程学的管理方式(图3-15)。

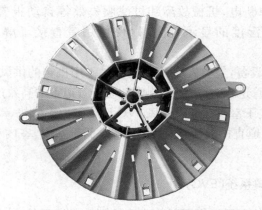

图3-15　型号:HH-A-4的旋转盘

（3）圆形旋转底盘平均分成十等份,每一等份内有"H"形轨道滑槽和一个固定孔,笼盒通过轨道滑槽进指定位置,固定孔与滑槽形成稳定三角形固定笼盒。

（4）圆形旋转底板正反中间都有一突出的十边形卡槽,用于层与层之间的固定,避免叠加后倒塌。

（5）卡槽上安装有活动通风气盖,由一弹簧控制其打开与闭合,未安装笼盒时,处于闭合状态,安装上笼盒后,活动通风盖被推开约30°角,供笼盒内的废气排出。

（6）圆形旋转底盘分为五个区十等份,分别用英文字母标识为AB、CD、EF、GH、IJ。双层有数字标识。可轻松地从众多笼盒中找到目标笼盒,如2A、4B、6I等。

（7）笼盒上面有一个用于安插卡片的凹槽,卡片上可记录该动物的名称、年龄、性别以及换笼的情况,标识清晰,防止混乱。

（8）笼盒内的气压环境为负压,屏障环境中的洁净空气通过装有0.35 μm的高滤膜的底端进气口进入笼盒,再通过装有0.35 μm的高滤膜的上端排气口排出笼盒,如此循环往复,使笼盒内的空气始终保持新鲜洁净。

（9）连接顶板的旋转底盘上加有高性能橡胶制作的密封圈,该密封圈耐磨损、耐高温、耐腐蚀,保证了笼架旋转时的气密性。

EVC一代产品系统本身无风机无动力,主要依靠屏障环境的压差为运行动力。而苏州猴皇动物实验设备科技有限公司研制的EVC二代产品(图3-16)

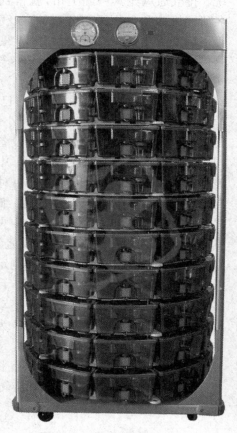

图3-16　型号:HH-A-4Ⅱ

保留了原有一代产品结构设计上的独特优势,在设备顶端配上了超静音风机,增加了自身的运行动力,适用范围更广;同时可以根据笼架上饲养动物笼盒的数量自行调节排风量,保证笼盒内通风量的恒定。

屏障系统(barrier system,BS)开放式笼盒与IVC、EVC饲养比较如表3-15:

表3-15 BS+开放式笼盒与 BS+IVC、BS+EVC 饲养比较

项 目	BS+开放式笼盒饲养	BS+IVC 饲养	BS+EVC 饲养
设施投资	高	高	高
设施	必须符合标准	必须符合标准	必须符合标准
饲养设备投资	低	高	高
生物风险的安全性	不够好	好	好
设备安装位置的机动性	小	大	大
设备使用的灵活性	小	大	大
动物饲养环境正负压力	不可调	可调	可调
笼内换气次数	3 次/h 以下	20 次/h 以上	20 次/h 以上
必须更换垫料时间	3～4 天	2～3 周	2～3 周
饲养室内氨浓度	高	低	低
单间饲养多品系同毛色动物	不可以	可以	可以
啮齿类动物逃跑的可能	可能有	没有	没有
单间承担 2 种以上动物实验	不可以	可以	可以
动物转移与搬运	不方便	方便	方便
传染病传播	很快	缓慢	缓慢
化学方法灭菌笼盒	不可以	可以	可以
抗断电风险的能力	弱,必须备用大功率发电机组	强,可使用轻便发电机或 UPS 电源;断电 48 h 内维持动物质量与生命	强,可使用轻便发电机或 UPS 电源;断电 48 h 内维持动物质量与生命
动物福利	不够好	好	好
实验动物产生的过敏物质及有害气体对实验人员的危害	有	无	无

与屏障系统开放式笼盒相比,EVC 系统继承了 IVC 的优点,笼盒相互独立,防止交叉感染,避免了实验动物产生的过敏物质及有害气体对实验人员的危害。此外,EVC 系统还有自身的独到之处:避免了机械动力部件故障导致的动物实验中断;无噪声;节省空间,高密度,大幅度节能,节约建筑投资;更换笼具周期长,节约劳动力及备用笼具。

六、给料器、给水器

给料器按动物种类和笼箱、笼架不同有多种形式。小鼠、大鼠用固体饲料给料器,一般使用挂篮式或在笼盖上做个凹形槽代替。豚鼠、兔、猴的给料器为箱型,悬挂于笼壁上。

狗、猫的给料器是盘型或碗钵型。粉末饲料用料槽或料斗。给料器的放置应便于动物采食,防止饲料散落,保证食物清洁。目前已有自动给料装置正在试用。

给水器包括饮水瓶和自动饮水装置。饮水瓶一般使用玻璃制品、塑料制品或金属制品。玻璃易碎,塑料不耐热,金属制品不能观察内部情况。饮水瓶前端的管子为不锈钢管。饮水瓶要安装牢靠,适合动物吮吸。供水时,必须确认前端管内没有气泡停留。管子不应接触铺垫物以免造成漏水。瓶中剩水不可利用,需定期更换,饮水瓶要清洗灭菌。一般饮水瓶大小为 200~500 mL,饮水管内径为 5~6 mm。

自动饮水装置是由贮水桶、饮水嘴和配管三者组成。饮水嘴安装在笼箱或围栏内让动物自由摄取。使用自动饮水装置要特别注意防止饮水嘴的堵塞及漏水。自动饮水装置最好配备减压和过滤装置。

思考题:

1. 动物对实验处理的反应公式及含义。
2. 试述环境因素分类及对实验动物与动物实验的影响。
3. 试述实验动物设施的分类及特点。
4. 开放式笼盒与 IVC、EVC 饲养各有什么优缺点?
5. 试述大、小鼠生产间和动物实验间不同环境的技术指标。
6. 制定实验动物环境技术指标国家标准的意义何在?

（刘　春　袁红花）

第四章　实验动物福利

第一节　实验动物福利的定义及概况

一、动物福利的概念

（一）动物福利

所谓动物福利，即人类应该合理、人道地利用动物，要尽量保证那些为人类作出贡献的动物享有最基本的权利。通俗地说，就是在动物饲养、运输、宰杀过程中要最大限度地减少它们的痛苦，不应该虐待它们。

动物福利也可以简述为"善待活着的动物，减少动物死亡的痛苦"。

Hughes 将饲养于农场的动物福利定义为"动物与它的环境相协调一致的精神和生理完全健康的状态"。

动物福利是动物在整个生命过程中动物保护的具体体现，其基本原则是保证动物的康乐（well-being）。动物康乐也就是指自身感受的状态，即"心中愉快"的感受。包括使动物身体健康，体质健壮，行为正常，无心理的紧张、压抑和痛苦等。从理论上讲，动物康乐的标准是对动物需求的满足。动物的需求包括三个方面，即维持生命的需要、维持健康的需要以及生活舒适的需要。动物福利的目的是为了动物的康乐，是保证动物康乐的外部条件，而动物康乐的状态又反映了动物福利条件的状况。搞好动物福利的前提是提高对动物福利的认识，从各个环节去保证为动物创造符合动物要求的生存、居住、生活条件，维护动物的健康。

国际上公认动物享有五项自由：

不受饥渴的自由；

生活舒适的自由；

不受痛苦伤害和疾病威胁的自由；

生活无恐惧的自由；

表达天性的自由。

这也是国际社会一致认同的保障动物福利的五条标准，是基本原则。根据这一基本原则，目前世界上已有 100 多个国家建立了完善的动物福利法规。

只有当人们认为动物和人类一样有感知、有痛苦、有恐惧、有情感需求的时候，动物福利理念才能得以建立。人类对于动物的利用和动物福利是相互对立统一的两个方面。动物福利过高,会使生产者或者动物的主人负担过重,造成不必要的浪费。强调动物福利并不是片面地一味地保护动物,而是要求我们在利用动物的同时,改善动物的生存状况,杜绝极端的利用手段和方式。

提倡动物福利所要达到的主要目的有两个:一是从以人为本的思想出发,改善动物福利可最大限度地发挥动物的作用,即有利于更好地让动物为人类服务;二是从人道主义出发,重视动物福利,改善动物的康乐程度,使动物尽可能免除不必要的痛苦。

（二）实验动物福利

所谓实验动物福利是指在饲养管理和使用实验动物的过程中,采取科学合理的有效措施,使实验动物享有洁净、安静、舒适的生活环境,受到良好管理与照料,避免不必要的伤害、饥饿、不适、惊恐、折磨、疾病和疼痛,保证其能够最大限度地实现自然行为。

实验动物福利应分为动物实验与实验动物饲养管理两个层次。过去,在科学研究中动物实验仅仅作为解决问题的一种手段或方法,动物只是作为活的教材或试剂,对动物的痛苦、死亡往往漠不关心。随着社会的发展和进步,这种态度越来越不适应人与自然和谐发展的需要,而动物中心论者更是强调动物的内在价值,强调动物权利的诉求,因此动物实验的伦理道德审查是必然要求。当然根据人权高于一切的原则,我们仍需要充分地利用实验动物,但应该本着"3R"的原则,通过优化设计,合理、人道和尽可能少地利用实验动物,减轻动物的不安和疼痛,给予良好的术后护理,实验结束或实验过程中获取标本应采取安乐死的方法等等,以充分地保证那些为人类作出贡献和牺牲的动物享有最基本的权利。就实验动物的饲养与管理而言,是为实验动物创造舒适、惬意、安宁的生存空间和运输条件,以保证研究结果的准确性和重复性,同时有针对性地培育出人类疾病的动物模型,减少实验动物无谓的牺牲。

提出实验动物福利问题,实际上是在饲养管理和实验过程中对实验动物的一种保护,强调的是对各种有害因素的控制和环境条件改善,并非那种禁止一切实验的极端"动物保护"。实验动物福利是在其整个生命过程中对实验动物实施保护的具体表现,其基本原则是为了保证实验动物的康乐。

在兼顾科学问题探索的基础上,要在可能的基础上最大限度地满足动物维持生命、维持健康和保持舒适等方面的需求,要着力研究动物生活环境条件、动物的情感、"3R"等实验动物福利的内容。

提供实验动物维持生命延续的营养和生存条件,利用现代兽医学手段和合格的实验动物设施来保证动物健康是本学科历来关注和研究的重点,但是对如何改善和提高动物的舒适度和康乐程度则被忽视。实验动物福利就是要让研究者重视后者的作用,并给予研究和提高。

提倡实验动物福利的主要目的是:① 改善实验动物福利有利于提高科学实验的准确性和可重复性,当动物在康乐的福利条件下进行实验时,实验动物的作用可得以最大限度的发挥。② 重视实验动物福利,改进动物实验中那些与动物福利相违的地方,使实验动物尽可能免遭不必要的痛苦。③ 在极端的"动物保护"与极端的"人类利益"之间找到平衡点。不是片面地保护动物,而应该在兼顾科学合理的利用实验动物的同时,充分考虑实验动物福利状况,并反对那些极端的利用手段和方式。

二、国内外动物福利的历史与现状

1. 国外历史与现状

早在 1776 年，英国一个叫劳伦斯的人从法律角度提出：没有人因为残忍地虐待动物而受过处罚，他唯一的罪行是侵犯了另一个人的财产。1800 年，英国第一个确保动物免受虐待的立法《牛饵法案》被通过，可被视作动物福利的最早立法。英国最早的动物福利法案，也是把动物仅仅看做是财产，而没考虑动物本身应该享有的"权利"。1822 年，被称为"人道的迪克"的理查德·马丁提出"反对虐待以及不恰当地对待牛的行为"的法案在英国国会获得通过。两年后，在伦敦一家咖啡屋里，牧师亚瑟·布鲁姆召集成立了世界上第一个动物福利组织"反虐待动物协会"（PSPCA）。协会里的专职监察员薪水很低，但工作却非常认真，他们不停地向公众宣传动物福利知识，向学校提供教材，对虐待动物的人提起公诉。1840 年，英国女王维多利亚给该协会冠以"皇家"头衔。

英国现行的动物保护法是 1911 年通过的。除了 1911 年通过的动物保护法之外，英国还陆续出台了很多专项法律，比如《野生动物保护法》《动物园动物保护法》《实验动物保护法》《狗的繁殖法案》《家畜运输法案》等。这些法律在保证动物不受虐待方面规定得非常细致，鼓励饲养动物的人以最好的措施对待动物，对于没有达到法律规定的，可以用这些标准起诉。英国有关动物保护的法律有 10 多个，而且不断修订，法律对残忍地虐待动物的人判处刑罚，动物的主人未尽到责任而造成动物不必要的痛苦，也要被惩罚。对于饲养以供食用的动物，法律也规定要由专职人员实行"无痛感的"宰杀。

欧盟国家有专门保护动物福利的法律法规，欧盟委员会食品安全署还专门设有负责动物福利的部门，并成立了欧洲动物福利协会。1974 年，欧盟经济共同体制定了宰杀动物的法规，要求动物在无痛苦状态下走向"生命终点"。1976 年通过的《保护农畜欧洲公约》，1979 年制定的《保护屠宰用动物欧洲公约》等。后者规定"各缔约国应保证屠宰室的建造设计、设备及其操作符合本公约的规定，使动物免受不必要的刺激和痛苦"。缔约各国的法规必须与国际公约相配，这也对欧洲国家的动物福利立法有相当大的促进。2004 年欧盟委员会又公布了一系列新的法规建议，对动物的不间断运输时间及动物休息时间作了修改。

东亚的一些国家和地区也有各类动物福利法规。日本在原有《动物虐待防止法》（1949年）之外，于 1980 年制定了《实验动物饲养及保管基准》（1980 年总理府告示第 6 号），2006年修订为《实验动物饲养保管及苦痛减轻的基准》（2006 年环境省告示第 88 号）。韩国国民喜欢食用狗肉，但韩国也制定了自己的动物保护法，并对狗肉的食用加以限制。我国香港地区更是早在 20 世纪 30 年代就制定了防止虐待动物规例，以后逐年制定动物保护法规。这些法律对动物福利的规定深入而细致，不仅有效防止虐待性饲养、宰杀，也大大促进了各类动物的基本利益。我国台湾地区 1998 年制定了动物保护法及施行细则，旨在增加动物福利，防止对动物造成不必要的痛苦。

2. 国内动物福利的历史与现状

我国是人口大国、农业大国，对于动物福利问题过去一直没有足够关注，就是在当今社会，也存在某些与动物福利原则相背离的现象。

（1）动物福利认识不足。近年来，虐待动物的事件不断发生，如"活猪注水""硫酸伤熊""虐猫事件"等，严重伤害了人与动物和谐的自然关系，破坏了国人的形象，也体现出一部分人道德关怀的缺失，动物福利意识的淡漠。随着对这些事件背后成因的大讨论和我们自身的反躬自省,现在人们越来越能意识到动物与人一样是能知冷暖、知疼痛、有喜怒哀乐情感的鲜活的生命体,越来越多的人主动参与动物保护的相关活动,打击猎杀野生保护动物的犯罪和虐待饲养动物的违规失德行为。

（2）开始重视动物福利。1988 年,我国出台了《野生动物保护法》,明确了野生动物的法律地位。2003 年 1 月 1 日起,《北京市公园条例》正式实施,规定对于在公园中惊吓、投打、伤害动物的游客或工作人员处以 50～100 元不等的罚款,构成犯罪的要依法追究刑事责任。2006 年 9 月 20 日,国家科学技术部发布了《关于善待实验动物的指导性意见》,对实验动物的饲养管理、运输、应用提出了较为详尽的指导性意见,并提出了相关管理措施。北京市实验动物管理委员会办公室在国内率先制定了实验动物伦理审查指南,于 2005 年 12 月发布施行。在 2015 年科学技术部基础研究司起草的《实验动物管理条例》修订草案(征求意见稿)中,已首次将"动物福利"的概念正式列为一章,将有望成为我国动物福利法的开端。

（3）落实动物福利有利于经济发展。我国已加入 WTO,而 WTO 的规定中有明确的动物福利条款。20 世纪以来出现的疯牛病、禽流感、SARS 等恐慌性事件表明,不遵照动物福利标准而一味地追求利益和满足人类的欲望,动物制品就会出现问题,公共卫生就会不断出现新问题,进而影响进出口贸易和人类健康。欧盟曾销毁一批从我国进口的肉制品,就是出于动物福利原因。在动物保护和人道主义温情的背后,动物福利的贸易壁垒作用其实已经初露端倪。现在欧盟一些国家以自己的动物法案为屏障,阻止一些来自发展中国家的动物食品或动物原材料商品进口。这是一种特殊的贸易壁垒。实验动物福利的实行将有利于科学研究,有利于国际间的交流与合作。

三、我国推行动物福利所面临的问题

1. 动物福利的执行问题

动物保护执法需要非常多的专业知识,动物福利是一门联结许多领域的学问,其中包括兽医学、动物学(实验动物学)、畜牧学和应用动物行为学,因此动物保护政策与法令的设计及监督,应由国内具有相关专业的专家从不同角度来共同完成。同时动物福利也需要环保、外经贸以及社会学、伦理学等许多领域的专家共同探讨。国外在执法方面是委托动物保护协会来做的,如果国内也这样做,那么动物保护协会是否拥有执法的权利呢？是要另外设立兽医警察,还是委托各个单位自查呢？

2. 动物福利的花费问题

动物福利是一种肯定性的"权利"。动物要享有福利,就需要付出相应的成本。假如动物有明确的所有者,且在其所能控制的范围内(如宠物),就能享受到充分的福利;经济动物、观赏动物能够享受到一定的福利,但其所有者对动物福利的承受能力会受经济实力的影响。

实验动物由于特殊用途和特殊要求,已经比较好地享有动物福利待遇,但也有待进一步改进和提高。如何改进？如何提高？又如何评估？需要进行深入系统的研究并采取措施。

3. 动物福利与我国国情

动物福利不仅涉及动物保护,还涉及国际贸易和生命科学研究,并且与社会自身的发展有关。由于越来越多的国家尤其是发达国家已经开始将动物福利与国际贸易紧密挂钩,动物福利潜在的贸易壁垒作用不可小视,如果不给予足够重视,我国肉制品、中药等商品在国际贸易中将会遭遇巨大障碍,我国药物研发及开辟国际市场同样会面临巨大障碍。然而,一味迎合发达国家的要求则会大幅增加生产成本,加剧竞争的不平等,降低我国农牧产品、医

药产品的国际竞争力。目前我国对于肉用的畜禽饲养时主要从如何降低成本、提高利润来考虑,很难考虑到给它们适度的空间和自由等条件。过分强调动物的感受和情感,又与我们的国情相矛盾。因此动物福利是与经济社会发展程度紧密相连的。

由此可见,应针对我国实际国情,制定可操作性强,符合我国经济发展需要、实验动物工作发展需要和推动科学进步的、与国际接轨的动物福利实施细则或指导原则。

第二节　减少、替代和优化研究

一、"3R"理论的形成与发展

"3R"是 Reduction(减少)、Replacement(替代)和 Refinement(优化)的简称。

Reduction 是指在科学研究中,使用较少量的动物获取同样多的试验数据或使用一定数量的动物能获得更多数据的方法。

Replacement 是指使用其他方法而不用动物所进行的实验或其他研究课题,达到某一实验目的。或者说是使用没有知觉的实验材料代替以往使用神志清醒的活的脊椎动物进行实验的一种科学方法。

Refinement 是指通过改进和完善实验程序,减轻或减少给动物造成的疼痛和不安,是提高动物福利的方法。主要是利用镇痛药、新诊断或治疗技术、环境丰富化和建立更为人道的实验终止机制来降低动物的痛苦。

在各种实验中以动物作为人类替身是科技发展史上的一大进步,并且也减少了一些医学伦理纷争和不必要的麻烦。随着科学技术的发展,实验动物的使用量猛增,尤其是在生物科学研究领域中,使用实验动物数量的增长引起了社会各界的极大关注。1954 年,来自动物福利大学联合会(UFAW,原称伦敦大学动物福利社,创建于 1926 年,于 1938 年改组为 UFAW)的 Charles Hume 教授发起了一项关注动物实验人道主义的科学研究计划。W. M. S. Russell(动物学家)和 R. L. Burch(微生物学家)被指定承担这项工作。1959 年,在大量研究工作的基础上出版了《人道实验技术原理》(*The Principles of Humane Experimental Technique*)一书,他们在书中第一次全面系统地提出了"3R"理论。

英国的多个动物福利组织在 1976 年发起了"动物福利年运动"来纪念《防止虐待动物法》颁布 100 周年。动物实验改革委员会(CRAE)也随即成立。1983 年,CRAE、医学实验中动物替代法基金会(FRAME)和英国兽医协会(BVA)共同组成联盟,拿出了一揽子计划,并积极游说政府将有关"3R"方面的内容写入了 1985 年的白皮书。1986 年动物条例得以重新修订,并在英国议会通过。同时,著名的生理学家 David Smyth 在总结他对"3R"的调查研究基础上,发表了他的著作《动物实验替代方法》(*Alternatives to Animal Experiment*),书中对"替代"的定义被广泛接受。

美国也不断重新修订《动物福利法》和《人道饲养和利用实验动物的公共卫生方针》,从而使得"3R"在动物实验方面的应用更加具体化。动物实验替代研究中心(CAAT)于 1981 年在霍普金斯大学公共卫生学院应运而生,并一直在国际化学药品的开发和安全性评价方面,在建立减少和替代整体动物技术研究领域占有重要的席位。它提出并践行了一些非常有意义的计划,其中包括:宣传"3R",并将"3R"的研究成果应用于实践的信息教育计划,推动"3R"方面研究的资助计划,替代方法的验证计划,鼓励体外毒理学的研究计划等。通过几年的努力,CAAT 在指导和组织共同发展替代方法和动物保护法以及替代方法的验证方面都取得了很大的成就。1986 年美国国会提出了关于在研究、检验和教育中动物代替物应用的技术评估报告。1993 年 CAAT 作为东道主举办了第一届生命科学中替代物和动物应用世界大会,共有来自 24 个国家的 725 人(代表了科学界、企业、政府和动物保护组织)出席了大会,取得了很好的效果,普及了"3R"知识。

荷兰动物应用替代法中心(NAC)成立于 1994 年,是一个推动动物实验替代物的研究、验证、认可和应用的国家级信息中心。1996 年在荷兰的 Utrecht 举行了第二届生命科学中替代物和动物应用世界大会,来自 35 个国家和地区的 800 多名学者出席了此次大会。大会期间以各种形式进行了 400 多篇论文交流。1997 年荷兰制定的动物实验法中就包含了"3R"方面的主要内容,如:在进行任何一项科研项目时,如果能用体外法或其他非动物代替方法则不得使用动物;开展动物实验的科研人员必须在实验动物科学相关部门接受包含动物实验伦理道德和替代法内容的教育和培训;当进行会给动物造成可感觉疼痛实验时,必须麻醉,仅当麻醉会影响到实验结果时,才可被省略等多项内容。

日本在"3R"方面研究起步也较早,从 1984 年就开始了实验动物替代方面的研究。1989 年正式成立了动物实验替代方法研究会,并每年都召开一次学术研讨会,在动物实验替代的研究和应用方面做了许多实质性的工作。

"3R"在欧洲发展较快。1986 年和 1989 年欧洲通过了使"3R"更为具体的动物保护法。在此期间,成立了毒理学实验替代法的研究小组。1993 年成立了由 15 个国家参加的欧洲替代方法验证中心(EURLECVAM,总部设在意大利)。在其有关文件中明确规定:如果在1998 年 1 月 1 日以后,用于化妆品成分检测的动物实验,其替代方法还没有得到充分验证,就禁止再用动物做实验,其产品不得在欧洲出售。2000 年 4 月欧共体曾宣布,自 2000 年 7月 1 日起,禁止用实验动物进行化妆品原料和化妆品的安全性检验。但在 6 月 28 日宣布将日期推至两年后,即 2002 年 7 月 1 日。2002 年 11 月欧盟再一次作出明确的规定,从 2009年起禁止利用动物进行化妆品的测试。这表明虽然在化妆品检测领域替代方法存在着重重困难,但是欧盟却坚持"3R"原则毫不动摇。

二、我国"3R"研究的现状

1. 政府开始关注"3R"研究

1997 年,第一次完整地把"3R"的基本含义写入的正式文件是由国家科技部、原卫生部、农业部、国家医药管理局联合发布的《关于"九五"期间实验动物发展的若干意见》,将之作为国际实验动物发展的新方向给予了高度关注,并把实验动物替代研究列为实验动物基础性研究的重要分支,予以重点资助。1999 年,"北京市实验动物专项资金科研课题申请指南"将实验动物替代研究方向作为六大重点支持的领域之一,指出:实验动物替代研究是"3R"的重要组成部分,在国际上广泛地开展,是今后实验动物科技工作的必然发展方向。因此,专项资金"鼓励开展单细胞生物、微生物或细胞、组织、器官,甚至计算机模拟替代整体动物实验的研究课题"。2001 年科学技术部发布的《科研条件建设"十五"发展纲要》中,明确指出要"推动建立与国际接轨的动物福利保障制度",并将之纳入"全面推行实验动物法制化管理"的体系中去。希望在此纲要的指导下,替代研究的有关立法工作得以推进。在有关国家政府对"3R"研究保持谨慎关注态度的情况下,我国有关管理部门对替代研究基本保持积极支持的态度。

2. 学术团体倡导"3R"研究

实验动物替代研究工作的开展在我国还是近几年的事情。为更好地了解国际上"3R"研究领域的进展,在有关部门的支持下,我国 1996 年选派实验动物科技专家参加了第二届生命科学动物实验替代方法世界大会,这是我国第一次参加这样的国际交流。通过这次参会,我国实验动物科学界比较全面系统地了解了"3R"的科学概念、研究内容以及研究成果,为我国后来启动"3R"研究工作起到了奠基的作用。同时这次会议也让国内科学工作者与一些国际上从事"3R"研究的机构和专家建立了联系,建立了高效的信息和资料获得渠道,使我们能够第一时间了解到国际上的最新研究进展。1997 年,北京实验动物学会率先成立了实验动物替代法研究会,定期组织学术讲座,介绍国外动物实验替代方法的概念、研究内容、验证体系、研究机构、研究成果和应用以及对生命科学研究的意义。北京实验动物学会主办的《实验动物科学与管理》杂志和中国实验动物学会主办的《中国实验动物学杂志》上都设立了"3R"专栏,详细介绍国外"3R"研究及在各学科中的应用。许多学者利用各种媒体和学术交流机会,呼吁"爱护动物、保护动物""善待动物、坚持科学实验""善待和科学使用实验动物,为人类健康服务",表明我国实验动物科学"3R"研究已经有了良好的开端。

3. 科研人员致力于"3R"研究

为了达到某种实验目的,同时降低实验成本或简化实验过程,科研人员尝试着利用细胞培养技术、免疫学方法等来替代动物实验,结果发现这样不仅减少了动物的使用量,优化了实验程序,而且在受控实验条件之下,使实验方法的标准化程度得以提高。目前已经建立了一系列的动物实验替代方法:

(1) 在脊髓灰质炎活疫苗神经毒力实验中,因为只有灵长类动物对 3 个型的脊髓灰质炎病毒敏感,所以口服脊髓灰质炎疫苗的神经毒力试验都使用猴子。由于猴子价格高,而且所用的猴子并非都是来自于实验用猴子,可能造成污染,对疫苗质量的检定工作造成一定的困难,现在已经培育出携带人脊髓灰质炎病毒受体(PVR)基因的转基因小鼠(PRVTg21)替代猴。中国医学科学院医学生物学研究所参与了这项国际合作研究。实验结果证明:PRVTg21 转基因小鼠对 Ⅱ 型、Ⅲ 型脊髓灰质炎病毒有足够的敏感性,毒力不同的疫苗,通过小鼠的临床表现和组织病理检查可以鉴别出来,且与猴体神经毒力试验结果相吻合。转基因小鼠完全可以用作评价脊髓灰质炎活疫苗毒力试验的模型。脊髓灰质炎疫苗的神经毒力主要与病毒基因组中 472 位的 U−C 有关。利用脊髓灰质炎病毒基因组位点突变或返祖的检测法(MAPRCE test),可以准确测定出 1 个碱基位点突变量。它的应用可以大大减少在疫苗质量检定中的灵长类动物使用量。这一方法已通过国际合作的验证,并写入中国生物制品规程。

(2) 我国学者利用圆片状聚酯载体作固定床,在连续灌注的细胞培养器内,让杂交瘤细胞滞留在载体的间隙中,并在其中生长、繁殖和分泌 McAb。这种方法极大地解决了科学研究和人类疾病诊断和治疗需要大批量生产 McAb 的问题,也符合动物福利的要求。同时这种方法可获得高密度的细胞,抗体产量提高一倍。不仅减少了动物的使用量,而且避免因使用动物所造成的鼠源性蛋白和病毒污染的可能性,确保了人用鼠源性 McAb 质量,也保证了人用药的安全有效。

(3) 生物技术药物中的外源性病毒污染是影响其推广应用的一个潜在性问题。现有种种迹象表明,这种污染的可能性还是存在的。目前,在我国生物制品生产中使用的虽然是清洁级及以上实验动物,但是由于生物因素的复杂性和生产过程中多因素的影响,也存在制品污染的可能。为加强质量控制,保障民众健康,我国学者建立了细胞-免疫学检测技术、分子生物学检测技术,如应用光敏生物素探针检测人用鼠源性杂交瘤细胞、单抗制品的小鼠白血病病毒和流行性出血热病毒;应用 RT-PCR 检测活疫苗及其生产基质中仙台病毒等。这些方法的建立和应用,缩短了检定周期、提高了敏感性,也降低了检定工作中的动物使用量。在兽用活疫苗质量监控方面,意大利科学家应用 RT-PCR 方法,检测鸡胚、鸡群和细胞培养物中的 IBV 病毒,从而保证疫苗的质量。对于人用疫苗(如麻疹疫苗)治疗检定来讲,也是可以采用这种方法的。原先对 TBE 病毒的定量检定常采用小鼠实验,奥地利免疫学和生物医学研究中心的科学家利用 Vero 细胞,建立了空斑实验,将病毒接种、吸附后,羧基甲基纤维素-细胞培养液半固体混合液覆盖,4 天后去除覆盖物,用结晶紫染色法显示蚀斑的形成,通过计算得出结果。此方法重复性好,不易受其他因素干扰,敏感性提高了 400 倍,每年可减少 16 000 只成年小鼠和 10 000 只乳鼠的用量。

(4) 为探讨治疗幽门螺杆菌 HP 感染的抗体被动免疫法,我国学者利用 HP 蛋白抗原免疫鸡,其后 3~12 天收集产的卵。取出卵黄液,再经稀释、离心等处理方法,获得抗体 IgY,可以标记 FTTC、HRP、Biotin 等,用于免疫学实验。这种方法提示口服抗体制剂可能成为 HP 感染免疫治疗的方法之一。通过这种免疫方法,既减少动物用量又可获得大量抗体,同时也减轻了常规免疫给动物造成的痛苦,使实验方法得到优化。在梭状芽孢杆菌疫苗的检定中,德国科学家利用 MDCK 细胞建立的中和实验可替代小鼠的中和实验。

(5) 为测定破伤风抗毒素效价,中国生物制品规程规定的小鼠试验法是将待检的抗毒素做数个稀释度,与毒素混合,作用 1 小时后,注射小鼠。连续观察 5 天,并记录发病和死亡情况。这种方法不仅费时费力,而且有接触毒素的危险,还需要使用大量的小鼠。为此,有学者建立了测定破伤风抗毒素效价的 ELISA 法。通过实验比较,结果表明,在一定的毒素浓度范围内,两种方法具有很好的线性关系。ELISA 法具有快速简便的优点,尤其在用于大量样品的检测时,更为突出。同时该法在破伤风类毒免疫原性测定方面也是一个可选择的替代方法。

(6) 在中国药典和中国生物制品规程中,确定了热原检测的兔法和内毒素法。为寻找更为理想的体外实验方法,我国学者利用 THP-1 传代细胞与血清学方法相结合,测定内毒素的浓度与细胞分泌 $IL\alpha-6$、$TNF\alpha$ 等细胞因子之间的关系。通过实验条件的摸索和改进,已获得初步结果,在 0.32~200 EU/mL 的范围内,内毒素与细胞分泌 IL-6、$TNF\alpha$ 等细胞因子呈线性关系(相关系数 $r>0.98$)。

(7) 在教学实践中,一些特定的替代方法是行之有效的,如利用电视录像和计算机进行演示,替代过去需用动物进行的教学活动。将动物解剖、组织学等课程的教学内容事前录制下来,通过录像,学生们能够了解和掌握动物解剖特点,也可以达到教学目的,减少教学中动物的使用量。当然,对于外科手术等操作训练,停留于录像、示教是无法提高学生动手能力的,这类动物实验无法替代,但可以通过不断优化提高利用率,通过倡导福利原则减少动物的痛苦。

总而言之,替代研究的主要方法包括:低级动物代替高级动物、小动物代替大动物,用组织学实验代替整体动物实验,用分子生物学方法替代动物实验,用人工合成材料替代动物实验,利用数学及计算机模拟动物各种生理反应替代动物实验,用物理、化学和信息技术方法代替实验动物的使用。

这些研究工作,达到了减少动物使用量、优化实验程序和替代动物实验的目的。这些技术的应用虽然限于研究范畴,或研究试用阶段,但已呈现出良好的发展势头。

第三节　动物实验的伦理审查原则

如前所述,在动物实验为人类的医疗、科技发展乃至生活提供了大量的实验数据和利益的同时,动物保护主义也开始出现,并迅速发展起来。动物保护主义者们通过各种手段来表达他们保护动物的意愿,其中不乏激进的行为。然而,对于国人来说,大多对动物权利、动物保护缺乏了解。究其原因则很简单,人权为中国社会所普遍接受也不过是近几年的事情,因此,在动物权利的问题上,更加需要了解和思考。

一、"3R"原则的伦理论证

1. 道义论的角度

道义论认为,对一个行动的对错的评价不能诉诸行动的后果,而是应该根据规定伦理义务的原则或规则。从道义论的角度出发,既然我们认为动物是有权利和道德地位的,那么,作为权利的主体,动物就拥有它们所应该拥有的权利,而人类则有义务确保它们拥有这样的权利。与此同时,为了尽量减少比人类道德地位低下的动物的痛苦,人类应该采用人道的方法在实验中使用动物、处死动物,使用动物的细胞、组织及器官达到减少动物用量的目的。这也正是"3R"原则所倡导的理念。在减轻动物的痛苦的基础上,我们也应该尽量提供给动物以接近它们自然生活环境的条件,让它们能够在自然、平和的环境中生活。这样,我们不仅能在保持动物良好的状态下进行实验,对于实验结果来说,我们也能够得到更为准确的数据和效果。

2. 后果论的角度

后果论认为,判断人的行动在伦理上对错的标准是该行动的后果。一个行动在伦理上是否正确,要看它的后果是什么,后果的好坏如何。在动物实验中推行"3R"理论,能尽量减少动物的痛苦,也能得到尽可能准确的实验结果(reduction)。众所周知,在实验中,使用的动物质量越好,动物用得就越少,成本就会越低。而且,在动物实验过程中,提供给动物越好的生活条件,它们的心理、生理状态就会越好,这样,得出的实验结果就会越准确。那么,从这一点出发,在动物实验过程中,"3R"理论给我们带来的不仅是对动物的关怀,也会使实验数据更为可靠。国外在"3R"方面的研究已经达到了较高的水平,而我国在这方面与他们有着很大的差距。这主要体现在:对"3R"原则的了解很不够,对"3R"原则的研究和应用没有良好的环境,不能将"3R"原则应用到相关的科学研究中。

二、动物实验伦理审查组织

目前,全球最大的动物福利保护与推动组织之一,1965 年成立的国际实验动物饲养管理评估和认可协会(Association for Assessment and Accreditation of Laboratory Animal Care International,AAALAC International)是一个私营的,非政府的公益性机构,通过自愿认证和评估计划,促进在研究、教学、测试中负责任的对待所用动物,以提高生命科学研究价值。全球已有近千家制药和生物技术公司、大学、医院和其他研究机构获得了 AAALAC International 认证,展示了他们对"负责地护理和使用动物"的承诺。到 2012 年为止,亚太 11 个国家中有 91 个获得认证的机构,我国共有 41 个。这些机构自愿设法获得和保持 AAALAC International 的认证,由此不仅遵守了当地的、国家的和超国家的管理动物研究的法律,而且也遵守了《实验动物护理和使用指南》(*Guide for the Care and Use of Laboratory Animals*)中国际公认的标准(由国家研究委员会(National Research Council)于 2011 年公布)。

根据《实验动物饲养管理和使用手册》(*Guide for the Care and Use of Laboratory Animals*)的规定:每所研究机构的最高负责人必须成立一个研究机构——动物使用与管理委员会(Institutional Animal Care and Use Committee,IACUC),由其监督和评定研究机构有关动物的计划、操作程序和设施条件,确保研究机构在执行各项实验动物项目时,以人道的方式来管理及使用实验动物,保证其符合《实验动物饲养管理和使用手册》《联邦动物福利法规》(American Animal Welfare Act,AWA)和《公共卫生服务政策》(Public Health Service Policy,PHS)的各项规定,当然也是要符合地方动物福利保护规范的要求。

由 IACUC 负责审查动物实验研究以确保动物福利的观念已成为学术界的一种共识,随着近年来实验动物福利关注度的提高,以及国内科学研究水平与国际接轨程度的增加,越来越多的教育及科研机构开始采用 IACUC 审查制度来保障科研活动过程中的动物福利。

1. IACUC 的主要成员

委员会主席:负责统筹安排整个机构动物福利相关事宜,负责监控动物福利保护法律法规落实情况,负责协调委员会与其他部门的关系,一般由职务较高者或者具有一定威望的内部人员担任。

项目审核负责人(AP manager):负责审核机构内所有项目申请书(animal protocol,AP)中试验设计和动物操作是否符合动物福利要求,并签署意见(是否准予执行)。

项目审核委员:一般由 4~5 人组成,负责项目申请书的初审,并参与项目申请书的终审讨论。

兽医:要求必须是受过动物医学专业训练的专门人才,并具有丰富的实验动物健康和疾病预防、治疗经验,可提供适当的医药管理措施而确保动物的健康福祉。兽医人数一般是 2~3 名,其中一个是国内外具有较高专业水平及声望的专家,能够提供有效的技术支撑,不负责具体事务。专职兽医负责日常动物福利巡查以及疾病防控和治疗。

非研究人员:其主要关注领域为非科学研究范畴,对项目申请书提供非专业人员的意见,对项目的可行性提供参考意见。

公众人士:在公众中享有一定号召力的人士,民众意见领袖人物,可将社会大众所关注之议题融入管理制度中,促进科学研究与社会大众需求的交流。

研究人员:项目申请人或主要负责人,应积极参与 IACUC 的运作,可将其对执行科学研究之特殊需求提到委员会中进行讨论,并定期按照 IACUC 的要求进行汇报和整改,认真执行和维护动物福利。

委员会秘书:负责管理项目申请书的收集、分发、审核、归档,并监督申请书执行情况和整改情况。负责召集委员会,并做好会议记录,对会议决议进行传达。负责协调委员会内部工作分工。

2. IACUC 的主要工作内容

(1) 机构内部所有设施的日常运作和管理。

(2) 向机构内所有实验室汇报动物设施和动物使用情况。

(3) 每 3 个月召开一次会议,讨论设施使用情况,审批动物照料和使用标准方案(animal care and use protocol)。

（4）动物饲养管理工作人员以及实验人员的考核和培训。

三、伦理审查依据的基本原则

1. 动物保护原则

审查动物实验的必要性，对实验目的、预期利益与造成动物的伤害、死亡进行综合的评估。禁止无意义滥养、滥用、滥杀实验动物。制止没有科学意义和社会价值或不必要的动物实验；优化动物实验方案以保护实验动物特别是濒危动物物种，减少不必要的动物使用数量；在不影响实验结果的科学性、可比性情况下，采取动物替代方法，使用低等级替代高等级动物，用无脊椎动物替代脊椎动物，用组织细胞替代整体动物，用分子生物学、人工合成材料、计算机模拟等非动物实验方法替代动物实验。

2. 动物福利原则

保证实验动物生存时包括运输中享有最基本的权利，享有免受饥渴、生活舒适自由，享有良好的饲养和标准化的生活环境，各类实验动物管理要符合该类实验动物的操作技术规程。

3. 伦理原则

应充分考虑动物的利益，善待动物，防止或减少动物的应激、痛苦和伤害，尊重动物生命，制止针对动物的野蛮行为、采取痛苦最少的方法处置动物；实验动物项目要保证从业人员的安全；动物实验方法和目的符合人类的道德伦理标准和国际惯例。

4. 综合性科学评估原则

（1）公正性：伦理委员会的审查工作应该保持独立、公正、科学、民主、透明、不泄密，不受政治、商业和自身利益的影响。

（2）必要性：各类实验动物的饲养和应用或处置必须以充分的理由为前提。

（3）利益平衡：以当代社会公认的道德伦理价值观，兼顾动物和人类利益；在全面、客观地评估动物所受的伤害和应用者由此可能获取的利益基础上，负责任地出具实验动物或动物实验伦理审查报告。

四、项目申请书(animal protocol, AP)的提交和审核

负责开展动物实验项目的人员按照要求填写完成 AP 后，由课题组负责人（principal investigator, PI）审核并签字，将纸质版和电子版 AP 在 IACUC 会议召开前 30 日内提交到 IACUC 办公室。IACUC 办公室将收到的 AP 分发给委员会成员，兽医和审核负责人在 15 日内完成 AP 的初步审核和修改。秘书将修改后的意见反馈给项目负责人，实验人员修改后将 AP 再次提交给 IACUC 办公室。IACUC 召集所有人员进行会议审议每一份 AP，并形成决议。秘书将评议结果反馈给 PI 和实验人员，要求按照决议进行修改，然后提交到办公室审核，给出最终决定。准予执行的 AP 将授予 AP 号码，并在 IACUC 秘书处存档。没有通过审批或需要做大量修改的 AP 需在下一次会议重新讨论。

1. AP 批准后动物实验方案审查

审查的目的：发现动物实验者实验中存在的问题，创造实验者与 IACUC 的交流平台，保障动物福利。

审查人员：一般包括 IACUC 主席、委员、兽医和秘书。

审查时间：不定时，一般在实验开始 6 个月后。

审查项目：审查人员将批准后 AP 上所列项目与实验室目前所开展项目进行比较。

2. 动物实验过程的审查

（1）审查的主要内容

① 开展实验的所有人员有没有列在批准后的 AP 中；

② 实验室开展的实验有没有列在批准后的 AP 中；

③ 实验室使用的麻醉剂、镇痛药、止痛药、抗生素或者其他用药有没有在批准后的 AP 中列明，有没有增加品种，有没有按照批准后的 AP 所写方法进行使用；

④ 有没有实行或者有没有记录批准后的 AP 中所列的促进动物福利的措施；

⑤ 存活性手术有没有在无菌(SPF)条件下进行；

⑥ 有没有采取安乐死的方法，安乐死方法与批准后的 AP 所列是否一致；

⑦ 实验室人员是否得到足够的训练来开展批准后的 AP 中所列的相关实验；

⑧ 动物日常护理、术后护理的文档是否记录完整；

⑨ 实验环境对人和/或动物是否存在安全隐患；

⑩ 是否使用过期物品(如药物、试验试剂、缝线、灭菌用品等)。

此外，还有正在使用的设备是否准确，有没有及时校准以消除误差等。

（2）审查方式

① 兽医不定时去实验现场跟踪审查；

② 实验人员 PPT 汇报，审查人员对照《AP 考核项目列表》和 AP 进行审查；

③ 审查实验者的实验记录；

④ 审查实验者的笼位(繁殖笼和库存笼)、繁殖记录、动物领取记录、麻醉药和镇痛药的领取和使用情况。

（3）审查流程

在实验开始 6 个月后由 IACUC 开展审查工作。

首先确定要审查的 AP 名单，通知 PI 及项目负责人准备审查 PPT，其次兽医审查各个 AP 麻醉剂、镇痛剂的领取情况，IACUC 秘书统计 AP 使用笼位、动物领取记录，接着召开 AP 审查会议，IACUC 委员审查，然后向 PI 及实验人员反馈审查结果，最终实验人员提交小或者大修改(minor or major amendment)。

（4）审查结果

① 审核合格，实验继续进行；

② 如果存在一些小问题，则责令提交小修改(minor amendment)，实验继续进行；

③ 如果发现一些严重的问题，则将该 AP 所有实验暂停，AP 所有人员门禁卡权限暂时关闭，责令提交大修改(major amendment)，审核通过后实验继续；

④ 如果发现严重违背了动物福利原则，责令其终止实验，重新提交 AP。

审查人员共同讨论并宣布审查结果。随后发送给 PI 书面版审查结果。审查结果保存至动物房管理办公室 IACUC 秘书处存档。审查人员对需要修改的内容进行跟踪，查看是否得到落实。PI 如果对审查结果有异议则可以通过邮件或者书面文件的形式向 IACUC 办公室进行质疑，在下一次的 IACUC 会议上该 PI 将被邀请参加并讲解其疑问，与委员会成员进行交流，最终由委员会投票表决其审查意见。

（5）终结报告

① 如果 AP 顺利按期完成了相关实验，应当及时提供 AP 完成报告，并终止该 AP。

② 如果到期后 AP 所涉及的实验并未能够完成，应当提前上交 AP 延期申请，以保证实

验的延续性。

③ 如果在执行过程中发现课题设计存在风险或问题,可行性不足,则及时提交 AP 中止申请。

五、动物福利伦理监督

伦理委员会对批准的动物实验项目应进行日常的福利伦理监督检查,发现问题时应明确提出整改意见,严重者应立即作出暂停实验动物项目的决议。项目结束时,项目负责人应向伦理委员会提交上述 AP 终结报告,接受项目的伦理终结审查。

有下列情况之一的,不能通过伦理委员会的审查:

(1) 申请者的实验动物相关项目不接受或逃避伦理审查的。

(2) 不提供足够举证的或申报审查的材料不全或不真实的。

(3) 缺少动物实验项目实施或动物伤害的客观理由和必要性的。

(4) 从事直接接触实验动物的生产、运输、研究和使用的人员未经过专业培训或明显违反实验动物福利伦理原则要求的。

(5) 实验动物的生产、运输、实验环境达不到相应等级的实验动物环境设施国家标准的;实验动物的饲料、笼具、垫料不合格的。

(6) 实验动物保种、繁殖、生产、供应、运输和经营中缺少维护动物福利、规范从业人员道德伦理行为的操作规程,或不按规范的操作规程进行的;虐待实验动物,造成实验动物不应有的应激、疾病和死亡的。

(7) 动物实验项目的设计或实施不科学。没有利用已有的数据对实验设计方案和实验指标进行优化,没有科学选用实验动物种类及品系、造模方式或动物模型以提高实验的成功率,没有采用可以充分利用动物的组织器官或用较少的动物获得更多的试验数据的方法,没有体现减少和替代实验动物使用的原则。

(8) 动物实验项目的设计或实施中没有体现善待动物、关注动物生命,没有通过改进和完善实验程序,减轻或减少动物的疼痛和痛苦,减少动物不必要的处死和处死的数量。在处死动物方法上,没有选择更有效的减少或缩短动物痛苦的方法。

(9) 活体解剖动物或手术时不采取麻醉方法的,对实验动物的生和死处理采取违反道德伦理的、使用一些极端的手段或会引起社会广泛伦理争议的动物实验。

(10) 动物实验的方法和目的不符合我国传统的道德伦理标准或国际惯例或属于国家明令禁止的各类动物实验。动物实验目的、结果与当代社会的期望、与科学的道德伦理相违背的。

(11) 对人类或任何动物均无实际利益并导致实验动物极端痛苦的各种动物实验。

(12) 对有关实验动物新技术的使用缺少道德伦理控制的,违背人类传统生殖伦理,把动物细胞导入人类胚胎或把人类细胞导入动物胚胎中培育杂交动物的各类实验;以及对人类尊严的亵渎、可能引发社会巨大的伦理冲突的其他动物实验。

(13) 严重违反实验动物福利伦理审查原则的其他行为。

第四节　动物实验过程中的福利原则

一、动物福利指导

正如前面所述,减少、替代、优化(3R)原则已经成为多数国家政府、科学界普遍接受并致力推动的基本原则,是动物福利原则的重要组成部分,也是所有相关学术团体和广大科研工作者在动物实验过程中应该遵从的重要原则。

Kelly 在 1986 年就提出了若干解决动物福利问题的一些途径,如:优化实验程序以降低动物所经受的痛苦或应激水平;采用更合理的实验设计来减少实验所需的动物数量;改善实验动物的居住环境以更适合它们的生存需要,而不仅仅是为了给实验者提供便利;对研究项目的价值、实施时间的长短进行仔细地考查,并且恪守人道的操作手段;在教育领域,研究者们应研究出新的教学方法,不必对动物造成痛苦就能使得学生们学会关键的行为规律。

Huntingford 针对捕食以及攻击行为研究中的伦理道德问题也进行了讨论,他认为对这样的实验必须进行特别的关注,以保证在伤害程度最小的基础上获得最多的信息,并提出以下建议:

第一,避免不重要的研究。很多情况下,如果研究者只是对他们感到好奇的现象进行研究,其结果对行为理论并无明显的贡献。

第二,尽量在每次研究中获得尽可能多的信息。这需要良好的实验设计,以及细心地收集数据。

第三,将伤害减至最小。首先要选择合适的物种:利用无脊椎动物而不是脊椎动物,利用鱼类而不是鸟类或哺乳动物进行实验可较少地涉及伦理道德的问题;其次要选择合适的实验环境;此外,还应该尽可能减少样本的数量,减少冲突情境(如捕食、攻击)的持续时间。

这样我们才能更好地处理获得实验信息与导致痛苦之间的权衡问题。

此外,Vandenbergh 总结了动物行为研究对改善动物福利的贡献,并强调了优化动物的物理以及社会生活环境的必要性。Martini 等提议建立一套系统评估动物在各种实验环境下的疼痛和应激水平的方法,并由经验丰富的专业人员来进行。

英国的动物行为研究协会(Association for the Study of Animal Behavior)以及动物行为学会(Animal Behavior Society)各自成立了道德与动物管理委员会,这些委员会为行为研究以及教学中动物的使用建立了指导方针。《动物行为》(*Animal Behavior*)杂志的编辑将依据这些指导方针来评估来稿的可接纳性。如果来稿的内容与方针的条款或精神相抵触,在向道德或动物管理委员会咨询之后,编辑有权拒收。这些指导方针作为法律规定的补充,在研究者进行有关动物福利的决策时,为他们提供了一个道德的基准体系。在其 2000年颁布的指导方针的具体内容包括以下 8 个方面。

1. 管理

研究者应对用于研究以及教学活动中的动物的饲养管理以及福利负有责任,在给杂志投稿时,所有的作者必须确保他们遵守了当地的法律规定。各个研究机构要设立实验动物伦理福利管理组织,对本单位所开展的各项实验设计方案中涉及实验动物部分要进行审定和批准。如饲养条件、处置方法和处死方法等是否符合实验动物的相关法规等。如果管理委员会专家不同意实验方案,该方案就不能得到批准,也就无法实施。

2. 对物种以及非动物的替代方法的选择

研究者应选择最适用于该研究的物种。这种选择通常需要有关该物种的自然历史以及系统发生水平的有关知识。此外还需了解那些动物个体先前的经历,例如它们是否有笼养的经历等。当研究或教学涉及那些可能导致动物的痛苦、不安或应激的操作过程或居住环境时,研究者应该使用那些最不可能受到伤害的物种。对于行为研究来说,采用动物作被试对象是必要的,但是有时也可使用先前研究的录像或计算机模拟等代替方法。

3. 样本的大小

研究者应使用最少量的动物来实现研究目的,特别是那些对动物有伤害的研究更应如此。可通过先导研究(pilot study)、良好的实验设计,以及合理的统计方法来尽量减少实验所使用样本的大小。

4. 研究手段

(1) 野外工作:对野外动物的研究应将对动物个体的干扰减至最小。捕获、做标记、无线追踪、对血液或组织取样等生理研究或现场实验不仅在当时给动物带来影响,而且有可能产生持续作用,例如降低生存繁殖的可能性。研究者应当对这些干扰结果详加考虑,尽可能不使用造成干扰的技术手段,例如通过那些自然特征,而不是人为地做标记来标识动物。当某项实验需要将动物从群落中暂时或长期地迁出时,研究者应尽可能减小对被迁出的动物以及其亲属(如它们的后代)的伤害。被迁出的个体以及它们的家属必须得到妥善的安置与照料。

(2) 攻击、捕食以及种内残杀:在这样的研究中,虽然导致伤害的是其他的动物而不是实验者本人,但研究者也不能逃脱责任。当必须设置这样的竞争环境时,研究者应仔细考虑所采用的方法,应尽可能减少被试的数量,并尽可能缩短实验时间。此外,在达到预定的水平之后终止攻击,以及为被试动物提供防护栏和逃离路径也可减少对动物的伤害。

(3) 厌恶刺激以及剥夺:厌恶刺激或剥夺可导致动物的痛苦。为减小这种伤害,研究者应保证确实没有其他的替代方法来驱动(motivate)动物,而且这种剥夺或厌恶刺激的程度不应高于达到实验目的所需的必要水平,并且应考虑一些替代的方法,例如使用动物非常偏爱的食物或其他奖励方式,而不是采用剥夺的方法激励动物。

(4) 社会剥夺、隔离以及拥挤:将动物置于过度拥挤的环境下,或造成社会剥夺或隔离的实验设计会给动物带来极大的应激。由于这种应激的程度因物种、年龄、性别、繁殖环境、发育历史以及社会状态的差异而有所不同,为了减少这样的应激,必须对动物的自然社会行为以及它们先前的社会经历加以考虑。

5. 有害环境

为了获取有关人类或动物的某些知识,有时必须将动物置于有害环境下进行研究,这些环境包括疾病、寄生虫,以及将动物置于农药或内稳态应激源(homeostatic stressors)下。处于有害环境下的动物可能会受到伤害或致死,因此必须时常对它们进行监视,有可能的话,一旦它们出现痛苦的症状,就应对它们进行治疗或人道地处死。如果条件允许,研究者还应设计实验来考查有害环境被撤除(例如将移走而不是添加农药作为实验手段)后带来的结果。

6. 动物的获得

当研究者有必要通过购买或由他方捐赠来获得动物时,只能选择有良好声誉的供应者。如果动物是从野外捕获的,必须尽可能地采用无痛苦以及人道的手段,而且必须遵从有关法规。除非是动物保护行动中的一部分，否则不能将濒危动物个体或群体带出野生环境。可能的话，研究者还应保证那些负责购买、捐赠或野外抓获动物的人在途中给予了动物足够的食物、水、通风条件以及生活空间，并且没有施以过分的应激。

7. 动物的安置以及饲养管理

研究者的责任范围还包括未进行研究时动物所居住的环境，并且对于野生动物或在笼养环境下出生的野生物种个体来说，应得到特别的关注，从而提高它们居住的舒适度以及安全感。笼养动物的生活方式与自然生存条件有极大的不同，为了动物的福利以及生存，研究者应考虑为它们提供诸如自然的原材料、庇护所、栖木、洗浴环境等设施；在不导致伤害的情况下，为社会性的动物提供一些交往的同伴；以一种折中的频率来清扫笼子，既能保持必要的清洁程度以防止疾病，又能不因清扫而过于频繁地搬弄动物，将其置于不熟悉的环境、气味之中，导致过度的应激。在美国，研究者还必须遵守 1985 年制订的《动物福利法案》的修正案，为实验室饲养的狗应提供遛狗的服务，且要保证笼养的非人灵长类的心理健康。

此外，研究者在常规的照料以及实验中还必须考虑到人与动物之间的相互关系。依据不同的物种，饲养的历史以及相互影响的特点，动物可能将人类知觉为同类、捕食者以及共生者（symbiont），对动物照管人员进行特殊的训练可有助于动物习惯于照料者和研究者，并减少应激。此外，在常规管理以及实验过程中训练动物与操作者和实验者进行协作也可降低动物的应激水平。

8. 对动物的最终处置

当使用笼养动物的研究项目或教学实践结束后，如地方法规允许，有时可将动物们分配给同事以进行进一步的研究或饲养。不过，动物被分配后，研究者必须保证这些动物没有被重复地用于带来应激或痛苦的实验，并且它们应继续得到高标准的照料。除非是某单个实验中不可避免的一个组成部分，否则动物绝不能接受一次以上的重大手术。如果不受国家、省或地方法律禁止，在实际并且可行的情况下，研究者可将那些野外捕获的动物释放，特别是涉及自然保护时更应如此。不过，研究者们应当首先评估一下，将动物释放到野外是否会对被释放的动物以及在该区域现存的种群造成伤害。应在动物被捕获的地点将其释放，并且只有当它们在自然条件下的生存能力没有受到影响，而且对现有种群不构成健康或生态方面的威胁时才能释放它们。如果在研究结束后动物必须被处死，那么必须尽可能地人道并且无痛苦地进行处死；在动物的尸体被丢弃之前，必须证实它们确已死亡；应向兽医咨询适用于该特定物种的安乐死的方法。

虽然大多数无脊椎动物不在动物研究的立法保护范围之内，但这并不意味着它们不会感觉到疼痛、不适以及应激。研究者在使用这些动物时也必须在实验设计中充分考虑到这一点，要尽可能减少它们的痛苦。

二、实验中的动物福利

1. 方案制定

制定实验方案前应进行充分调研，遵从"3R"原则，并需要得到 IACUC 的许可后方可开展实验。在能够满足实验需要的前提下，尽量减少动物使用量，寻找可替代的方法，优化实验方案，以此来减少对动物的杀戮。

IACUC 应谨慎评估计划中是否有对动物造成疼痛和应激的操作项目，了解是否有采取增进动物福利的措施;确认研究人员在实验设计时,事先设计规划出动物实验操作结束的时间点,吻合人道实验终止时机;监督具有危害性物质的使用,如放射性物质、致病性微生物、生物毒素、具危害性化学物质和重组 DNA 材料;同时,IACUC 需要了解基因修饰动物模型中突变基因是否会产生严重的个体生理机能异常,是否有措施可以改善该异常对动物的影响。

2. 动物观察

实验人员进出动物室必须遵守屏障系统进出流程的规定,填写完整进出记录,做好隔离防护工作,动作要轻,观察时不准敲打笼具或大声喧哗,否则易惊扰动物,同时也会影响观察结果的准确性。触碰动物时尽量避免直接用手抓取动物,尽可能每次只对一个饲养笼进行处理,在处理完一笼动物后,应当用 70% 的酒精或者 2% 过氧乙酸进行手部消毒后再进行下一笼操作,避免交叉感染。只允许操作 IACUC 批准后的 AP 规定的动物,禁止触碰和移动他人的动物。

3. 动物抓取

必须经过兽医或者实验动物学专业人员指导后方可进行动物抓取操作,抓取动物要轻柔,本着善待动物及科学操作的理念进行实验。这样既可减免动物因被抓取造成的不安和疼痛,又可减少实验人员被抓、咬的危险。动物保定必须使用专业的器具,禁止使用未经 IACUC 允许的任何可能对动物造成伤害和痛苦的工具。

4. 动物给药

实验人员给药技术应熟练,尽量选取对动物伤害最小的给药方式达到实验目的,尽量减少因给药而带给动物的痛苦。如动物静脉给药时,扎两针以上和扎一针所带给动物的疼痛,前者是远大于后者的。此外,要有善待动物的理念,如大鼠灌胃完毕可左右轻晃几下,从而增加舒适感,减少不安。如果药物会对动物造成严重伤害,应当在条件许可的情况下给予止痛和镇静措施或者进行恰当及时的护理,尽可能减轻动物的痛苦。

5. 动物取血

动物取血操作必须严格按照操作规程进行,并由接受过正规训练的专业人员进行。清醒动物取血应尽量减少其疼痛,取血部位严格消毒,止血完毕再将动物放入笼中,防止被其他动物撕咬。若在应激状态下取血,不但会增加动物的疼痛,严重时还会造成取血部位的组织损伤,影响指标检查测定等。如果取血量很大的时候,动物必须麻醉,并根据采血量的不同施用不同的采血方式。

6. 动物麻醉

应根据实验需要选择适宜的麻醉剂,麻醉量应合适,过低量会给动物造成疼痛,过高量会造成动物死亡。因每一批次的麻醉剂效果可能存在差异,必须用 1～2 只动物进行剂量测试,一般推荐先注射计算总量的三分之二,视麻醉深度再决定是否补充麻醉剂。必须在动物失去知觉后才可以进行手术操作。麻醉后的动物要注意保暖,所有手术操作尽可能在热台或者宠物电热毯上进行,防止休克。手术操作必须专心,时刻警醒自己面对的是一个生命体。所有的科研人员必须在动物苏醒后方可离去,并补充少量食物和充足的饮水。术后要勤于看护,防止打架引起伤口开裂或者感染,一旦发生类似情况必须及时报告 IACUC 兽医,在兽医的指导下进行处理。

7. 动物安乐死(euthanasia)

实验结束,不可避免地要处死动物进行病理组织学检查。在处死动物时,实验人员不得嬉笑打闹，更不可采用极端手段将动物处死，应实施安乐死，让动物在没有惊恐和痛苦的状态下安静地、无痛苦地死亡，给予一个人道的终点。安乐死的操作应当遵循《美国兽医学会动物安乐死指南，2013 版》[*American Veterinary Medical Association（AVMA）Guidelines for the Euthanasia of Animals*：*2013 Edition*]所规定的原则进行，主要推荐使用 CO_2 窒息法，具体可以参考以下步骤：

① 动物依然留在原先生活的笼子里面，不同笼子的老鼠不可以混合放置；

② 笼子上的换气过滤网不许拿掉；

③ 将 CO_2 气体管子轻轻地放进笼子里面；

④ 打开 CO_2 气阀调到刻度 15 充气；

⑤ 维持充气直到动物停止呼吸，并继续保持 1 分钟；

⑥ 关闭气体阀门，逐个检查动物，确认死亡后将动物尸体移到指定的存放地点。

在实际操作中也可以参考南京大学模式动物研究所的小鼠安乐死方法：对于大于 14 日龄的小鼠，通 CO_2 30 秒后，继续闭合盒盖，让其再窒息 30 秒，观察彻底死亡后，送到指定存放地点；7～14 日龄的小鼠，由于小鼠对 CO_2 耐受，通 CO_2 60 秒后，继续闭合盒盖，让其再窒息 10 分钟，观察彻底死亡后，送到指定存放地点。

另外，也可以在 IACUC 批准后适当使用物理方法安乐死，具体操作如下：

脱颈椎，可接受但不推荐的安乐死方法，除非实验需要，需在项目申请书（AP）中说明，经 IACUC 审核通过后方可使用；

断头，可接受但不推荐的安乐死方法，小于 7 日龄的仔鼠可用此方法，除非实验需要，需在 AP 中说明，由 IACUC 审核通过后使用。

安乐死需注意事项：

（1）避免造成存活动物的恐惧感。安乐死过程中动物凄惨的叫声，恐惧及惊吓中动物产生的激素，或者操作中产生的噪声等，会引起存活动物的焦躁和不安，这些因素会影响存活动物的身心平衡与福祉，干扰实验结果。因此，动物安乐死时，最好选择远离其他存活动物的非公共场所。

（2）确认动物死亡。所有动物的安乐死，最终必须确认动物是否已经死亡。操作人员必须检查所有动物的心跳是否完全停止，瞳孔是否放大。要注意仅仅停止呼吸不能作为判断动物死亡的依据，因为动物往往先停止呼吸，数分钟之后才停止心跳，在使用 CO_2 时必须注意。

"魂归自然，功留人间"，这是上海交通大学医学院实验动物科学部给为医学而献身的动物所题的碑文。很多生物医学专业的博硕士研究生在毕业论文致谢中都会特别感谢为课题作出牺牲的所有实验动物。这种方式除了具有纪念意义外，更多的应是教育和警示作用。作为实验动物工作者，我们要用行动来关心、善待实验动物，这既是动物应有的福利，也是保证实验结果准确的前提之一。

第五节　饲养管理过程中的福利原则

实验动物福利原则不仅体现在实验过程中，更多的是体现在日常饲养管理过程中，只有在饲养管理的各个环节高度重视并遵循实验动物福利原则，提供所有实验动物适当居住环境、至少的行动自由、食物、饮水和适当的健康和福利照顾，才能真正地落实实验动物福利事项。

1. 饲养人员

饲养人员应具备一定资质，经过相关培训合格后上岗。饲养人员应了解所饲养动物的生理学特点及生活习性等，本着善待动物和科学管理的理念来饲养动物，要随时观察实验动物的福利及健康情况。

2. 设施

动物笼架、笼具的尺寸应符合国家标准，以保证动物基本的活动自由及舒适的休息。此外，还应根据实验需要选用不同的笼具。

3. 环境条件

饲养室的温度、湿度、照度、噪声、氨浓度及垫料等应符合国家标准。尤其是垫料，除要注意消毒灭菌外，还要控制其物理性能，细小颗粒状的锯末及粘满尘土的垫料均可导致动物患异物性肺炎。

4. 饲料及饮水

饲料应保证动物营养需要，并符合各级动物的卫生质量要求，同时应保证有充足的新鲜水。不达标的饲料及不合格的饮水都会引起动物体质下降。

5. 检疫、防疫和治疗

新入室的动物应由兽医进行检疫，大动物（如犬）应定期洗澡、驱虫。实验中发现患病动物应及时进行隔离、诊断并给予相应治疗，以保证动物的生存权利和实验的正常开展。

6. 动物习性

任何品种、品系的实验动物，如啮齿类和非啮齿类动物都喜欢玩耍，这是动物的天性，我们要为动物提供一个适合其特性的玩耍的条件，这一点我们许多人从没有去思考过。如啮齿类大小鼠有终生长牙的特性，我们的习惯做法就是给予足够的料块，任意啃咬，既浪费粮食，又破坏动物的生存环境，也增加了工作量，浪费资源；如动物喜欢光暗或角落，我们却让它暴露的无处藏身；如犬喜欢运动，特别喜爱运动物体，我们把它们长期装在笼内，无活动空间。动物实验中实验动物应在愉悦的环境中接受人们给予的刺激，不能让动物在恐惧、紧张、害怕等的状态下接受试验，否则会影响试验结果。

7. 动物运输

欧美发达国家对实验动物的运输都有法律规定，如加拿大动物管理委员会制定的实验用动物管理与使用指南中规定，"运输动物时必须对它们的健康产生最小的干扰，对所有的小动物最好采用一次性使用的容器，无论如何用过的容器不应重复使用""运输动物的容器具有足够的空间，通风，保证能自由活动，便于观察"，对于运输不同品系动物对动物有哪些影响，采取什么样的措施解决都有参考价值的提示。而在我国，长期以来，实验动物在转运过程中，均处于一个很恶劣的环境条件（拥挤，温、湿度不可控等），动物经历一次非常痛苦的旅行。专业化、标准化的运输在国内一直未能得到高度重视和有效解决，至今我国实验动物的运输仍处于不规范的状态，人们并没有为动物的旅行提供一个尽可能舒适的运输环境条件，不能保证动物在输送过程中不受污染或其他伤害。动物运输车及运输箱材料不规范，箱体设计不合理，未考虑动物生理的需求，不能保证动物安全转运。应采用专用的、规格适宜的动物运输箱，在局部地区可保证微生物控制高等级大小鼠的安全运输。在保证温度适宜、有氧环境的前提下，应尽可能缩短运输时间。如夏季运送动物，宜选用夜间、航空运输为佳，否则气温过高、缺氧易造成动物途中死亡。令人欣慰的是，我国实验动物的运输正在逐步走向专业化和标准化。

8. 应急预案

如遇饲养环境（如送风、温度、湿度等）异常、动物逃逸或患疑似疾病时，应有相应的应急预案，以保证动物的生命安全。

思考题：

1. 国际上公认动物应享有哪五大自由？
2. 什么是动物实验中的"3R"原则？
3. "3R"研究有什么现实意义？
4. 重视实验动物福利的意义何在？
5. 动物实验伦理审查的基本原则有哪些？

（王庆华　邵义祥）

第五章 实验动物标准化

实验动物在生物医学乃至整个生命科学研究的领域发挥着不可替代的重要作用。在现代科学交流、成果鉴定、测试结果的认同上,使用标准相同的合格实验动物已成为重要的"国际语言",成为实验动物相关产品、技术准入的科学条件,也是使科研成果具有科学性及严谨性的需要。

第一节 实验动物标准化的定义

对于普通的加工产品来说,给它规定一个产品标准是相对简单的。例如一种原材料可以从尺寸、强度、韧性、密度、颜色等方面给出具体的规定。但实验动物就不同了,它是活的复杂的生命体,它的标准化所涉及的技术面非常多,实验动物标准化工作是一项系统化工程。1944 年,美国科学院首次把实验动物标准化的问题提上议事日程,由此开启了实验动物标准化的序幕。

一、什么是标准化

标准化实质上是指为适应科学发展和合理组织生产的需要,在产品质量、品种规格、生产条件、实验条件等方面统一技术标准,并通过规范措施,使得相关因素达到标准,从而确保最终产品达到标准的过程。

二、什么是实验动物标准化

所谓实验动物标准化是指实验动物遗传背景清楚,微生物控制、环境、营养、饲养条件、饲养管理等均符合相应标准规定,动物实验达到规范化管理要求,常规公认的动物实验检测项目执行国家或行业标准,即实验动物饲养管理和动物实验实行标准化管理。实验动物标准化是提高实验动物科学研究水平,控制实验动物质量的根本保证和重要手段。

三、实验动物标准化的组成部分

实验动物标准化由实验动物生产条件的标准化、实验动物质量标准化、动物实验条件的标准化、实验动物管理标准化以及动物实验规范化等几个部分组成。只有各个组成部分配套实施、平衡发展,才能构成完整的实验动物标准化体系。其中动物生产条件的标准化和实验动物实验条件的标准化是指实验动物生产和实验设施的各项环境指标必须达到指定要求,这包括静态环境指标和动态环境指标均符合要求。实验动物质量标准化指生产出来的实验动物必须在微生物学质量控制(参照 GB 14922.2－2011)、遗传学质量控制(参照 GB 14923－2010)、营养学质量控制(参照 GB 14924.3－2010)等方面达到指定要求。实验动物管理标准化指实验动物主管部门从中央到地方到生产、实验单位均须加强管理水平,做到管理中有章可循,严格执行相关法规条款和相应的标准作业程序(SOP),这是实验动物标准化中的软件条件部分,不容忽略。所开展的动物实验项目要求在标准化的条件下进行,实行规范化管理,实验操作程序化、标准化,制定并执行相应的 SOP。

第二节　实验动物标准化的要求

一、实验动物国家标准和管理规范

1994 年 1 月,国家质量技术监督局颁布了实验动物国家标准,2001 年 8 月 29 日颁布的实验动物国家标准共 8 类 83 项,规定从 2002 年 5 月 1 日起正式实施(2010 年又作了重新修订),全国对实验动物施行一个实验动物国家标准。2001 年 12 月,国家 7 部局联合下发《实验动物许可证管理办法(试行)》,该《办法》规定从事实验动物生产、使用的单位和个人都必须首先取得实验动物生产、使用许可证,这是实施实验动物标准化的重要步骤。1997 年 12 月 11 日,国家科委、国家技术监督局联合颁发《实验动物质量管理办法》,规定全国执行统一的实验动物管理制度,对全国实验动物质量体系的建立、实验动物种子中心的建设与任务、实验动物国家标准的制定、实验动物生产和使用许可证制度的确立都作了明确规定。规定凡从事实验动物研究、保种、繁育、饲养、供应、使用、检测以及动物实验等一切与实验动物有关的领域和单位都适用这个办法。

二、实验动物种子中心与实验动物种源基地

目前,我国有 7 个实验动物种子、种源基地及数据信息资源中心,全国所有生产单位需要引种实验动物均需到这些种子、种源基地购买。它们分别是:① 国家啮齿类实验动物种子中心——包括北京中心和上海分中心。② 国家遗传工程小鼠种子中心——落户在南京大学浦口校区。③ 国家禽类实验动物种子中心——依托于中国农业科学院哈尔滨兽医研究所。④ 国家兔类实验动物种子中心——依托中科院上海实验动物中心。⑤ 国家犬类实验动物种子中心——落户广州医药研究总院有限公司。⑥ 国家非人灵长类实验动物种子中心(苏州分中心)——位于苏州西山岛。⑦ 国家实验动物数据资源中心——依托广东省实验动物监测所。其中,国家实验动物资源中心主要收录、整合、保存国家各实验动物种子中心提供的实验动物生物学特性数据信息,提供完善的实验动物数据资源库及其查询管理系统,是国家自然科技资源平台科学数据的重要组成部分。中国实验动物信息网主要为生命科学、医学、药学以及相关学科的发展提供数据资源、技术服务和信息资源共享服务。同时,为更好的提供针对性、特色性的行业服务,国家实验动物数据资源中心旗下先后建立了国家实验动物质量检测管理平台、实验动物在线产品中心、实验动物许可证查询管理系统等多个应用管理系统,为行业人群和企业提供特定服务。

三、实验动物生产条件的标准化

实验动物生产条件的标准化是对干扰实验动物的周围环境因素进行控制,重点是建筑设施、笼具、饲料、垫料等物质条件的标准化以及饲养室内环境各种参数(即温度、湿度、气流、风速、换气次数、氨浓度、噪声、照明和空气净化程度等)的标准化,具体标准参照 GB 14925—2010。按照饲养实验动物的等级不同,其环境分为开放环境、屏障环境、隔离环境,分别用于饲养普通级动物、清洁级动物、SPF 级和无菌级动物。

另外,饲喂实验动物的饲料中的蛋白质、脂肪、钙、磷、氨基酸、维生素等各类营养物质含量应配比均衡,以维持实验动物正常的生理功能,避免因营养不良而影响实验结果。清洁级以上动物的饲料应进行灭菌处理。饲料质量标准化的重点在于优质的原料、合理恒定的配方、饲料的颗粒化及其适宜的灭菌方法。我国实验动物国家标准(GB 14924—2010)对主要实验动物的饲料营养和卫生标准均有明确的规定。

四、动物实验条件的标准化

动物实验过程中,应注意实验条件(具体环境标准参照 GB 14925—2010)和实验操作的标准化。实验条件的标准化是指动物实验条件应与动物生产条件相配套,确保动物生产与使用条件的一致性,避免高级别实验动物进入低级别的实验设施。实验条件不仅仅是指环境条件,还有设施、设备条件、药品试剂标准等等,这些条件都应尽可能做到标准化。而实验操作也是条件之一,因为实验操作是影响动物实验结果的重要因素,不同的人在相同的实验条件下,做相同实验,往往由于实验方法不同或细节的偏差而导致实验结果的不一致。因此,动物实验追求实验反应的重复性,而良好的反应重复性涉及具体的动物实验方法、操作,包括分组、编号、麻醉、给药、标本采集、病理学检查、尸检、尸体处理等,必须开展规范化研究,制定科学、合理、统一的规范,符合国际惯例,科研人员严格按照统一的规范或标准进行实验。

五、实验动物质量检测体系标准化

我国实验动物质量检测机构,分国家和省两级管理,统一培训检测人员、统一生产试剂盒,国家培训省级实验动物质量检测机构人员。各级实验动物检测机构以国家标准(GB/T15481)《检测和校准实验室能力的通用要求》为基本条件。实验动物质量检测机构必须取得中国实验室国家认可委员会的认可并遵守有关规定。

六、实验动物管理标准化

国家科技部主管全国实验动物工作,国家科技部条件财务司为职能司负责具体工作,各省(市)由科技厅(局)负责实验动物管理工作,属行政许可管理项目。

随着生物科学和技术的发展,人们对实验研究、鉴定和测试结果的可靠性和精确度的要求愈来愈高,要求试验结果具有准确性、重复性及可比性,而正确地选择与应用标准实验动物是达到这一目的的前提和保障。实验动物标准化已被国际公认,各国把科学研究中选择与使用标准实验动物作为法律颁布和实施,使得实验动物标准化不仅是一个学术问题,而且是一个社会政策问题。科研工作中使用符合标准的实验动物,是遵守国际惯例的表现,也是使得科研成果具有科学性及严谨性的需要。1980 年以前,我国对实验动物标准化的认识和研究不够,使得实验结果的严谨性、科学性受到质疑,阻碍了我国生命科学成果在国际上的交流。从 1980 年开始,我国着手进行实验动物标准化研究,充分吸纳国际通行的先进标准及管理原则,相继颁布了一系列实验动物管理条例和实验动物国家标准,各地区和各有关部门依据国家有关法规相继制定了各自的实验动物管理细则,以立法形式规范实验动物管理,形成了从中央到地方、纵横结合的 3 级实验动物管理体系,实施了实验动物质量合格证管理、动物实验设施条件和实验动物生产条件许可证制度,对从事实验动物工作的人员实施注册、上岗证制度管理等,从制度上和机构上基本保障了标准化实验动物的生产、研究和应用。以实验动物标准化为中心,加强依法管理力度,多方面多层次综合协调发展实验动物科学。但实际工作中依然存在许多现实问题需不断完善。比如一些单位虽然具备标准繁育措施,但墙上挂的各种相应规章制度、标准和守则等在具体实验动物繁育过程中却仅以应付上级主管部门检查为主,单位主管人员由于仅关注相应经济指标而无法启动有关监督程序。具体繁育人员又片面追求经济效益,难免有这样或那样的问题发生。上级有关部门的定期检验结果有时只有一个静态参数,对动物质量不进行随机抽查,很难保证所饲养动物各项指标长期不变,此背景下所繁育的动物就很难成为标准实验动物,其相关实验结果很难具有重复性、科学性。所以,实验动物的科学管理必须要落到实处。

七、全国实验动物标准化技术委员会

2005 年 3 月 18 日,国家标准化管理委员会正式批准成立了"全国实验动物标准化技术委员会",编号为 SAC/TC 281(国标委计划 2005 年第 18 号文件)。第一届委员会委员 41 名,中国实验动物学会副理事长兼秘书长、中国医学科学院实验动物研究所所长秦川教授任主任委员。全国实验动物标准化技术委员会秘书处设在中国医学科学院实验动物研究所。

全国实验动物标准化技术委员会的成立,标志着我国实验动物科学研究及产业标准化工作进入了崭新的阶段,向管理科学化、市场规范化迈出了坚实的一步。

全国实验动物标准化技术委员会成立后,由国家标准化管理委员会直接领导。工作范围包括:在实验动物专业领域内,负责实验动物相关标准化技术归口工作;负责组织实验动物国家标准和行业标准的制定、修订和复审工作;负责组织实验动物国家标准和行业标准的宣传、解释、咨询等技术服务工作;对实验动物领域已颁布标准的实施情况进行调查和分析;承担实验动物专业标准化范围内产品质量标准水平评价工作;承担国际标准化组织对口机构的标准化技术业务工作以及对外开展标准化技术交流活动;承担实验动物专业引进项目的标准化审查工作;提出实验动物专业、行业标准的制定、修订计划项目的建议。

第三节　实验动物标准化与医学研究的关系

科学实验的一个关键问题,就是实验结果的准确性、重复性,而实验动物的标准化是动物实验研究结果获得准确性及重复性的必要条件,对此应贯穿于整个科研活动的始终,即正确地选用合适的标准的实验动物,实施科学、规范的动物实验方法及规范的结果描述。在医学研究领域,其研究面广量大,研究成果最终要造福人类,实验动物标准化显得尤为重要。

一、标准化的实验动物是开展现代医学研究的前提

实验设计时,要选用经遗传学、微生物学、环境及营养控制而繁育的标准化实验动物,才能排除带细菌、带病毒、带寄生虫和潜在疾病对实验结果的影响,才能排除实验动物的杂交、遗传学污染而造成的个体差异及实验反应的不一致,不能使用来源不明、微生物及遗传背景不明确或无生产许可证和动物合格证的动物用于科研。《实验动物管理条例》第十九条规定:"应用实验动物应当根据不同的实验目的,选用相应的合格实验动物。申报科研课题和鉴定科研成果,应当把应用合格实验动物作为基本条件。应用不合格实验动物取得的检定或安全评价结果无效,所生产的制品不得使用。"所谓选用合格实验动物,就是要根据实验研究的目的、内容、水平,确定动物的品种、规格、性别、数量等。使用的动物必须由具有生产许可证单位生产,符合动物质量等级要求,具有合格证。应遵循国际上倡导的 3R 原则,即要求尽量少用动物,又要符合统计学原则,以获得同样多的实验信息。

二、标准化的实验动物饲养与动物实验设施是开展医学研究的基础条件

实验条件的标准化是指动物实验条件符合国家标准,并取得实验动物使用许可证。实验条件应与动物生产条件相配套,确保动物生产条件和使用条件的一致性,避免高级别实验动物进入低级别的实验设施,或应用高精尖仪器、试剂与低标准、低反应性能动物相配,或用低性能测试手段与高标准、高反应性能动物相配的不协调,从而造成浪费或损失。尤其要注意的是标准化的实验动物及动物实验设施必须严格按照相应的管理要求进行管理,才能真正地符合标准要求。

三、规范化的动物实验操作是获取可靠实验结果的保证

实验操作也是影响实验结果的重要因素,不同的实验人员在相同的实验条件下做同一个实验,常常由于操作过程中存在的个人习惯等因素导致实验结果不一致。因此,实验人员应对具体的动物实验进行规范操作,对动物实验的各个环节都不能忽视,要严格按照统一的规范进行实验。国家食品药品监督管理局要求自 2007 年 1 月 1 日起,强制执行新药临床前安全性评价(即《药物非临床研究质量管理规范(GLP)》),就是利用实验动物进行的一系列试验研究,主要观察和测定药物对机体的损害和影响,其研究结果为评价新药对人类健康的危害程度提供科学依据,这项工作直接牵涉到实验动物的使用。所以要求实验人员具备实验动物的基本知识,掌握动物实验基本技术,遵守动物实验操作规范,这是保证动物实验结果准确性的基础。因此,实验人员进行专业技术培训,取得实验动物从业人员岗位证书,掌握娴熟的动物实验操作技巧是必然要求。

总之,没有实验动物的标准化,就没有可靠可信的实验结果,也就没有高水平的医学研究成果。

第四节　实验动物标准化的保证体系

我国已加入WTO,许多方面要与国际接轨,在实验动物工作方面也要如此。只有这样才能使我们的科学研究得到国际认可,使我们生产的药品顺利打入国际市场。

一、实验动物的法制化管理

1988年经国务院批准,国家科学技术委员会颁布了第2号令《实验动物管理条例》,是我国实验动物管理工作的第一个法规,这一法规的建立,标志着我国实验动物工作向标准化、法制化迈进。1994年10月,我国制定并颁布了控制实验动物质量的中华人民共和国国家标准;1998年原卫生部颁布第55号令《医学实验动物标准》;1998年原卫生部、农业部及医药局联合发文要求在2000年实现清洁级实验动物目标。这一系列标准的建立,规章的颁布,使我国实验动物质量管理做到了有章可循。随着国家实验动物种子中心的建设,实验动物质量管理办法、许可证管理办法、省级实验动物质量检测机构技术审查准则及细则等管理法规的出台,实验动物标准化工作取得了显著进展。

二十几年来,我国实验动物科学事业取得了跨越式发展。随着实验动物市场化程度的提高,对实验动物的质量和市场监管的任务越来越重,北京、湖北、云南、江苏等省市相继制定实验动物地方法规来规范实验动物工作。我国的实验动物标准化工作已经进入规范化、法制化的健康发展轨道。

二、实验动物从业人员的专业化

实验动物从业人员的素质,对实验动物科学的发展起关键性作用。目前约有不到三分之一的实验动物从业人员具有相关专业本科以上学历,很大比例的从业人员并非实验动物专业。我国各行业系统普遍采用了实验动物从业人员岗位资格认可的制度,经过多次各种形式的岗位工作专业技术培训,使实验动物从业人员取得岗位资格证书,能够胜任本职工作。国内现有不少高校正在进行或计划进行实验动物学的专业建设,如首都医科大学、扬州大学、南通大学等。可以预期,实验动物科技人才队伍结构将会逐步得到优化,从而保证实验动物标准化目标的实现。

三、基础条件建设

基础条件建设是实验动物标准化的硬件保证。需要考虑的问题有:实验动物设施的选址是否符合要求;人流、物流布局是否合理;不同系统的饲养和管理设施是否分开;室内环境是否合格;动物笼器具是否达标;仪器设备能否满足工作需求,校正保养情况如何,质量检测监督工作是否到位等。这些都是保证实验动物标准化所必须考虑的细节问题。

四、GLP和GMP

GLP(good laboratory practice)即优良实验室操作规范。经GLP认证的实验室,国际公认。GLP规范包括很多内容,总的说来,GLP实验室的正常运行,人员素质是关键,实验设施是基础,标准操作规程(SOP)是手段,质量监督是保证。要保证动物实验取得准确、可靠、可重复的结果,必须规范动物实验,要规范动物实验,就必须实施优良实验室操作规范。

推进 GLP 规范,做到动物实验规范化是大势所趋。

GMP(good manufacturing practice)即优良制造标准。随着 GMP 的发展,国际上实施了药品 GMP 认证。美、日、德等发达国家制药行业所执行的 GMP 标准中,把实验动物标准化管理摆到了相当重要的地位,视实验动物质量为产品质量保证的重要内容。我国 1993 年国家科委 16 号令(《药品非临床研究质量管理规定(试行)》)中重点强调了动物实验中标准操作规程的制定和管理,以法规形式对药品非临床研究中实验动物标准化管理作出了要求。实验动物与动物实验标准化的管理水平,是影响相关产业的重要因素,是相关产业的产品质量保证的前提。使用标准的实验动物进行标准的动物实验是药品 GMP 认证的基础条件之一。

第五节　实验动物许可证管理

国家科技部等 7 个部局于 2001 年 12 月颁布《实验动物许可证管理办法(试行)》(以下称《办法》),《办法》规定从事实验动物生产、使用的单位和个人都必须首先取得实验动物生产、使用许可证。规定了取得实验动物生产许可证和实验动物使用许可证条件,以及在取得许可证之后应遵循的使用与管理原则。

《办法》规定未取得实验动物生产许可证的单位不得从事实验动物生产、经营活动。未取得实验动物使用许可证的单位,或者使用的实验动物及相关产品来自未取得生产许可证的单位或质量不合格的,所进行的动物实验结果不予承认。这是推进实验动物标准化进程的重要步骤,是适合中国国情的实验动物标准化管理的有效手段。

一、申请实验动物生产许可证的条件

1. 实验动物种子来源于国家实验动物中心或国家认可的种源单位,遗传背景清楚,质量符合现行的国家标准。

2. 具有保证实验动物及相关产品质量的饲养、繁育、生产环境设施及检测手段。

3. 使用的实验动物饲料、垫料及饮水符合国家标准及相关要求。

4. 具有保证正常生产和保证动物质量的专业技术人员、熟练技术工人及检测人员。

5. 具有健全有效的质量管理制度。

6. 生产的实验动物质量符合国家标准。

7. 法律、法规规定的其他条件。

二、申请动物实验使用许可证的条件

1. 使用的实验动物及相关产品必须来自有实验动物生产许可证的单位,质量合格。

2. 实验动物饲育环境及设施符合国家标准。

3. 使用的实验动物饲料、垫料及饮水符合国家标准及相关要求。

4. 有经过专业培训的实验动物饲养和动物实验人员。

5. 具有健全有效的管理制度。

6. 法律、法规规定的其他条件。

三、实验动物许可证的适用对象

实验动物生产许可证,适用于从事实验动物及相关产品保种、繁育、生产、供应、运输及

有关商业性经营的组织和个人。

实验动物使用许可证适用于使用实验动物及相关产品进行科学研究和实验的组织和个人。

四、实验动物许可证的审批和发放

各省、自治区、直辖市科技厅（科委、局）负责受理许可证申请，并进行考核和审批。

各省、自治区、直辖市科技厅（科委、局）受理申请后，应组织专家组对申请单位的申请材料及实际情况进行审查和现场验收，出具专家组验收报告。对申请生产许可证的单位，其生产用的实验动物种子须按照《关于当前许可证发放过程中有关实验动物种子问题的处理意见》（国科财字〔1999〕044号）进行确认。

省、自治区、直辖市科技厅（科委、局）在受理申请后的三个月内给出相应的评审结果。合格者由省、自治区、直辖市科技厅（科委、局）签发批准实验动物生产或使用许可证的文件，发放许可证。

省、自治区、直辖市科技厅（科委、局）将有关材料（申请书及申请材料、专家组验收报告、批准文件）报送科技部及有关部门备案。

实验动物许可证采取全国统一的格式和编码方法。

五、实验动物许可证的管理和监督

凡取得实验动物生产许可证的单位，应严格按照国家有关实验动物的质量标准进行生产和质量控制。在出售实验动物时，应提供实验动物质量合格证，并附符合标准规定的近期实验动物质量检测报告。实验动物质量合格证内容应该包括生产单位、生产许可证编号、动物品种品系、动物质量等级、动物规格、动物数量、最近一次的质量检测日期、质量检测单位、质量负责人签字，以及使用单位名称、用途等。

具有实验动物使用许可证的单位在接受外单位委托的动物实验时，双方应签署协议书，使用许可证复印件必须与协议书一并使用，方可作为实验结论合法性的有效文件。

实验动物许可证不得转借、转让、出租给他人使用。

许可证实行年检管理制度。年检不合格的单位，由省、自治区、直辖市科技厅（科委、局）吊销其许可证，并报科技部及有关部门备案，予以公告。

未取得实验动物生产许可证的单位不得从事实验动物生产、经营活动。未取得实验动物使用许可证的单位，或者使用的实验动物及相关产品来自未取得生产许可证的单位或质量不合格的，所进行的动物实验结果不予承认。

已取得实验动物许可证的单位，违反本办法规定生产、使用不合格动物的，一经核实，发证机关有权收回其许可证，并予公告。情节恶劣、造成严重后果的，依法追究行政责任和法律责任。

思考题：

1. 实验动物标准化的意义何在？
2. 为什么说实验动物标准化是一个动态的概念？
3. 需要从哪些方面来开展实验动物标准化的工作？
4. 为什么说实验动物标准化对医学研究而言非常重要？
5. 在我国申领实验动物许可证需要哪些条件？

（王生存　邵义祥）

第六章　常用实验动物的生物学特点及应用

对实验动物饲养和动物实验人员来说，了解常用实验动物的生物学特性和解剖生理特点，是养好实验动物的基础，做好动物实验的前提。只有充分了解了实验动物的特点和特性，才可以在实际工作中，采取科学合理的饲养管理方式，科学地选择实验动物，合理地应用实验动物，正确地分析实验结果，得出准确、可靠的结论。

第一节　小　鼠

小鼠，学名 *Mus musculus*，在生物分类学上属脊索动物门、哺乳纲、啮齿目、鼠科、小鼠属、小家鼠种。野生小家鼠经过长期人工饲养和选择培育，已育成许多品种（品系）的小鼠，并广泛应用于生物学、医学、兽医学领域的研究、教学以及药品和生物制品的研制和检定工作。

一、小鼠的生物学特性和解剖、生理特点

1. 生物学特性

(1) 体型小。小鼠是哺乳动物中体型较小的动物，出生时体重仅 1.5 g，体长 20 mm 左右，1 月龄体重达 18～22 g，可供实验使用；2 月龄体重达 30 g 左右。成年小鼠体重可达到 30～40 g，体长 110 mm 左右，尾长和体长通常相等，雄性动物体型稍大。由于体型小，适于操作和饲养；且占据空间小，适于大量生产。

(2) 生长期短、发育快。小鼠出生时赤裸无毛，全身通红，两眼紧闭，两耳贴在皮肤上，嗅觉和味觉功能发育完全；3 日龄脐带脱落，皮肤由红转白，有色鼠可呈淡淡的颜色，开始长毛和胡须；4～6 日龄，双耳张开耸立；7～8 日龄，开始爬动，下门齿长出，此时被毛已相当浓密；9～11 日龄，听觉发育齐全，被毛长齐；12～14 日龄，睁眼，上门齿长出，开始采食饮水；3 周龄可离乳独立生活。寿命 2～3 年。

(3) 成熟早、繁殖力强。雌鼠一般在 35～45 日龄，雄鼠在 45～60 日龄性发育成熟。雌鼠属全年多发情动物，发情周期为 4～5 天，妊娠期 19～21 天，哺乳期 20～22 天，有产后发情的特点，特别有利于繁殖生产，一次排卵 10～20 个，每胎产崽数 8～15 只，年产 6～9 胎，生育期为 1 年。

(4) 性情温顺，胆小怕惊，对环境反应敏感。小鼠经过长期培育驯养，性情温顺，易于抓

捕,一般不会咬人,但在哺乳期或雄鼠打架时,会出现咬人现象。小鼠对外界环境的变化敏感,不耐冷热,对疾病抵抗力差,不耐强光和噪声。

(5) 小鼠喜黑暗环境,习惯于昼伏夜动,其进食、交配、分娩多发生在夜间。

(6) 喜欢啃咬。因门齿生长较快,需经常啃咬坚硬物品。

(7) 雄鼠好斗。性成熟后的雄性小鼠群居时易发生斗殴。

(8) 小鼠有 20 对染色体。

2. 解剖学特点

(1) 齿式:2(门 1/1,犬 0/0,前臼 0/0,臼 3/3)=16,门齿终身不断生长。

(2) 肝脏分 4 叶:左叶、右叶、中叶和尾叶。雄鼠脾脏比雌鼠明显大,可超过 50%。

(3) 雄鼠生殖器官中有凝固腺,在交配后分泌物可凝固于雌鼠阴道和子宫颈内形成阴道栓。

(4) 雌鼠子宫为双子宫型,出生时阴道关闭,从断奶后到性成熟慢慢张开。

(5) 雌鼠有 5 对乳腺,3 对位于胸部,可延续到背部和颈部。2 对位于腹部,延续到鼠蹊部、会阴部和腹部两侧,并与胸部乳腺相连。

(6) 淋巴系统特别发达,性成熟前胸腺最大,35～80 日龄渐渐退化。

(7) 小鼠无汗腺,有褐色脂肪组织,参与代谢和增加热能。

3. 生理特点

(1) 不耐饥饿。小鼠的胃容量小,功能较差,不耐饥饿;肠道短,且盲肠不发达,以谷物性饲料为主。

(2) 不耐热。小鼠体温正常情况下为 37～39 ℃。对因环境温度的波动发生的生理学变化相当大。由于小鼠的体表蒸发面与整个身体相比所占的比例大,因此,对减少饮水比大多数哺乳动物更为敏感。小鼠特别怕热,如饲养室温度超过 32 ℃,常会造成小鼠死亡。

(3) 肠道菌群丰富。与其他动物一样,小鼠肠道内存在大量的细菌,约有 100 多种。这些细菌有选择地定居在消化道不同部位,构成一个复杂的生态系统。其生理作用有:① 抑制某些肠道病原菌的生长,从而增加对某些致病菌的抗病力。② 正常菌群可合成某些必需维生素,供小鼠体内生命代谢的需要。③ 维持体内各种重要生理机能的内环境稳定。

(4) 对多种病毒、细菌敏感。小鼠对流感、脑炎、狂犬病、支原体、沙门菌等病原体尤其敏感。

二、小鼠在医学生物学中的应用

小鼠体型小,生长繁殖快,且饲养管理方便,质量标准明确,品种、品系较多,因此,小鼠是生物医学研究和药品、生物制品检定中应用最广泛的实验动物。

1. 药物研究

(1) 筛选性试验:小鼠广泛用于各种药物的筛选性试验,如抗肿瘤药物、抗结核药物等的筛选。

(2) 毒性试验和安全评价

① 由于小鼠对多种毒性刺激敏感,因此,小鼠常用于药物的急性、亚急性和慢性毒性试验以及半数致死量(LD_{50})测定。

② 新药临床前毒理学研究中的三致(致癌、致畸、致突变)试验常用小鼠进行。

③ 药效学研究。利用小鼠瞳孔放大作用测试药物对副交感神经和神经接头的影响,用

声源性惊厥的小鼠评价抗痉挛药物的药效。小鼠对吗啡的反应与一般动物相反，表现为兴奋，实验选用时应加以注意。

④ 生物药品和制剂的效价测定。小鼠广泛用于血清、疫苗等生物制品的鉴定，生物效价的测定以及各种生物效应的研究。

2. 病毒、细菌和寄生虫病学研究

小鼠对多种病原体和毒素敏感，因而适用于流感、脑炎、狂犬病、支原体、沙门菌等疾病的研究。

3. 肿瘤学研究

小鼠有许多品系能自发肿瘤。据统计，近交系小鼠中大约有 24 个品系或亚系都有其特定的自发性肿瘤。如 AKR 小鼠白血病发病率为 90%，C3H 小鼠的乳腺癌发病率高达 90%～97%。这些自发性肿瘤与人体肿瘤在肿瘤发生学上相近，所以常选用小鼠自发的各种肿瘤模型进行抗癌药物的筛选。另外，小鼠对致癌物敏感，可诱发各种肿瘤模型。如用二乙基亚硝胺诱发小鼠肺癌，利用诱发性肿瘤模型进行肿瘤病因学、发病学和肿瘤防治的实验研究。

4. 遗传学研究

小鼠一些品系的自发性遗传病，如小鼠黑色素病、白化病、尿崩症、家族性肥胖和遗传性贫血等与人类疾病相似，可以作为人类遗传性疾病的动物模型。重组近交系、同源近交系和转基因小鼠也常用于遗传方面的研究。另外，小鼠的毛色变化多种多样，因此，常用小鼠毛色做遗传学实验。

5. 免疫学研究

BALB/c 小鼠免疫后的脾细胞能与骨髓细胞融合，可进行单克隆抗体的制备和研究。免疫缺陷的小鼠如 T 细胞缺乏的裸鼠、严重联合免疫缺陷小鼠（SCID）、NK 细胞缺陷的小鼠（Beige），既可用于研究自然防御细胞和免疫辅助细胞的分化和功能及其相互关系，也是人和动物肿瘤或组织接种用动物，这类小鼠已成为研究免疫机制的良好的动物模型。

6. 计划生育研究

小鼠妊娠期短，繁殖力强，又有产后发情的特点，因此，适合于计划生育方面的研究。

7. 内分泌疾病研究

小鼠肾上腺皮质肥大造成肾上腺皮质功能亢进，类似人类库欣综合征。肾上腺淀粉样变性造成肾上腺激素分泌不足，可导致 Addison 病症状。因此，常用小鼠复制内分泌疾病的动物模型，用于内分泌疾病方面的研究。

8. 老年学研究

小鼠的寿命短，周转快，使它们在老年学研究中极为有用。很多抗衰老药物的研究可在小鼠身上进行。

9. 镇咳药研究

小鼠有咳嗽反应，可利用这一特点研究镇咳药物，成为必选实验动物。

10. 遗传工程研究

由于小鼠是哺乳动物，在 6 000 万～7 000 万年前与人类有共同的祖先；小鼠也是继人之后第二个开始基因组测序工程的哺乳动物，对小鼠 DNA 初步的序列分析表明，小鼠和人类功能基因的同源性高达 90% 以上。所以，小鼠是遗传工程、功能基因研究的最好材料。

三、小鼠主要品种、品系

小鼠品种、品系繁多，可分为近交系、封闭群、杂交一代和突变系几大类群，下面择其主要类群加以介绍。

1. 近交系

国内外常用近交系如下：

(1) 津白1号(TA1)和津白2号(TA2)。由天津医科大学(原天津医学院)育成。白化，津白1号肿瘤自发率低，津白2号高发乳腺癌，为MA737的宿主。

(2) 615。1961年，由中国医学科学院血液研究所育成。深褐色，肿瘤发生率为10%~20%，雌性为乳腺癌，雄性为肺癌。对津638白血病病毒敏感。

(3) C57BL/6J。1921年由C. C. Little育成，是目前使用最广泛的实验小鼠，也是继人类之后第二个开始基因组测序工程的哺乳动物。黑色，低发乳腺癌，对放射性耐受性强，眼畸形，口唇裂发生率为20%。淋巴细胞性白血病发生率为6%。对结核杆菌有耐受性，嗜酒。广泛用于小鼠的遗传工程研究、肿瘤学和生理学研究。

(4) A和A/He。1921年由Strong育成。白化，雌性乳腺癌发病率为30%~50%。对麻疹病毒高度敏感。

(5) BALB/c。1913年Bagg从美国商人处获得，1923年由Mac Dowell育成。白化，乳腺癌发病率低，肺癌发病率雌性为26%、雄性为29%，常有动脉硬化，血压较高，老年雄性多有心脏损害，对辐照极敏感。常用于肿瘤学、免疫学、生理学、核医学和单克隆抗体研究。

(6) C3H/He。1920年由Strong培育而成。C3H是国际上使用最广的品系之一。野生色，乳腺癌发病率为97%，对致肝癌物质感受性强，对狂犬病毒敏感，对炭疽杆菌有抵抗力。可用于免疫学、肿瘤学、生理学和核医学的研究。

(7) DBA。1907—1909年由Little育成的第一个近交品系的小鼠。浅灰色，常用亚系为DBA/1、DBA/2，DBA/1抗DBA/2所生长的肿瘤。1年以上雄鼠乳腺癌发病率约为75%。对结核菌、鼠伤寒沙门杆菌敏感。老龄雄鼠有钙质沉着。DBA/2乳腺癌发病率：雄性为66%，育成雄鼠为30%。白血病发病率：雌鼠为6%，雄鼠为8%。主要用于肿瘤学、微生物学研究。

(8) 129/Sv-ter/＋亚系。从129/Sv-WCP衍生出来。灰野生色。睾丸畸胎瘤自发率为30%。多发生于怀孕第12~13天。基因剔除小鼠的ES细胞来自美国Jackson实验室129/Sr-ter/＋的胚胎干细胞。所以129品系小鼠常用于遗传工程的研究。

(9) FVB。白色，产崽率高，达7~9只，生活力强。圆核期受精卵大，雄性圆核清楚，是显微注射转基因的首选小鼠。

2. 封闭群小鼠

国内封闭群小鼠主要有5种。

(1) KM小鼠。于1946年(有说1944年)从印度Haffking研究所引入云南昆明，1952年由昆明引入北京生物制品研究所，后遍及全国，用随机交配方式饲养，为我国主要的实验小鼠。KM小鼠抗病力和适应性强，广泛用于药理、毒理、微生物研究及药品、生物制品的效果实验和安全性评价。

(2) NIH小鼠。由美国国立卫生研究院培育而成。白化，繁殖力强，产崽成活率高，雄性好斗。广泛用于药理毒理研究以及生物制品的检定。

（3）CFW 小鼠。起源于 Webster 小鼠，1936 年英国 Carwarth 从 Rockeffler 研究所引进，经过 20 代近亲兄妹交配后，采用随机交配而成。

（4）ICR 小鼠。起源于美国 Haus Chka 研究所。产仔多，抗病力强，适应性强，是我国使用较广的封闭群小鼠之一。广泛用于药理、毒理、微生物研究及药品、生物制品的效果实验和安全性评价。

（5）LACA 小鼠。CFW 小鼠引进英国实验动物中心后，改名为 LACA。1973 年我国从英国实验动物中心引进。

第二节　大　鼠

大鼠，学名 *Rattus norvegicus*，在生物分类学上属脊索动物门、哺乳纲、啮齿目、鼠科、大家鼠属、褐家鼠种。大鼠是野生褐家鼠的变种，18 世纪后期开始人工饲养，现在已广泛应用于生命科学等研究领域。

一、大鼠的生物学特性和解剖、生理特点

1. 生物学特性

（1）大鼠是昼伏夜动的杂食动物。白天喜欢挤在一起休息，晚上活动量大，吃食多，食性广泛，每天的饲料消耗量为 5 g/100 g 体重，饮水量为 8～11 mL/100 g 体重，排尿量为 5.5 mL/100 g 体重。

（2）生长发育快。初生仔无毛，闭眼，耳贴皮肤，耳孔闭合，体重 6～7 g，3～5 天耳朵张开，约 7 天可见明显被毛，8～10 天门齿长出，14～17 天开眼，19 天第一对臼齿长出，21 天第二对臼齿长出，35 天第三对臼齿长出，60 天体重可达到 180～240 g，可供实验用。寿命一般 3～4 年。

（3）繁殖力强。大鼠为全年多发情动物。雄鼠 2 月龄、雌鼠 2.5 月龄达性成熟，性周期 4.4～4.8 天，妊娠期 19～21 天，哺乳期 21 天，每胎平均产崽 8 只。生育期 1 年。

（4）性情较温顺。大鼠不似小鼠那样好斗，行动迟缓，易捕捉。但方法粗暴、环境恶劣时容易被激怒，此时捕捉易咬手，尤其是哺乳期母鼠，常会主动咬手。

（5）喜安静，喜啃咬。大鼠对噪声敏感，噪声能使其内分泌系统紊乱、性功能减退、吃崽或死亡。所以大鼠宜居于黑暗、安静环境。大鼠门齿较长，有啃咬习性。

（6）嗅觉灵敏。大鼠对空气中的灰尘、氨气、硫化氢极为敏感。如饲育间不卫生，可引起大鼠患肺炎或进行性肺组织坏死而死亡。

（7）对于湿度要求严格。大鼠饲养室内应保持相对湿度 40%～70%。如空气过于干燥，易发生环尾病，可发展为尾巴节节脱落或坏死。湿度过高又易产生呼吸系统疾病。

（8）对外界刺激反应敏感。大鼠的垂体、肾上腺功能发达，应激反应敏感，行为表现多样，情绪敏感。

（9）大鼠有 21 对染色体。

2. 解剖学特点

（1）齿式 2（门 1/1，犬 0/0，前臼 0/0，臼 3/3）=16，门齿终生不断生长。

（2）大鼠垂体较弱地附于漏斗下部，胸腺由叶片状灰色柔软腺体组成，在胸腔内心脏前方，无扁桃体。

（3）食管和十二指肠相距很近。胃分前后两部分，前胃壁薄，后胃壁厚，由腺组织构成。肠道较短，盲肠较大。

（4）肝分6叶，再生能力强。没有胆囊。胰腺分散，位于十二指肠和胃弯曲处。

（5）肾为蚕豆形，单乳头肾，肾浅表部位即有肾单位，肾前有一米粒大肾上腺。

（6）有6对乳头，胸部和鼠蹊部各有3对乳头。

（7）大鼠的汗腺不发达，仅在爪垫上有汗腺，尾巴是散热器官。大鼠在高温环境下，靠流出大量的唾液来调节体温。

3. 生理学特点

（1）大鼠对营养缺乏非常敏感，特别对氨基酸、蛋白质、维生素的缺乏十分敏感。尤其是 V_A 缺乏会使大鼠性情暴躁，易咬人。

（2）心电图特点：大鼠（包括小鼠）心电图中没有 S-T 段，甚至有的导联也不见 T 波。

（3）生殖特点：成年雌性大鼠在发情周期不同阶段，阴道黏膜可发生典型变化，采用阴道涂片法观察性周期中阴道上皮细胞的变化，可推知性周期各个时期中卵巢、子宫状态及垂体激素的变动。有产后发情的特点。大鼠发情多在夜间，排卵多在发情后第二天早上2~5时，于交配后在雌性大鼠阴道口形成阴道栓，但阴道栓常碎裂成3~5块，乳白色，可能带有血液落入粪盘中。

（4）不能呕吐。大鼠胃中有一条皱褶，收缩时会堵住贲门口，导致不能呕吐。

二、大鼠在医学生物学中的应用

大鼠体形大小适中，繁殖快，产仔多，易饲养，给药方便，采样量合适且容易，畸胎发生率低，行为多样化，在实验研究中应用广泛，数量上仅次于小鼠。

1. 药物研究

（1）药物安全性评价试验

大鼠常用于药物亚急性、慢性毒性试验及致畸试验和药物毒性作用机理的研究，以及某些药物不良反应的研究。

（2）药效学研究

① 大鼠血压和血管阻力对药物的反应很敏感，常用作研究心血管药物的药理和调压作用，还用于心血管系统新药的筛选。

② 大鼠常用于抗炎药物的筛选和评价，如对多发性、化脓性及变态反应性关节炎、中耳炎、内耳炎、淋巴腺炎等治疗药物的评价。

③ 神经系统药物的筛选和药效研究。

2. 行为学研究

大鼠行为表现多样，情绪反应敏感，具有一定的变化特征，常用于研究各种行为和高级神经活动的表现。

（1）利用迷宫试验测试大鼠的学习和记忆能力。

（2）利用奖励和惩罚试验，如采用跳台试验等方法，测试大鼠记忆判断和回避惩罚的能力。

（3）大鼠适合于作为成瘾性药物的行为学研究，如在一定时间内给大鼠喂饲一定剂量的酒精、咖啡因后，大鼠对上述药物产生依赖以及行为改变。

（4）利用大鼠研究那些假定与神经反射异常有关的行为情境，进行性神经官能症、抑郁性精神病、脑发育不全或迟缓等疾病的行为学研究。

3. 肿瘤学研究

大鼠对化学致癌物敏感，可复制出各种肿瘤模型。

4. 内分泌研究

大鼠的内分泌腺容易摘除，常用于研究各种腺体及激素对全身生理生化功能的调节，激素腺体和靶器官的相互作用，激素对生殖功能的影响等。

5. 感染性疾病研究

大鼠对多种细菌、病毒、毒素和寄生虫敏感，适宜复制多种细菌性和病毒性疾病模型。

6. 营养学和代谢疾病的研究

大鼠对营养缺乏敏感，是营养学研究的重要动物。如对维生素 A、B 和蛋白质缺乏及氨基酸和钙、磷代谢的研究常用大鼠。

7. 肝脏外科学研究

大鼠肝脏的枯否氏细胞 90% 有吞噬能力，即使切除肝叶 60%～70% 后仍能再生，因此常用于肝脏外科的研究。

8. 计划生育研究

大鼠性成熟早、繁殖快，并为全年多发情动物，适合做抗生育、抗着床、抗早孕、抗排卵和避孕药筛选试验。

9. 遗传学研究

大鼠的毛色变型很多，具有多种毛色基因类型，在遗传学研究中常应用。

10. 老年病学研究、放射学研究及中医中药研究

大鼠在老年病学、放射学及中医学方面的应用也越来越多，适合制作各类疾病模型。

三、大鼠主要品种及品系

大鼠按遗传学控制分类可分为近交系、封闭群、杂交群。

(1) Wistar 大鼠。封闭群大鼠，被毛白色，1907 年由美国 Wistar 研究所育成，是我国引进早、使用最广泛、数量最多的品种。其特点为头部较宽、耳朵较长、尾的长度小于身长。性周期稳定，繁殖力强，产仔多，平均每胎产仔在 10 只左右，生长发育快，性格温顺。对传染病的抵抗力较强，自发性瘤发生率低。

(2) SD 大鼠。封闭群大鼠，被毛白色，1925 年由美国 Sprague Dawley 农场用 Wistar 大鼠培育而成。头部狭长，尾长度近于身长，产仔多，生长发育较 Wistar 大鼠快。对疾病（尤其呼吸道疾病）的抵抗力强，自发肿瘤率较低。对性激素感受性高。

(3) F344/N 大鼠。近交系大鼠，被毛白色，1920 年由哥伦比亚大学肿瘤研究所 Curtis 培育，我国从 NIH 引进。雄鼠平均寿命 31 个月，雌鼠 29 个月。旋转运动性低，血清胰岛素含量低。免疫学上，原发和继发性脾红细胞免疫反应性低。乳腺癌自发率雄鼠 41%，雌鼠 23%。脑下垂体腺瘤自发率雄鼠 36%，雌鼠 24%。睾丸间质细胞瘤自发率 85%，甲状腺瘤自发率 22%。单核细胞白血病自发率 24%。雌鼠乳腺纤维腺瘤自发率 9%，多发性子宫内膜肿瘤自发率 21%。可允许多种肿瘤移植生长。广泛用于毒理学、肿瘤学、生理学等研究领域。

(4) Lou/CN 和 Lou/MN 大鼠。近交系大鼠，被毛白色，由 Bazin 和 Beckers 培育出浆细胞瘤高发系 Lou/CN 和低发系 Lou/MN 两种，两者组织相容性相同，我国 1985 年从 NIH

引进。Lou/CN 大鼠 8 月龄以上的雄鼠自发性浆细胞瘤发生率为 30%,雌鼠为 16%,常发生于回盲部淋巴结。常用于单克隆抗体的研制,其腹水量较用 BALB/c 小鼠多几十倍,可大量生产。

(5) SHR/Ola 大鼠。又称自发性高血压大鼠,属突变系大鼠。被毛白色,1963 年由日本京都大学医学部 Okamoto 从 Wistar 大鼠中选育而成。该鼠生育力及寿命无明显下降,可养 13~14 个月,繁殖时每代均应选择高血压大鼠为亲本。其特性是自发性高血压,且无明显原发性肾脏或肾上腺损伤,在 10 周龄后雄鼠收缩压为 26.66~46.66 kPa,雌鼠为 23.99~26.66 kPa,心血管疾病发病率高。该鼠对抗高血压药物有反应,是筛选抗高血压药物的良好动物模型。

(6) 肥胖症大鼠。突变系大鼠。该鼠子宫小且发育不全,雌性不育,雄性生殖器官外观正常,偶有繁殖力。在 3 周龄时就表现肥胖,5 周龄肥胖明显,食量大,体重比正常大鼠大一倍,雄鼠可达 800 g,雌鼠可达 500 g。血浆中脂肪酸总量增加约 10 倍,胆固醇和磷脂的含量也增高。可用于研究人肥胖症的动物模型。

第三节　豚　鼠

豚鼠,学名 *Avia porcellus*,又名天竺鼠、海猪、荷兰猪,系哺乳纲,啮齿目,豚鼠科,豚鼠属,豚鼠种。由于豚鼠性情温顺,后被人工驯养。1780 年首次用于热原试验,现分布世界各地。

一、豚鼠的生物学特性和解剖、生理特点

1. 生物学特性

(1) 形态特征:豚鼠头颈粗短,身圆,四肢较短,没有尾巴,不善于攀登跳跃,但奔跑迅速。

(2) 采食行为:豚鼠属草食性动物,其嚼肌发达,胃壁较薄但盲肠发达,几乎占腹腔容积的 1/3,喜食禾本科嫩草,对粗纤维需要量比家兔高,两餐之间也有较长的休息时间。一般不食苦、咸、辣和甜的饲料,对发霉变质的饲料也极敏感,常因此引起减食、废食和流产等。

(3) 喜群居,喜干燥。豚鼠喜群居,一雄多雌的群体形成明显的稳定性,其活动、休息、采食多为集体行为,休息时紧挨躺卧。豚鼠喜欢干燥清洁的生活环境且需较大面积的活动场地,单纯采用笼养方式易发生足底部溃烂。

(4) 性情温顺。豚鼠很少发生斗殴,斗殴常发生在新集合在一起的成年动物中,特别是其中有两个以上雄性种鼠时。豚鼠很少咬伤饲养管理和实验操作人员。

(5) 反应能力:豚鼠胆小易惊,对外界突然的响声、震动或环境的变化十分敏感,常出现呆滞不动,僵直不动,持续数秒至 20 秒后四散逃跑,此时表现为耳廓竖起(即普赖尔反射),并发出吱吱的尖叫声。

(6) 生活习惯差。经常会在食盆或料斗、饮水盆中大、小便,在食盆中盘桓,弄脏饲料、饮水。

(7) 生长发育快。豚鼠出生时胚胎发育完全,被毛长齐,眼睁开,有门齿,能走路,出生后 4~5 天就能吃块料,一般出生后 15 天体重比初生时增加 1 倍左右,2 月龄能达到 400 g

左右,5 月龄体成熟时的体重,雌鼠为 700 g 左右,雄鼠在 750 g 左右。豚鼠生长发育的快慢与其品种、品系、胎次、哺乳只数、雌鼠哺乳能力以及饲养条件等相关。

(8) 繁殖率低。豚鼠是非季节性的连续多次发情动物。豚鼠的性成熟,雌性为 30~45 日龄,雄性为 70 日龄。豚鼠的性成熟并非体成熟,只有达到体成熟时才能交配繁殖后代。豚鼠性周期为 13~20 天(平均 16 天),发情时间多在下午 17:00 到第二天早晨 5:00。豚鼠的怀孕期 58~72 天,平均胎产崽数 2~3 只,繁殖率较低。在分娩后 12~15 小时后出现 1 次产后发情,可持续 19 小时,此时受孕率可达 80%。豚鼠生育期约 1.5 年。

(9) 豚鼠的寿命 4~5 年,寿命与品种、营养及饲养环境关系密切,有报道可存活 8 年。

(10) 豚鼠有 32 对染色体。

2. 解剖学特点

(1) 齿式 2(门 1/1,犬 0/0,前臼 1/1,臼 3/3)=20。36 块脊椎骨,趾上的爪锐利。耳蜗网发达,故听觉敏锐,听觉音阈广,两眼明亮。耳壳较薄,血管鲜红明显,上唇分裂。

(2) 肺分 7 叶,右肺 4 叶,左肺 3 叶,胸腺在颈部,位于下颌骨角到胸腔入口之间,有两个光亮、淡黄、细长椭圆形充分分叶的腺体。肝分 5 叶,胃壁很薄,主要是皱襞。肠管较长,约为体长的 10 倍。盲肠极大,占腹腔容积的 1/3,充满时,大约占体重的 15%。

(3) 雄性豚鼠精囊很明显,阴茎端有两个特殊的角形物。雌鼠有左、右两个完全分开的子宫角,有阴道闭合膜,仅有一对乳腺,位于鼠蹊部,左、右各 1 个。

3. 生理学特点

(1) 体内不能合成维生素 C。豚鼠体内不能合成维生素 C,必须从饲料中摄取。

(2) 对抗生素敏感。豚鼠对青霉素、四环素、红霉素等抗生素特别敏感,给药后易引起急性肠炎或死亡。对青霉素敏感性比小鼠高 100 倍,无论其剂量多大、途径如何,均可引起小肠炎和结肠炎,使其发生死亡。

(3) 体温调节能力差。豚鼠自身体温调节能力比较差,受外界温度变化影响较大,新生的仔鼠更为突出。当室内温度反复变化比较大时,易造成豚鼠自发性疾病流行;当室温升至 35~36 ℃时,易引起豚鼠急性肠炎(由链球菌和大肠杆菌等细胞所致)。饲养豚鼠最适温度在 20~22 ℃。

二、豚鼠在医学生物学中的应用

豚鼠因其特殊的生物学特性,已经被广泛地应用于药物学、传染病学、免疫学、营养学、耳科学等各项医学及生物学的研究中,而且其中有些实验研究必须使用豚鼠而不能用其他实验动物替代。豚鼠在动物实验中的应用量占第四位。

1. 药物学研究

豚鼠可用于制作多种疾病的动物模型,常用于药物、化妆品等的药效评价实验和安全性评价实验等。

(1) 常用豚鼠做镇咳药物的药效学评价实验。

(2) 豚鼠对多种药物敏感,如局部麻醉药物、抗生素等,可以用于这些药物的病理学或毒理学研究。

(3) 豚鼠对组织胺类药物很敏感,是用于测试平喘和抗组织胺药物的良好动物模型。

(4) 豚鼠对结核杆菌高度敏感,是研究各种治疗结核病药物的首选实验动物。

(5) 豚鼠皮肤对毒物刺激反应灵敏,与人类相似,可用于毒物对皮肤的刺激试验,常用于化妆品等的安全性评价。

（6）豚鼠怀孕期长，胚胎发育完全，适用于药物或毒物对胚胎后期发育影响的实验研究。

2. 传染病学研究

豚鼠对很多致病菌和病毒敏感，可复制各种感染病理模型，常用于结核、鼠疫、钩端螺旋体、沙门氏菌、大肠杆菌、布氏杆菌、斑疹伤寒、炭疽杆菌感染，淋巴脉络丛性脑膜炎，脑脊髓炎，疱疹病毒感染等细菌性和病毒性疾病的研究。豚鼠的腹腔是一个天然滤器，有很强的抗微生物感染能力，可用豚鼠分离很多微生物如立克次体、鹦鹉热衣原体等。豚鼠对人型结核杆菌具有高度的易感性，而家兔则对人型结核杆菌不敏感，利用这一点可以鉴别细菌的型别。豚鼠受结核杆菌感染后的病变酷似人类的病变，是结核病诊断及病理研究的首选实验动物。

3. 免疫学研究

豚鼠是速发型过敏性呼吸道疾病研究的良好动物模型，是过敏性休克和变态反应研究的首选实验动物。豚鼠的迟发型超敏反应性与人类相似，最适合进行这方面的研究。豚鼠易于过敏，给豚鼠注射马血清很容易复制成功过敏性休克动物模型。常用实验动物对致敏性物质反应程度的高低顺序为：豚鼠＞家兔＞犬＞小鼠＞猫。常用实验动物中，豚鼠血清血补体活性最高，是免疫学实验（血清学诊断）中补体的主要来源。

4. 营养学研究

由于豚鼠自身不能合成维生素 C，故可利用豚鼠进行维生素 C 缺乏引起的坏血病的研究。在叶酸、硫胺素、精氨酸等营养成分的研究中，也常常用到豚鼠。豚鼠的抗缺氧能力强，适宜做耐缺氧实验研究。血管反应灵敏，出血症状明显，适宜做出血性和血管通透性试验。

5. 耳科学研究

豚鼠耳壳大，耳道宽，耳蜗和血管延伸至中耳腔，便于进行手术操作和内耳微循环的观察。耳蜗管对声波敏感（普赖尔反射），适用于进行噪声对听力的影响的研究。

6. 悉生学研究

豚鼠是胚胎发育完全动物，采食早，易于成活，因此在悉生学研究中很有应用价值。豚鼠是最早获得无菌品种的实验动物。

7. 其他研究应用

豚鼠还适用于妊娠毒血症、动物代血浆、自发性流产、睾丸炎、肺水肿及畸形足等方面的研究。

三、豚鼠常用品种及品系

豚鼠品种主要有英国种、阿比西尼亚种、秘鲁种和安哥拉种，也可根据毛的特性不同分为短毛、硬毛和长毛 3 种。目前用作实验动物的为英国种短毛豚鼠，其余 3 种豚鼠不适宜作实验动物用。英国种豚鼠被毛短而光滑，其毛色有单色、两色和三色，单毛色可有白色、黑色、棕色、灰色、淡黄色和杏黄色等；两毛色可有黑白色、黑棕色等；三毛色常见黑白棕色。这个品种繁殖力强，生长迅速，性情活泼温顺，体格健壮，母鼠善于哺乳。

目前在国内应用的豚鼠也属英国种豚鼠，但长期以来，我国应用的豚鼠来源不甚清楚，加之均为封闭群动物，因此均未准确地描述其品种或品系名称而通称为豚鼠。

由于豚鼠的妊娠期比较长，每胎产仔数又较少，培育新品系比较困难，故其品系数量较少。

第四节　地　鼠

地鼠又名仓鼠,属哺乳纲、啮齿目、鼠科、地鼠亚科。实验用地鼠由野生地鼠驯养而成。作为实验动物的地鼠主要是金黄地鼠(golden hamster)、中国地鼠(Chinese hamster)。

一、地鼠的生物学特性和解剖、生理特点

1. 生物学特性

金黄地鼠成年体长 16～19 cm,尾粗短,耳色深呈圆形,眼小而亮,被毛柔软。常见地鼠脊背为鲜明的淡金红色,腹部与头侧部为白色,由于突变,毛色和眼的颜色产生诸多变异,毛有野生色、褐色、乳酪色、白色、黄棕色等,眼亦有红色和粉红色。中国地鼠灰褐色,体型小,长约 9.5 cm,眼大黑色,外表肥壮、吻钝、短尾,背部从头顶直至尾基部有一暗色条纹。

昼伏夜行,一般晚 20:00—23:00 活动频繁,不敏捷,易于捕捉。牙齿很坚硬,胆小,警觉敏感,嗜睡。常有食仔癖。喜居温度较低、湿度稍高环境。喜独居。

地鼠好斗,雌鼠比雄鼠体型大且凶猛,非发情期不让雄地鼠靠近。

性成熟 30 日龄左右,性周期 4～5 天,妊娠期 14～17 天(平均 15.5 天),是妊娠期最短的哺乳类实验动物,哺乳期 21 天。窝产崽数 4～12 只。有假孕现象。生长发育迅速。

寿命约 2～3 年。

金黄地鼠有 22 对染色体,中国地鼠只有 11 对且大多数能相互鉴别,尤其 Y 染色体形态独特。

2. 解剖学特点

(1) 齿式 2(门 1/1,犬 0/0,前臼 0/0,臼 3/3)=16。

(2) 地鼠颊囊缺乏腺体和完整的淋巴管通路。

(3) 金黄地鼠颊囊位于口腔两侧,由一层薄而透明的肌膜组成,用以运输和贮藏食物。雌鼠乳头 6～7 对。

(4) 中国地鼠颊囊容易牵引翻脱。无胆囊,胆总管直接开口于十二指肠。大肠相对短,其长度与体长比值比金黄地鼠小 1 倍。细支气管上皮为假复层柱状上皮,与人类相近。睾丸硕大,占体重 3.5%。雌鼠乳头 4 对。

3. 生理学特点

(1) 发情排卵受光照影响明显。排卵的早晚和照明时间有关,如果人工控制光照,变黑暗后 2～3 小时即可发情。排卵后阴道内有大量分泌物,甚至可排出阴门外,黏稠的分泌物可拉 15～20 cm,白色奶油状、不透明,有明显气味。

(2) 皮肤移植反应特别。地鼠对皮肤移植的反应很特别,同一封闭群内个体间的皮肤移植常可存活,并能长期生存下来,而不同群个体间的移植 100% 被排斥。

(3) 颊囊无排异反应。颊囊缺少组织相容性反应,可进行肿瘤移植。

(4) 有嗜睡习惯。地鼠嗜睡,睡眠很深时,全身肌肉松弛且不易弄醒,甚至有时被误认为死亡。室温 4～9 ℃时金黄地鼠会发生冬眠,此时,体温、心率呼吸数下降,但保留触觉和对热刺激的反应。从冬眠恢复正常要 2～3 天,而进入冬眠多在 12 小时内完成。中国地鼠无冬眠现象。

二、地鼠在生物医学中的应用

金黄地鼠应用较广泛,在微生物学、牙科研究、遗传学、免疫学、肿瘤学、毒理学等许多学科都有广泛的应用。而中国地鼠应用范围较窄。

1. 金黄地鼠的应用

(1)肿瘤移植、筛选、诱发和治疗研究。金黄地鼠的颊囊是缺少组织相容性抗原的免疫学特殊区,肿瘤组织接种在颊囊后,易在颊囊中生长,因而易于观察药物、射线等对瘤组织的影响,也可进行肿瘤生物学的研究,并可利用颊囊观察致癌物的反应。另外,地鼠对可以诱发肿瘤的病毒也很敏感。因此金黄地鼠广泛应用于研究肿瘤增殖、致癌、抗癌、移植、药物筛选、X 射线治疗等。

(2)生殖生理和计划生育研究。地鼠成熟早,妊娠期短,仅 15.5 天;性周期准确而有规律,约 4~5 天,繁殖周期短,同时人的精子能穿透金黄地鼠卵子的透明带,便于生殖生理和计划生育研究。另外颊囊黏膜适合观察淋巴细胞、血小板、血管反应变化,适宜于血管生理学和微循环的研究。地鼠还可用于老化、冬眠、行为及内分泌等方面的研究。

(3)营养学研究。金黄地鼠可用于维生素 A、E 及 B_2 缺乏症的研究。

(4)传染病学研究。金黄地鼠自发感染疾病种类较少,但实验诱发传染病很容易,可用于多种细菌病、病毒病及寄生虫病的研究。金黄地鼠还可用于狂犬病病毒、乙型脑炎病毒的研究及疫苗的生产和检定。

(5)牙科研究。金黄地鼠龋齿的产生与饲料及口腔微生物有关,可广泛应用于龋病的研究。

2. 中国地鼠的应用

(1)遗传学研究。中国地鼠染色体大,数量少,易于相互鉴别,是研究染色体畸变和染色体复制机理的极好材料。中国地鼠还可应用于细胞遗传、辐射遗传和进化遗传方面的研究。

(2)糖尿病研究。中国地鼠易发生自发性遗传性糖尿病,是研究真性糖尿病的良好的动物模型。

(3)组织培养研究。在中国地鼠的组织细胞体外培养中,不仅容易建立保持染色体在二倍体水平的细胞株,而且还在抗药性、抗病毒性、温度敏感性和营养需要,建立了许多突变型细胞株,因而成为诱变和致癌研究的实验工具。

(4)传染病学研究。中国地鼠对多种细胞、病毒和寄生虫高度敏感,是内脏利什曼病和阿米巴肝脓肿极佳的动物模型。此外中国地鼠还常用于弓形虫、阴道毛滴虫等的研究。对白喉及结核菌的敏感性高于小鼠和豚鼠,中国地鼠的睾丸是这两种细菌极佳的接种器官。

三、地鼠的主要品种

1. 金黄地鼠

已知世界上育成金黄地鼠近交系 38 种,突变系 17 种,远交群 38 种。目前使用的金黄地鼠大部分属于远交群,繁殖性能良好。我国现在繁殖和使用量最多的亦属远交群动物。武汉生物制品所在 1983 年从其饲养的种群中发现了白化个体,现已育成了近交系,目前正对其特征及用途进行观察试验。

2. 中国地鼠

中国地鼠已有群、系 20 个。已育成的 4 个近交系 A/GY、8Aa/GY、B/GY 和 C/GY 用于肿瘤移植、糖尿病、癫痫等研究。我国目前已育成的有山西医学院的山医群体近交系中国地鼠、军事医学科学院的 A:CHA 白化黑线仓鼠突变群。

第五节　家　兔

家兔,学名 *Oryctolagus cuniculus*,哺乳纲、兔形目、兔科、穴兔属、穴兔种,是由野生穴兔经驯养选育而成的。

一、家兔的生物学特性和解剖、生理特点

1. 生物学特性

(1) 穴居性。家兔具有打洞居住的本能。

(2) 生长发育迅速。仔兔出生时全身裸露,眼睛紧闭,出生后 3～4 日即开始长毛;10～12 日眼睛睁开,出巢活动并随母兔试吃饲料,21 日左右即能正常吃料;30 日左右被毛形成。仔兔出生时体重约 50 g,1 月时体重相当于初生的 10 倍。

(3) 繁殖力强。家兔属常年多发情动物,性周期一般为 8～15 天,妊娠期 30～33 天,哺乳期 25～45 天(平均 42 天),窝产崽 1～10 只(平均 7 只)。适配年龄,雄性 7～9 月龄,雌性 6～7 月龄。正常繁殖年限 2～3 年。雌兔有产后发情现象。

(4) 具有夜行性和嗜眠性。家兔夜间十分活跃,而白天表现十分安静,除喂食时间外,常常闭目睡眠。

(5) 有食粪癖。家兔有夜间直接从肛门口吃粪的特性。家兔排泄两种粪便,一种是硬的颗粒粪球,在白天排出;一种是软的团状粪便,在夜间排出。

(6) 胆小怕惊。听觉和嗅觉都十分灵敏,突然来临的噪声、气味、其他动物都可使其受到惊吓,受惊吓后会乱奔乱窜。

(7) 性情温驯但群居性较差。如果群养同性别成兔,经常发生斗殴咬伤。

(8) 厌湿喜干燥。家兔喜欢居住在安静、清洁、干燥、凉爽、空气新鲜的环境,对湿度大的环境极不适应。

(9) 具有啮齿行为。家兔喜磨牙,具有类似啮齿动物的啃咬行为,在设计、配置笼舍和饲养器具时应予充分注意。

(10) 家兔染色体为 22 对。

2. 解剖学特点

(1) 齿式 2(门 2/1,犬 0/0,前臼 3/2,臼 3/3)=28,和啮齿类动物不同的是有 6 颗切齿。上唇纵裂,形成豁嘴,门齿外露。

(2) 胸腔由纵隔分成互不相通的左右两部分,因此,开胸进行心脏手术不需做人工呼吸。

(3) 小肠和大肠的总长度约为体长的 10 倍;盲肠非常大,在回肠和盲肠相接处膨大形成一个厚壁的圆囊,这就是兔所特有圆小囊(淋巴球囊),有 1 个大孔开口于盲肠。圆小囊内壁呈六角形蜂窝状,里面充满着淋巴组织,其黏膜不断地分泌碱性液体,中和盲肠中微生物分解纤维素所产生的各种有机酸,有利于消化。

（4）雄兔的腹股沟管宽短，终生不封闭，睾丸可以自由地下降到阴囊或缩回腹腔。雌兔有2个完全分离的子宫，为双子宫类型。左右子宫不分子宫体和子宫角，2个子宫颈分别开口于单一的阴道。有4对乳腺。

3. 生理学特点

（1）草食性。家兔是草食性动物，喜食青、粗饲料，其消化道中的淋巴球囊有助于对粗纤维的消化，对粗纤维和粗饲料中蛋白质的消化率都很高。

（2）幼兔易发生消化道疾病。幼兔消化道发炎时，消化道壁变为可渗透的，这与成年兔不同，所以幼兔患消化道疾病时症状严重，并常有中毒现象。

（3）对环境温度变化的适应性，有明显的年龄差异。幼兔比成年兔可忍受较高的环境温度，初生仔兔体温调节系统发育很差，因此体温不稳定，至10日龄才初具体温调节能力，至30日龄被毛形成，热调节机能进一步加强。适应的环境温度因年龄而异，初生仔兔窝内温度30～32 ℃；成年兔15～20 ℃，一般不低于5 ℃，不高于25 ℃。

（4）对热源反应灵敏恒定。家兔被毛较厚，主要依靠耳和呼吸散热，易产生发热反应，对热源反应灵敏、典型、恒定。

（5）刺激性排卵。家兔性周期不明显，但雌兔可表现出性欲活跃期，表现为活跃、不安、跑跳踏足、抑制、少食、外阴稍有肿胀、潮红、有分泌物。通常需要交配刺激诱发排卵，一般在在交配后10～12小时排卵。

二、家兔在医学生物学研究中的应用

1. 免疫学研究

家兔是制备免疫血清的最理想动物，其特点是制备的血清制品效价高、特异性强，因此被广泛地用于各类抗血清和诊断试剂的研制。

2. 药品、生物制品检验

由于家兔的体温变化十分灵敏，易于产生发热反应，热型恒定，因此各种药品的热源检验常选用家兔。

3. 兽用生物制品的制备

猪瘟兔化弱毒苗，猪支原体乳兔苗等生物制品均是通过家兔研制的。

4. 破骨细胞的制备

以新生乳兔作为制备破骨细胞的理想实验动物，被广泛地用于口腔医学方面的研究。

5. 眼科学的研究

家兔眼球大，便于进行手术操作和观察，是眼科研究中常用的实验动物。

6. 制备动物疾病模型

利用家兔研究胆固醇代谢和动脉粥样硬化，利用纯胆固醇溶于植物油中喂饲家兔，可以引起家兔典型的高胆固醇血症。以家兔制备的疾病模型有高脂血症、主动脉粥样硬化斑块、冠状动脉粥样硬化病变，与人类的病变基本相似。

7. 皮肤反应试验

家兔皮肤对刺激反应敏感，其反应近似于人。常选用家兔皮肤进行毒物对皮肤局部作用研究。兔耳可用于实验性芥子气皮肤损伤、冻伤和烫伤的研究。家兔皮肤也用于化妆品的研究实验。

8. 其他研究

多种寄生虫病的研究、畸形学的研究，人、兽传染病诊断中病原的毒力试验以及生物制品的安全试验、效力测定，化工生产中的急性和慢性毒性等试验也常用家兔进行。

三、家兔的主要品种

家兔品种很多，我国饲养的家兔品种有：中国白兔、大耳白兔、新西兰兔、青紫兰兔、力克斯兔等十几种。用于实验的主要有以下几种：

1. 新西兰兔。新西兰兔培育地是美国加利福尼亚州，按毛色可分为新西兰白兔和红兔两种。因和栖息在新西兰岛上的野生兔毛色相似而命名。新西兰白兔具有毛色纯白、体格健壮、繁殖力强、生长迅速、性情温和、容易管理等优点，故已广泛应用于皮肤反应实验、药剂的热原试验、致畸试验、毒理实验以及妊娠诊断、人工授精实验、计划生育研究和制造诊断血清等。新西兰白兔体长中等，臀圆，腰及胸部丰满，早期生长快，成年体重4.5～5.0 kg。

2. 青紫兰兔。青紫兰兔属皮肉兼用型兔。毛色特点：每根被毛都有3～5段颜色，如灰色、灰白色、黑色等。青紫兰兔分标准型和大型两个品系。标准型成年体重约2.5～3.0 kg，无肉髯；大型体重4.5～6.0 kg，毛色较标准型浅，有肉髯。实验中常用标准型。

3. 大耳白兔。大耳白兔又名大耳兔、日本大耳白兔，是日本用中国白兔选育而成的皮肉兼用兔。毛色纯白，红眼睛，体型较大。体重4.0～6.0 kg，最高可达8.0 kg。两耳长且大而高举，耳根细，耳端尖，形同柳叶。母兔颈下具有肉髯，被毛浓密。大耳白兔生长发育快，繁殖力强，但抗病力较差。由于它的耳朵大，血管清晰，皮肤薄，便于取血和注射，是一种常用的实验用兔。

4. 力克斯兔。力克斯兔属皮用兔。全身长有密集、光亮如丝的短绒毛。成年兔体重3.0～3.5 kg。力克斯兔被毛颜色为背部红褐色，体侧毛色渐浅，腹部呈浅黄色。经不断选育与改良，已有黑、白、古铜、天蓝、银灰等各种自然色。力克斯兔作为实验用兔具有良好的发展前景，因为该兔本身属皮用兔，其毛皮有很高的经济价值，而许多实验往往并不损坏其毛皮，用于实验可一举两得，既不影响实验，又可回收毛皮。

5. 中国白兔。中国白兔又名白家兔、菜兔，是我国劳动人民长期培育成的一种皮肉兼用又适合试验需要的品种。饲养历史悠久，全国各地均有分布。毛色为纯白，体型紧凑，体重1.5～2.5 kg，红眼睛、嘴较尖、耳朵短而厚。皮板厚实，被毛短密。中国白兔有许多突出的优点，如抗病力强，耐粗饲，对环境适应性好，繁殖力强，一年可生6～7胎，每胎平均产崽6～9只，最高达15只。雌兔有5～6对乳头。中国白兔是一种优良的育种材料，国外育成的许多优良品种和中国白兔有血缘关系。该兔的缺点是体型较小，生长缓慢。

第六节　犬

犬，学名 *Canis familiaris*，属于脊索动物门、哺乳纲、食肉目、犬科、犬属、犬种。犬是最早被驯化的家养动物，其历史约有12万年之久。其发源地至今未知，一般认为犬、狐和胡狼科动物与犬有一定的亲缘关系。从20世纪40年代开始，犬才作为实验动物应用。

一、犬的生物学特性和解剖、生理特点

1. 生物学特性

（1）聪明机警，爱好近人。犬易于驯养，善与人为伴，有服从人的意志的天性，能够领会人的简单意图。

（2）对外环境的适应能力强。犬能适应比较热和比较冷的气候。

（3）肉食性。犬为肉食性动物，善食肉类和脂肪，同时喜欢啃咬骨头以磨利牙。

（4）运动性。犬习惯不停的活动，因此要求有足够的运动场地。对生产繁殖的种犬，更应注意应有足够的活动场地和活动量。

（5）情绪性。犬常用摇尾、跳跃表示内心的喜悦，吠叫可以是诉求，也可能是进攻的前兆。犬在饲养管理过程中如被粗暴对待，往往容易恢复野性。

（6）易建立条件反射。犬的神经系统较发达，能较快地建立条件反射。犬的时间观念和记忆力都很强。

（7）归向感好。犬远离主人或住地，仍能够回家。

（8）繁殖特性。犬属于春秋季单发情动物，性成熟 280～400 天，性周期 180 天（126～240 天），发情期 13～19 天，妊娠期 60 天（58～63 天），哺乳期 60 天，胎产崽数 1～8 只，适配年龄雄犬 1.5 年，雌犬 1～1.5 年。

（9）寿命 10～20 年。

（10）染色体 39 对。

2. 解剖学特点

（1）乳齿齿式 2（门 3/3，犬 1/1，前臼 3/3，臼 0/0）＝28，成年齿式 2（门 3/3，犬 1/1，前臼 3/3，臼 2/3）＝42。

（2）眼水晶体较大。嗅脑、嗅觉器官、嗅神经、鼻神经发达，鼻黏膜上布满嗅神经。

（3）无锁骨，肩胛骨由骨骼肌连接躯体。食管全由横纹肌构成。

（4）具有发达的血液循环和神经系统，内脏与人相似，比例也近似。胸廓大，心脏较大。肠道短，尤其是小肠。肝较大，胰腺小且分两支，胰岛小且数量多。

（5）皮肤汗腺极不发达，趾垫有少许汗腺。

（6）雄狗无精囊和尿道球腺，有一块阴茎骨。雌狗有乳头 4～5 对。

3. 生理学特点

（1）有不同的神经类型。犬一般分成活泼型、安静型、不可抑止型、衰弱型。神经类型不同，导致性格不同，用途也不一样。

（2）嗅觉特别灵敏。犬的嗅脑、嗅觉器官和嗅神经极为发达，所以犬的嗅觉特别灵敏。能够嗅出稀释千万分之一的有机酸。尤其是对动物性脂肪酸更为敏感。实验证明，犬的嗅觉能力是人的 1 200 倍。

（3）听觉敏锐。犬的听觉很敏锐，大约为人的 16 倍，犬不仅可分辨极细小的声音，而且对声源有判断能力，对简单语言可根据音调、音节变化建立条件反射。

（4）视觉较差。犬的每只眼睛有单独视野，视角不足 25°，并且无立体感。犬对固定目标 50 m 以内可看清，对运动目标则可感觉到 825 m 远的距离。犬视网膜上没有黄斑，即没有最清楚的视点，因而视力较差。犬是红绿色盲，所以不能以红、绿色作为条件刺激物来进行条件反射试验。

（5）味觉极差。犬的味觉迟钝，很少咀嚼，吃东西时，不是通过细嚼慢咽来品尝食物的味道，主要靠嗅觉判断食物的好坏和喜恶。因此，在准备犬的食物时，要特别注意气味的调理。

（6）消化过程与人类似。犬有与人相似的消化过程，但对脂肪酸的耐受力比人强，对蔬菜的消化能力比人差。

二、犬在医学生物学研究中的应用

犬易于驯养，饲养方便，适应性强，繁殖力高，且体形适中，易于操作，因而在众多科学实验中尤其是生物医学研究中应用广泛。

1. 实验外科学研究

犬广泛用于实验外科各个方面的研究，如心血管外科、脑外科、断肢再植、器官和组织移植等。临床医学在探索、研究新的手术或麻醉方法时，常选用犬进行动物实验，当有成功的经验和熟练的技巧后再试用于临床。

2. 基础医学实验研究

犬是目前基础医学研究和教学活动中最常用的实验动物之一，特别是在生理、病理等实验研究中尤其如此。犬的神经系统和血液循环系统发达，适合进行此方面的研究。失血性休克、弥散性血管内凝血、动脉粥样硬化（特别是脂质在动脉血管壁中的沉积）、急性心肌梗死、心律失常、急性肺动脉高血压、肾性高血压、脊髓传导试验、大脑皮层定位试验等许多实验研究往往选用犬作为实验动物。

3. 慢性实验研究

犬易于调教，通过短期训练即可较好地配合实验，故非常适合于进行慢性实验研究。条件反射试验、各种治疗效果试验、内分泌腺摘除试验、慢性毒性试验常选用犬来进行。犬的消化系统也很发达，与人有相同的消化过程，所以特别适合于进行消化系统的慢性试验。

4. 药理学、毒理学及药物代谢研究

犬常用于多种药物在临床使用前的各种药理试验、代谢试验以及毒性试验，如磺胺药物代谢实验研究、新药毒性实验研究等。

5. 某些疾病研究

犬作为实验动物，常用于某些特殊疾病的研究，如进行先天性白内障、高胆固醇血症、糖原缺乏综合征、遗传性耳聋、血友病 A、先天性心脏病、先天性淋巴水肿、肾炎、青光眼、狂犬病等研究。

此外，实验犬常用于行为学、肿瘤科学以及放射医学等研究领域。

三、犬的主要品种

世界上犬的品种繁多，据不完全统计有 300 多种。但专用于动物实验的品种不是很多，很多地方从市场上购买民养犬从事实验。国际上用于医学研究的犬主要有下述几种：

1. 毕格犬（Beagle）。毕格犬原产英国，是猎犬中较小的一种，1880 年传入美国。我国于 1983 年引入并繁殖成功。毕格犬是近代培育成的专用实验犬，在以犬为实验动物的研究成果中，只有应用毕格犬的才能被国际公认。毕格犬之所以被广泛地用于实验研究，是由它的特点决定的。

毕格犬品种特征：体形小，成年体重为 7～10 kg，体长 30～40 cm，短毛，花斑色。性情温和,易于驯服和抓捕,亲人。遗传性能稳定。毕格犬品种固定且优良,一般无遗传性神经疾患。形态体质均一。由于其血液循环系统很发达,且器官功能一致,表现出体温稳定,又比杂种犬体温低 0.5 ℃,因此在实验中反应一致性好,尤其在实验中对环境的适应力、抗病力较强。性成熟期早,约 8～12 个月,产崽数多。

毕格犬实验时易于抓捕,便于操作,实验重复性好,尤其适合药理、循环生理、眼科、毒理、外科学等的研究,被国际医学、生物学界公认为较理想的实验用犬。

2. 四系杂交犬。该犬是为科研工作者需要而培养出的一种外科手术用犬,它由两种以上品系犬杂交而成。如 Gvayhowd、Labrador、Samoyed 及 Basenji 四品系杂交。取 Labrador 较大身躯、极大胸腔和心脏等优点,取 Samoyed 耐劳和不爱吠叫的优点。

3. 黑白斑点短毛犬。该犬可用于特殊的嘌呤代谢研究以及中性粒细胞减少症、青光眼、白血病、肾盂肾炎等病的研究。

4. Labrador 犬。该犬一般作实验外科研究用。

我国繁殖饲养犬品种繁多,品种之间差异较大,如中国猎犬、狼犬、四眼犬、华北犬、西北犬等。华北和西北犬广泛用于烧伤、放射损伤、复合伤等研究。狼犬适用于胸外科、脏器移植等实验研究。

第七节　猫

猫,学名 *Felis catus*。属于哺乳纲、食肉目、猫科、猫属、猫种。

一、猫的生物学特性和解剖、生理特点

1. 生物学特性

(1) 敏感多疑。猫类是天生的神经质和行动谨慎的动物,对于陌生人或环境十分多疑,但对人通常会表现出亲切感。猫对周围环境的变化特别敏感,在环境改变的情况下,应使猫有足够的时间调整并适应。

(2) 孤独自由。猫喜孤独、自由的生活,除发情和交配外,很少群居。

(3) 爱干净、喜干燥。猫喜爱明亮干燥的环境,不随地排大小便,有在固定地点大小便的习惯,便后立即掩埋。

(4) 繁殖特性:性周期约 14 天,发情期持续 4～6 天,求偶期约连续 2～3 天。怀孕期 60～68 天(平均 63 天)。产崽数常为 3～5 只,哺乳期 60 天。适配年龄雄性 1 岁,雌性 10～12 月龄。雄性可利用 6 年,雌性 8 年。

(5) 体型差异小。成年猫体长一般约 40～45 cm,雄性体重约 2.5～3.5 kg,雌性体重 2～3 kg。

(6) 季节性换毛。成年猫每年在春夏和秋冬交替的季节各换一次毛。

(7) 平衡感好。善捕捉,善攀登,具有很好的平衡感。

(8) 寿命约 8～14 年。

(9) 染色体 19 对。

2. 解剖学特点

(1) 成年猫的齿式 2(门 3/3,犬 1/1,前白 3/2,白 1/1)＝30。

(2) 猫舌的结构是猫科动物所特有的,其表面有无数丝状乳突,被有较厚的角质层,呈

倒钩状,便于舔食骨上的肉。

(3) 猫为单室胃,盲肠细小,只能见到盲端有一个微小突起。猫的大网膜发达,重约35 g,不但起固定保护胃、肠、脾、肝脏的作用,而且还能保温,所以猫很耐寒。

(4) 大脑和小脑发达,其头盖骨和脑的形态特征固定,对去脑实验和其他外科手术耐受力较强。平衡感好,反射功能发达,瞬膜反应敏锐。

(5) 雌猫乳腺位于腹部,有 4 对乳头,具双角子宫。

3. 生理学特点

(1) 循环系统发达,血压稳定,血管壁较坚韧。红细胞大小不均匀,细胞边缘有一环状灰白结构,称为红细胞折射体(RE),正常情况下,10％的红细胞中有 RE 体。血型有 A、B、AB 型。

(2) 反应灵敏。在正常条件下很少咳嗽,但受到机械刺激或化学刺激后易诱发咳嗽、呕吐。猫的呼吸道黏膜对气体或蒸气反应很敏感。猫对吗啡的反应和一般动物相反,狗、兔、大鼠、猴等主要表现为中枢抑制,而猫却表现为中枢兴奋。猫对所有酚类都敏感。

(3) 瞳孔调节灵敏。猫眼能按照光线强弱灵敏地调节瞳孔,光线强时,瞳孔收缩成线状。晚上视力很好,便于在黑暗中捕食鼠类。

(4) 属典型刺激性排卵动物。猫属于季节性多次发情动物,只有经过交配刺激,才能排卵,交配期每年 2 次(春季和秋季)。猫在交配后的 25～27 小时才排卵。

二、猫在医学生物学中的应用

猫可耐受麻醉及脑的部分破坏手术,在手术时能保持正常血压,猫的反射功能与人近似,循环系统、神经系统和肌肉系统发达,所以主要用于神经学、生理学及毒理学的研究。

1. 中枢神经系统研究

常用猫脑室灌流法来研究药物作用部位;血脑屏障,即药物由血液进入脑或由脑伴随转运至血液的问题;神经递质等活性物质的释放,特别是在清醒条件下研究活性物质释放和行为变化的相关性,如针麻、睡眠、体温调节的条件反射;常在猫身上采用辣根过氧化物酶(HRP)反应方法来进行神经传导通路的研究,即用过氧化氢为供氢的底物,再使用多种不同的成色剂来显示运送到神经系统内的 HRP 颗粒,进行周围神经形态学的研究,同时可用 HRP 追踪中枢神经系统之间的联系和进行周围神经与中枢神经联系的研究。在神经生物学实验中常用猫做大脑强直、姿势反射实验以及刺激交感神经时瞬膜及虹膜的反应实验。

2. 药理学研究

观察用药后呼吸系统、心血管系统的功能效应和药物的代谢过程。如常用猫观察药物对血压的影响,进行冠状窦血流量的测定,以及阿托品解除毛果芸香碱作用等试验。

3. 循环生理研究

选用猫做血压实验优点很多,如血压稳定,较大鼠、家兔等小动物更接近于人体,对药物反应更灵敏,且与人基本一致;血管壁坚韧,便于手术操作和适用于分析药物对循环系统的作用机制;心搏力强,能描绘出完好的血压曲线;用作药物筛选试验时可反复应用等。特别值得一提的是,它更适合于药物对循环系统作用机制的分析,因为猫有瞬膜反应,不仅便于分析药物对交感神经节和节后神经的影响,而且易于制备脊髓猫以排除脊髓以上中枢神经系统对血压的影响。

4. 其他研究

猫可用作炭疽病以及阿米巴痢疾的研究。近年来我国用猫进行针刺麻醉原理的研究，效果较理想。在生理学上利用电极刺激神经测量其脑部各部分的反应。在血液病研究上选用猫作白血病和恶病质者血液的研究。猫是寄生虫中弓形虫的宿主，因此在寄生虫病中是一种很好的模型。猫可作许多疾病的良好模型，如 Kinefelters 综合征、白化病、聋病等。

三、猫的主要品种

实验用猫一般分为家猫和品种猫两大类。

（1）家猫，是家庭养猫的统称，一般是随机交配的产物。

（2）品种猫，经选育而成，每个品种猫都具有特定的遗传特征。世界上现在有 35 种以上的品种猫，有长毛种和短毛种两类。

猫不易成群饲养，繁殖较为困难，加之发情期有心理变态，在饲养中涉及动物心理学问题，给繁殖带来困难。目前我国实验中使用的猫绝大部分为收购来的家养杂种猫，其种猫应体质健壮，抵抗力强，少数单位也已开始饲养、繁殖，以作实验用猫。实验用猫应选用短毛猫，长毛猫易污染实验环境，体质较弱，且实验耐受性差，不宜选用。

第八节 非人灵长类动物

非人灵长类包括除人以外的所有灵长类动物，属于哺乳纲、灵长目。非人灵长类是人类的近属动物，其组织结构、生理和代谢功能与人类相似，应用此类动物进行研究实验，最易解决人类相似的病害及其有关机理，是极为珍贵的实验动物，其价值远非其他种属动物所能比拟。非人灵长类动物有数十种，包括长臂猿、猩猩，以及应用最多的猕猴等。目前实验用猕猴已从野外捕捉为主转为人工饲养繁殖为主。

非人灵长类动物既具有哺乳动物的共同特征，又具有自身的特点，现以生物医学使用最多的猕猴为代表，介绍其生物学特征及解剖、生理特点等方面的内容。

一、猕猴的生物学特性和解剖、生理特点

1. 生物学特性

（1）喜居山林。猕猴一般生活在山林区，有些猴群则生活在树木很少的石山上。

（2）群居性强。猕猴群与群之间喜欢吵闹和撕咬。每群猴均由一只最强壮、最凶猛的雄猴做"猴王"。在"猴王"的严厉管制下，其他雄猴和雌猴都严格听从，吃食时"猴王"先吃，但"猴王"有保卫整群安全生存的天职。

（3）杂食性。猕猴是杂食性动物，以素食为主。

（4）聪明伶俐。猕猴聪明伶俐，胆小。吃食时，先将食物送进颊囊中，不立即吞咽，待采食结束后，再以手指将颊囊内的食物顶入口腔内咀嚼。

（5）繁殖特性。雄猴性成熟为 3 岁，雌猴为 2 岁。雌猴为单子宫，月经周期为 28 天（变化范围为 21～35 天），月经期多为 2～3 天（变化范围为 1～5 天）。雌猴在交配季节，生殖器官周围区域发生肿胀，外阴、尾根部、后肢的后侧面、前额和脸部等处的皮肤都会发生肿胀。雌猴怀孕期为 156～180 天（平均为 164 天），哺乳期为 7～14 个月。每年可怀 1 胎，每胎产 1 崽。

（6）母婴协调。母猴对婴猴照顾特别周到。新生婴猴不需母猴协助就能以手指抓母亲

的腹部皮肤或背部,在母亲的携带之下生活,母猴活动、跳跃,婴猴都不会掉落。出生后7周左右,离开母猴同其他婴猴一起玩耍。

2. 解剖学特点

(1)乳齿齿式2(门2/2,犬1/1,前臼2/2)=20,恒齿齿式2(门2/2,犬1/1,前臼2/2,臼3/3)=32。

(2)猴的大脑发达,具有大量的脑回和脑沟。

(3)猴的四肢没有人类发达。四肢粗短,具有五趾,前肢比后肢发达,后肢的大踇趾较小而活动性大,可以内收、外展;前肢的大踇趾与其他四趾相对,能握物攀登。猕猴的趾甲为扁平状,这也是高等动物的一个特征。

(4)猕猴属的各品种都具有颊囊,颊囊利用口腔中上下黏膜的侧壁与口腔分界。是用以贮存食物的,这是因为摄食方式的改变而发生的进化特征。

(5)猕猴的胃属单室,呈梨形。小肠的横部较发达,上部和降部形成弯曲,呈马蹄形。盲肠发达,为锥形的囊。胆囊位于肝脏的右中叶,肝分6叶。

(6)猕猴的肺有不成对肺叶,肺叶3~4叶(最多为4叶),左肺为2~3叶,宽度大于长度。

3. 生理学特点

(1)体内不能合成维生素C。猴体内缺乏维生素C合成酶,自身不能合成维生素C,需要从饲料中摄取。

(2)神经系统较发达。猕猴有发达的神经系统,因而它的行为复杂,能用前后肢操作。

(3)视觉较人敏感。猴的视网膜上有一黄斑,黄斑上的锥体细胞与人相似;猴有立体视觉能力,能分辨出物体间位置和形状,产生立体感;猴也有色觉,能分辨各种颜色,它还具有双目视力。

(4)嗅觉稍差。猴的嗅觉器官处于最低的发展阶段,嗅脑不十分发达,嗅觉的强度退化,但嗅觉在猴的日常生活中还起着重要的作用,当它们初次接触到任何物品时,都需先嗅一嗅。

(5)对特定细菌敏感。猕猴对痢疾杆菌和结核杆菌极敏感,并常携带有B病毒。B病毒可感染人,严重者可致死亡。

二、猕猴在医学生物学中的应用

猕猴的生物学特性与人类极其相似,是其他动物无法相比的,所以是医学和生物学研究最重要的动物模型。目前广泛应用于环境卫生、传染性疾病、神经生物学、病理学、生殖生理、心血管代谢和免疫性疾病、发育生物学、内分泌学、免疫遗传、肿瘤治疗研究等。全世界每年应用于疫苗生产、检验和医学生物学研究的猴子达几万至十几万只。

在医学生物学领域,用猕猴研究人的大脑功能、心理学、行为学、肿瘤疾病、器官移植、传染性疾病、小儿麻痹、麻疹、伤寒、脑炎、霍乱、流感、艾滋病等。用猴已成功创造出高血压、冠状动脉不全、心肌梗死等动物模型。

随着生物科学的发展,特别是基因工程、转基因和克隆技术的发展,对猕猴的需求将会持续增加,人工饲养加快发展猕猴数量是社会发展的迫切需求。

三、猕猴的主要品种

研究工作中使用最多的非人灵长类实验动物是旧大陆猴,其中猕猴属最为重要,其主要品种为恒河猴和熊猴。

(1) 恒河猴(罗猴,广西猴),最初发现于孟加拉的恒河河畔。我国广西省恒河猴很多,在西南、华南各省及福建、江西、浙江、安徽黄山、河北东陵也有分布。其身上大部分毛色为灰褐色;腰部以下为橙黄色,有光泽,毛细;胸腹部、腿部毛呈淡灰色;面部、两耳多肉色,少数红面,臀胝多红色,眉高眼深。

(2) 熊猴(阿萨密猴,蓉猴),产于缅甸北部阿萨密及我国云南、广西。形态与恒河猴相似。身体较大,毛色棕褐,缺少腰背部橙黄色光泽,毛粗,老猴面部常生雀斑,头毛向四面分开。不如恒河猴敏捷、聪明。叫声哑,犹如犬吠。

第九节　其他实验用动物

除了小鼠、大鼠、地鼠、豚鼠、兔、狗、猴等常用的实验动物以外,还常将部分役用、经济用和野生动物取作实验用动物。例如鸡、小型猪、长爪沙鼠、树鼩、家畜(牛、绵羊、山羊)、鱼类、两栖类动物、爬行类动物等。为了更好地了解和利用这部分实验用动物资源,分别作一简单介绍。

一、鸡

鸡是在生物医学研究中最常用的禽类动物,属鸟纲、鸡形目、雉科。品种较多,饲养环境水平控制严格,SPF 鸡已在生物医学研究的许多领域中应用。

1. 生物学特性及解剖、生理特点

(1) 生物学特性:具有一定的筑巢性和较弱的飞翔能力;性喜啼鸣,喜不停活动,四处觅食;食性广泛,有食沙粒助消化的特性;神经质,易惊恐,异常的声响、闪烁的光照、明暗阴影的变化、气压的突变都有可能导致歇斯底里的发作,乱飞或挤成一团;体温高,代谢旺盛;听力灵敏,白天视力敏锐;体表被有丰满的羽毛并周期性自然换羽;对高温和湿热环境耐受力差。鸡为卵生,一次交配 12 天后仍可使 60% 卵受精,30 天仍可受精;染色体 39 对。

(2) 解剖学特点:喙角质化,无齿;肺呈海绵状,紧贴于肋骨上,无肺胸膜及横隔,肺上有许多小支气管与气囊相通;食道中部有嗉囊,具有软化饲料功能;胃分为腺胃和肌胃;小肠长,直肠短,一对管状盲肠;无肾盂、膀胱,输尿管直通泄殖腔;公鸡一对睾丸附于背腰部脊椎两侧,状如豆形,输精管开口于泄殖腔;母鸡右侧卵巢退化,左侧发育正常,性成熟后,表面有多个发育不同程度的大小卵泡,输卵管分伞部、卵白分泌部、峡部、子宫部和阴道部,阴道开口于泄殖腔;没有汗腺,散发热量主要靠呼吸。

(3) 生理学特点:生长快,成熟早,饲料利用率和饲料报酬高;消化道短,粗纤维消化率低;尿很少,呈白色,为尿酸和尿酸盐,呈碎屑稀粥状附在粪表面排出;鸡的标准体温为41.5 ℃,心率250~350 次/分,呼吸达 100 次/分;红细胞有核,呈椭圆形;生殖和光照关系密切,换羽时停止产蛋。

2. 鸡在医学生物学中的应用

(1) 鸡胚是生产小儿麻疹疫苗、黄热病疫苗、狂犬病疫苗的主要材料,鸡和鸡胚是研究和生产、检验鸡新城疫Ⅰ系苗、Ⅱ系苗、F系苗、L系苗,鸡马立克氏疫苗,鸡法氏囊疫苗,山羊传染性胸膜肺炎浓缩苗的主要材料。通过鸡胚传代可使某些病毒的毒力致弱,由此可研制弱毒疫苗,如口蹄疫AⅢ型鼠化病毒,通过鸡胚传代后,毒力降低一个滴度。

（2）鸡的红细胞呈椭圆形,核大。染色后细胞呈浆红色,核为深紫色。利用该特点,在炎症吞噬反应试验中,可以用鸡红细胞作为炎性渗出液内白细胞的吞噬异物,观察吞噬功能和过程。

（3）鸡马立克氏病是由疱疹病毒引起的肿瘤病,用疫苗可以预防,这是第一个可以用疫苗预防的肿瘤,揭示病毒可以导致机体发生肿瘤,并能用疫苗预防,因而鸡可用于病毒致肿瘤机理的研究。

（4）激素代谢的研究。公鸡去势后,雄性特征退化,冠不发达,性情温驯,不好斗,啼鸣少,利用这一特点,可以采取摘除公鸡睾丸,进行雄性激素代谢的研究。

（5）鸡可以作为研究高脂血症、动脉粥样硬化的动物模型,另外还可用于关节炎、白血病、肌肉营养不良症等研究。

（6）在某些药物评价试验中要用鸡或鸡的离体器官,可以利用1~7日龄雏鸡膝关节和交叉神经反射,评价脊髓镇静药的药效;利用6~14日龄雏鸡评价药物对血管功能的影响等。

此外,鸡也用于感染性疾病的研究,如支原体感染引起的肺炎、关节炎,链球菌感染引起的细菌性内膜炎等。还用于营养学研究,如B族维生素,特别是维生素B_{12}和维生素D缺乏症,钙磷代谢的调节,碘缺乏症等。还可用于老年医学及环境污染方面的研究。

3. 鸡的主要品种、品系

鸡的品种很多,对实验用鸡的品种及品系国内外尚无统一规定。鸡作为实验动物,除少数用鸡本身外,大多数用鸡胚来进行实验,但在某些研究领域,仍需用鸡进行实验,常用的实验鸡品种主要为:

（1）白来航鸡,原产于意大利,单冠,冠鲜红,膨大,公鸡冠直立,母鸡多倒向一侧。耳叶白色,喙、颈和皮肤均为黄色,体形紧凑,尾羽开张,羽毛纯白色,5~5.5月龄开产。该鸡精力旺盛、活泼、成熟早,无就巢性,是生物医学研究中常用的品种。

（2）星杂288（白）鸡。该品种鸡属于白来航小型高产配套杂交品系,其优点是体形小,耗料少,产蛋多,觅食力强,性成熟早,适应性强,无就巢性,外观清秀而紧凑,全身白羽紧贴体躯,尾羽上翘、舒展、略开张,眼大有神,肉、肉垂、脸为红色,耳叶白色,喙、颈、皮肤呈黄色,均为单冠,公鸡冠大、较厚而直立,母鸡冠薄,直立或略倒向一侧。

另外,根据医学研究的需要,目前已培育成源于来航鸡的几种近交程度较高的品系,如用于研究甲状腺机能减退的肥胖来航品系,用于皮肤移植研究的GN来航品系等。

二、小型猪

猪在生物学分类上属哺乳纲,偶蹄目,野猪科,猪属。

1. 小型猪的生物学特性及解剖、生理特点

（1）生物学特性:小型猪体型矮小,性情温顺。为杂食性动物,有用吻突到处乱拱的习性。成年猪的体重一般在80 kg以下,无毛或有稀疏的被毛。毛色白、黑、黑白及褐色。为全年性多发情动物,性成熟早,小型猪性成熟时间,雌猪为4~8月龄,雄猪为6~10月龄,性周期16~30天,发情持续时间为1~4天;排卵时间至发情开始后25~35小时,最适交配期

在发情开始后 10～25 小时,妊娠期 114 天,每胎产崽 2～10 头。寿命最长达 27 年,平均16 年。

(2) 解剖学特点:小型猪的皮肤组织结构与人类很相似,具有皮下脂肪层。其汗腺为单管状腺,皮脂腺有发达的唾液腺,但消化纤维能力有限,只能靠盲肠内少量共生的有益微生物将纤维素分解。小型猪的脏器重量近似于人类。胃为单室混合型,近食管口端有一扁圆锥形突起,称憩室。盲肠较发达。肺分叶明显,叶间结缔组织发达。两肾位于 Ⅰ－Ⅳ 腰椎水平位,呈蚕豆状。汗腺不发达,幼猪和成年猪都怕热,猪的胎盘类型属上皮绒毛膜型,母源抗体不能通过胎盘屏障,只能从初乳中获得。

(3) 生理特点:喜食甜食,舌体味蕾能感觉甜味;胃内分泌腺分布在整个胃内壁上,这与人很接近;消化特点介于食肉类与反刍类之间;消化过程、营养需要、骨骼发育以及矿物质代谢都与人极其相似;心血管分支、红细胞成熟时期、肾上腺及雄性尿道等形态结构以及血液及血液生化部分指标都与人接近;胆囊浓缩胆汁能力低;具有广泛的遗传多样性。

2. 小型猪在医学生物学中的应用

猪和人在解剖、生理学上包括皮肤、心脏血管、消化道、免疫系统、肾、眼球、牙齿等方面有很大的相似性。在有些实验领域内,有用猪取代狗的趋势。

(1) 皮肤烧伤的研究。猪的皮肤结构与人非常相似,包括体表毛发、表皮结构、表皮形态和增生动力学,以及烧伤皮肤的体液和代谢变化机制,故猪是进行实验性烧伤研究的理想动物。

(2) 肿瘤研究。美洲辛克莱小型猪,80%于出生前和产后有自发性皮肤黑色素瘤。这种黑色素瘤有典型的皮肤自发性退行性变,有与人黑色素瘤病变和传播方式完全相同的变化。瘤细胞变化和临床表现很像人黑色素瘤从良性到恶性的变化过程,是研究人黑色素瘤的动物模型。

(3) 免疫学研究。猪的母源抗体只能通过初乳传给仔猪。剖腹产仔猪在几周内,体内γ 球白和其他免疫球蛋白很少,无菌猪体内没有任何抗体,一旦接触抗原,能产生极好的免疫反应。可利用这些特点进行免疫学研究。

(4) 心血管病研究。猪冠状动脉循环,在解剖学、血流动力学上与人类相似。对高胆固醇饮食的反应与人一样,很容易出现动脉粥样硬化典型病灶。幼猪和成年猪能自发动脉粥样硬化,其粥样病变前期可与人相似。老龄猪动脉、冠状动脉和脑血管的粥样硬化与人的病变特点非常相似。因此,猪可能是研究动脉粥样硬化最好的动物模型。此外,研究猪心脏病的病因和病理发生,可能对人类心脏病的研究有很高的价值。

(5) 营养学研究。仔猪和幼猪与新生婴儿呼吸系统、泌尿系统、血液系统都很相似。仔猪像婴儿一样,也会患营养不良性蛋白质、铁、铜和维生素 A 缺乏症。因此,仔猪可广泛应用于儿科营养学研究。

(6) 遗传疾病研究。有先天性红眼病、先天性肌肉痉挛、先天性小眼病、先天性淋巴水肿等遗传性疾病。

(7) 其他疾病研究。猪的病毒性胃肠炎可作婴儿病毒性腹泻动物模型。支原体关节炎可作人的关节炎动物模型。此外,还可用猪研究十二指肠溃疡、胰腺炎、食物源性肝坏死等疾病。

(8) 悉生猪和无菌猪不仅可用于研究人类包括传染性疾病在内的各种疾病,更是研究猪病不可缺少的实验动物,它完全排除了其他猪病病原、抗体对所研究疾病的干扰作用。无菌猪、悉生猪还能提供心瓣膜供人心瓣膜修补使用。

3. 国内小型猪的主要品系

我国是养猪大国,具有培育小型猪得天独厚的资源及条件。从 20 世纪 80 年代初开始,我国开始对小型猪资源进行调查和实验动物化研究,目前国内的小型猪品系主要有版纳微型猪、贵州小型香猪、广西巴马小型猪、五指山小型猪、中国实验用小型猪。

(1) 版纳微型猪。云南农业大学曾养志教授等以西双版纳小耳猪为基础种群,经长期选种选配,初步培育成两个体型大小不同的 JB(成年体重 70 kg)和 JS(成年体重 20 kg)近交系,其中又分化为 8 个不同家系,家系下再进一步分化为带有不同遗传标记的 17 个亚系,至 2003 年 10 月,近交代数已达 20 代。2005 年 11 月 18 日通过鉴定,成为世界上诞生的第一个大型哺乳动物近交系。

(2) 贵州小型香猪。贵州中医学院甘世祥教授等于 1985 年以原产于贵州丛江县的丛江香猪为基础种群,以小型化、早熟化为育种目标进行定向选育,成为我国较早正式报道的小型猪。曾于 1987 年作为"贵州小型香猪作为实验动物的研究"课题成果通过省级鉴定。近年来开展了近交系培育工作,近交群猪成年体重约 30 kg。

(3) 广西巴马小型猪。广西大学王爱德教授等从 1987 年开始,从原产地引入广西地方猪种巴马香猪公 2 头,母 14 头,组成零世代基础种群,采用基础群内封闭纯繁选育及半同胞为主的近交方式进行选育,至 1994 年已进入第 5 世代,近交系数为 35%。该小型猪的最大特点为白毛占体表面积大,占 92% 以上,个体具有较为整齐的头臀黑、其余白的独特"两头乌"毛色,而且出现双白耳突变个体及除尾尖少许黑毛的全白突变个体。该小型猪还具有体型矮小(24 月龄母猪体重 40~50 kg,公猪 30~40 kg)、性成熟早、多产(初产 8.5 头,经产 10 头)等优点。

(4) 五指山小型猪。又称老鼠猪,产于海南省的白沙县、东方县等偏僻山区。老鼠猪头小而长,耳小,嘴直立,胸部较窄,背腰直立,腹部下垂,臀部不发达,四肢细长,全身被毛大部分为黑毛,腹部和四肢内侧为白毛。据调查,成年体重 30~35 kg,很少超过 40 kg。中国农科院畜牧所冯书堂教授等于 1987 年从原产地引种了 2 头母猪、1 头公猪至北京扩群繁育,迁地保种获得成功,并且开展了近交培育、胚胎移植等方面的工作。已近交繁育至 16 代,近交系数已达 0.968,并建立了近交系各世代个体 DNA 遗传基因库。

(5) 中国实验用小型猪。是产于我国贵州和广西接壤地的香猪,由中国农业大学利用近交负向选择与系统选育相结合的育种方案培育成功。它具有体型小、成熟早、遗传稳定、抗逆性强、健康清洁的优点,便于手术操作和饲养护理。

三、长爪沙鼠

长爪沙鼠也称蒙古沙鼠、黑爪蒙古沙鼠、黄耗子、沙耗子、沙土鼠等。主要分布在我国内蒙、河北、山西、陕西、甘肃、宁夏等省、自治区的草原地带以及蒙古和俄罗斯布里亚特地区。长爪沙鼠属哺乳纲、啮齿目、仓鼠科、沙鼠亚科、沙鼠属。

1. 生物学特性及解剖生理特点

长爪沙鼠大小介于大、小鼠之间,一般成年体重不超过 100 g,体长约 112.5 mm,尾长101.5 mm,背毛棕灰色,腹毛灰白色,耳壳前缘有灰白色长毛,尾部被以密毛,尾端毛较长,呈束状。性成熟年龄为 3~4 个月,性周期 4~6 天,妊娠期 24~26 天,哺乳期 21 天。成年雄鼠体重 70~80 g,雌鼠 60~75 g。繁殖以春秋季为主,每年 1 月和 12 月基本不繁殖。成年雌鼠一年可繁殖 3～4 胎,每胎平均产仔 5～6 只,最多达 11 只。每只出生重 2.5～3.0 g。在人工饲养条件下,一年可繁殖 5～8 胎。一生的繁殖期为 7～20 个月,一生最高可繁殖 14 胎。寿命 2～3 年。

2. 在医学生物学中的应用

长爪沙鼠作为实验动物,其使用量远较大鼠、小鼠、豚鼠和地鼠少得多,但其在某些特殊研究领域具有重要价值,是大、小鼠无法比拟的。主要用于以下几个方面的研究:

(1) 细胞学研究。长爪沙鼠不仅对肺炎链球菌、流感嗜血杆菌敏感,而且对其他许多需氧及厌氧菌敏感。将敏感菌接种于中耳泡上腔内 5～7 天,经耳镜检查,可发现接种部位发生明显的反应,并引起中耳炎。

(2) 病毒学研究。长爪沙鼠对流行性出血热病毒(EHFV)比较敏感,而且适应毒株范围广,病毒在体内繁殖快,易分离和传代,是研究流行性出血热理想的动物模型。另外,长爪沙鼠还对西方马脑炎病毒、狂犬病毒和脊髓灰质炎病毒等敏感。

(3) 寄生虫病学的研究。长爪沙鼠自然感染寄生虫不常见,但对多种丝虫、原虫、线虫、绦虫和吸虫的实验性感染非常敏感,是研究这些寄生虫病良好的动物模型。特别是近几年来在丝虫病的研究中发现长爪沙鼠对丝虫特别敏感,因而被广泛应用于丝虫病及抗丝虫药筛选的研究。

(4) 脑神经病的研究。由于长爪沙鼠独特的脑血管解剖特征,很容易利用它建立脑缺血模型,常用于脑梗死后所引起的中风、脑贫血及脑血流量改变等疾患及药物治疗的研究。另外沙鼠还具有类似人类的自发性癫病发作的特点,是癫痫研究常用的实验动物模型。

(5) 其他研究。长爪沙鼠还可用于内分泌学、代谢病、肿瘤学等方面的研究。

四、树鼩

树鼩,俗称树仙,属哺乳纲、树鼩目、树鼩下目、树鼩科。树鼩科下分 2 个亚科,6 个属,47 个种,约 100 个亚种。主要分布在我国云南、贵州、广东、广西、海南岛及缅甸、越南、泰国、马来西亚、印尼、菲律宾等热带和亚热带地区。

1. 生物学特性及解剖生理特点

树鼩形似松鼠,尾部毛发达,并向两侧分散。体长约 18 cm,尾长约 16 cm,成年体重约 120～150 g。前后足均 5 趾,每趾都有发达而尖锐的爪,吻部尖长,耳较短。体毛粟黄色,颌下和腹部为浅灰色,颈侧有条纹。

树鼩属杂食性动物,常以昆虫、小鸟、五谷、野果为食,喜食甜食。树鼩性成熟时间为 6 个月,妊娠期 41～50 天,每年 4～7 月为繁殖季节,每胎产崽 2～4 只。

实验室饲养时,树鼩喜在笼内翻滚蹿跳,笼不宜过小,繁殖笼内宜设多个小室,供繁殖育仔用。小室要避光隐蔽,以防其产育时受到惊动,造成拒哺乳或吞食仔鼩。笼养时要供给足够的蛋白质饲料,否则其营养缺乏,体重减轻,毛无光泽,易患病死亡。一般可供较软的高蛋白质饲料,并喂些水果、蔬菜。如饲料蛋白质水平较低,每周可补饲 2 次。

2. 在医学生物学中的应用

树鼩是除灵长类动物外解剖生理学特性最接近人类的,现已广泛应用于生物医学研究领域的各个方面。

(1) 甲型肝炎的研究。甲型肝炎病毒(HAV)可在树鼩体内繁殖,感染后 7～13 天,开始从粪便中排出病毒,持续时间 15～21 天,有些动物感染后血清转氨酶升高,另可有 78%

的树鼩血清中出现 HAV 抗体,因此树鼩是研究人类甲型肝炎病毒良好的动物模型。

（2）乙型肝炎的研究。乙型肝炎病毒（HBV）接种树鼩后第 5 天,约有 48% 的动物乙型肝炎表面抗原呈阳性,肝脏出现类似病毒性肝炎的病理学改变,因而树鼩又是研究人类乙型肝炎病毒良好的模型。

（3）肿瘤的研究。用黄曲霉素加入饲料后饲喂树鼩,饲喂 72～172 周,约有 50% 以上的树鼩产生肝癌;用 MCAL3-甲基胆蒽注射树鼩,14～16 个月可诱发产生纤维瘤,这一特性与人类化学致癌类似。另外树鼩在自然条件下可产生自发性乳腺癌、淋巴肉瘤、肝细胞瘤、表皮肝细胞癌（鳞状细胞癌、皮脂腺癌）,因此树鼩是研究肿瘤良好的动物模型。

（4）病毒学研究。树鼩对疱疹病毒敏感,经静脉、腹腔或皮下接种 HSV-I 后,在第 2～14 天发病死亡。用 HSV-Ⅱ 经腹腔和阴道感染后,第 3 天开始死亡,第 5～7 天达到死亡高峰,但 11 天后方能检测到中和抗体。另外成年树鼩对轮状病毒易感,可用于对人轮状病毒感染的致病机理、免疫调控、疫苗制备及检定等方面的研究。

（5）胆石症的研究。树鼩的胆汁组成与人类相似,用高胆固醇饲料喂缅甸树鼩能诱导胆结石的形成,因此树鼩可作为研究人类胆石症良好的实验动物。

（6）其他研究。树鼩还可用于人类致秃及毛发再生的研究。

五、家畜

1. 牛

牛属哺乳纲、偶蹄目、牛科。牛为反刍动物。一般培育的早熟品种性成熟期为 6～8 月龄,原始晚熟品种为 10～12 月龄。性周期 21 天,发情持续时间为 18h,发情结束后 11h 排卵,发情后若受精,受精卵 4 天进入子宫,35 天植入。胎盘为上皮绒膜型。妊娠期 282 天。

因为牛为多胃草食性动物,耐粗饲,易饲养;体型大,产血量多,对有些抗原物质反应敏感,因此,常用于血清学研究,健康牛血清、畜用抗血清的制造及兽用生物制品的检验。

2. 绵羊

绵羊属哺乳纲、偶蹄目、牛科。

绵羊为草食动物。较温顺,怕热不怕冷。上唇有裂隙,便于啃很短的草。其胆囊的浓缩能力较差,但胰腺的分泌能力较强。

绵羊性成熟年龄为 7～8 个月,寿命 10～14 年,繁殖适龄期 8～10 个月,性周期 14～20 天（平均为 16 天）,发情持续时间 1～3 天（平均为 1.5 天）,为季节性（秋季）发情动物。发情后 12～18h 排卵,妊娠期 140～160 天（平均为 150 天）,哺乳期 4 个月,产崽数 1～2 只。

绵羊可用于人畜生物制品的研究、生产和检验。绵羊常用于免疫学研究,如用绵羊制备抗正常人血清的免疫血清,用这种免疫血清可以研究早期骨髓瘤、巨球蛋白血症和一些丙种球蛋白缺乏症。绵羊还可用于生理学、针灸和外科手术等实验。

3. 山羊

山羊属哺乳纲、偶蹄目、牛科。

山羊属草食性反刍动物。喜吃禾本科牧草和树叶,饲喂应以青粗饲料为主,补喂适量的精料。山羊性急,爱动,好斗,喜干燥,怕潮湿,耐热而抗寒性差。山羊性成熟年龄为 6 个月,繁殖适龄期为 1 岁半,为季节性（秋季）发情动物。性周期 15～24 天（平均为 21 天）,发情持续时间 2～3 天（平均为 2.5 天）,发情后 9～19 h 排卵,妊娠期 140～160 天（平均为 150 天）,哺乳期 3 个月,产崽数 1～3 只。山羊性情温顺,耐粗饲,适应性强,饲养方便。

在兽医生物制品制造中,常用山羊制造山羊传染性胸膜肺炎疫苗和检验山羊瘟苗。山羊血和肝可作为制造培养基的原料。山羊还可用于微生物学、免疫学、营养学、放射生物学的研究和进行实验外科手术,制作肺水肿模型等。

六、鱼类

鱼类大约有 17 000 种,超过脊索动物门下其余各纲动物的数目。其适应的环境范围很广,并展示着不断增强的适应能力。常用于实验研究的鱼类多为淡水及寒温带鱼。中国科学院水生生物研究所,从 20 世纪 90 年代初起,已开展了水生实验动物的开发与应用研究,目前,已建立了 5 个不同体征剑尾鱼培育系,其中 RR-B 系已达到第 22 代。

1. 生物学特性

(1) 鱼是水生变温动物,能适应水温的变化,但水温的骤变(突然升高大于 5 ℃)会引起某些鱼死亡。

(2) 鱼的皮肤没有角质层,但有一层由黏多糖物质、黏液、偶见的脱落细胞、免疫球蛋白和游离脂肪酸构成的保护层。表皮由多层活的基底细胞、不同数量的黏液细胞、颗粒细胞、淋巴细胞、巨噬细胞等构成。真皮内含有色素细胞,可改变身体颜色。

(3) 鱼的呼吸器官是鳃,有些鱼在口腔中还有可伸出的囊或袋形的副呼吸器官,皮肤呼吸是一种很次要的方式。

(4) 鱼类肾脏除了具有排泄功能外,还是较重要的造血器官。

(5) 鱼没有淋巴结,胸腺是中央淋巴器官,淋巴细胞从胸腺游走但不返回,脾中有 B 和 T 细胞,肾中只有 B 淋巴细胞。

(6) 鱼的繁殖是多样化的,有卵生和胎生。环境变化引起的应激常抑制繁殖功能。

2. 在生物医学中的应用

作为低等脊椎动物的代表,鱼类有终生生活在水中、材料易得,且绝大部分体外受精、体外发育等特点,是毒性试验、环境监测、发育生物学、生理学、生态学、遗传学等研究常用的实验材料,在各个领域得到广泛应用。目前,鱼类实验动物没有统一的标准,大多数作为实验材料的鱼类动物只能称为"实验用动物"。常用的品种有:

(1) 斑马鱼。斑马鱼原产于南亚,是一种常见的热带鱼。斑马鱼体形纤细,成体长 3～4 cm,对水质要求不高。目前有约 20 个斑马鱼品系,其细胞标记技术、组织移植技术、突变技术、单倍体育种技术、转基因技术、基因活性抑制技术等已经成熟,且有数以千计的胚胎突变体,是研究胚胎发育分子机制的优良资源,已经成为最受重视的脊椎动物发育生物学模式动物之一。

(2) 青鳉。青鳉是起源于东亚的一种小型鱼种,易于饲养。因为有突变个体存在,最早被作为研究材料用于遗传学的分析工作。青鳉有伴性的体色基因 r,利用其等位基因制出通过体色差异区别雌雄的系统,非常方便。由于产卵是可控的,1994 年,青鳉作为脊柱动物的代表被送上太空,完成了从受精到个体的整个发育过程,实现了真正意义上的"太空育种"。被广泛应用于生理学、生态学、内分泌学等各方面的研究。

(3) 新月鱼和剑尾鱼。新月鱼和剑尾鱼是热带鱼。新月鱼和剑尾鱼杂交后易产生黑色素瘤。剑尾鱼有 23 个种,因其属内的鱼有不同的表型,体色各异,所以通过杂交、回交等手段可进行基因遗传连锁研究。剑尾鱼的杂交黑色素瘤模型在肿瘤研究中是经典的模型。剑尾鱼对多种农药、重金属等毒物较敏感,同时还对某些鱼类病原体敏感性强,存在盲眼、畸形等诸多突变性状,适合作为动物模型。珠江水产研究所培育出 RR-B、RW-H、BY-F 三个剑尾鱼品系,其中 RR-B 系通过了全国水产原种和良种审定委员会第三届第一次会议的审定,是国内首个通过审定的水生实验动物品系,适用于水环境监测、水产药物安全性评价、化学品毒性检测、动物疾病检验模型及遗传生物学研究等领域。

(4)红鲫。红鲫为鲫鱼的变种,主要分布在江南一带,其食用、观赏价值很高。由于红鲫作为实验动物具有生活力强、性成熟早、繁殖力强、体型适当、杂食性等特点,湖南南华大学实验动物学部已将红鲫鱼实验动物化,采用雌、雄核发育技术建立了红鲫鱼近交系,主要用于遗传育种、受精生物学、肿瘤学、毒理学等科学研究。

思考题:

1. 为什么小鼠是生物医学研究和药品、生物制品检定中应用最广泛的实验动物?
2. 大鼠在生物医学研究中主要应用于哪些方面?
3. 若大鼠表现为情绪暴躁、易咬人,可能的原因有哪些?
4. 试述豚鼠的生理学特点。
5. 试述兔的主要生物学特性及在医学生物学研究中的应用。
6. 试述犬的生物学特性。

(刘 春 缪 进)

第七章　动物实验概论

动物实验是开展医学教学和研究必不可少的基本手段。离开了动物实验就没有医学的进步和发展。但动物实验并非随心所欲、盲目蛮干，不了解实验动物的生产供应和动物实验的特点，不了解动物实验的程序和步骤，不经过精心的设计和充分的准备，不能对实验后的动物进行精心而合理的护理，对动物实验过程中可能会出现的各种问题没有足够的认识和应对措施，不能对实验结果进行正确评估和正确的描述，就要想圆满完成动物实验并取得可靠结果几乎是不可能的。

第一节　实验动物生产供应管理及使用的特点

一、实验动物繁殖生产的特点

1. 难以控制的繁殖规律　实验动物品种品系繁多，有各自的繁殖生产周期，它们的生产完全受遗传规律的控制。其生产过程包括留种、交配、怀孕、分娩、哺乳、育成等，是否交配、能否怀孕、每胎生几只、是雌是雄、能育成几只、产品的合格率是多少等难以预测或控制。

2. 对生活环境的高度依赖　实验动物通常是被限制在一个特定的环境中，一切活动都是在一个有限的空间内进行，其生活条件完全由人工控制，生活全过程必须有专人护理，各有其特殊而严格的饲养管理要求，其生存质量受饲养管理水平的调节和制约。

3. 生产成本高　实验动物从一开始就是一种科技含量相对较高的产品，其生产过程较其他动物的生产过程复杂得多，生产成本自然也较高。实验动物的生产和管理不仅要求有标准化的饲养环境、标准化的笼器具、标准化的饲料以及高素质的饲养管理人员，而且要求实行严格的实验动物遗传学、微生物学、寄生虫学控制，这就必然是高投入、高成本、高消耗。

4. 管理要求高　实验动物由于其特殊的用途，品质要求较高，管理要求更为严格。饲养管理、种群的维持或更新、繁殖生产、隔离检疫、疾病诊断、预防治疗、质量监测、消毒灭菌以及饲养人员的安全防护等一系列的管理工作和技术工作也很重要。实验动物自身的需求、感受和体质状况，只有通过饲养管理人员周到的护理、细心的观察和科学的监控才能发现并给予保证。

二、实验动物供应使用的特点

1. 可供使用时间短　供应教学科研使用的实验动物都有一定的最佳使用年龄和体重范围,超过一定的时限,则最佳范围自然丧失,乃至成为废品而遭淘汰。一般来说,小鼠的有效使用期仅4～6天,大鼠也仅有15天左右;而一些对实验动物有特殊日龄要求的科研试验,一日之差也不行。

2. 供应使用的规格要求千变万化　不同实验所需的实验动物品种、品系各不相同,而同一实验为了寻求最佳方案或进行对比分析,也可能同时使用几种不同的实验动物,即使是用同一品系的动物,也有性别、年龄、体重、级别的要求。但由于实验动物生产的特点,不可能使所生产的每只动物都同时符合这些要求,这就必须有足够的群体可供选择。在某个实验动物待发群体中,根据要求进行选择的合格率往往是较低的,一般只有50%～70%,有时可能更低。有时可能因为缺少几只合格的动物,科研实验就无法按预先设计进行。

3. 供应使用量的峰谷落差大　在医药院校中,机能、形态、外科手术基本操作技能的严格训练等基础课程的教学必须利用实验动物来进行,而整个教学实验安排既要符合教学大纲要求,又要遵守教学规律,实验动物的使用时间相对集中;同时,由于季节、气候因素的影响,广大研究人员、技术人员习惯于选择春秋季气候宜人的时候进行动物实验。这样就形成两个使用实验动物的高峰,即每年的4—6月、9—11月;在寒暑假,又出现实验动物使用的低谷,这期间只有少量的科研实验需使用实验动物,而这种落差又无法使用削峰填谷的措施来调节,常常造成实验动物紧缺或积压。

三、实验动物生产供应的特殊管理要求

1. 与国际接轨的要求　所有动物实验均要求良好的反应重复性,而取得好的反应重复性的前提是实验条件的一致性,这就必须使用国际公认的标准化的实验动物品种、品系。因此,实验动物的饲养环境与设施,培育、繁殖手段与措施,质量控制标准与技术,实验室条件与规范等都必须与国际标准接轨,这样,取得的实验结果才能进行国际交流,得到世界公认。

2. 国家、地方管理法规的要求　为保证动物实验结果的准确性、可靠性和可重复性,推进生命科学研究向纵深发展,国家科技部、有关行业主管部门及各省市相继制定颁发了一系列有关实验动物的管理法规,实验动物饲养和使用必须按相关法规的要求进行管理。

3. 质量管理要求　在医学研究中,利用实验动物进行实验所取得的成果最终都要有益于人、应用于人,实验动物质量至为重要。贯彻执行国家实验动物质量管理办法是实施严格的质量管理的必然要求。所有实验动物机构(包括饲养、繁殖、保种、监测单位)及所有使用单位对所需实验动物的选择、采购、运输、实验条件的控制和饲养观察等,都应根据相应的等级标准及管理要求严格执行,主动接受有关部门的质量监督部门的检查、验收和监督。

四、医学研究使用实验动物的特点

医学院校科研使用实验动物的通常特点是规格严,要求高,品种多,范围广,有诸多制约

因素影响动物实验的顺利开展；实验所需要的动物、品种、数量、规格、质量要求不一；实验目的、要求、方法不一；实验人员成分（有教师、医生、研究生、技术人员）不一；操作技能参差不齐；急性实验少，慢性实验多；使用时间或集中或分散，无规律可循；科研经费不足。反映在对动物的需求上，突出表现出以下特点：

1. 使用时间的不确定性　高等院校有很好的学术氛围，科研人员通常是废寝忘食，刻苦钻研，但往往缺乏使用实验动物的时间概念。他们所根据的是自己的时间安排，很少考虑实验动物的生活习性和规律，不了解生产供应部门饲养管理的实际情况。一年到头，无论寒暑、节假日、上午还是下午，随时都可能需要领用实验动物。同一课题，前后往往延续数月乃至一年以上；不同的课题有不同的研究时间、进度和需要。

2. 临时计划多　由于多种制约因素的存在，科研用实验动物往往难以制定周密的计划，需使用时临时申请者居多。有些科研项目，申报之前未能与生产供应部门联系，申报者不了解实验动物中心可供实验动物的品种、等级、价格及申请使用程序；课题立项以后，又不及时申报实验动物使用计划，直至临近使用时才申请使用动物。

3. 计划可塑性大　有些科研实验，尽管事先已有详细的实验动物使用计划，亦按期投入使用，但由于实验进程中不可预料的偏差、错误、困难等种种情况随时可能出现，不得不中途改变方案，或改变所用实验动物的品种、品系，或增减实验动物的用量，或推迟实验的进行，致使原先确定的使用计划无法圆满执行。

4. 对实验动物的特殊性认识不足　我国实验动物科学起步较晚，科学普及程度较低，使得许多科研人员对前述的实验动物繁殖生产特点、供应使用特点、管理特殊要求认识不到位；对实验动物质量与动物实验质量的关系认识不到位；对实验动物的生物学特性、解剖生理学特点和实验动物饲养管理要求的掌握不到位。因此，往往导致实验不能按期正常进行，甚至半途而废。

5. 多因素的制约　动物实验需要多方面的工作配合，需要多种条件支撑，准备工作非常繁杂，往往某一环节的差错、某一因素的缺少就影响整个实验的顺利进行。比如试剂不能按期到货，仪器突然损坏，实验动物不能满足，实验人员出差、生病或有其他亟需完成的临时性工作等等，均会延误或干扰实验的进行。而实验不能按时进行，受影响最大的就是实验动物，实验动物不可能像工业产品那样进仓库保管，也不能像化学试剂那样存放冰箱，存活一天就得护理一天，日龄自然增长，体重随着增加，几天之后，原本符合实验要求的动物就因超重而变为废品。

正是由于教学科研使用实验动物存在着的上述特点，往往造成医药院校自身拥有的实验动物机构难以有效地组织教学科研所需实验动物的生产、供应，导致教学科研用实验动物的供不应求或供过于求。每个科研工作者必须充分了解、认识这些特点，才能充分准备，少走弯路。

第二节　实验动物的使用计划编制

实验动物的生产与使用各有其特点和规律，只有生产与使用双方紧密配合，互相协调，才能有效生产，保证质量，满足需要。

为确保各级各类科研课题的顺利进行，凡涉及使用实验动物的课题，课题申报者在申报前应主动与实验动物中心取得联系，提出拟用实验动物的品种、等级、数量、规格要求等的预计划,待课题正式立项后应及时编制实验动物详细使用计划,确定使用实验动物的日期,交由实验动物中心安排生产及供应。

报送计划的时间为:使用小鼠前 3 个月,使用大鼠前 4 个月,使用狗、兔等非自繁动物之前 1 个月。这样才能使实验动物生产供应部门有充裕的时间进行选种选配、繁殖生产或外出采购并按程序进行检疫和检验。计划一旦落实就必须严格执行,任何变动都将造成经济损失和时间的浪费。

实验动物使用计划表格式见表 7-1、表 7-2。

表 7-1 教学科研用动物申请表

使用单位:_____ _____年_____月_____日

动物种类	规　格	数　量	使用时间	用途及说明

单位负责人:_____ 审批人:_____ 经办人:_____

表 7-2 实验动物使用计划表

使用单位:_____

动物名称				数量(合计)	
	月	日	数量	规格	实验内容(教学、科研、其他)
使用日期					

动物名称					数量（合计）				
	月	日	数量	领取人		月	日	数量	经手人
实发记录					实发记录				

单位负责人：＿＿＿＿　使用人：＿＿＿＿　经办人：＿＿＿＿　收表人：＿＿＿＿　收表日期：＿＿＿＿

第三节　实验动物的领取或外购

一、实验动物的领取

各类实验动物都有自己的生物学特性和生活规律，它们尤其需要安静的环境去进行交配、分娩、哺乳、采食等一系列活动。饲养管理活动必须尽可能减少对动物的不适当的干扰，这是科学饲养的基本要求。因此，饲养管理的各项工作都必须执行标准操作规程，在规定的时间内完成相应的工作，发放实验动物在每天规定的时间段内进行。只有动物实验人员与实验动物饲养管理人员密切合作，才能做好这一工作。

具体领取动物的时间在实验开始之前就应该了解清楚，并根据事先所定计划提前一天通知饲养员，自觉遵守领取时间。

领取动物必须遵守有关制度，履行登记、付款手续。由于卫生防疫的要求，实验动物离开饲养室以后是不能返回的，所以必须要求饲养员按要求发放动物，并现场查验是否符合要求，不符合要求应当场更换。

二、实验动物的购买

有些实验或需要特殊品系、特殊要求的实验动物，或一次性需要量较大，或无事先计划，实验动物中心不能满足需求，则必须到其他具有实验动物生产供应资质的单位去购买，这时必须遵循下列原则：

（1）提出外购申请，经实验动物中心负责人同意。

（2）事先与供应单位联系，确认能够提供，并确认动物品系、等级、价格、包装、供应方式、可供应日期。

（3）如果系慢性实验，则必须首先与实验动物中心签订好动物实验室的使用和代养观察协议，办妥有关手续。

（4）购买时要索取实验动物质量合格证、许可证复印件和其他相关资料。

（5）选择最快、最安全、最有效的运输方式。

（6）遵守动物运输检验检疫法。

（7）如需要实验动物中心协助，应事先支付足额费用。

三、实验动物的运输

1. 运输容器

无论海陆空运输方式，皆须使用特制的动物运输容器。运输容器应能防止微生物污染及承受短暂性的挤压，保证实验动物的健康与安全，并能防止动物逃逸。运输无特定病原体（SPF）动物，运输箱更要加上一层特殊滤帽，以防止外界微生物的污染。运输笼盒应考虑实验动物的生理、生态和习性等因素。要特别注意，在同一运输箱内不能混合不同品种、不同性别或不同等级的动物。

运输容器的材质一般可为木材、金属、硬纸板或塑料。木材较便宜，易于取得，适用于狗、猫、羊、猿猴、家禽等动物运输，可以抛弃不再回收使用。金属运输容器成本较高，但可灭菌消毒后继续重复使用，以运输大型猿猴。硬纸板容器适合于啮齿类、兔、小鸡及各种小型鸟类。为防动物咬破纸箱而脱逃，航空公司仅接受金属笼加硬纸板箱或抗压性能好的塑料容器运输啮齿类实验动物。

2. 动物运输箱的标签

装运前应再次检查动物运输箱的安全性，检查通气孔及滤网通风是否顺畅。箱外必须贴上标签，标签包括下列内容：

（1）收件人姓名、地址、单位及电话。

（2）寄件人姓名、地址、单位及电话（以及紧急联络电话号码）。

（3）装箱时间，运输日期、时间。

（4）动物数量、性别、品种、品系、年龄等相关资料。

（5）运输箱件数。

（6）动物健康证明或相关资料。

动物装箱运输时，需要有足够的空间可以移动身体；同时也要避免因运输中的移动或摇动，致使箱内动物受伤。

3. 运输工具

为尽量减少实验动物的疲劳和不适，应采取耗时最少的方式来运输。运输工具需要有通风和空调设备，以防运输中出现过热或过冷引起动物的反应与不适。如果运输期间超过6个小时，则须添加足量饮水及饲料。每种动物的需求及喂食方式各有不同，须张贴于运输箱外的标签上。大动物可在运输箱里放入块根类的食物如胡萝卜，或苹果、其他蔬菜等。啮齿类动物运输前应让动物饮足水，或给予果冻状的固体饮料，不能把饮水瓶放在运输盒里。运输过程中应防止动物所带微生物、粪尿污染环境。

4. 验收动物

当动物抵达目的地进入检疫室后，主管兽医或动物饲养管理人员应在对外包装消毒后小心地打开运输箱，检查动物是否有任何死亡或异样。转入干净或灭菌的笼盒，并给予足够的饮水及饲料，观察是否有任何异常行为或疾病的迹象。动物检疫及适应期，依动物的来源及品种从3天到3个星期不等。不同来源或不同品种的动物，必须饲养于不同饲养室，如隔离于同一房间，应饲养于IVC鼠盒或隔离器中。

四、进出口检疫

根据我国出入境检验检疫局的规定,动物出入境必须取得国家出口或进口许可证,来自特定疾病疫区的动物,不能进口。依国际规范,野生猎捕灵长类动物需测试肺结核、疱疹B病毒和其他相关传染病,确认不携带有规定的病原微生物才能引进。

每当引进其他国家的实验动物(啮齿类)进入国内时,必须经国家检验检疫机构批准,确定符合要求的专门场所进行饲养、检疫,且要求有健康证明文件(health certificate)。动物检疫后,必须作定期微生物监测,监测确认动物健康后,才能用于繁殖生产或长期研究。

第四节 动物实验准备与实施

动物实验前应进行充分的准备,包括资质认定、实验设计、条件准备、预备实验。实验前的准备工作为完成动物实验提供必备的理论基础、物质条件和方法探索,对圆满完成动物实验十分重要。

一、动物实验的概念

动物实验是根据研究目的,恰当地选用标准的符合实验要求的实验动物,在设计的条件下,进行各种科学实验,观察、记录动物的反应过程或反应结果,以探讨或检验生命科学中未知因素的专门活动。

二、实验人员的资质认定

动物实验人员首先应掌握实验动物科学基本知识,熟悉常用实验动物的生物学特性和解剖生理特点,熟练掌握动物实验基本操作技能。其次,欲利用实验动物开展实验,还必须了解国家、省、市及所在单位实验动物机构有关实验动物和动物实验的管理法规和制度,并能够切实遵照执行。

再次,所有参与动物实验的人员都必须通过所在省、市科技主管部门组织的实验动物从业人员上岗考试,并取得科技主管部门或团体机构统一颁发的上岗资格证书,方能从事动物实验工作。凡取得动物实验许可证的单位,不得让未取得动物实验资格证书的人员进入动物实验室,否则,将会受到查处,直至吊销实验动物使用许可证。

申报有关的科研课题时,必须附上参与动物实验人员的动物实验上岗证复印件。

三、动物实验设计

进行科学研究的选题十分重要,良好的选题和周密的设计是实验研究取得成功的一半。

1. 选题的一般原则

(1) 科学性。即选题应具有明确的理论意义和实践意义,符合科学性的原则。应当在理论学习、技能掌握、文献检索、研究积累的基础上提出假说,设计新的实验。

(2) 创新性。创新性是科学的灵魂,选题能够探索生命科学中的未知事物或未知过程,或能揭示已知事物中的未知规律,或提出新见解、新技术、新方法。

(3) 可行性。指选题应切合研究者的学术水平、技术水平,具备开展实验的条件,使之能够顺利得以实施。

（4）伦理原则。实验动物同样是生命体，同样需要考虑伦理问题。动物实验应按照"3R"原则进行评估和设计。在满足研究需要的前提下，尽可能少用实验动物，或寻找替代方法；实验应当在动物没有痛苦的条件下进行，需要手术或其他损伤性实验时，应当给动物麻醉或镇静。实验后的动物应给予很好的护理。

（5）统计学考虑。动物实验设计时应充分考虑统计学原则，即对照、随机、重复的原则。在分组、例数、采用的指标等方面，都应事先考虑研究结束后的数据统计方法，以及采用这些方法在设计时需要注意的问题。

2. 实验设计的几个要素

在实验研究计划和方案中，必须对实验研究中涉及的各种基本问题作出合理安排。按照专业思路去确定实验技术路线和方法，体现创造性的科学思维，控制实验误差，改善实验有效性，保证专业设计的合理性和实验结论的可靠性。设计中要注意以下几个要素：

（1）处理因素。人为施加不同试验条件（给受试对象以各种物理、化学或生物学刺激），以揭示生物体的内在规律。控制处理水平（如剂量、时间、强度、频率等）在合理的范围。

（2）试验对象。选择合适的实验动物或动物组织和细胞等。必须保证试验对象的一致性，试验对象应当对处理因素敏感，并且反应稳定。

（3）试验效应的观察。采用适当的观察指标，包括定量指标、定性指标和半定量指标，观察动物对各种试验施加因子的反应。选择指标时应当考虑到指标的关联性、客观性、灵敏度和可用性，以提高效应观察的敏感性和特异性。

3. 实验设计的原则

（1）对照性原则。实验研究一般都把实验对象随机分设对照。对照可以分为：同体对照，即同一动物在施加实验因素前后所获得的不同结果和数据各成一组，作为前后对照，或同一动物在施加实验因素的一侧与不施加实验因素的另一侧作左右对照；异体对照，即实验动物均分为两组或多组，一组不施加实验因素，另一组或几组施加实验因素。对照性原则就是要求在实验中设立可与实验组比较，借以消除各种非实验因素影响的对照组。没有对照组的实验结果往往是难以令人信服的。对照应在同时同地同条件下进行。

对照的方法可分为空白对照、实验对照、标准对照、配对对照、组间对照、历史对照以及正常值对照等。正确运用对照，对实验结果的正确分析与判断是非常重要的。

（2）一致性原则。一致性原则是指在实验中，实验组与对照组除了处理因素不同外，非处理因素基本保证均衡一致。这是处理因素具有可比性的前提。动物实验时，研究者应采用合理的设计方案，实验组与对照组之间除了实验处理因素有所不同外，实验对象、实验条件、实验环境、实验时间、药品、试剂、仪器、设备、操作人员等均应力求一致。要在动物品系、体重、年龄、性别、饲料和饲养方式等方面保持一致；要使实验室温度、湿度、气压、光照时间等环境条件保持一致；要在仪器种类、型号、灵敏度、精确度、电压稳定性、操作步骤及实验者的熟练程度等方面保持一致；要使药物厂商、批号、纯度、剂型、剂量、配置浓度、温度、酸碱度、给药速度、途径、时间、顺序等方面保持一致。

（3）重复性原则。重复性原则是指同一处理要设置多个样本例数。重复的作用是估计试验误差，降低试验误差，增强代表性，提高精确度。重复的目的就是要保证实验结果能在同一个体或不同个体中稳定地再现。为此，必须有足够的样本数。样本数过少，实验处理效应将不能充分显示；样本数过多，又会增加工作量，也不符减少实验动物用量的原则。

（4）随机性原则。随机性原则就是按照机遇均等的原则来进行分组。其目的是使一切干扰因素造成的实验误差尽量减少,防止实验者的主观因素或其他偏性误差造成的影响。

(5)客观性原则。客观性原则是指所选择的观测指标尽可能不带有主观成分,所有观测指标尽可能便于定性定量,结果判断要以客观数据为依据。

四、动物实验条件的准备

动物实验设计完成,课题确立之后,必须进行动物实验条件的准备。主要包括实验场所、仪器、药品、试剂和实验动物的准备。条件准备的要求是尽可能使实验手段、方法、环境标准化。

1. 实验场所　实验场所是从事具体实验操作以及实验后的动物饲养、观察、护理的场所。该场所必须持有实验动物使用许可证,必须有标准化的条件、规范化的管理。一般来说,高等医学院校、大的科研院所都有健全的实验动物管理机构和完善的动物实验设施。实验者应与实验动物中心联系,提交实验设计,取得支持和配合,落实实验计划。如本单位的实验条件不具备,则应到有条件的动物实验室去做实验。

2. 仪器、药品、试剂　仪器、药品和试剂是医学科学研究必不可少的要素,准备要充分。仪器要校准,好用、会用;药品、试剂要提前预订,按照说明书进行配制,要特别注意的是,生物试剂要在确认有合格的实验动物和其他条件都具备的情况下才可配制;各种实验器械要消毒、配套。

3. 实验动物　实验动物是特殊的材料,是有生命的物质。实验前应了解实验动物品种、品系、等级、许可证、动物质量合格证情况,进一步提交详细的使用计划。对本单位不能提供的实验动物,则必须联系购买,购买的程序、要求、运输等在本章第三节已有介绍。

4. 实验人员　实验人员是实验成败的关键因素。是否取得动物实验上岗资格证书,对实验内容是否熟悉,实验操作是否熟练,时间安排是否有保证都关系到实验能否顺利进行,必须事先准备充分,做好周密安排。

五、预实验

预实验是动物实验开始之前的初步试验,也是战前动员和练兵。目的在于检查各项准备工作是否完备,实验方法和步骤是否切实可行,测试指标是否稳定可靠。可初步了解实验结果与预期结果的距离,从而为正式实验提供补充、修正、完善的意见和经验,是动物实验的重要环节。预实验应使用少量动物进行,其他条件都应与正式实验一样。预实验可以避免失误和损失,应予高度重视。

六、动物实验的实施

动物实验的实施就是动物实验按照整个实验设计的技术路线付诸行动的过程。在整个实验过程中,必须确保各个环节紧紧相扣,不出差错,并对各种意外情况作出反应。动物实验过程有长短、难易之分。相对来说,急性实验时间短,慢性实验时间长;大动物实验难,小动物实验易;给药难,喂药易;采集体液难,获取组织标本易。必须根据实验设计对实验过程进行掌控。

在实验过程中,课题负责人应对相关人员作出合理分工,明确职责;实验技术人员要认真履行职责,对实验过程中出现的各种问题要认真分析,及时汇报,提出处理方案。动物出现异常反应或意外死亡,仪器设备意外损坏,试剂浓度和剂量不合理或出现差错,人员分工需要调整等等,都会影响实验进程,要及时处理,尽可能避免上述情况对实验进度的影响,一旦出现上述某种情况,也应力求取得阶段性结果。

实验过程中的观察结果与预期不符时,要及时作出分析和调整,避免人、财、物力的浪费。

在实验过程中,要敢于舍弃原设计中不尽合理的部分,不断修正和完善实验方案,要善于创新,提出独立的见解或技术方法。

七、实验记录与资料整理

动物实验过程中的一项非常重要的工作,就是实验记录与资料整理。完整、准确的实验数据是统计分析的基础,实验过程的真实描述是结果讨论的依据。实验记录包括原始实验记录和实验过程中的日常工作记录。实验人员要及时、准确、真实、认真、清楚地记录动物的反应、表现以及有无异常情况发生,努力使记录的实验资料能较好地反映动物实验的结果。实验记录的资料最好及时输入电脑,以便于数据的利用、汇总、查询,同时应做好数据的备份。原始的手写资料仍然要妥善保存,以备查阅与校对。

实验资料的整理是通过科学的分组归纳,使收集到的资料系统化,更好地反映被研究事物的规律性。通常分为四个步骤:

1. 检查资料　对所得到的原始资料要仔细检查,以确认资料的完整性、准确性、及时性,对资料的检查应经常进行,边记录边检查,可以随时纠正错误。对于存在缺失和错误的资料,应当给予补充、修正以及合理的剔除。当然,这种修正或剔除要尊重事实,切忌随心所欲。

2. 设计分组　分组是设计的基本问题。不同性质的资料必须分开分析,否则没有意义。分组有质量分组与数量分组两种类型。质量分组就是按事物的类型或质量来分组,如消化系统疾病与呼吸系统疾病,原发性肿瘤与继发性肿瘤,白内障与青光眼,近交系动物与封闭群动物,雌性与雄性等;数量分组就是在质量分组的基础上,再按表示数的特征的变量值大小来分组,如动物的日龄、体重、血压、心跳频率、体温等。

3. 表格整理　表格整理就是把原始实验数据整理归组。表格要能把各个项目之间的相互关系表达出来,将关系密切的项目放在同一个表格中。表格没有固定格式,以能清楚表达实验资料为前提。

4. 统计分析　资料整理后,即可进行统计指标的计算和分析,列出统计表或绘制出统计图,利用统计软件对数据资料进行统计学处理。

实验资料的记录整理是一个细致、有次序的工作,研究者从实验设计到实验过程再到实验结束以后,都应高度重视,尽可能取得完整的资料,并在此基础上进行科学的分析,才能使动物实验圆满完成。

八、动物实验报告与论文撰写

动物实验报告是描述动物实验过程,记录动物实验结果的材料,是表达研究成果的一种形式。

动物实验报告要具备真实性,即实事求是、客观准确、具有可信度;要具有可重复性,即动物实验报告所记述的现象和结果必须经得起别人的重复验证;还必须具有可操作性,即动物实验报告对动物实验的各个环节要有翔实的记录和描述，以使别人可按照所记述的方式方法进行操作，达到取得相同结果的目的。

动物实验报告一般要包括实验内容、实验目的、实验器材、实验步骤、实验结果和实验结论等内容。

动物实验论文撰写除要遵循其他医学论文撰写的要求外，还有一些特定的要求和注意事项。动物实验论文中关于实验动物和动物实验的描述包括动物种系名称、背景资料、性别、规格、饲养和实验条件及处理方式等。

1. 实验动物种系名称　实验动物品种、品系名称必须准确、规范，避免使用通俗称谓，如 SD 大鼠不要写成 SD 大白鼠，昆明种小鼠应写成 KM 小鼠（因其已获国际认可），BALB/c 小鼠不能写成 Balb/c 小鼠，更不能写成 B 小鼠。

2. 背景资料　动物从何处获得，遗传学分类属于哪一类，微生物等级属于哪一级，必须交代清楚。实验动物供应单位的生产许可证编号及合格证情况要说明清楚。避免使用模糊的描述，如将封闭群日本大耳白兔描述成纯种大白兔或纯种兔等错误概念。

3. 性别和规格　应准确描述实验所使用的雌雄性别数量、年龄、体重等。

4. 动物实验条件　实验动物使用许可证编号，实验动物饲养方式（饲料来源、质量标准、饲喂方式、饮水方式、饲养密度、笼具与垫料种类等），实验观察环境的级别，都应作出详尽的描述。

5. 动物的处理方式　动物实验使用的麻醉剂的种类、剂量与方法、给药途径与方法、动物的标本采集方式、动物的处死方式等都要尽可能注明。

第五节　影响动物实验结果的因素

要想获得正确可靠的动物实验结果，就必须了解影响动物实验效果的各种因素，尽可能排除各种影响实验结果的干扰因素。

一、动物因素

1. 种属　不同种属的哺乳动物的生命现象，特别是一些最基本的生命过程，有一定共性，这是医学研究中应用动物实验的基础。但不同种属的动物在对各种实验施加因子的反应上，又各有不同：

（1）不同种属动物对同一致病因素的易感性不同。

（2）不同种属动物的基础代谢率相差很大。

（3）不同种属动物对药物的反应有明显差异。

（4）不同种属动物所进行的实验结果有较大的差异。

2. 品种、品系　由于自然选择和人工定向培育的结果，同一种属动物也有不同品种、品系。不同品种、品系动物均有各自的品种特征、品系特点，它们对同一刺激的反应程度不一样，对实验因子的耐受性不一样，实验结果也不一样。

3. 年龄、体重及性别　动物的解剖生理特征和反应随年龄增长而有明显的变化，一般情况下幼年动物比成年动物敏感，成年动物较幼年动物的反应性稳定。年龄与体重成一定的正比关系，故大、小鼠常根据体重来推算年龄。因此实验时应根据实验目的和要求选择不同体重和年龄的实验动物。

某些实验只能局限于某个性别。对无性别限制要求的实验则应尽可能雌雄性别均选用。有时可能也有某些性别上的差异。

4. 生理状态　处于不同生理状态下(如发情、怀孕、哺乳期)的动物对实验的反应性不一样,一般实验研究中应尽量避开这些时期。

5. 健康状况　一般来说,健康动物对药物的耐受量、对应激反应的耐受性比有病动物要大得多。

动物潜在感染对实验结果影响较大。

二、环境因素

实验动物被限制于一个特定的环境中,因此,周围的环境对其生理机能、行为方式、健康状况、刺激反应均有一定程度的影响。尽可能保持环境的恒定,对取得正确可靠的实验结果是非常必要的。

1. 温、湿度　温、湿度过高过低均能导致机体抵抗力下降,耐受性降低,甚至造成动物死亡。适宜的环境温度为 $20\sim26$ ℃,湿度 $40\%\sim70\%$。

2. 气流和清洁度　实验动物大多局限在窄小的笼具中,其中不仅有动物,还有铺垫物、排泄物,易致空气污浊,造成呼吸道传染病的传播,对动物产生不良的刺激反应,从而影响实验结果。实验动物房舍中应保持一定的气流,NH_3 浓度应不超过 $14\ mg/m^3$。

3. 光照　光照长短与动物的性周期有密切关系。光照过强对哺乳动物有害,特别是啮齿动物应避免强的光照。

4. 噪声　噪声可引起动物紧张,使动物受到刺激,引起动物在行为上和生理上的反应,直接影响动物实验的结果。一般要求动物室的噪声不得高于 60 分贝。

5. 动物饲养密度　动物都在一定的空间内活动,过分拥挤,会影响动物的健康,从而影响实验结果。不同种类的动物对空间的要求是不同的。

6. 动物营养　提供足够的食物和营养是维系动物生命及保持动物健康的重要保证,也是确保动物实验结果准确可靠不容忽视的重要因素。不同种属、不同品种、不同品系的实验动物,其营养要求是不一样的,应根据不同的营养要求满足其各自的营养需要,同时,要注意饲料配方的相对稳定。

7. 饲喂环节　不同的饲喂方式、饲喂技术、饲喂人员均会影响动物的采食。所以,在慢性动物实验中,应采用一贯的饲喂方式和技术,不应经常更换饲喂人员。

8. 环境微生物　说到底是实验动物所达到的等级标准以及环境条件控制所达到的标准。与实验动物的健康状况是关联的。

三、技术因素

为确保动物实验的圆满成功,除去动物因素及环境因素以外,实验者选择的动物、实验时机、操作技术的熟练程度等均不同程度地影响实验结果的准确性和可靠性。

1. 动物选择　正确地选择动物是保证动物实验成功的第一步。如进行肿瘤研究,就必须弄清哪些品系是高癌系,哪些是低癌系;哪些品系自发率高,哪些品系容易诱发等。

2. 实验季节　生物体的许多功能随着季节的变换产生规律性的变动,所以动物对某些刺激的反应也受季节的影响。如家兔的放射敏感性在春夏两季升高,秋冬两季降低,而大鼠的放射敏感性则没有明显的季节波动。

3. 昼夜过程　机体的有些功能还有昼夜规律性波动,实验证明,实验动物的体温、血糖、基础代谢率、内分泌、放射敏感性均发生昼夜节律性变化。这方面的研究工作应选择固定时间测试,必须设有相应的对照,同时要注意某种处理的时间顺序对结果的影响。

4. 麻醉深度　动物实验中往往需要将动物麻醉后才能进行各种手术和实验。要求麻醉深度适度,这是顺利完成实验获得正确实验结果的保证。麻醉过深,动物处于深度抑制,甚至濒临死亡,各种正常反应受到抑制。麻醉过浅,手术或实验时,疼痛刺激使动物全身,特别是呼吸循环、内分泌功能发生改变。因此,麻醉深度的改变,会使实验结果产生前后不一致的变化,给实验结果带来难以分析的误差。

5. 手术技巧　动物实验所用的试剂要纯,仪器要灵敏,方法要准确。此外,操作技术的熟练可以减少对动物的刺激,动物所受创伤、出血等,将会提高实验成功率和实验结果的正确性。

6. 实验用药　动物实验中常常需要给动物体内注入各种药物以观察其作用和变化,因此,给药途径、制剂和剂量是影响实验很重要的因素。动物实验中常遇到的问题是动物和人的剂量换算,以体表面积计算比以体重换算要好。动物和人用药剂量换算方法可参考动物实验基本方法。

7. 对照问题　在动物实验中对照问题也是非常重要的问题,常有忽视或错误地应用对照的情况,从而造成实验失败。

对照的方法有空白对照、实验对照、标准对照、配对对照、组间对照、历史对照以及正常值对照等。

各种对照要正确选用,要注意可比性。

8. 实验准备和实验重复　每进行一项动物实验均应作好充分准备。动物是活的有机体,不可先准备好动物再准备试剂、药品、仪器设备或其他条件,而应是在确定好动物使用计划的前提下,充分准备好实验条件,待有了动物时,马上开展实验。

实验前应先进行预试验,以确定实验设计的可行性,并使操作熟练,方法得当。慢性动物实验亦应有一个预试阶段,以便让实验动物充分适应实验室的环境条件,减少因应激反应而造成的误差。

选用动物一方面要数量合适,不造成浪费,同时,也应进行必要的重复,最好能重复做几种动物。这不仅可以比较不同动物的差别,而且可以在不同动物实验中发现新问题,提供使用不同指标的线索。

动物实验结果要推用于临床时,所选用的动物品种应不少于3种,而且其中之一是比较大的动物。常用的生物序列是小鼠→大鼠→狗。

第六节　动物实验人员的健康与安全防护

在生命科学研究中,动物实验作为重要研究手段而广泛使用。但是,实验动物在生产、使用过程中,存在感染、繁殖病原体的可能以及向环境扩散的危险,造成周围人及动物感染发病,即生物危害(biohazard),产生生物安全问题。实验动物生物安全就是对实验动物可能产生的潜在风险或现实危害的防范和控制。由实验动物造成的各种风险和危害存在于生产和使用实验动物的各个环节,如:实验动物的引种、保种、繁育、运输、进出口;使用实验动物(包括感染和非感染实验动物)进行动物实验、从事科研活动、生物制品鉴定等。从事实验动物及动物实验工作的人员可能遇到的危害主要有以下几个方面：① 动物室内的过敏原；② 物理性或化学性损害；③ 动物实验时相关的危害；④ 人兽共患病。因此，制定防护生物危害的生物安全措施，加强实验动物从业人员的职业健康教育，从而保护从业人员的健康显得尤其重要。

一、动物室内的过敏原及其防护

1. 动物室内过敏原造成的危害

近年来从接触实验动物的人员处收集到的流行病学资料证实，人们因接触实验动物而发生变态反应已成为非常突出的问题。在英国，实验动物饲养者的气喘病已成为职业病。1985 年，山内忠平在他的著作《实验动物的环境与管理》一书中，列出美、日、英等国有关实验动物变态反应发生率的资料（表 7 - 3）。这是由于小鼠、大鼠、豚鼠、家兔、犬等动物的毛、皮屑、血清、尿液等对某些敏感的人具有抗原性，可通过呼吸道、皮肤、眼、鼻黏膜或消化道等途径引起人的变态反应，使人产生不适感，甚至发生过敏性鼻炎、支气管哮喘、皮肤炎等，并可造成反复发作，应引起实验动物从业人员足够的重视。

表 7 - 3　实验动物变态反应发生率的报告例

报告者(年)	发病者/从事实验动物工作者	发生率/%
石山等(1974)	8/22	36
Gross(1980)	59/399	15
Slovak 等(1981)	48/146	33
Cockcroft 等(1981)	49/179	27
Hook 等(1984)	86/130	66

引自：山内忠平《实验动物的环境与管理》，1985。

2. 对过敏原的防护措施

（1）硬件设施：保证环境设施符合国家标准，特别是动物房内的换气次数应保持在 10 次/时以上，温、湿度维持在适当水平，有条件的饲养室可以对饲养盒加盖过滤帽。产生高浓度气溶胶的工作，应在 1、2 级生物用或者感染动物用安全操作超净台内进行。

（2）日常工作：实验动物饲养人员及动物实验人员应充分了解动物房内过敏原的情况，充分做好个人防护，尽可能减少在过敏原中的暴露。具体做法是：进入动物室内应穿长袖工作服或防护衣，戴口罩、手套；勤洗手，离开工作区时洗脸及颈部；在工作过程中尽可能避免碰触脸、拨发、抓痒等；保持动物房及笼器具的清洁等。

（3）过敏状况评估：定期对实验动物工作人员进行身体过敏状况的评估。

二、物理性、化学性危害及其防护

1. 物理性危害

（1）动物咬伤、抓伤、踢伤。在动物实验及饲养管理过程中，操作人员经常会发生被动物咬伤、抓伤等事件。除了会造成人员外伤、流血等，犬咬、猫抓、鼠咬等还可能引起人的不同程度的病害。除狂犬病外，动物咬伤还会引起巴氏杆菌、念珠状链球菌或小螺菌感染。此外，猫抓伤后还会发生一种叫猫抓病的疾病，也称为良性接触性淋巴网状细胞增生症或非细菌性局部淋巴结炎,人在抓伤处会形成红斑性脓疱、血小板减少、脑炎和红斑性结节,病人在2个月内会自行痊愈而不留后遗症。

(2)尖锐物品损伤。常见的尖锐物品主要有针头、刀、剪、锯、破碎的安瓿瓶等。在用注射器抽取病原体液接种动物时,或在给感染动物用注射器采血时,不熟练的实验者很易造成刺伤;在尸体剖检或手术时各种器械也容易引起实验者及其助手们受伤,而很多的病毒、细菌及寄生虫可以通过破溃的皮肤而感染,例如,艾滋病病毒、马尔堡病毒、肝炎病毒、汉坦病毒(肾综合征出血热的病原)、布氏杆菌、弓形虫等。在英国,有一实验者在埃博拉(Ebora)病毒的豚鼠接种试验操作中,出现了由于注射针头穿过橡皮手套刺破了自己的手指而感染发病的情况。

(3)放射性物质。动物试验中会使用仪器产生 α、β、γ、中子或 X 光等放射线(radiation)照射动物,这亦可使动物实验人员及饲养管理人员暴露于上述放射线之中。放射性同位素动物实验亦是放射线来源之一。辐射会给动物实验人员造成危害,如白细胞减少、不良生育、放射病、植物神经功能紊乱、造血功能低下、晶状体混浊等,也可因蓄积作用致癌或致畸。

(4)易燃物品及高压气瓶等。动物实验过程中,有时会使用到易燃物,如天然气、高压氧气等,存在爆炸的危险。另外,在各类操作过程中常需要与电接触,如各种仪器、空调机、消毒机等。由于操作不规范或仪器设备老化等原因,操作人员可能被电击伤或灼伤。

2. 物理性伤害的防护

(1)及时处置。在从事动物饲养与动物实验时,一旦发生被动物伤害事件应及时汇报。动物饲养室或实验室应配备急救医疗箱,对伤者进行适当治疗,严重者应尽快送往医院,必要时可向有关医师或兽医师寻求协助。

(2)掌握正确抓取方法。在接触动物时,抓取小动物应戴防护手套,或用镊子等抓取工具,不能直接用手抓取。掌握正确抓取方法是避免被咬、抓伤的一个重要环节。对于大动物,即使戴手套,也不能用手去直接接触动物,应手持一定的工具去抓取或用特制的笼具或麻醉后再操作。

(3)正确固定和麻醉。实验时间短时,可在动物清醒状态下徒手固定。实验时间较长的话,应对动物进行麻醉,将其固定在手术台或工作台上,并保证麻醉剂量安全有效,但又不致动物损伤,以避免动物对人造成伤害。实验过程中要注意动物麻醉的深度,过早地清醒,动物会挣扎,易造成操作人员的器械损伤。实验结束后仍需小心解除固定,并安全地把动物送回。

(4)实验操作规范。实验人员在操作过程中不但要仔细操作,还要密切注意动物的动态,严格操作规范。所用的注射器、针头、手术器械要放在离动物稍远的地方,以免动物挣扎时误伤动物或操作人员的身体,不再使用的器具及时清理出去。操作人员受伤后,应用75%酒精或3%碘酒作清理、消毒处理,根据不同情况及时诊治。

(5)遵守操作规程。对放射性物质、易燃易爆物、高压气瓶等的使用,应严格遵守相应的规范,按标准操作程序来进行,杜绝各类事故的发生。使用放射性物质应达到一定的防护要求如铅板隔层,或提供铅屏风、铅围裙等防护用品。孕期人员应避免接触 X 射线。在条件允许的情况下,饲养人员可暂时回避,尽量减少放射线辐射暴露时间和机会。在实验人员安排上,应特别注意合理、适当,定期调换工作环境,避免少数人在短时期内接触较大剂量的射线,产生蓄积效应。应用紫外线消毒时,严禁人员进入消毒区域,防止紫外线对人体直接照射。

(6)注意用电安全。仪器设备要定人、定期检查,使用仪器严格按照操作规程进行。不带电操作,各种导线全部连接后方可开机工作。

3. 化学性危害

(1) 麻醉剂与安乐死药剂。动物实验时常需对动物进行麻醉,实验结束时需用麻醉性药物对动物实施安乐死。某些注射性麻醉剂长期与机体皮肤接触可产生损害作用。吸入性麻醉剂在使用过程中,可通过多种环节进入到空气中。长期工作在残余吸入性麻醉药的环境中,可导致麻醉废气在体内逐渐蓄积而达到危害机体健康的浓度,出现头晕、头疼等不适症状,亦可能产生氟化物中毒和遗传学影响(包括突变、致畸和致癌作用),甚至会引起流产或不良的生育结局。

(2) 消毒剂、杀虫剂、清洁剂。动物饲养和实验过程中,为保护环境卫生,控制传染病因子和昆虫,常用各类化学消毒剂、杀虫剂、清洁剂等,如甲醛、戊二醛、过氧乙酸、碘伏及除虫菊酯、灭害灵等,多具有挥发性,对人的皮肤、神经系统、呼吸系统都有损害,表现为急性结膜炎、上呼吸道炎症、喉头水肿和痉挛、化学性气管炎或肺炎、皮肤损害等。

(3) 实验用药品、试剂等。由于实验需要,动物实验中常使用各类药品、试剂。很多药物可用来制作人类疾病的动物模型,如利用致癌物制造肿瘤动物模型等,也有常用的一些化学试剂具有强酸性、强碱性或强腐蚀性,这些药品、试剂也可对实验人员构成危害。

4. 化学性危害的防护

(1) 做好环境控制。应定期对实验室环境进行监测。加强动物室内的通风换气,降低各种吸入性麻醉药和化学消毒剂的残余量,减少对机体的危害。若条件许可,应安装废气排放系统。尽可能采用物理消毒方法,减少消毒剂的使用。动物实验室应安装紧急冲洗设备。

(2) 加强日常管理。制定并不断完善实验室日常管理制度。危险品有明确的标识,并由专人管理,定期检查。实验场所及时清洁、整理,防止二次污染。对所有进室人员进行安全卫生教育。

(3) 完善个人防护。除了工作服、实验服、防护服外,还应配备面罩或护目镜、口罩或防毒面具等个人防护设备。

(4) 定期健康检查。每半年或一年组织相关人员进行体格检查,全面了解健康状况。

三、动物实验中的生物危害及防护

(一) 动物感染实验中的病原体安全度分类

目前,实验动物感染实验中使用的病原体根据其危险程度分为四级,即一、二、三、四级。一级安全度是对人体几乎没有任何危险的病原体,人在实验室内感染的可能性基本不存在;二级安全度指能够防止实验室感染,假如感染,发病的可能性也非常小;三级安全度是一旦发病就有可能成为严重病症,但也有有效的预防方法和治疗方法;四级安全度是一旦感染就有可能成为重症,尚无有效的防治方法。安全度分类是基于对人的危险性而提出来的。在实际工作中,应根据不同危险度的病原体,采取不同的操作程序,在相应的环境设施中进行。

动物实验时,原则上可以参照为普通实验所制定的安全度分类。但是考虑到动物实验的特殊性,如实验动物的饲养周期(实验期)长,需要更换动物笼具、处理垫料和粪尿、接种病原体、投药、尸体剖检等,以及病原体在动物体内的繁殖而使病原体的感染强度增强等因素,因此在做动物实验时病原体的安全度应比做普通实验时病原体的安全度提高一级为宜。

从病原体感染到发病,取决于宿主与寄生物间的相互关系,即由接受病原体的量、对机体的致病性、感染途径及机体的免疫力四个因素所左右。一般来说,病原体的安全度分类就是根据这些因素来制定的。动物实验时,除了上述因素外,还要考虑动物相互间的传播能力和动物排出病原体的情况。

（二）防护措施

1. 加强实验动物的管理

（1）对实验动物的质量管理。一般来说,从防治生物危害的角度出发,对购进的实验动物最好是定期进行遗传学监测和微生物学监测,并能根据实验者的要求提供监测结果优的动物。对于野生的猴类,需要按照严格的程序进行检疫,即使是一般性实验,猴类的实验也都要在感染动物饲养实验室里,按照感染实验的标准进行。如果由于客观原因而不得不使用非标准化的实验动物时,也应进行隔离,并按照感染实验的标准进行实验。

（2）使用 SPF 级实验动物。在发达国家,一般的科研实验都要求使用 SPF 动物,这不仅可以获得准确的动物实验结果,也可以有效地避免生物危害的产生。

2. 使用标准化的环境设施

防止感染事故的根本在于将病原体封闭在一定的空间内,防止其与实验者接触。这属于物理封闭（physical containment）。物理封闭包括一级隔离和二级隔离。一级隔离是将病原体和实验者隔离,也可以看作是动物实验中的感染动物和实验者之间的隔离。一级隔离的目的是防止实验者的感染。二级隔离的目的是防止周围人的感染和外界的污染。一级隔离如能做得确实可靠,不仅能防止实验者的感染,而且也可减少病原体向外泄漏的机会。

（1）设施及布局:感染动物实验室应是与普通动物设施分开的平房建筑,楼房内应独立一层,内部应明确区分清洁区与污染区,尽量缩小污染物品的空间,不设污染走廊。感染动物饲养实验室以一种病原体一室为原则,以免不同病原体相互污染,做完一种实验并彻底消毒后才可再换做另一种病原体实验。

（2）空气调节及灭菌

① 在全区内要保持负压状态,用压差表经常监视静压差,各区之间应安装滤菌器。

② 在实验操作时,空气应由实验者流向感染动物方向,通常要把动物放在负压的通风橱内,这样可以避免操作者吸入动物排出病原的气溶胶。

③ 排气处理:为防止污染外部环境,必须进行排气灭菌和除菌处理,最佳方法是将多级滤器系统装入排气通路。

④ 发生故障时应有相应的应急措施。必须有立即转换为其他系统的自动替换装置,停电时应有自动启动的自备发电机,以确保本区内人及动物的安全。

（3）饲养笼器具:容纳感染动物的笼具应易清洁消毒、少量、适用,通常用不锈钢的笼子,内部设 3～8 个可移动的分隔,可以根据不同动物设不同的间隔,容纳鼠、猫、狗、猴等,并设有给水系统,同时有进气孔、排气孔及滤菌器,在钢柜的底部应设污物盘,承接动物排泄物。

（4）动物实验操作设备

① 不同动物应用相应的、安全的、易消毒的保定系统。

② 如果做安全度二级以上的感染动物的接种、采血、剖检等操作,应在超净工作台中进行。

（5）灭菌消毒设施

① 空气消毒:除如前所述的滤菌器外,室内应定期用化学药物消毒,特别是实验前后必须进行两次彻底消毒。

② 排水消毒:从整个实验系统中排出的污水都应选择排入一污水消毒槽中,经化学消毒后排入排水系统。在感染动物实验中,应尽量限制水的使用,不能大量排污水。

③ 固体废弃物处理:实验室及动物饲养室的墙、地面都应耐酸碱,易清洁,易消毒。动物尸体、排泄物、实验废弃物应集中在灭菌罐中,经高压蒸气灭菌,也可投入焚烧炉内处理。

④ 人员出入口处要设紫外灯。

3. 规范操作,培养良好的工作习惯

实验者必须对病原微生物、实验动物以及实验环境和各种设备的性能特点有充分的认识和掌握,选择可靠的实验手段,制订可行的方案,同时具备熟练的操作技能,这是防止生物危害发生的必要条件。

(1) 动物实验区禁止饮食、饮水及吸烟。

(2) 实验前后洗手并进行消毒。

(3) 实验台的表面应进行擦拭消毒。感染动物实验的实验操作应在一级、二级超净工作台内进行。除了操作时间以外,其余时间最好经常用紫外灯照射。

(4) 防止产生气溶胶。向注射器内吸入病原体液和做接种准备时应注意防止产生气溶胶。皮下、肌肉、腹腔及静脉注射后拔出针头时,肯定会有液体漏出,因此,一定不要忘记用酒精棉擦拭。另外在接种和采血后也必须给注射针头套上外套管,放入灭菌罐内。

(5) 防虫对策。动物饲养实验室内的昆虫,特别是蟑螂,也会成为病原体的传播媒介而使病原体传到外界,因此必须用杀虫药清洗地板。

(6) 用过的笼具及污物的灭菌。放在负压通风罩隔离格的小型动物笼具的更换可在格内进行。用完的笼子和粪尿托盘应迅速收到无菌罐内,并防止操作时产生气溶胶和污染地面。

(7) 关于动物的固定。直接接触动物时应把它牢牢地固定起来,对小鼠徒手(或带薄手套)即可固定。大鼠以上体型的动物,为避免被其咬伤,一定要戴厚手套。用豚鼠、兔时还要防止抓伤。而猫、犬和猴等大动物要使用相应的保定器。

(8) 离开前的消毒处理。必须用消毒药对实验空间进行喷雾消毒,用药液拖布或海绵擦净地面。动物室或实验室内禁止使用扫帚,以免产生气溶胶。

(9) 戴口罩、帽子、手套,穿防护服。根据病原体的种类不同,所采取的防护措施也有所不同。在感染动物饲养室内,实验者穿防护衣,以避免接触和吸入病原体。最好是在前室将口罩、帽子、手套和防护服穿戴好,再换上长胶皮靴,然后进入室内,进行实验。离开时将这些物品投入灭菌罐内进行高压灭菌,长胶皮靴的鞋底应用药液消毒。

(10) 剖检动物。操作最好是在一级或二级超净工作台内进行(根据需要)。动物的血液、体液、脏器中含有大量的病原体,所以剖检时,应将动物固定板放在托盘子里,尽量防止污染工作面和作业空间。剖检前,应将动物的体表用酒精棉、纱布擦拭干净,或用酒精灯烧,这是无菌取材所必须做的。在使用匀浆器制作脏器的匀浆液时,应在完全密闭的手套操作箱内戴上橡皮手套进行操作,以避免产生大量的感染性气溶胶。将采取的材料送到室外时,应在灭菌罐内用药液消毒其表面。

四、人兽共患病的防护

1. 常见人兽共患病

许多动物可携带能感染人的病原体,根据病原的不同,对人体健康产生不同的危害。实验动物常见的主要人兽共患病如表 7-4:

表7-4 常见人兽共患病

疾病种类		疾病名称				
病毒性疾病		草原猴或绿猴疱疹病毒感染（B-virus infection）	马尔堡病毒症（Marburg-virus disease）	痘病毒症（poxvirus disease）	麻疹（measles, rubeola）	A型肝炎（hepatitis A）
		韩国出血热（Korean hemorrhagic fever）	淋巴球性脉络丛脑膜炎病毒感染症（lymphocytic choriomeningitis virus infection）	狂犬病（rabies）	仙台病毒感染症（Sendai virus infection）	
立克次体病		昆士兰热，Q热（Q fver）	猫抓热（cat-scratch fever）		立克次体痘或斑疹热（rickettsial pox）	
细菌性疾病	全身性感染	布氏杆菌病（brucellosis）	钩端螺旋体病（leptospirosis）	鼠疫（plague）	鹦鹉热（psittacosis）	鼠咬热（rat-bite fever）
	呼吸道感染	结核病（Tuberculosis）				
	肠道感染	弯曲菌病（campylobacteriosis）	沙门杆菌病（salmonellosis）	志贺杆菌病（shigellosis）	肠道耶尔森菌病（enteric yersiniosis）	
	皮肤感染	链球菌病（streptococcicosis）	类丹毒（erysipeloid）	李斯特杆菌病（listeriosis）		
真菌性疾病		放线菌症（actinomycosis）	钱癣（ring-worm, tineatrichophytina）			
寄生虫性疾病		弓形虫病（toxoplasmosis）	梨形鞭毛虫病（giardiasis）	隐孢子虫病（cryptosporidiosis）	纤毛虫病（balantidiasis）	卡氏肺囊虫病（pneumocystosis）
		微小包膜绦虫病（hymenolepiasis）	缩小包膜绦虫病，大鼠绦虫症（rat tapeworm）	小鼠蛲虫病（mouse pinworm）		

2. 对人兽共患病的防护措施

实验动物饲养人员和动物实验人员应高度重视人兽共患病的防护工作。主要做到以下几点：

（1）完善实验动物环境设施。动物设施要有合理的功能区域，各功能区域之间的行走路线不相互交叉。整个设施要有良好的空调通风系统，并运行良好。设施应配备符合标准的消毒灭菌设备。

（2）加强人员管理。严格控制各类人员的进出，无关人员不得进入动物实验室。工作及实验人员应按规定做好个人防护。每次接触动物或培养物以及离开饲养观察区前，必须彻底洗手。工作过程中不可避免地要接触动物、排泄物或感染性材料时，必须戴上手套、口罩，禁止用手触摸面部、鼻、眼、口，禁止在饲养观察室内进食、饮水、吸烟或存放食物。工作期间应穿着饲养观察室内的外套或制服、鞋子、帽子。离开工作室时必须脱下防护服，定时消毒清洗。

（3）严格实验动物的选择。尽量选择无特定病原体（SPF）动物进行实验，杜绝因实验动物自身携带病原体而使实验人员感染。目前国内已有无菌级、SPF级、清洁级大、小鼠供应，犬、猴等大型实验动物也有质量控制良好的群体供应。准备实验动物时，一定要到已取得实验动物生产许可证的单位购买，同时要求生产单位提供动物合格证及相关资料。若购买清洁级以下动物，引进后必须进行检疫，检查是否带有人兽共患病病原，合格后才能引入动物实验室用于实验。

（4）建立标准化的实验环境。良好的实验环境条件对于实验动物来说可以减少受感染的机会，提高实验处理的敏感性；而对于操作者来说，可以减少动物源病原的感染。动物室内应保持整洁，与饲养和实验无关的物品必须清理出去。地面、笼具、盛粪盘应用消毒药浸泡过的拖把或抹布拖洗，以减少病原的扩散。动物粪尿收集在密封的容器中带出作无害化处理。动物尸体必须焚烧。实验完成后，室内先消毒，然后再清洗，最好再作一次消毒备用。从动物室清理出来的废料先进行灭菌后，再作常规处理。动物实验室一定要防止野鼠、昆虫的进入。多种人兽共患病的病原可由野鼠、昆虫等传播给实验动物及人。现有许多实验动物本身已不带人兽共患病病原体，因而更应防止外来病原的侵入。

（5）确保身体健康。工作人员应定期检查身体，维护自身的健康。身体有病期间，暂时不要进入动物房。一旦发生可疑疾病，应及时去医院做出明确诊断，及早治疗，切勿抱有侥幸心理，延误治疗时间。

五、生物安全应急管理

实验动物生物安全是指对实验动物可能产生的潜在危险和现实危害的防范和控制。

生物安全应急响应是指快速有效应对突发实验动物生物安全事件，最大限度减轻突发实验动物生物安全事件对公众健康、实验动物生产使用等造成的损害，保障管理、生产、使用实验动物从业人员及财产安全，维护公共安全及社会稳定的活动。

所有从事实验动物生产及使用的单位都应该按照生物安全要求制定实验动物生物安全事件应急预案。

1. 应急预案编制

（1）预案编制依据：依据《中华人民共和国动物防疫法》《重大动物疫情应急条例》《国家突发重大动物疫情应急预案》《国家突发公共卫生事件应急预案》和各省、市和地区的相关法律法规，结合本单位实际，制订预案。

（2）预案适用范围：应急预案适用于实验动物生产、使用单位范围内严重危害实验动物生产或使用，严重威胁人员健康和导致财产损失的突发实验动物生物安全事件的应急处置工作。

（3）应急处置工作原则：突发实验动物生物安全事件应急处置工作原则是以人为本，减少危害，预防为主，依法处置。

（4）生物安全事件分级：根据事件发生的性质、范围和趋势，一般可将实验动物生物安全突发事件分为特别重大（Ⅰ级）、重大（Ⅱ级）、较大（Ⅲ级）和一般（Ⅳ级）四个级别。各省、市、自治区政府或相关行政管理部门，各实验动物单位都可依据相关法律、法规，根据各自情况和特点制订分级标准。

2. 组织机构及职责

各行政区域、各单位均应相应成立实验动物生物安全事件应急领导小组，成员包括政府部门或单位领导、相关部门或业务科室负责人、专家和实验动物质量监督员。主要负责贯彻执行国家、省有关部门预防和处置实验动物生物安全事件的方针、政策及有关规定;组织编制、修订突发实验动物生物安全事件应急处置工作方案,建设应急处置队伍,有计划地组织实施实验动物生物安全宣传培训和演练;检查、督促做好预防措施和应急处置各项准备工作;发布应急处置指令,组织指挥应急队伍开展事件应急处置救援行动;向上级报告事件情况。

应急领导小组除组长、副组长外,还应指定实验动物生物安全日常工作协调联络员。

3. 监测与报告

(1) 监测:依照实验动物生物安全监测与报告制度,任命实验动物生物安全直接责任人,并指定实验动物质量监督员,负责定期开展监测,对本单位监测结果及时研究分析,及早发现实验动物生物安全隐患;发现异常情况及时向辖区科学技术行政部门上报。

(2) 监测主要内容:一、二、三类动物疫病,人兽共患病,实验动物质量等。

(3) 报告程序:发现实验动物可疑情况时,生物安全责任人员立即组织有关人员和技术力量进行初步判断,如疑似为突发实验动物生物安全事件时,在 2 小时内向本辖区科技、农业或卫生行政部门、人民政府或省科学技术行政部门报告。

(4) 报告内容:突发实验动物生物安全事件发生的时间、地点,涉及实验动物的种类、品种、来源、数量、临床表现,是否感染人员,已采取的应急措施,报告单位或个人联系方式等。

4. 应急响应

(1) 响应原则:发生突发实验动物生物安全事件时,按照分级响应的原则迅速作出相应级别应急响应。同时,根据不同突发实验动物生物安全事件的性质和发展趋势,对势态和影响不断扩大的事件,及时上调响应级别;对范围局限、不会进一步扩散的事件,应及时降低响应级别。

(2) 响应措施:发生突发实验动物生物安全事件时,立即成立实验动物生物安全事件应急处置领导小组,启动应急响应。

领导小组配合有关部门对突发实验动物生物安全事件进行判断评估,限制或停止实验动物生产和动物实验,扑杀实验动物传染源,配合相关部门开展封闭被实验动物疫病病原体污染的环境等紧急措施。

做好突发实验动物生物安全事件的信息收集、分析与报告工作。

(3) 响应终止:突发实验动物生物安全事件应急响应的终止需符合以下条件:突发实验动物生物安全事件隐患和相关危险因素消除,或末例病例发生后经过至少一个最长潜伏期后无新的病例出现。

由省、市实验动物管理委员会办公室或市、县科技行政部门组织专家对突发实验动物生物安全事件控制情况进行评估,提出应急终止的建议,报领导小组批准终止后,发生事件单位方可终止响应。

5. 后期处置

(1) 调查总结:突发实验动物生物安全事件发生后要对事件进行追踪调查,做出书面调查总结,认真吸取经验教训,修改标准操作规程,做好防范工作,提出今后对类似事件的防范和处置建议。

(2) 恢复生产和使用:根据事件的特点、经过对发生事件设施进行持续监测,确定危险因素和安全隐患完全消除,经省科学技术行政部门同意后恢复实验动物生产和使用活动。

应急预案应根据实验动物工作形势变化和实施中发现的问题,定期进行及时评估、修订和补充。

涉及生物安全应急保障的物资应备足,实行常态化管理,定期更新。

目前,各个实验动物生产、使用单位的实验动物生物安全应急预案和应急处置机制已初步健全。对实验动物生物安全的防范主要是在平时的工作中,要加强完善管理体制,认真贯彻落实国家、省、市的相关实验动物法规条例,把实验动物的不安全因素从源头消灭,保证实验动物的生产和使用做到万无一失,要不断强化实验动物生物安全意识,使得生物安全事故零发生,保障从业人员的身体健康和人身安全,从而达到维护公众健康和社会秩序稳定的目的。

六、职业防护与职业道德

动物实验本身以探索生命规律,掌握消灭疾病的方法,保障人类健康,造福人类为最终目的,所以加强实验者及管理者的责任感及职业道德修养是防止生物危害的必要条件之一。每一个从事生命科学研究的人都应牢记,我们做科学研究的目的是要造福于人类,而不是要加害于这个世界,在任何实验中应把防止生物危害的产生放在首位。

实验中生物危害的产生还涉及其他诸多因素,建筑设施的用户、管理者、设计者、施工者及其相互间的协调,实验的设计、实验动物、仪器等,此外,还受到许多社会因素,如人们的道德水平、社会经济发展,甚至还受到自然灾害、战争等偶然因素的影响。在通常情况下,只要科学地设计动物实验,利用优质标准化的实验动物,在控制合格的饲养和实验环境中,由具有渊博知识和熟练技能的实验者操作,可以将生物危害限制到最低点甚至杜绝。

目前实验动物从业人员普遍存在着对职业危害因素的认识不到位的情况,各级管理部门应适时地组织学习防护的常识和自身防护的方法,充分认识职业危害,增强职业防护意识,减少乃至杜绝动物实验人员的不安全行为。实验动物从业人员上岗培训必须重视职业防护的教育,树立全面性防护的理念,工作中确立严格执行规章制度的职业道德,制订切实有效的职业防护措施。

各实验动物生产及使用单位要加强防护基础设施建设,做到硬件设施到位,防护用品充足,防护制度落实;制订从业人员意外受伤管理办法;建立实验动物管理实验人员健康档案;建立职业伤害报告系统,以便动物实验相关人员在职业伤害后能向有关部门报告,并得到及时的咨询和处理,动态观察职业危害的事件;同时收集这些数据,可定期进行分析发生职业危害的原因,及时调整防护对策,以减少实验动物饲养人员和动物实验人员的职业危害。

第七节　实验观察动物的饲养管理

一、普通级动物实验过程中的饲养管理

普通级动物实验过程中动物管理要满足以下两条要求:第一,动物来源和背景资料要清楚;第二,实验饲养环境要符合普通级标准并严格防疫管理。

1. 实验兔的管理要求

(1) 动物的接收、健康检查和新环境适应及观察

根据实验目的、方法不同将新购入的具有合格证的实验兔放到标准化的普通级动物实

验室内,适应观察时间为 3～10 天。

(2) 实验兔在实验期间的日常管理

① 饲养密度:实验兔应单笼饲养,防止雄雌混居和咬伤。

② 每天保证动物有足够的自由采食饲料,但不宜过多,一般成兔以 150g/日为宜。

③ 每天检查饮水装置,以防漏水和管道阻塞,保证有适量的新鲜自来水。如果不用自动饮水器,应根据需要给予足量饮用水,并及时换洗水瓶。

④ 粪便每天冲洗 2 次(如果是自动冲水架,应每天检查自动冲水的运行情况),尿碱应及时清洗,室内地面每天打扫洗拖 1 次。饲养室每周全面清扫和消毒 2 次,保持清洁干燥的环境。

⑤ 在一批实验结束后,实验室应彻底清洗消毒。凡接触死亡兔或有害实验的食具、饮水具和用具、笼具都要单独洗刷消毒。

⑥ 动物室内用具物品应分别定位摆放,保持室内整齐清洁卫生。

⑦ 每天做好实验记录,记录每只动物一般状况、饲料食用量、排便排尿情况、饲养室内温度、湿度、有无异常,坚持每天向实验负责人汇报。如遇动物死亡或明显异常情况,应立即向实验动物室负责人和该实验负责人报告。

2. 实验犬的管理要求

(1) 犬的接收、健康检查和适应观察:实验用犬应购自具有实验动物许可证的实验动物饲养繁殖单位。应附有质量合格证,体重、年龄、性别均符合实验要求。隔离检疫、适应需 3～4 周,隔离期间要与其他实验犬严格区分开以防传染病。新到的实验犬要有专人负责,经兽医检疫观察确系无传染病,进行体内外寄生虫驱除,根据需要注射狂犬疫苗和传染性肠炎疫苗免疫后再进行实验。禁止使用来源不清楚的犬作为实验动物,以保护实验人员的安全,保证实验的科学性。

(2) 犬手术后的护理:犬在手术后应单笼饲养,必须由实验人员和饲养员共同护理。首先要保证环境合格,特别注意保温。其次注意抗菌消炎。如系消化系统手术,术后 24 小时内禁食,可给予足量清洁饮水,24 小时后可给予流质饲料,必要时补液以补充能量。

(3) 犬在实验期间的管理

① 饲养方式和密度:应符合国家标准,犬应单笼饲养操作和管理,条件不允许也可采用舍养,但一定要避免相互之间咬伤和交配。采用网栅上饲养,使动物能与粪便分开,以利于防疫和实验,特别是药理、毒理实验的犬应尽可能笼养。

② 成年犬每天喂食 2 次,幼犬可以再加喂 1 次,犬的饲喂量见表 7-5。每次喂食要保证新鲜和全价营养,喂后及时取出食具(连同剩余食物),洗刷干净。每周消毒 2 次。

表 7-5　犬的体重与给食量关系

体重/kg	给食量/g
5～10	150～250
10～15	250～350
15～20	350～450

③ 饮水:每天供应 2 次清洁饮用水,每次加水都要冲洗干净饮水器,每周消毒 2 次饮水器。特别在夏季一定要保证充足的清洁饮水。

④ 犬的笼具(舍)每天都要冲洗,特别是死角要冲洗干净,冲后要及时扫净积水,每周洗刷消毒 2 次。实验完毕后,地面、笼具、用具要及时彻底清洗消毒。

⑤ 运动:实验犬如无特殊限制,每天都应在运动场地运动 2 次,每次 1 小时。

⑥ 犬实验室内物品要定位摆放整齐,用后要保持清洁。犬舍应每周全面消毒 2 次,地面每天以消毒液消毒 1 次。夏季应有防蚊蝇设施,尽量不使用杀虫剂,如使用应详细记录。

⑦ 每天做好记录:记录每只犬的精神状况,食欲情况,进食量,是否呕吐、呕吐物的性状及颜色,粪便性状、内容和颜色;鼻孔有无分泌物,分泌物性质;鼻端是否干燥;口腔是否流涎,吞咽是否困难;有无口臭,牙周、口腔是否发炎;肛门和阴部周围是否清洁,有无发炎和溃疡;被毛光泽如何,有无脱落、皮疹、痂皮和溃烂;立卧坐姿有无异常,行走是否跛行、蹒跚或肢体麻痹。饲养室内温度、湿度有无异常。每天向实验负责人汇报。

3. 实验豚鼠的日常管理要求

(1) 豚鼠的接收、健康检查和适应观察:实验豚鼠应购自有实验动物许可证的单位,实验动物购进后要隔离检查、检疫。

(2) 豚鼠在实验期间的日常管理

① 饲养密度:豚鼠笼(盒)饲养,每笼(盒)5 只为宜,雌雄分开饲养;若用地池饲养可根据面积确定密度,一般不超过 10 只,须满足国标要求。

② 饲喂:每天加豚鼠颗粒料 1 次,颗粒饲料应购自有饲料生产许可证的单位,必须考虑到豚鼠对粗纤维消化率较高的特点(38.2%),按标准配方来配制。每天更换 1 次新鲜饮水。

③ 豚鼠体内不能合成维生素 C,必须靠饮食来补充。根据豚鼠的体重每天加喂维生素 C 或多给予青绿饲料。

④ 垫料:豚鼠垫料应使用消毒的干草,每周更换垫料 2 次,术后应勤换垫料;经常进行环境消毒,防止感染。水冲式笼养,每天冲粪便不少于 3 次。

⑤ 消毒:饮水具、食具每天清洗消毒 1 次,动物实验室每周清洗消毒不少于 2 次。每天要清扫动物室。

⑥ 记录:每天做好实验记录,记录每只豚鼠的被毛、精神状态,活动情况,对外界反应,饮食情况,粪便性状、内容和颜色,有无分泌物等正常和异常情况。还应记录室内环境参数以及卫生管理状况。每天向实验负责人汇报。

4. 实验猪的日常管理要求

(1) 猪的接收、健康检查和适应观察:实验用猪应尽量选用小型猪或专门培育的实验用猪。应购自具有实验动物许可证的实验动物饲养繁殖单位。购进后一定要严格隔离检查,防止动物传染病和人畜共患病的发生,必要时注射防疫疫苗。隔离检疫时间一般为 7~21 天。

(2) 猪在实验期间的日常管理

① 饲养密度:一般来说猪应圈养,根据面积大小每圈 1~10 头,雌雄分开(去势后的猪可同圈)。单笼饲养便于实验操作、观察,但不利于活动及饲养。无论采用什么方式,每天都要在活动场地运动 2 次,每次 1 小时。

② 饲喂:实验猪应喂标准的配合饲料、粉料或颗粒料。每日给饲料 2 次,给料量为猪体重的 3% 左右,每次喂完食应及时取出食具洗净。每天保证新鲜足量的水,特别是夏季。

③ 垫料:猪圈有两个部分,一是露天活动场所,二是猪休息处,可加干草等作垫料,垫料每 2 天换 1 次,要经过消毒以防感染寄生虫。地面一般为水泥地面,每天应清扫冲洗干净。

④ 消毒:由于猪的饲养环境控制较难,应加强猪实验环境的防疫消毒。猪圈入口处应设有人员进出的脚踏消毒槽或消毒垫,其消毒药液每周更换 2 次,圈舍每周消毒 3 次。食具、饮水具每天清洗干净,每周消毒 3 次。实验完毕应对实验用空舍按消毒程序进行彻底消毒。

⑤ 记录:每天按操作规程做好观察记录。

5. 非人灵长类动物的日常管理要求

(1) 非人灵长类动物的接收、健康检疫和适应观察:实验用非人灵长类动物应从获得实验动物许可证的饲育单位购入。禁止从民间或非合法生产单位购买。猴检疫适应期一般为 1~2 个月。新接收的猴需单笼饲养,防止疾病传染,重点检疫人畜共患病如痢疾、结核、B 病毒、马尔堡病毒、猴瘟病毒等。具体检疫的程序有以下几方面:

① 及时编号做好记录:品种、产地、来源及数量。产地不同疫源也不同,因此做好记录,有助于重点检疫和防治。

② 妊娠鉴别:根据购进时间和外观体征鉴别,如妊娠则乳房呈粉色,乳头增大,腹部膨大,下腹部及腰背部较宽,直肠触诊子宫可确诊。

③ 结核菌试验:检疫是否感染结核。

④ 胸部透视诊断:胸部 X 线检查可确诊结核、肺炎和胸膜炎等疾病。

⑤ 常规体检:肝功能化验检查,血液指标检查,如血色素、血象、血沉等。通过望、触、听、嗅的方法检查体外有无外伤,呼吸、体温有无变化,口唇和口腔有无疱疹,行动有无异常。体检由有经验的兽医负责完成。

⑥ 粪便和寄生虫检查:可根据粪便的数量、形态、颜色,通过镜检和细菌培养来确诊疾病。通过体表检查,确定体外寄生虫感染情况。

购自正规实验动物饲养繁殖单位的非人灵长类动物,隔离检疫时间可相对缩短,但适应时间应达到 1 个月,同时注意疫源、体内外寄生虫的检查和驱虫。由于运输等原因,动物体质比较弱,应注意改善饮食。

(2) 非人灵长类动物在实验期间的日常管理

① 饲养密度:急性实验用猴一般采用单笼网上饲养,笼底部应用托盘收集粪便和残留食物,两笼之间有一定距离或有隔板以免动物之间相互伤害。长期实验用猴必须饲养于房舍或大型笼具,有适当的运动空间。应特别注意善待非人灵长类动物,防止动物产生应激反应而影响实验结果。

② 饲喂:猴的饲料每天定量投入饲槽,每天 2 次,幼猴可再加投 1 次。每天给 1 次新鲜干净的富含维生素的水果或蔬菜,以补充猴体内不能合成的维生素 C。幼猴每天应投 2 次水果或蔬菜以防止发生坏血病。可装自动饮水器或普通饮水器,饮水器每天更换 2 次水,以保证水源充足、卫生。

③ 消毒:饮水具、食具应每天洗刷 1 次,每周清洗消毒 2 次,笼底的托盘每天冲洗干净,每周消毒 2 次。实验室每周喷雾消毒 1 次。猴舍内的洗刷可据饲养密度、季节和实验性质的不同做调整。自动饮水装置每月消毒 1 次。

④ 观察:每天观察记录其精神状况、被毛光泽、活动情况、食欲是否正常,粪便的性状、内容物、数量、颜色,有无便秘、痢疾等,有无呕吐及呕吐物数量、性质、颜色,天然孔有无分泌物及分泌物性质、颜色,面部有无改变,有无贫血等症状,有无外伤及处理情况,各项用药处理情况等。

⑤ 管理：实验室内外物品定点摆放，用后及时清洗归放原处，所用物品、实验器械应远离笼舍，以免猴取走发生事故。注意检查猴舍是否锁严以防逃匿。

每天向实验负责人汇报情况。如发现异常应立即向兽医报告，以便及时采取相应的措施，并报告该实验负责人。

（3）特殊实验中非人灵长类动物的管理：在消耗过大的实验（如大型手术、移植、肾衰、病毒感染等）中，应注意补充足量的蛋白质和维生素，以保证实验的进行，同时注意保健卫生。猴不易包扎，因包扎后猴能撕咬开。一些大手术、骨折等实验，可做局部包扎，固定饲养，几天后拆除包扎骨折固定器（或石膏）方能笼养或舍养，并应做到单笼饲养，以免相互咬斗发生实验事故。

二、清洁级动物实验过程中的饲养管理

1. 实验大鼠、小鼠、地鼠、兔、豚鼠的日常管理要求

（1）动物来源：清洁级实验大鼠、小鼠、地鼠、兔、豚鼠必须购自具有实验动物许可证的实验动物饲养繁殖单位。动物的包装、运输应符合清洁级实验动物的要求，并索要和保存清洁级动物合格证备查。雌雄动物分开饲养，不同实验、不同处理的实验动物分开饲养。同一间动物室不能饲养不同种属、不同级别的动物。

（2）日常饲养管理：必须饲养于屏障环境中，执行清洁级实验动物室操作规程。在进入清洁级动物实验室时，换上经过消毒的特制防护服、手套和口罩。所有接触实验动物的各类物品均按消毒规程消毒。饲料、饮水都要经过消毒处理，并补充消毒过程中损失的维生素。每天换水 1 次（自动饮水除外），加饲料 2 次，并检查有无缺料、变质、潮解。每周换垫料 2 次，更换的水瓶、饲养盒、笼底粪便收集器及掉落地下的饲料带出屏障系统，由洗刷消毒人员进行洗刷消毒、灭菌。饲养室内的架、台需每天擦拭干净，动物实验室每周全面消毒 1 次。按照设定的人流、物流、操作规程进行工作。每个清洁级实验动物室都要根据自己的结构和实际情况，本着系统消毒防疫，清洁污染完全分开，按规范化质量管理的原则进行日常的动物实验室管理。

（3）记录：每天观察记录实验大、小鼠精神状态，活动情况，被毛、粪便、食欲情况，死亡数量。如有死亡应立即通知实验负责人，之后通过污染通道传出动物实验饲养室，进行病理观察并详细记录。按时测定和记录动物实验室温湿度、气压、落菌数、氨浓度，如发现异常及时报告实验动物室负责人并查明原因。

（4）实验兔和地鼠的饲养室湿度要在标准范围内稍高些，这有利于兔呼吸道疾病的防治，有利于地鼠的发情与繁殖。豚鼠应注意防止维生素 C 缺乏症，补充维生素只能在饮水、饲料中添加，而不能采用添加蔬菜的方式。

（5）特殊实验要求：在普通正压的清洁级动物实验室不得进行大、小鼠传染病和人畜共患病病原体的实验研究，相应研究应在 P 级动物实验室进行。如有放射性、同位素等处理应有防护措施。药理、毒理、代谢实验，动物要采用笼养，使动物与排泄物分开，这一饲养方式也有利于动物卫生防疫。

2. 猪的日常管理要求

（1）动物来源：清洁级猪一般可购自 SPF 猪场，或直接在 SPF 猪场单设的动物实验室做实验。购入时应注意运输过程中可能的污染，应用防污染运输笼，微生物、遗传、营养等背景资料应翔实，一般应笼养，每笼 1 头。

（2）日常饲养管理：每天饲喂消毒过的饲料，上下午各 1 次，仔猪中午应加喂 1 次，供给消毒的新鲜水，每天擦拭消毒笼架、台架等，每次喂食后应将食具、饮水具传入污染走廊，笼底粪便收集器更换后也传入污染走廊，由洗涤消毒人员清洗消毒后备用。

（3）记录：猪应每天记录呼吸、脉搏、体温、食欲、食量，精神状态，运动情况，粪便的数量、形状、颜色。发现猪出现异常症状应及时通知实验负责人。

（4）特殊实验要求：特殊实验的要求与大、小鼠相同。

3. 鸡和鸽的日常管理要求

（1）动物来源：鸡一般购自 SPF 鸡场或实验动物饲养繁殖单位。实验动物购买者应索要动物的等级合格证和相应的背景资料，以备查验。新购入的动物要观察适应 3～5 天。饲养密度：鸡为每笼 1～10 只，鸽每笼 5～30 只，单笼饲养便于观察和实验。

（2）日常管理：鸡和鸽一般用饮水器饮水，每天饲喂 2 次。每天加饲料 2 次，更换食具 1 次，更换笼底粪便收集器 1 次，将更换的饮水具、食具、粪便收集器等传入污染走廊，由洗涤消毒人员处理后，再经消毒后传入清洁贮藏室备用。清洁级动物实验室卫生防疫管理不应低于清洁级实验动物室的标准和水平。特别是禽类实验动物在实验中和实验后的生命力下降较快，因此更应加强动物实验室日常的管理。

（3）记录：记录每只实验鸡或鸽的食欲、食量、体温、精神状况、粪便情况，根据实验设计设定观察指标。

（4）管理：所有实验用品、用具、器械等进入清洁区都必须严格消毒、灭菌，其特殊实验要求同大、小鼠。

4. 犬的日常管理要求

（1）动物来源：清洁级犬的来源要求与大、小鼠相同，新购进的犬应隔离观察适应 21 天后分组实验，一般为单笼饲养。

（2）日常管理：犬应每天喂 2 次，自由饮水，其食具每次喂后应同剩余食物一并取出，饮水具和笼底粪便收集器等传入污染通道后，由洗涤消毒人员处理后消毒备用，笼具应每月更换 1 次，架面、台面应每天擦洗消毒。

（3）记录：记录每只实验犬的呼吸、脉搏次数，体温、被毛和精神活动状况，有无呕吐及呕吐物的数量、颜色等，食欲、饮水情况，粪便颜色、数量、形态等，并及时向实验负责人汇报。

三、SPF 级动物实验过程中的饲养管理

常用的 SPF 级动物有大鼠、小鼠、豚鼠、兔、鸡和犬。其饲养环境有两种：

1. 饲养设施环境达到 SPF 级动物实验室的标准

进入 SPF 级动物实验室的各类人员都要同进入 SPF 级繁育室一样，严格遵守操作规程，要经过一更、淋浴、二更，穿着无菌服，按固定路线进入 SPF 屏障环境，本着洁净与污染彻底分开的原则，严格按 SPF 级动物实验室的操作规程进行工作，并按固定线路将动物实验废弃物包装后一并带出，保持 SPF 级屏障环境标准。

2. 清洁级环境中设 SPF 级隔离器、层流柜或 IVC

动物饲养在隔离器、层流柜内。人员进入要按照清洁级动物繁育饲养室的操作规程经过一更、二更，换上全身隔离服，经风淋后进入清洁级动物室。SPF 级动物的选购、运输、饲养密度、管理、特殊实验要求和管理原则同清洁级，只是微生物控制级别更高。那种认为动物实验室的管理和环境控制要低于同级实验动物繁育室的观念是不科学的。因为实验中和

实验后的动物更需要环境的控制和管理的加强。动物实验的所有用品、用具、器械、饮水具、食具、垫料等都应经过灭菌处理后,传入 SPF 级设施中。采用在清洁级设施中加隔离器或层流柜的饲养方式,灭菌的物品应有双层包装,即进入清洁级动物实验室时除去一层包装,进入隔离器或层流柜时再除去一层包装。清洁级和 SPF 级动物饲养环境,按有关操作规程进行定期环境监测,并保留监测结果备查。

四、无菌级动物实验过程中的饲养管理

无菌动物的实验管理要求极为严格,操作和饲育难度比较大,故一般只应用于小鼠、大鼠、豚鼠等易控制的小型实验动物。其饲养和实验必须在无菌隔离器内完成。饲料、垫料、饮水、各种用具、器械都必须经过严格消毒后,按照规范程序传入隔离器内。无菌动物的运输、传递等过程难度都很大,繁育和实验多在同一环境中进行,或通过 2 个隔离器的对接来传递(饲育隔离器和动物实验隔离器)。饲喂和更换垫料的频度根据实际需要而定,原则是保证动物的舒适,符合国标的控制标准。无菌动物的运输应有专用的运输隔离器。无菌动物实验过程中应定期进行动物和环境的无菌检测,检测结果要保存并记入实验报告中。

无菌动物实验记录与 SPF 级动物实验的记录基本相同,每次实验完成后应彻底消毒隔离器和动物实验环境,更换隔离器的高效过滤器,通过测漏检查隔离器和高效过滤器密封情况。

思考题:

1. 试述实验动物繁殖生产的特点。
2. 简述医学研究使用实验动物的特点。
3. 开展动物实验预实验的目的是什么?
4. 影响动物实验结果的技术因素有哪些?
5. 动物实验过程中可能产生的物理性、化学性危害有哪些?
6. 应如何防范动物实验中的生物危害?
7. 什么是实验动物生物安全应急响应?

(邵义祥　朱顺星)

第八章 实验动物的选择与应用

医学实验研究中,很大一部分实验要用实验动物进行,怎样才能在最短的时间内,用最少的人力、物力获得明确、重复性好的动物实验结果,首先碰到的问题是如何选择合适的实验动物,用它来模拟人类或另一种动物进行类比研究。因此,实验动物的选择直接关系到实验的成败。

第一节 实验动物选择的基本原则

在生物医学研究中首先要根据研究目的和实验要求来选择实验动物,进而考虑它是否容易获得,是否经济,是否容易饲养。一切实验动物应具有个体间的均一性、遗传的稳定性和容易获得 3 个基本要求。

一、尽量选择研究对象的功能、代谢、结构及疾病性质与人类相似的动物

医学研究的根本目的是要探索人类疾病的发病机制,寻找预防及治疗方法。因此,动物的物种进化程度在选择实验动物时应该是优先考虑的问题。在可能的条件下,应尽量选择结构、功能、代谢方面与人类相近的动物做试验。由于实验动物和人类的生活环境不同,生物学特性存在许多相同和相异之处,研究者在选择动物用于实验之前,应充分了解各种实验动物的生物学特性。通过实验动物与人类之间特性方面的比较,作出恰当的选择。

一般来说,动物所处的进化阶段愈高,其功能、结构、反应也愈接近人类,如猩猩、猕猴、狒狒等非人灵长类动物是最类似于人类的。它们是胚胎学、病理学、解剖学、生理学、免疫学、牙科学和放射医学研究的理想动物。我国南方和印度生产的猕猴有很多特性与人相似,可用于细菌、病毒和寄生虫病的研究,例如脊髓灰质炎、麻疹、疱疹病毒感染、弓形虫病、阿米巴脑膜炎、南美锥虫病、间日疟和恶性疟,以及自发性类风湿因子、奴卡氏菌病、病毒性肝炎等,对痢疾杆菌和结核分枝杆菌也较敏感。猕猴的生殖生理非常近似于人,月经周期也是28 天,可用于生殖生理、计划生育及避孕药研究。但实际中,非人灵长类动物属稀有动物,来源很少,又需特殊饲养,选择它们进行试验有很大困难。另一方面,也并非只有非人灵长类动物与人具有相似性。许多哺乳类实验动物在某些机能、代谢、结构及疾病特点方面也与人类近似。可从如下几方面将不同实验动物与人进行比较,以便充分利用其相似之处为科研服务。

1. 组织结构方面

哺乳动物之间有许多组织结构上的相似点，因而其生命功能基本过程也很相似。如猪的皮肤组织结构与人类的相似，其上皮再生、皮下脂肪层、烧伤后的内分泌及代谢等也类似于人类，故选用小型猪做烧伤实验研究较为理想。

2. 系统功能方面

许多动物各系统的功能与人类是相似的，如犬具有发达的血液循环和神经系统，在毒理方面的反应和人类也比较接近，适于做实验外科学、营养学、药理学、毒理学、行为学等方面的研究。两栖类的蛙和蟾蜍，大脑很不发达，当然不能用于高级神经活动的研究，但在做简单的反射弧实验时，则很合适，因为最简单的反射中枢位于脊髓，而两栖类脊髓已发展到合乎实验要求的程度，且其结构简单明了，易于分析。

3. 生理特性方面

许多哺乳类动物与人类一样，其心率、呼吸频率、体温三者成正比关系。发热时，心率和呼吸频率都增加。鸟类的体温比哺乳类的高。恒温动物的体温昼夜有一定变动范围，变动情况与行为类型有关，一般夜间活动的动物体温在凌晨2时至3时达到一日的峰值。了解这些与人类的细微差别，对具体研究是十分有益的。由于动物的临床生理观察指标随动物种类、年龄以及周围环境变化而有所差异，因此正常参考值有较大的变动范围，实验时应按照实际情况具体考虑。

4. 繁殖特性方面

哺乳类动物与人类一样，性成熟、妊娠期和寿命一般是成比例的。寿命越长，妊娠期越长，性成熟越晚。许多实验动物有一定的繁殖季节，但有的在人工饲养条件下已发生改变。单胎动物比多胎动物产仔数少，多胎动物中近交系产仔数比封闭群少。这些都是在选择动物时要予以注意的。

5. 体液成分方面

动物血液性状与人类一样，包括形态和功能两个方面。一般来说，与功能有关的各种指标之间都有一定联系，如若红细胞数目高，那么红细胞压积和血红蛋白含量都会高。体内的排出物有粪便、汗和尿液。鸟类粪便和尿液汇合于泄殖腔一同排出体外，而哺乳类有各自的排泄孔道。尿液的排泄量和浓度与水的摄入量有关。饮水多时，尿多而淡；反之，则少而浓。一般来说，淡水中生活的动物尿液是低渗的，海水中生活的动物尿液是等渗的，陆地上生活的动物尿液是高渗的，特别是沙漠中生活的动物，这种倾向性更明显。水分供给少的动物尿液以尿酸为主要成分，水分供给充足的动物尿液以尿素为主要成分，而水中生活的动物尿液则以氨为主。尿液的酸碱度因动物食性不同而有差异。草食类动物尿液呈碱性、黏度高，而肉食类动物尿液呈酸性，且有特殊的臭味。

6. 解剖特性方面

(1) 骨骼构成方面：许多动物与人类一样，形成躯干的椎骨有颈椎、胸椎、腰椎、荐椎、尾椎。不同种类动物间椎骨有很大差异。哺乳类动物椎骨以胸椎和尾椎较大。尽管哺乳动物和人类颈部外观有长短之差，但颈椎都是7个。灵长类动物中，猿猴类几乎都是在树上生活，椎骨很小。真猿类的椎骨差异很大，从外观体型上即可一目了然。齿式与动物的食性有密切关系，草食类和肉食类差异最为显著。草食类的臼齿上面扁平而且稍有一点凹状，而肉食类与此相反，呈凸状，面积小，这可能与咀嚼方式有关。草食类中，反刍动物没有上颚切齿，而兔的切齿外突，十分独特。杂食类动物，如猪的齿式与人类的情况一致。

（2）脏器构成方面：脑的重量与神经系统的发达程度成正比。消化系统的器官重量各种动物之间以及与人类之间没有很大差异，而呼吸、循环系统的器官重量差异较大，运动量越大的动物越重。鸟类越是在高空飞翔的，呼吸器官越重。肠道各部分长度与食性有密切关系。由于草食类日粮中粗纤维含量高而肉食类日粮中粗纤维含量很低，所以草食类比肉食类肠道长得多，特别是盲肠。盲肠长度也与肠内菌群有关。同种动物中，无菌动物盲肠较大。

（3）脏器形态方面：消化道各部分不仅大小因动物种类不同而不同，其形状、构造也因动物种类不同而有显著差异。反刍动物有复胃，由多个胃构成。单胃动物之间胃的形状类似，但胃食管部（前胃部）所占比例不同。动物种类不同，肝的分叶方式也存在差异。啮齿类动物肝的构成最为复杂。马和大鼠肝的特征是缺少胆囊。肺的形态因呼吸方式不同也有所不同，哺乳类和鸟类之间差异显著。肺的分叶情况因动物种类不同而有很大差别。脑的形态方面，越是低等动物嗅球所占比例越大，越是高等动物嗅球功能越弱。鸟类和哺乳类的脑活动中，睡眠与觉醒是不断交替的，前者睡眠有深睡眠和动眼睡眠之分。一般来说，睡眠方式与行为类型有关，穴居生活的动物深睡眠期较长。脑的新皮质与旧皮质的关系也因动物种类不同而不同。心脏形态方面，脊椎动物的心脏构成随等级提高逐渐完全，鱼类只有1个心房和1个心室，两栖类、爬行类有2个心房和1个心室（不完全），鸟类、哺乳类有2个心房和2个心室（完全心）。血液循环系统也逐渐向闭锁系统进化。完全心室、心室壁的特殊心肌的分布因动物种类不同而不同，心电图可显示出不同的波形特征。在形态和功能上，与人的心脏最类似的动物是犬。单胎动物和多胎动物的子宫形态也存在明显差异。多胎动物中不同动物种间也有差异。不同动物的乳腺分布和乳房的位置也存在差异，单胎动物在局部，而多胎动物在胸腹部，分布较广。

7. 疾病特点方面

实验动物有许多自发或诱发性疾病，能局部或全部地反映人类类似疾病过程与特点，可用于研究相关的人类疾病。如突变系 SHR 大鼠，其自发性高血压的变化与人类相似，并伴有高血压性心血管病变，如脑血栓、梗死等症状。猫是弓形虫的宿主，在弓形虫研究中是一个很好的材料；同时，在研究白化病、关节炎、骨质疏松症等方面，也较为理想。非人灵长类实验动物，可感染其他动物不可复制的人类传染病，如脊髓灰质炎、脑炎、肝炎、麻疹、痢疾、疟疾等，因此，可作为研究这些疾病发生、发展过程及疫苗研制的理想动物。

二、选用解剖、生理特点符合实验目的要求的实验动物

选用解剖生理特点符合实验目的要求的实验动物做试验，是保证试验成功的关键。实验动物具有的某些解剖生理特点，为实验所要观察的器官或组织等提供了很多便利条件。本书前面已介绍了各种常用实验动物的解剖生理特点，熟悉这些特点，根据这些特点选择实验动物能简化操作，使实验易于成功。

狗的甲状旁腺位于两个甲状腺端部的表面，位置比较固定，而兔的甲状旁腺分布得比较散，位置不固定，因此，做甲状旁腺摘除试验选狗而不用兔，而作甲状腺摘除试验则选兔更合适。狗是红绿色盲，不能以红绿色信号作为条件刺激来进行条件反射试验。

家兔颈部的交感神经、迷走神经和减压神经是分别存在、独立行走的，而人、马、牛、猪、狗、猫这些神经不单独行走，混合行走于迷走交感干或迷走神经之中，如观察减压神经对心脏的作用时，则必须选用兔，这3根神经中，白色、最粗者为迷走神经，切断迷走神经，可立即造成肺水肿的动物模型。

家兔的胸腔结构与其他动物不同,当开胸和打开心包胸膜,暴露心腔进行实验操作时,只要不弄破纵隔膜,动物不需要人工呼吸,给实验操作带来很多方便,很适合于做开胸和心脏试验。

家兔体温变化十分灵敏,最易产生发热反应且反应典型、恒定,而小鼠、大鼠的体温调节不稳定,所以,我们选择家兔做发热和检查致热原的实验研究。

小鼠体型小,性情温顺,易于饲养管理、操作和观察。对外来刺激、多种毒素和病原体均很敏感,所以,各种药物的毒性试验,微生物、寄生虫的研究,半数致死量的测定都选用小鼠。

大鼠无胆囊,不能选作胆囊功能的研究,而适合做胆管插管收集胆汁,进行消化功能研究。

中国地鼠易产生真性糖尿病。血糖可比正常高出 2～8 倍,胰岛退化,适合于糖尿病的研究。

豚鼠体内缺乏合成维生素 C 的酶,因而,对维生素 C 的缺乏很敏感,适合于维生素 C 的实验研究。豚鼠易于致敏,适于做过敏性研究。

鸽子、家犬、猴和猫呕吐反应敏感,适合做呕吐试验;家兔、豚鼠等草食动物呕吐反应不敏感,小鼠和大鼠无呕吐反应,就不宜选用。

大多数实验动物,如猴、犬、大鼠、小鼠等按一定周期排卵,而兔和猫属典型的刺激性排卵动物,只有经过交配刺激,才能排卵。因此,兔和猫是避孕药研究的常用动物。

三、根据实验动物不同品种、品系的特点选择动物

不同种系实验动物对同一因素的反应有其共同的一面,但有的也会出现特殊反应。如何充分利用这些特殊反应,选用对实验因素最敏感的动物,对实验研究也十分有价值。如在猪瘟细胞苗的效力检验中,白兔比灰兔敏感,而长毛兔的反应最敏感,发热反应最典型。用仙居鸡作安全检验合格的鸡新城疫I系苗,注射纯种肉鸡、蛋鸡时并不安全,不仅反应重,而且有死亡。

值得注意的是不同药物或化合物,在不同种系动物上引起的反应是有很大差异的。如雌激素能终止大鼠和小鼠的早期妊娠,但不能终止人的妊娠;吗啡对家犬、兔、猴和人的主要作用是中枢抑制,而在小鼠和猫则是中枢兴奋;家兔对阿托品极不敏感;苯胺及其衍生物对犬、猫、豚鼠和人产生相似的变性血红蛋白等病理变化,在兔则不易发生,在大、小鼠等啮齿类则完全不发生等。这些在选择实验动物时必须加以注意。

同种但不同品系的动物,对同一刺激的反应差异很大。如 C57BL 小鼠对肾上腺皮质激素的敏感性比 DBA 及 BALB/c 小鼠高 12 倍;DBA 小鼠对音响刺激非常敏感,闻电铃声可出现特殊的阵发性痉挛,甚至死亡,而 C57BL 小鼠根本不会出现这种反应。DBA/2 及 C3H 小鼠对新城疫病毒(newcastle 病毒)的反应和 DBA 小鼠完全不同,前者引起肺炎而后者引起脑炎。C57BL 小鼠各种肿瘤的发病率低,但 A 系小鼠 80% 的繁殖母鼠均患乳腺癌;津白 1 系小鼠为低癌系而津白 2 系为高癌系。对仙台病毒的敏感性,DBA 系比 C57BL/6J 系相差百倍。地鼠的一个品系(LHC/LAK 系)对慢病毒感染敏感,绵羊痒病、疯牛病、传染性貂脑病和人类的 C-J 病都能在此系动物群里传播。

四、根据对实验质量的要求选择标准化的实验动物

现代生命科学研究要求动物实验结果精确可靠,重复性好并具有可比性,即不同的人在不同的时间、不同的空间,做相同的动物实验,能得到完全一样的实验结果,这就要求我们选用标准化的实验动物,在标准的条件下进行实验。

选择何种遗传群动物,应根据不同的课题内容而定。近交系动物由于遗传纯合度高,个体差异小,特征稳定,对实验反应一致性好,实验结果精确可靠,因而越来越广泛地应用于医学生物学的各个领域。而且,不同品系具有各自的特性,适合不同课题的研究需要。以群体为对象的研究课题,如人类遗传研究、药物筛选和毒性试验中,要选择与人群基因型及表现型相似的动物类别,封闭群动物则更为合适。许多基因突变系动物具有与人类相似的疾病模型特征,如自然发生高血压大鼠,青少年型糖尿病大鼠,缺少 T 细胞的裸大鼠、裸小鼠、裸豚鼠,肌肉萎缩症小鼠等,是研究人类疾病很好的工具。

转基因小鼠、可调控基因表达的小鼠、基因敲除小鼠、基因定点整合小鼠、特定组织或器官基因敲除小鼠等遗传工程小鼠是遗传精密度更高的实验动物。随着 21 世纪生命科学的发展,这些遗传工程小鼠将会逐渐取代常规实验动物,成为 21 世纪生物医药研究的首选动物。

选择何种微生物等级的实验动物,也应根据各级动物的特点,结合课题研究的水平、内容及目的而定。一般而言,普通动物用于研究所获得的实验结果的反应性差,故主要用于生物医学示教或为某项研究进行探索方法的预试验。清洁动物是目前国内科研工作主要要求的标准实验动物,适用于大多数科研实验。无特定病原体动物是理想的健康动物,用它来研究,可排除疾病或病原的干扰,适用于所有科研实验、生物制品生产及检定,是国际公认的标准实验动物。涉及具有国际交流意义的重大课题,最好选用无特定病原体动物。无菌动物是一种非常规动物,仅适用于特殊研究目的,如微生物与宿主、微生物间的相互作用,免疫发生发展机制,放射医学等方面的研究。由于无菌动物体内无任何可检出的微生物,使实验简洁明确,给课题研究带来极大方便。

在精确试验中,鉴于动物体内外的寄生虫与微生物会干扰试验的结果,最好选择无菌动物或悉生动物,至少也应使用 SPF 级动物。此外,还应考虑所选用的动物类别或级别要与实验条件、实验技术、方法及试剂等相匹配。既要避免用高精密度仪器、先进的技术方法、高纯度的试剂与低品质、非标准化、反应性能低的动物相匹配,又要防止用低性能的测试方法、非标准化的实验设施与高级别、高反应性能的动物相匹配,造成不必要的资源浪费。

五、符合实验动物选择的一般原则

1. 年龄与体重

年龄是一个重要的生物量,动物的解剖生理特征和对实验的反应性随年龄的不同而有明显变化。一般而言,幼龄动物较成年动物敏感,而老龄动物的代谢、各系统功能较为低下,反应不灵敏。因此,一般动物实验应选用成年动物。但不同实验对年龄要求不尽相同,需根据课题的内容而定。一些慢性实验因周期较长,可选择幼龄动物。有些特殊实验如老年病学的研究,则考虑用老龄动物。

由于不同种类实验动物的生活周期差别很大,动物实验时还要注意“天文学时间”和“生物学时间”的区别。对不同动物而言,经过相同的天文学时间在生物学上却有不同的意义。例如,用犬做试验经过一年观察期和用大鼠做实验经过相同的观察期,其生物学意义是完全不同的。同样,用犬做试验从 1 岁到 2 岁的一年观察期和从 12 岁到 13 岁的一年观察期,其生物学意义也不同。考虑生物学时间,特别是在与老化有关的实验研究中很有意义。

值得注意的是,不同种属实验动物的寿命与人类具有很大差异。在发育上,有的以日、月计龄,有的以年计龄。所以,选择动物时应注意到各种实验动物之间、实验动物与人类之间的年龄对应,以便进行分析比较(表 8-1、图 8-1)。

表 8 - 1　狗与人的年龄对应

								年龄对应/年							
狗	1	2	3	4	5	6	7	8	9	10	11	12	13	14	15	16
人	15	24	28	34	36	40	44	48	52	56	60	64	68	72	76	80

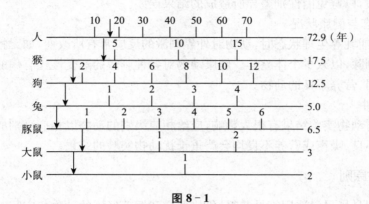

图 8 - 1

　　实验动物年龄与体重一般呈正相关,可按体重推算年龄。例如 KM 小鼠 6 周龄时雄性约为 32 g,雌性 28 g;Wistar 大鼠雄性约为 180 g,雌性 160 g(图 8 - 2、图 8 - 3)。但体重大小常受每窝哺育仔数、饲养密度、营养、温度等环境条件所限,有时不一定准确,提供部门应有动物出生日期的记录以备查考。一般来说,选择的实验动物年龄、体重应尽可能一致,相差不得超过 10%。若相差悬殊,则易增加动物反应的个体差异,影响实验结果的准确性。

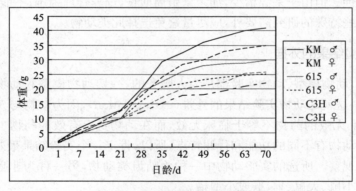

图 8 - 2　小鼠体重与日龄的关系

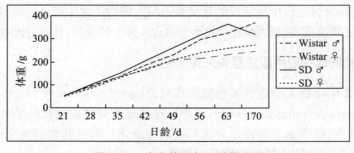

图 8 - 3　大鼠体重与日龄的关系

2. 动物性别

不同性别的动物对同一药物的敏感程度是有差异的,如在猪瘟疫苗的效力实验中,雌兔比雄兔表现出较好的热反应;雌性小鼠对四环素毒素的耐受力低于雄鼠。有人分析149种毒物对不同性别大小鼠的毒性,发现雌性的敏感性稍大于雄性,如雄性敏感性 LD_{50} 为1,则雌性 LD_{50} 大鼠和小鼠分别为 (0.88 ± 0.036) 与 (0.92 ± 0.085),如实验无特殊要求,应选择雌雄各半做实验,以避免因性别差异所造成的结果误差。

3. 生理状态与健康状况

处于怀孕、哺乳等生理状态时,动物对外界刺激的反应常有所改变,如无特殊目的,一般应从实验组中剔除,以减少个体差异。健康动物对各种刺激的耐受性比有病的动物要大,实验时应剔除瘦弱、营养不良的动物。

4. 实验条件

实验条件对动物实验结果有很大影响,应给相应级别的动物以相应级别的环境条件,寒冷、炎热、通风不良、噪声或营养不良均会严重干扰动物实验的结果。

六、经济性原则

经济性原则是指尽量选用容易获得、价格便宜和饲养经济的动物。实际工作中,选择实验动物还必须考虑课题经费有限性这一因素。在不影响整个实验质量的前提下,尽量做到方法简便和降低成本。这就涉及选用易于获得、最经济和最易饲养管理的实验动物。

许多啮齿类实验动物,如小鼠、大鼠、地鼠、豚鼠等,繁殖周期短,具多胎性,饲养容易,遗传和微生物控制方便。而且这些动物的年龄、性别、体重可任意选择,量大价廉,来源充足。猴、狒狒、猩猩等非人灵长类动物,其进化程度高,与人类最接近,在许多疾病研究方面有着不可替代的优越性。但由于来源稀少,加之繁殖周期长,饲养管理困难,不能得到普及使用。除非不得已或某些特殊的研究需要外,应尽量避免选择此类动物。

七、动物实验结果的外推

医学研究中,动物模型、动物实验都是为人服务的,一切动物模型和动物实验结果都要外推到人身上去,这就是动物实验结果的外推(extrapolation),因为动物与人到底不是同一种属,在动物身上无效的药物不等于临床无效,而在动物身上有效的药物也不等于临床有效。加之不同的动物有不同的功能和代谢特点,所以,肯定一个实验结果最好采用两种以上的动物进行比较观察。所选的实验动物中一种为啮齿类动物,另一种为非啮齿类动物。常用的实验序列是小鼠、大鼠、狗、猴或小型猪。

用近交系动物作实验研究,结果易于重复并能进行定量比较,但不同品系具有各自不同的敏感特性,在近交系育成过程中所造成的近交衰退与人体的正常生理条件差异很大,所以对近交系动物的使用更要慎重,避免因滥用动物而导致在人体上的失误,从而造成难以想象的后果。

八、实验动物的选择应用应注意有关国际规范

国际上普遍要求动物实验达到实验室操作规范(good laboratory practice,GLP)和标准操作规程(standard operating procedure,SOP),这些规范对实验动物的选择和应用、实验室条件、工作人员素质、技术水平和操作方法都要求标准化。所有药物的安全评价试验都必须按规范进行,这是实验动物选择和应用总的要求。

目前国际上广泛宣传"3R"原则,美国政府每年拿出1/4到1/2的科研经费用于动物替代的研究项目。目前,这类非动物的研究模型大致包括:物理化学技术、计算机和数学模型、微生物系统和细胞组织培养,要求每个科研工作者尽可能地用这些开发成熟的模型来替代实验过程中应用的动物。"3R"反映了实验动物科学由技术上的严格要求转向人道主义管理,提倡实验动物福利与动物保护。

第二节　肿瘤学研究中实验动物的选择和应用

一、肿瘤学研究中实验动物的作用

肿瘤是危害人类生命健康最严重的疾病之一。在不少国家,肿瘤的死亡率仅次于心血管疾病而占第二位。在我国,肿瘤也是一大类常见病、多发病。怎样预防和控制肿瘤是世界性的医学难题。

研究肿瘤的病因学、发病学、肿瘤细胞的生物学特性、肿瘤和宿主的相互关系、肿瘤的诊断预防和治疗等总称为肿瘤学,可分为临床肿瘤学和实验肿瘤学。其中,实验肿瘤学主要以实验室手段来进行肿瘤的病因、发病机制、抗癌药筛选及防治方法的研究,而实验动物是其主要的研究对象和材料。正是通过动物实验,发现了化学致癌物和致癌病毒,推动了肿瘤学的研究,为肿瘤的防治开辟了广阔的前景。

二、实验动物的肿瘤学特点

1. 不同种属动物

(1)灵长类动物:从种系发育上看,非人灵长类实验动物与人类的亲缘关系最近,它们也会发生各种形态上和生物学性质上与人的肿瘤相似的病变。一般来说,它们的肿瘤发病率与动物的种属、性别、年龄及饲养的时间有关。在实验室条件下,猕猴的自发性肿瘤发病率最高。在老年灵长类动物中,以上皮性肿瘤和恶性淋巴瘤最为常见。原生灵长目动物对肿瘤性疾病的敏感性,特别是对化学致癌物的敏感性,较之类人猿种属为高。

(2)大型实验动物:主要是指家畜。这些动物的肿瘤发病率随种属而异,例如雌犬常发生乳腺肿瘤,母牛则不常发生。但雌犬所发生的此种乳腺肿瘤与人乳腺肿瘤的表现不同,往往表现为混合型,不仅包含上皮性成分,还包含有骨和软骨等组织。猪常发生肾母细胞瘤,马、羊、牛等则不常发生。马倾向于发生阴茎癌,羊和牛则会发生肝癌等。

(3)小型实验动物:主要是指啮齿类实验动物。小鼠的肿瘤,无论在组织发生、临床过程上以及组织形态学上都与人类的肿瘤有相似之处。在实验中,广泛应用各种高癌和低癌品系小鼠进行研究。大鼠也广泛应用于肿瘤研究的许多领域,它们体形较大,供给组织较多,便于进行手术、注射等实验操作,但大鼠的自发性肿瘤的总体发病率低于小鼠。虽然大鼠的自发性肝肿瘤非常少见,但大鼠的肝脏对于致癌剂的作用却很敏感。

(4)鸟类:这一类动物所发生的肿瘤以其病毒病因引人注目,特别是造血系统和间叶组织的肿瘤。鸡群中所发生的由疱疹类病毒引起的马立克氏病(鸡白血病),可与人类的Burkitt淋巴瘤、猴的淋巴瘤等相类比。

2. 不同类型的实验动物

(1)近交系动物:应用这一类动物,主要是由于此类实验动物肿瘤方面的遗传性状。不同近交品系动物有着不同的遗传性状,其自发瘤发生率有明显的不同,对同一致癌物质的敏感性也往往不同。因此,为了不同的肿瘤研究的需要,可以选用在肿瘤学上具有不同的遗传性状特点的近交系动物进行研究。近交系动物自发瘤的发生率高低不等,有一些高癌系小鼠,只要活到一定的时间,无需任何外加的处理,几乎可以 100% 地自然发生白血病、肺癌或乳腺癌等恶性肿瘤,从而证明癌症是可以遗传的。同样,也可以通过遗传学的方法培育出对致癌因子敏感性高或低的动物品系,说明诱发性肿瘤的发生在相当程度上也取决于动物的遗传组成。这些高癌品系或低癌品系的动物是实验肿瘤学研究的有用工具。

在实验肿瘤学研究的各个领域中,只要以实验动物为对象,绝大多数以使用近交系动物为宜,可便于实验设计,保证实验结果的准确性、重复性。实验肿瘤学研究中使用得最多的是近交系小鼠和大鼠。

(2) 无菌动物和悉生动物:无菌动物(GF)和悉生动物(GN)与常规带菌动物在结构和功能上有较大的差异,独具一些特点,如心、肝和肺脏较小,基础代谢率、心脏输出量以及组织的血供量较低,免疫系统发育不良,肠蠕动和小肠上皮细胞的脱落缓慢,盲肠巨大,结肠内容物和粪便稀软等。在利用 GF、GN 动物进行肿瘤实验时,要根据这些特点安排实验并估计到它们对实验的影响。在 GF、GN 小鼠和大鼠中,某些类型的癌的发病率下降,而在普通大鼠中极为少见的前列腺癌,在 GF 大鼠中却很常见。GF 大鼠和小鼠所发生的恶性肿瘤几乎全部发生在内分泌系统或受激素作用的组织中。无菌动物几乎不发生内分泌系统和造血系统以外的肿瘤。这充分说明,存在着环境致癌因子的作用,而采用系统的无菌手术可以除去这些因子,形成防护屏障,使有机个体不受这些因子的危害。

癌的病毒病因学说,可以应用无菌动物进行研究而予以检验。在化学致癌过程中,实验动物体内的菌群能影响致癌过程。此种影响包括:产生或破坏致癌物,干扰机体对致癌物的解毒功能,改变致癌物的分子结构从而影响它们被机体吸收的过程,以及加快肠道的排空速度而影响致癌物的吸收等。人的结肠癌的发生与环境因素密切相关。因此,肠道菌群与进入肠道环境中的物质的关系值得研究。比如:口服苏铁素,对 GF 大鼠无致癌性,而对于 CV 大鼠则相反,CV 大鼠肠道中的菌群能将这一物质转变为致癌物,从而引起结肠和其他类型的癌。

(3) 无胸腺裸小鼠和大鼠:裸鼠已在肿瘤移植术、癌的病因学、癌的实验治疗学、癌的免疫学、癌的病毒学以及化学致癌研究等实验肿瘤学研究的许多领域得到广泛应用。

裸鼠是一种独特的纯系动物,其特征为:全身无毛,先天性无胸腺,T 淋巴细胞缺失,细胞免疫机能缺陷,对异体移植物几乎无免疫排斥反应,可接受异系、异种肿瘤移植等。所以它是实验肿瘤学研究中极有价值的实验材料。

三、抗肿瘤研究中动物肿瘤模型的选择

实验肿瘤学对肿瘤的病因、发病机制、抗癌药筛选及防治方法的研究,都有着非常重要的意义。研制新的高效低毒抗癌药物,是人类攻克肿瘤性疾病的主要手段之一,在新的抗癌药物的研制中,除了常用大鼠和小鼠外,还可用豚鼠、仓鼠、猪、兔、鸟、鱼及灵长类等动物。即便是小鼠,也有封闭群、近交系、突变系、遗传工程小鼠等不同类型。抗癌药物研究中动物模型的选择有以下 4 种类型:

1. 自发性肿瘤模型

这是一类不经人工处置而自然发生的动物肿瘤模型,其发病类型、发病率均随实验动物

的品种、品系等不同而不同。

应用自发性肿瘤模型有一定的优点。首先自发性肿瘤从肿瘤发生率上，与人类肿瘤相比更相似，实验结果更易外推于人。其次，对影响肿瘤发生发展的原因更有可能被发现，但是肿瘤发生从时间上参差不齐，实验时间长，所需动物数量较多，耗费大。

某些小鼠近交系是这类模型最常使用的实例，如 AKR 的自发性白血病，C3H 的自发性乳腺癌。

2. 诱发性肿瘤模型

用化学致癌物质、物理因子，如 γ 射线及某些病毒均可在某种动物中诱发出不同类型的肿瘤；二甲基苯蒽(DMBA)和甲基胆蒽可诱发乳腺癌；二苯芘可诱发纤维肉瘤；而黄曲霉素 B_1 及奶油黄可诱发大鼠肝癌；N-甲基-N-硝基-亚硝基胍(MNNG)可诱发大鼠胃癌；二乙基硝胺(DEN)可诱发小鼠肺癌，这些都已用于实验肿瘤的研究，并且对防治肿瘤新药的研究也是有帮助的。

但是，诱发癌的过程通常很长，个体的潜伏期差异很大，成功率通常达不到 100%。肿瘤细胞形态特征变化也很大，而且有些病毒又可诱发多部位肿瘤，所以作为抗癌药物筛选模型很少用。可是作为病因学研究，或者作为预防性药物的研究，其具有独特价值。

在使用化学致癌剂致癌时，应注意各类致癌剂在实验动物体内的致癌特点。

(1) 芳香族或偶氮类的致癌特点：① 需长期大量给药；② 其本身常为前致癌物，需在体内经某些酶的作用，例如 P_{450} 等活化才变成致癌物；③ 有明显的种属差异，不同致癌物对不同种属动物的致癌能力有明显的不同，而且会在不同部位产生不同的肿瘤；④ 致癌作用受营养及激素等的影响。

(2) 亚硝胺类致癌的特点：① 致癌性强，有时小剂量一次给药即可致癌；② 对多种动物的不同部位及器官均能致癌，甚至可透过胎盘使子代致癌；③ 一些亚硝胺类化合物对某些器官有明显的亲和性。

(3) 黄曲霉素 B_1 的致癌特点：① 毒性极强，只需亚硝胺剂量的几十分之一即可致癌；② 能诱发多种动物肿瘤；③ 能诱发多种类型癌肿。

3. 移植性肿瘤模型

这是目前抗癌药筛选和药效学研究中使用最多的一类动物肿瘤模型。该类型肿瘤最初大多是诱发或自发性肿瘤，经不断移植而形成特定的动物模型，通常是接种一定数量的肿瘤细胞(皮下、腹腔、静脉、颅内等)，甚至是无细胞滤液(病毒性肿瘤)，使一群动物在几乎相同的时间内患同样的肿瘤，其成功率接近 100%。肿瘤形态、生长率、对药物的敏感性、死亡时间等非常相近。所以，作为药物筛选的模型是非常合适的。

现在全世界保种的瘤株有 500 种以上，但是经常用于筛选及药效学试验的大概只有 40 种左右，其中大多数是小鼠肿瘤，少数为大鼠或仓鼠的肿瘤。至于豚鼠，虽有报道，但很少应用。

在抗癌药的筛选程序中，经常出现的肿瘤瘤株如下：小鼠白血病 P388 和 L1210(宿主为 DBA/2 小鼠)、Lewis 肺癌及 B16 黑色素瘤(宿主为 C57BL/6 小鼠)、结肠癌 Colon26、Colon38(宿主为 BALB/c 小鼠)以及 Erlish 腹水癌、肉瘤 180(S180)、白血病 L5170、Friend 白血病、腺癌 755、Ridaway 骨肉瘤、小鼠肝癌 2HAC、肉瘤 37、脑瘤 22、小鼠宫颈癌、白血病 615 以及大鼠的肿瘤 W256、吉田肉瘤等。这些肿瘤大多数生长较迅速，倍增时间短，对抗癌药物的敏感性较高。通常一个好的筛选程序漏筛率应是很低的。这些肿瘤模型，对于当前在临床上经常应用的数十种抗癌药物的发现起了重要的作用。但是这些模型由于生长速度远比癌肿病人的发展速度快，且转移率较低，因此，作为筛选模型有它固有的不足。以美国国立癌症研究所(NCI)的筛选程序而言，其体内初筛首先是 P388，该瘤株在一些抗癌药物的发现中起过巨大的作用。然而至今所发现的大多数抗癌药物，均对白血病等疗效较好，这是否与其筛选模型有关还有待进一步研究。

4. 人体肿瘤异种移植动物模型

早期的抗癌药物研究均以动物肿瘤作为筛选的模型，但是，动物肿瘤毕竟不是人体肿瘤，同时，不同的肿瘤例如肺癌和肝癌，应该看做是各有特点的两种疾病，它们的敏感药物也是不同的。所以，应用多种人体肿瘤模型进行抗癌药物的筛选，特别是疾病定向性筛选是寻找抗实体瘤新药的又一个重要途径。

早期人体肿瘤动物异种移植模型，主要是利用动物的一些免疫防御功能缺乏的部位，例如鸡胚、动物的眼前房、地鼠的颊囊等。虽然也有一定的成活率，但是生长缓慢，肿块又小，难以传代，所以应用上受到许多限制。自 1966 年胸腺缺失、T 细胞免疫缺陷裸鼠被发现和获得第一个人癌裸鼠模型以来，人体肿瘤异种移植获得了巨大的成功，这些人体肿瘤在裸鼠体内传代，其肿瘤细胞形态、染色体数量和癌细胞产物等保持不变，对临床常用抗癌药物的敏感性也大致相似，所以美国 NCI 于 1977 年提出将人的乳腺癌(MX-1)、结肠癌(CX-1)和肺癌(LX-1)作为体内第二期筛选模型。近年来，各类人体肿瘤在裸鼠皮下、肾包膜下甚至原位(肿瘤的原发部位)移植模型已得到发展，为抗癌药物的寻找，尤其是对实体瘤敏感药物的寻找提供了更好的模型。

第三节　基础医学实验研究中实验动物的选择

一、药理学研究中的选择

1. 临床前药物代谢动力学研究

进行临床前药物代谢动力学研究，目的在于了解新药在动物体内动态变化的规律及特点，为临床合理用药提供参考。所以，选择动物时，必须选用成年健康的动物，常用的有大鼠、小鼠、兔、豚鼠、犬等。首选动物及其性别应尽量与药效学或毒理学研究所用动物一致。做药物动力学参数测定时，最好使用犬、猴等大动物，这样可在同一动物上多次采样，而使用小动物可能要采用多只动物的合并样本，应尽量避免。做药物分布试验时，一般选用大鼠或小鼠较为方便。做药物排泄试验时，一般也首选大鼠，其胆汁采集可在乙醚麻醉下做胆管插管引流。

2. 一般药理研究

一般药理研究指主要药效作用以外广泛药理作用的研究。常选用的动物包括小鼠、大鼠、犬、猫等，性别不限，但观察循环和呼吸系统时一般不宜用小鼠和兔。

3. 作用于神经系统的药物研究

促智药研究一般使用健康成年的小鼠和大鼠。除非特定需要，一般不选用幼鼠或老年鼠。镇静催眠药研究一般选用健康成年小鼠，便于分组实验。抗痛药研究一般选用健康成年小鼠或大鼠，且以雄性为宜。

镇痛药研究均需在整体动物上进行，常用成年小鼠、大鼠、兔，必要时也可用豚鼠、犬等。

一般雌雄兼用,但在热板法或是跖刺激法试验中,不用雄性动物,因为雄性动物的阴囊部位对热敏感。中枢性肌松药研究一般选用小鼠和猫,猫的神经反射极敏感。

解热药研究首选家兔,因为家兔对热原质极敏感。当然,家兔的品种、年龄、实验室温度、动物活动情况等不同,都对发热反应的速度和程度有明显影响,应按我国药典中有关规定进行。此外,也可用大鼠进行试验。

在做神经节传导阻滞影响的药物研究时,首选动物是猫,最常用的是颈神经节,因其前部和后部均容易区分。研究药物对神经肌肉接点的影响时,常用动物是猫、兔、鸡、小鼠和蛙。在对影响副交感神经效应器接点的药物进行研究时,首选动物是大鼠。

4. 作用于心血管系统的药物研究

抗心肌缺血药物研究可选用犬、猫、家兔、大鼠和小鼠。抗心律失常药物研究可用豚鼠,因小鼠不便操作不宜选用。用犬试验时,应注意试验药物不能用吐温助溶。降压药物研究一般选用犬、猫、豚鼠,也可用兔,一般不宜用大鼠,因为它对强心苷和磷酸二酯酶制剂的强心反应不敏感。降血脂药物研究一般选用大鼠、家兔,尤其是遗传性高脂血症 WHHL 兔是良好的模型动物。抗动脉粥样硬化药物研究目前缺乏理想的模型动物,一般可选用家兔、鹌鹑。这两种动物对高脂日粮诱发脂代谢紊乱极为敏感,动脉粥样硬化极易形成。但是,家兔是草食性动物,鹌鹑属鸟类,其动脉粥样硬化发病部位及病理改变情况与人类不一致。抗血小板聚集药物研究一般选用家兔和大鼠,个别试验选用小鼠。为避免动物发情周期影响,宜用雄性动物。抗凝血药物研究常用大鼠和家兔,也可用小鼠、豚鼠或沙鼠等,以雄性动物为宜。

5. 作用于呼吸系统的药物研究

镇咳药筛选的首选动物是豚鼠,因为豚鼠对化学刺激或机械刺激都很敏感,刺激后能诱发咳嗽,刺激其喉上神经亦能引起咳嗽。猫在生理条件下很少咳嗽,但受机械刺激或化学刺激后易诱发咳嗽,故可选用猫用于刺激喉上神经诱发咳嗽,在初筛的基础上进一步肯定药物的镇咳作用。犬不论在清醒还是在麻醉条件下,化学刺激、机械刺激或电刺激其胸膜、气管黏膜或颈部迷走神经均能诱发咳嗽,犬还对反复应用化学刺激所引起的咳嗽反应较其他动物变异小,故特别适合于观察药物的镇咳作用持续的时间。兔对化学刺激或电刺激不敏感,刺激后发生喷嚏的机会较咳嗽为多,故兔很少用于筛选镇咳药。小鼠和大鼠给予化学刺激虽能诱发咳嗽,但喷嚏和咳嗽动作很难区别,变异较大,特别是反复刺激时变异更大,实验可靠性较差。尽管目前也有人用小鼠氨水或二氧化硫引咳法来初筛镇咳药,但应尽量少用。

支气管扩张药物研究最常用的动物是豚鼠,因其气管平滑肌对致痉剂和药物的反应最敏感。药物引喘时,选用体重不超过 200 g 的幼龄豚鼠效果更佳。大鼠某些免疫学和药理学特点与人类较接近,如大鼠的过敏反应由 IgE 介导,大鼠对色甘酸钠反应较敏感。因此,大鼠气管平滑肌标本亦常被选用。另外,大鼠气管平滑肌对氨酰胆碱也较敏感,但对组胺不敏感。

祛痰药研究一般选用雄性小鼠、兔或猫,用来观察药物对呼吸道分泌的影响。单纯观察对呼吸道黏膜上皮纤毛运动影响的试验中,可采用冷血动物蛙和温血动物鸽。家兔因气管切开时容易出血,会影响实验结果,不宜采用。

6. 作用于消化系统的药物研究

胃肠解痉药物研究可用大鼠、豚鼠、家兔、犬等,雌雄均可。催吐或止吐药一般选用犬、猫、鸽等,而不选用家兔、豚鼠、大鼠,因为这些动物无呕吐反射。

7. 作用于泌尿系统的药物研究

利尿药物或抗利尿药物的研究一般以雄性大鼠或犬为佳,小鼠尿量较少,家兔为草食动物,实验结果都不尽如人意。

8. 作用于内分泌系统的药物研究

肾上腺皮质激素类药物研究可选用大鼠、小鼠,雌雄均可。但做有关代谢试验时,宜选用雄性动物,便于收集尿样。H_1 受体激动药物或阻断药物研究首选动物是豚鼠,其次为大鼠,雌雄各半。

9. 计划生育药物研究

终止中期妊娠药物或子宫收缩药物的研究常选用雌性大鼠、豚鼠、家兔、猫,并根据实验要求选择适当性周期和妊娠状态的动物。女用避孕药常选用雌性大鼠、地鼠、家兔及猕猴,且尽可能选用近交系动物。男用避孕药研究常选用雄性近交系大鼠或猕猴。

10. 精神药物研究

抗焦虑药研究一般选用成年健康小鼠、大鼠、兔等。长期实验以选用雄性动物为好,因为雄性动物耐受性强。抗抑郁药可选用小鼠、大鼠,其次为犬、猪。

二、生殖生理学研究中的选择

科学工作者曾用多样化的动物种类进行研究,获得不少人类生殖病理生理方面的知识,然而,在生殖生理研究中,有关动物模型的选择还是有限的,由于人类具有一些独特的生殖特征,例如月经周期、缓慢的妊娠期、人体直立姿势及生殖后缓慢的生活,对于这些特征的表达,非人灵长动物出现的情况与人比较接近,尽管在不同的猴子中,其生理上有明显的差异。小鼠、大鼠、豚鼠、家兔、猫、犬及不少其他家畜动物适宜于人类生殖生理中某些方面的研究,例如妊娠试验、胚胎的畸形起源等。

三、微生物实验研究

微生物实验研究可选用的动物种类很多,包括小鼠、大鼠、沙鼠、豚鼠、地鼠、兔、犬、猴、猫、裸鼠等。C58 小鼠对疟原虫有抵抗力,而 C57 小鼠对感染疟原虫敏感性一致,SMMC/C 对疟原虫敏感。120～180 g 的幼年豚鼠对钩端螺旋体、旋毛虫敏感。猫是寄生虫弓形属的宿主,故常选猫做寄生虫病研究。猫也可用于阿米巴痢疾的研究。猫还是病毒引起的发育不良、聋病等人类很多疾病的良好模型动物。中国地鼠对溶组织性阿米巴、利氏曼原虫病、旋毛虫等敏感,常用于这方面的研究。地鼠的睾丸是传染病学研究的良好接种器官,地鼠的肾脏也可作组织培养、接种病毒,如制造流行性乙型脑炎疫苗、狂犬病疫苗等。金黄地鼠对病毒非常敏感,是病毒研究领域中重要的实验材料,如进行小儿麻疹病毒研究首选金黄地鼠。A 系小鼠对麻疹病毒高度敏感。兔对许多病毒和致病菌非常敏感,常用于狂犬病、天花、脑炎等研究。猴常用于人类的疟原虫、疱疹病毒、弓形体病、阿米巴脑膜炎、南美锥虫病、间日疟和恶性疟、自发性类风湿因子、奴卡菌病、病毒性肝炎等的感染研究。裸鼠很容易感染细菌、病毒和寄生虫,因此,也是研究这些感染免疫机制的良好工具。

四、休克试验研究

失血性休克试验研究中,大多用犬或山羊作为模型动物,也有的报道用猫,因其年龄差别对实验结果影响不大,肝脏和肠道反应与人类近似。兔、啮齿类动物效果较差。也有人用猴。猴虽与人类更为近似，但成本太高，来源困难，不易推广。

在感染性休克试验研究中，应注意不同实验动物对感染的反应差异很大。例如，家兔对注射大肠杆菌内毒素的反应极不稳定，有时 $3\mu g/kg$ 便能致死，有时 $2\ mg/kg$ 仍可存活。犬对大肠杆菌内毒素则颇敏感，表现为有规律的反应。但猫和啮齿类动物常有较大的耐受性。有些动物因年龄不同，对内毒素的敏感程度亦不同。如幼龄兔的耐受力可为成年兔的 50倍，豚鼠的耐受力则随其年龄增加而增加。总的看来，用犬制作感染性休克模型，优点较多。当然，犬不如非人灵长类动物更为相近人类，但由于非人灵长类动物供应较少，难以实际应用。

创伤性休克试验研究与失血性和感染性休克的情况不同。复制创伤性休克模型时，所用刺激不便定量。因此，需要使用较多数目的动物，以满足统计需要。所以，选择啮齿类等中小型动物较为适宜。一般常用大鼠、兔、犬等，大中型动物只偶尔使用。

五、抗炎与免疫试验研究中的选择

C3H 系小鼠补体活性高。AKR 系小鼠具有 Thy - 1.1 抗原。CBA/N 系小鼠免疫力较低，伴有免疫缺陷，对某些抗原缺乏反应。裸鼠无胸腺，缺乏 T 细胞免疫。Scid 小鼠重度联合免疫缺陷，缺乏细胞免疫和体液免疫。这些具有特殊免疫性能的小鼠常被选用于免疫学研究。

中国地鼠颈部的颊囊是缺少组织相容性抗原的免疫学特殊区，适用于作免疫学实验研究。

大鼠对炎症反应敏感，特别是踝关节。大鼠多发性关节炎较其他动物的炎症模型更接近于人类风湿性关节炎，适合于多发性关节炎和淋巴腺炎研究。但必须注意大鼠的种系、年龄与机体的免疫状态可影响发病率。幼龄或老龄大鼠还适合于作中耳疾病和内耳炎的研究。猪的霉形体关节炎可用于人的关节炎研究。鸡的红细胞可用于炎症的吞噬反应试验。

豚鼠易于致敏，对组织胺反应十分敏感，适于做过敏性实验研究和平喘药、抗组织胺药的筛选。动物对变态反应的程度各不相同，动物接受致敏物质反应的灵敏程度依次为豚鼠、兔、犬、小鼠、猫、青蛙。豚鼠是评价免疫抑制药和抗风湿药的有效模型。选用豚鼠作为过敏性脑脊髓炎模型动物的优点是该模型较稳定，观察指标明确、客观，且不需特殊的条件。而且，在该模型发病过程的不同阶段用药，可以观察药物的防治作用。不足之处是，豚鼠对该模型的敏感性不如 Lewis 近交系大鼠。HsFs/N 小鼠对组织胺易感因子敏感。

兔常常是制备各种免疫血清的原材料。青紫兰兔后肢腘窝部有一个粗大的淋巴结，在体外易触摸和固定，适用于淋巴结内注射药物或通电，进行免疫功能研究。

绵羊在免疫学中的使用非常广泛。以绵羊为原材料，制备抗正常人血清的免疫血清，利用此免疫血清可以研究早期骨髓瘤、巨球蛋白血症和一些丙种球蛋白缺乏症。绵羊的红细胞还是血清学补体结合反应中不可替代的试验材料。

仔猪皮由于结构与人类的接近，比其他动物皮毛囊稀疏、质地柔软、制取断层皮片操作较为方便、来源丰富等，常用作人烧伤后敷盖物，比常用的液体石蜡纱布要好，排斥现象少。但是，必须注意猪不宜过大，体重应在 25 kg 以内。否则，皮下脂肪过厚会影响手术的速度和质量。猪的心脏瓣膜也可以直接移植于人体。

过敏性哮喘研究常选用大鼠、豚鼠和犬。犬的哮喘与人类过敏性哮喘相似，均由 IgE 介导。因此，应用该模型动物观察药物有无抗过敏作用，与临床颇为吻合。

六、微循环试验研究中的选择

进行外周微循环试验观察时,常选用小鼠耳郭、金黄地鼠颊囊、兔眼球结膜、兔耳郭透明窗等,还有用蝌蚪和金鱼的尾、青蛙的舌和蹼、蝙蝠和小鸡的翅、蜜蜂的眼、鼠背透明小室,以及兔的眼底、虹膜、鼻黏膜、口唇、牙龈、舌尖和鼓膜,还有大鼠的气管及其肩胛肌、提肌和猫的缝匠肌等进行实验。

选用小鼠的耳郭做微循环试验,可以避免手术,简化观察程序,因小鼠的耳郭是薄片状器官,表皮较薄,血管呈平面分布,不需要特殊处理,只需麻醉,在落射光下,即可观察微循环,很适宜慢性实验观察。在观察全身性疾病对微循环的影响,尤其对慢性疾病需要长期连续观察微循环的改变,使用时优越性更为明显。

选用金黄地鼠观察微循环时,动物不宜过大,体重应在 $90\sim120$ g 之间。由于其颊囊盲端由两层透明组织构成,囊壁组织薄而颜色淡,透光性好,微血管清晰,且颊囊可耐受储存谷物的摩擦等经常性刺激,颊囊的伸缩性也很大,其容量可由 $1\sim2$ mL 扩张到 $5\sim6$ mL,操作中一般较大的牵拉刺激对微循环的影响不大,这些对实验都非常有利。又因其颊囊是双侧对称,可在同一动物身上进行自身对照。因此,可利用金黄地鼠颊囊作为观察微循环的部位,了解感染、创伤、移植性肿瘤等造成的病理状态下的变化情况。既可作急性实验,也可作慢性连续性观察实验。

进行内脏微循环实验观察时,常选用青蛙、大鼠、小鼠、豚鼠、兔、猫和犬的肠系膜、大网膜和肠壁,也可利用脏器"开窗"手术做慢性实验,如进行头颅、腹腔或胸膜开窗术,观察脑、肺、心脏的微循环。用兔的眼部做微循环实验时,必须选用白色兔,因其眼球结膜色白,微血管清晰可见,而灰色或黑色兔,眼球结膜色深,微血管不易辨认。

肠系膜是内脏的一部分,其血液供应和内脏一致,它的变化接近内脏。因此,常以该处微循环变化作为内脏微循环变化的标志。在选择动物时应尽量选择脂肪组织少、微血管分布多、菲薄透明、并有小淋巴管的部位进行观察。如选用大鼠,体重应不超过 300 g,可直接观察肠系膜。回盲部的肠系膜是最好的微循环观察区,因为该区域小而局限,没有肠蠕动,取出时不易损伤,且脂肪组织少。另外,观察前饥饿 4 小时,可以减少肠系膜上脂肪,特别在进行大鼠胰腺微循环实验时,术前要禁食,使胃排空,否则会影响手术视野。

犬的血液循环系统很发达,适用于微循环的实验研究,如失血性休克、实验性弥散性血管内凝血等。猴、猫与人类的循环系统相似,且较发达,血压稳定,血管壁较坚韧,对药物有与人类一致的灵敏反应,便于手术操作和适于分析药物对循环系统的作用机制。猫还有较强的心搏力,能描绘完好的血压曲线,更适合药物对循环系统的作用机制的分析。

第四节　药物安全性评价试验中实验动物的选择

药物安全性评价是涉及亿万人的健康和安全、新药走向临床过程的重要一步。为了保证所获结果的正确、可靠,许多国家政府都制定了实验室管理准则(GLP)和标准操作规范(SOP),以保证新药的安全性评价试验在高标准、统一规范下进行。在药物安全性评价研究中,近年发展了许多体外试验,例如:微生物基因突变(Ames)试验、体外细胞染色体畸变试验等。尽管如此,预测药物不良反应的整体动物试验在药物安全性评价中仍是最重要的,是不可取代的。新药的安全性评价试验对实验动物提出了较一般生物试验更为严格的要求,这种严格要求是合理的,没有高品质的实验动物,动物所反映的药物毒性的质和量均无法判断,结果也不可信。

对药物在动物身上表现出来的毒性要有正确认识。如果动物表现出药物的毒性反应,通常认为,至少在一部分人群中将会出现毒性;如果动物不表现出药物毒性反应的结果,并不能保证药物在临床上不会出现毒性反应。

药物安全性评价试验包括急性毒性、长期毒性、生殖毒性、致突变、致癌、刺激过敏等。不同的试验要用不同的实验动物,试验要求也不完全一致。

一、急性毒性试验

通常是观察一次给药后所产生的急性毒性反应和死亡情况,如果仔细观察,常能发现该药的可能靶器官及其特异性作用。不少药物需做半数致死量(LD$_{50}$),但是,也有不少国家对相当一部分药物,不再要求做 LD$_{50}$,这样可以节约大量的动物和药品。如果药物毒性很小,则进行耐受剂量试验。

药物的 LD$_{50}$,常用小鼠和大鼠,而且最常用的是封闭群的动物,如 ICR、KM 小鼠,SD 或 Wistar 大鼠。不少试验也有用其他非封闭群动物,甚至用近交系动物及非啮齿类动物的。

急性毒性是一个简单的试验,但是如果动物质量欠佳,体重不准,组间体重差异大或者有不良的外环境影响(例如室温过高或过低),均可产生不正确的数据,导致错误的结论。

二、长期毒性试验

该试验的目的是观察连续给予受试物后,由于积蓄而对机体产生的毒性反应及其严重程度,提供毒性反应的靶器官及其损害是否可逆等信息,确定无毒反应的剂量,为拟定人用安全剂量提供参考。

由于长期毒性试验持续时间一般较长,而且实验动物的高、中剂量组是给予中毒剂量的药物,如要获得真正的药物毒性作用结果,就必须保证动物的质量和适宜的环境。

长期毒性试验需要两种以上的动物,才能比较正确地预示受试药物在临床上的毒性反应,常用的一种是啮齿类的大鼠,另一种是狗、猴或小型猪。

啮齿类常用 SD 或 Wistar 大鼠等封闭群动物,试验期在 3 个月内者宜用 6～8 周龄大鼠,超过 3 个月者宜用 5～6 周龄大鼠。

大动物首选 Beagle 犬,因为这种犬温顺,无需长期专门训练,即可长期给药。且体型较小,能节约药物的用量。纯种,对药物的反应较一致。四肢较长,静脉给药容易。通常根据试验的长短选用 4～12 月龄。

三、生殖毒性试验

自从 20 世纪 60 年代"反应停事件"以后,人们开始关注药物对胎儿的潜在毒性影响,各国药政机构均规定了药物要做生殖毒性试验。

生殖毒性试验包括 3 个独立的试验。

1. 一般生殖毒性试验 目的是判断雄性、雌性动物连续用药后,一般生殖行为和生育力的变化。观察内容有:雄性的特征和生育力,雌性的交配力及受孕率,死胎、活胎数以及胎崽外观、内脏、骨骼的变化。

2. 致畸敏感期毒性试验　判断雌性动物在胚胎器官形成前后所给的药物对胚胎的毒性和致畸性,观察黄体数、吸收胎数、死胎数、活胎数及胎崽的外观、内脏、骨骼的异常。

3. 围产期毒性试验　目的是判断雌性动物在产前(妊娠后期)及产后(至哺乳结束)给药对子代的影响,观察分娩期的长短、泌乳情况,子代的生存、生长、发育及行为、生殖功能。

不同种属动物对药物的敏感性是不同的,如抗代谢药硫唑嘌呤,对大鼠并不产生致畸效果,但是对家兔则是很强的致畸药物。因此,在生殖毒性试验时,至少要应用两种以上的动物。

生殖毒性试验中,啮齿类可用小鼠、大鼠、仓鼠等,非啮齿类可用兔、犬、雪豹及灵长类。因为大鼠和兔具有很高的繁殖力,一胎产多崽,妊娠期短,一年多次发情,自发畸胎率低,而且胎仔较大,便于实验操作,所以,生殖毒性试验常用这两种动物。有些药物的生殖毒性试验希望应用食肉动物,可用雪豹及犬,偶有用灵长类。也有应用低等动物(例如水螅)来代替高等动物,进行生殖毒性试验,但是尚未为药政机构所认可。

四、致突变及致癌试验

哺乳类动物致突变试验是耗费大、时间长、设施要求很高的试验,所以各国科学家均致力于一些替代试验,这些替代试验主要有鼠伤寒沙门氏菌突变株进行回复突变试验(Ames试验),培养细胞染色体畸变试验(常用中国仓鼠肺细胞)及体内的微核试验(首选 NIH 小鼠)。

长期致癌试验对实验动物的要求甚高。通常用 F344 大鼠及 A 系小鼠,但是供应大、小鼠的生产单位必须提供 5 年内该品系大、小鼠的癌自发率的数据,否则,致癌试验的数据难以进行可靠的比较,很难得出正确的结果。基因剔除小鼠,如抑癌基因 p53,或抑癌基因 lats 剔除小鼠,其对致癌物质更敏感,作为长期致癌试验的实验动物将有更大的应用前景。

长期致癌试验的另一个困难是对环境的要求特别高。因为致癌试验长达 2～3 年。如果没有严格的 SPF 条件,很难想象这样的实验能进行到底,因为不是在这样条件下饲养大、小鼠,它们的生命期尚不及致癌试验所要求的周期。

长期致癌试验的另一个困难在于要排除一切其他致癌因素,因此对饲料的成分、饮水的净化程度及空气的净化程度都有严格的要求。所以致癌试验从实验动物角度来说,是对实验动物遗传品质、健康品质及环境维护能力的真正考验。

五、药物依赖性试验

目前,许多镇痛药或镇静、催眠药物,经长期使用,有的甚至仅使用 1～2 次,即会产生严重的依赖性,这种对药物的依赖性在临床用药中应尽量避免,如应用不当,很容易因对药物的依赖性而造成中断用药后产生戒断状态,其临床症状有时非常严重,甚至会威胁生命。为此,许多作用于中枢神经系统的药物,就必须做药物的依赖性试验。

药物的依赖性试验观察期一般都较长,观察项目也较多,一般实验室有一定的难度。但是,就实验动物的选择来说,对于身体依赖性试验,无论是自然戒断试验、替代试验或者诱导试验,都采用大、小鼠及猴;而诱导试验一般均只选用大、小鼠,不采用猴。至于精神依赖性试验,通常只要求大鼠即可。

六、其他毒性试验

药物毒理试验的原则之一是给药途径必须与将采用的临床给药途径相一致，如果受试物将来是作为外用药，或者是栓剂通过阴道或直肠给药，则毒理试验时，也必须通过外用，或通过阴道、直肠给药。因此，实验动物的选择和应用也必须做适当的调整，以适应试验的需要。

当受试物是一种外用药，通过皮肤给药，无论是皮肤急性毒性试验，还是长期毒性试验，一般均选用兔、豚鼠或大鼠。通常选用较年轻的动物（兔 2 kg、豚鼠 300 g、大鼠 200 g），背部脱毛，脱毛面积相当于体表面积的 10% 左右。而且必须采用适宜的方法固定；保持受试物与体表接触的时间，使药物能通过皮肤充分吸收，方能观察到药物的毒性及中毒的靶器官。作为外用药，通常尚需进行该药的刺激和过敏试验。因为大鼠的皮肤对于观察药物的刺激试验不太适宜，故刺激试验通常用兔或豚鼠。而过敏试验最常用的实验动物是豚鼠。至于栓剂，无论是直肠给药还是阴道给药，通常均以年轻的家兔或大鼠较为适宜。

滴鼻剂或吸入剂也是参照临床给药途径，用大鼠、豚鼠和家兔进行试验。而眼科用药的刺激试验，则以家兔较为适宜。

前面介绍了药物安全性试验中，实验动物的选择和应用的一般原则。事实上，有些药物，特别是一些生物制品或生物工程产品，由于有较为严格的种属特异性，如果按照一般原则选用实验动物，则可能会出现临床上表现为较强毒性的药物，而在动物的安全试验中不能充分体现。这种情况下安全性评价的意义就不大了。为此，有时不得不做多种动物的预试验，从中选择敏感动物，以便为临床用药找到根据。

第五节　临床医学研究中实验动物的选择

一、心血管系统疾病研究中的选择

心血管系统的疾病在人类普遍发生，给人类带来严重的后果。由于在病人体内进行各项试验研究是十分有限的，而且对病变的广度和深度也无法进行活体定量检测，因此，人们广泛利用相应的动物模型来进行研究。

1. 动脉粥样硬化症研究

有关动脉粥样硬化症研究，早期选用的实验动物是鸟类（鸡、鸽等）和兔。鸡和鸽能自发主动脉粥样硬化，主要是形成脂纹期病变。在短期喂胆固醇后，可有主动脉的可预测区域病变发生。因而，这类动物在研究与病变发生有关的早期代谢变化方面具有重要价值。兔在饲料诱发的极度高血脂下可发生粥样硬化病灶，但病变的局部解剖学情况与人类不同。另外，兔作为食草动物，与人类的胆固醇代谢不完全一致。

目前，已有多种实验动物被应用于动脉粥样硬化症的研究，包括大鼠、鸽、猪、小鼠、犬、火鸡、非人灵长类。其中非人灵长类，特别是恒河猴，可发生广泛的主动脉粥样硬化，广泛的心冠状动脉，脑、肾等处动脉的粥样硬化症，而且它还是心肌梗死常发的少数动物之一。在病变研究方面，该类动物是动脉粥样硬化研究的良好的模型动物。但是，非人灵长类来源困难，不易获得，野外捕获的遗传背景不清楚，人工繁殖每胎只产一仔，饲养管理困难，成本高。

小型猪可自发动脉粥样硬化，在用高脂饲料诱发下，可加速粥样硬化的形成。其病变特点及分布情况都与人类相似，主要分布在主动脉、冠状动脉和脑动脉，由增生的血管平滑肌细胞、少量泡沫细胞、胆固醇结晶、纤维帽和灶性钙化组成。由于小型猪在生理解剖和粥样硬化病变的特点方面接近于人类，近年来常被用作动脉粥样硬化研究的模型动物。当然，该动物也存在饲养管理麻烦、成本高、试验数目不宜过多、不便作遗传分析等缺点。

2. 高血压研究

对于高血压的研究，虽然有时使用猪、猴、羊等，但常选用的动物是犬和大鼠。犬的高血压与人类有许多相似之处：① 高血压早期血压波动大，以后逐渐升高，并维持在高水平；② 环境和紧张刺激引起血压明显升高；③ 高血压发展过程中出现高级神经活动障碍；④ 部分动物血中儿茶酚胺含量增加。特别是对神经精神性高血压研究，犬极为合适。大鼠的饲养繁殖、手术和血压测定比其他动物方便，对药物的反应与人类相似，故也常被选用。因兔的血压不够稳定，一般不用。

若是研究高血压病理、生理和药理，自发性高血压大鼠（SHR）是良好的模型，因其自发性高血压和人类有很多相似之处。表现在：① 遗传因素占主要地位；② 在高血压早期无明显器质性改变；③ 病程相似，血压升高随年龄增加而加剧，到 6 个月时，上升到最高水平；④ 紧张刺激和大量食盐等环境因素会加重高血压的发展；⑤ 血压上升早期或高血压前期有高血流动力的特征，即血压波动、心率加快、心排血量增加、左心室压力变化速率增加、肾血流量减少等；⑥ 发生继发性心血管损害，出现心脑肾合并症。降压治疗，可防止或减轻病变的进展和合并症的发生。除自发性高血压大鼠外，现在还培育出许多类型的高血压大鼠模型，如遗传性高血压大鼠（GH）、易卒中自发性高血压大鼠（SHRSP）、自发性血栓形成大鼠（STR）、对 Dahl 盐敏感大鼠（DS）、米兰种高血压大鼠（MHS）、蒙斯特种高血压大鼠、里昂种高血压大鼠（LH）以及对 DOCA 盐敏感的以色列种高血压大鼠（SBH）。

实验性高血压通常以刺激中枢神经系统反射性而成，或注射加压物质以及分次手术结扎肾动脉，诱发肾源性高血压。不过，要根据实验目的的不同进行选择。

3. 心肌缺血试验研究

无论是对冠心病还是心肌梗死的研究，犬、猪、猫、兔和大鼠都可用做冠状动脉阻塞试验。

犬是心肌缺血试验良好的模型动物。犬心脏的解剖与人类近似，占体重的比例很大，冠状血管容易操作，心脏抗心律紊乱能力较强。此外，犬较容易驯服，可供慢性观察。

猪心脏的侧支循环和传导系统血液供应类似于人的心脏，侧支循环不如犬丰富，易于形成心肌梗死，室颤发生率高，如在左冠状动脉前降支起点 1～2 cm 处，部分闭塞约有 1/3 的动物发生室颤，完全闭塞则有 1/2 的动物发生室颤。

兔开胸进行冠状动脉结扎不需人工呼吸，可大量进行。但由于将动脉伴行的静脉一起结扎，不能从冠状静脉取血做生化测定，这是兔用于心肌缺血试验的缺点。

测试心肌耐缺氧试验时，大鼠优于小鼠和兔。小鼠和兔离体心脏耐缺氧试验的特异性虽然高，但不能同时测定心脏的各种血流动力学变化，如心输出量、血压、静脉压、心房压等，难以分析耐缺氧与血流动力学改变的关系。而大鼠心肺灌流测定心肌耐缺氧，可以克服以上缺点。大鼠心肌梗死后存活率较低，结扎大鼠左冠状动脉死亡率为 42%。猫耐受心肌梗死能力较强。

4. 心律失常试验研究

心律失常试验研究常用大鼠、豚鼠、兔、猫、犬、猴、猪等动物。

大鼠、豚鼠、兔及猫等动物的心脏较小。这些动物的心室纤颤有自发恢复的可能，因为冲动在短的通路中，可能在仍处于不应期的区域内消失。异常兴奋波将不可能形成环形运动。因大鼠来源较易、较常用，但应注意大鼠对强心苷不敏感。豚鼠和兔的心脏适宜作离体标本，豚鼠心脏对心血管药物的感受性与人类近似。兔耳静脉注射给药方便，宜在不麻醉条件下实验，对用于心脏的药物感受性较好，还宜作开胸手术、固定电极等试验。

犬、猴及猪等动物的心脏较大。这些动物的心室颤很难自然恢复。如研究心律失常的病因学，用犬很合适。犬对引起心律失常的刺激很敏感，比人类更易发展成纤颤。在进化上比犬更高级的猴，使用效果更好，但价格昂贵，应用受到限制。猪的冠状血管系统与人类的很相似，因而现在越来越多地选用小型猪，以结扎冠状动脉的方法形成心律失常。

大、小鼠的心电图中没有 S-T 段，甚至有的导联也不见 T 波，实验时应加以注意。豚鼠的血管反应敏感，出血症显著，适宜观察出血和血管通透性变化的实验。用犬、兔、豚鼠、小鼠、大鼠及鸡等多种动物的胚胎以及新生或成年动物的心肌进行细胞培养，可形成各种有自发节律的细胞，并保留其固有的生物学特性，可以建立心肌损伤及节律失常等实验模型。

二、消化和呼吸系统疾病研究中的选择

进行消化系统疾病的研究，正确选择实验动物，直接关系到实验结果的准确性，如兔、羊、豚鼠等动物均属食草动物，与人类的消化系统迥然不同，故不能选用。

犬有发达的消化系统，且有与人类相似的消化过程，适宜于作消化系统的慢性实验，如作唾液腺瘘、食道瘘、胃瘘、胆囊瘘等观察胃肠运动、吸收、分泌等的变化。犬的胃小，作胃导管容易，便于进行胃肠道的生理学研究。犬还有与人类极为相似的消化器官，如进行牙齿、部分小肠移植等研究，可选择该动物。

幼猪的呼吸、泌尿及血液学系统与人的新生儿相似，适于研究营养不良症，如铁、铜缺乏等。猪的病毒性胃肠炎，可用来研究婴儿的病毒性腹泻。

猕猴对人的痢疾杆菌病最易感，是研究人的痢疾杆菌病最好的模型动物。若选择犬时，需通过改变生活条件降低机体抵抗力，加大投菌量，才可复制成犬菌痢模型。

一般动物均有胆囊，而大鼠和马没有。试验需要收集胆汁时，只适合从胆总管收集。大鼠的肝脏枯否细胞 90% 有吞噬能力，肝脏再生能力强，切除大部（70% 左右）肝叶，仍有能力再生，很适于作肝切除术。

老龄 NIH 小鼠多自发慢性十二指肠溃疡。猪以胃的食管端溃疡为多。

自发性牙病研究，可选择绒猴，因绒猴对该病敏感性高。由于绒猴价格昂贵，得不到时，可用猪代替。

胰腺炎研究，可选用幼年雌性小鼠造成胆碱缺乏，诱发出血性胰腺炎。猫、犬等中年以上的肥胖动物常会自发慢性胰腺炎。犬的胰腺很小，适合作胰腺摘除手术。大鼠的胰腺十分分散，位于胃和十二指肠弯曲处。

甲型肝炎病毒研究，可选择红面猴，因该病毒可在红面猴中增殖。尽管黑猩猩和绒猴对甲型肝炎病毒具有易感性，人工感染可使其发病，而且在感染的肝细胞浆中也能检出病毒颗粒，但是，它们会自粪便中排出病毒颗粒，应十分小心。

黑猩猩与长臂猿、狒狒等其他非人灵长类动物相比，对人的乙型肝炎病毒更易感。但该动物价格昂贵，且不易获得，不可能进行大批量的动物实验。树鼩对人的乙型肝炎病毒感染率较高，且可形成一定的肝脏病理改变，但是却不能长期携带该病毒。与上述两种动物相

比,豚鼠具有一定的实用价值。豚鼠可作为研究乙型肝炎慢性化和免疫耐受机制、整合病毒基因在肝细胞癌发生过程中的作用、Delta 联合感染和重叠感染的机制、乙肝疫苗防治和抗病毒化疗药物的筛选等的模型材料。这些研究在人体需观察 20～30 年,在豚鼠仅需 2～4 年。

鸭肝炎病毒在鸭体内所产生的病理过程和预后,与人的乙型肝炎相似,所以现在广泛利用鸭肝炎作为人乙型肝炎的模型,进行药物筛选和药效学研究。但是,鸭毕竟是禽类,与哺乳类相距甚远,所以进一步寻找合适的模型是当今重要的课题。

现在,已使用携带有乙肝病毒的肝癌细胞株在裸鼠身上传代,乙肝病毒能在肝癌细胞中继续繁殖,故可以作为抗乙肝病毒药物的筛选模型。

美国已把美洲旱獭提供给医学实验,用作乙型肝炎的动物模型,我国也从喜马拉雅旱獭成功地分离到类人乙型肝炎病毒,当然这些模型作为研究是有广阔前景的,但是作为乙型肝炎类药物的筛选模型,尚有待进一步完善和证实。

猴很合适慢性支气管炎研究,因为猴的气管腺数量较多,且至三级支气管中部仍有存在。大鼠、小鼠和豚鼠的气管和支气管腺不发达,只在喉部有气管腺,支气管以下却无,选用这些动物作慢性支气管炎或去痰平喘药物疗效观察就不合适。豚鼠对结核杆菌、白喉杆菌很敏感,适合作结核和白喉的研究。大鼠可用于实验性肺纤维化、矽肺和肺水肿的研究。

三、神经系统疾病研究中的选择

神经系统试验中实验动物应根据动物神经系统方面的特性来选择。

DBA/2N 小鼠在 35 日龄时,听源性癫痫发生率为 100%,是研究癫痫病的良好模型。C3H/HeN 小鼠对脊髓灰质炎病毒 Lan-sing 株敏感。C57BL/KalWN 小鼠有先天性脑积水。

沙鼠是研究脑梗死所呈现的中风、术后脑贫血以及脑血流量的良好的实验材料,因为它的脑血管不同于其他动物,脑椎底动脉环后交通支缺损。结扎沙鼠的一侧颈总动脉,数小时后,就有 20%～65% 的沙鼠出现脑梗死。另外,沙鼠还具有类似人类自发性癫痫发作的特点。

高原鼠兔对吗啡不敏感,可用于神经系统方面研究。研究吗啡对人的中枢作用,应注意吗啡对小鼠和猫主要表现为中枢兴奋,而对犬、兔、猴、大鼠与人类一致,表现为中枢抑制。

豚鼠对实验性变态反应性脑脊髓炎较兔、大鼠、小鼠、羊、猫、猴敏感,该病与人类的脱髓鞘病相似。因此,豚鼠常用来作为脱髓鞘病研究的模型动物。

犬与猫具有发达的神经系统,是神经研究的良好模型。猫特别是在研究冲动传导、知觉以及机体各系统对接触化学刺激因素如药物、工业废料等各种反应方面普遍使用。犬对红、绿色盲,因而以红色刺激进行的条件反射实验不能选择犬。不过,灵活型和迟钝型的神经实验常选用犬。

绵羊的蓝舌病和人的脑积水相似,适宜于脑积水研究。

树鼩是地球上幸存下来的灵长类原型之一。在给树鼩施行脑外科手术过程中,即使不用任何麻醉,树鼩也能忍受切割皮肤、肌肉、硬脑膜等组织引起的疼痛,除大量流涎外,无异常行为,也很少挣扎。有趣的是,如用滴管给它喂牛奶,它依然能贪婪地吮吸。这些现象,在大鼠等实验动物是很少见的,正由于树鼩在进化上处于这样一种独特的地位,从神经生物学的角度来看,它是一种很好的实验材料。

黑猩猩的智力发育和人类幼儿及智能低下的成年人相近,对黑猩猩学习行为所取得的数据,可应用于人类幼儿教育,对智力低下的成年人的教育也有参考价值。猴的高级神经活动发达,常用于行为学的研究。研究小儿麻痹症,猴也是优选动物。

四、泌尿和生殖系统疾病研究中的选择

老年 A 系小鼠肾脏病多发。6～10 个月的 SWR 系小鼠常发多尿症。这对相关疾病研究都具有利用价值。

给予雌激素能中止大鼠和小鼠妊娠,但却不能中止人类早期妊娠。所以,具有雌激素活性的化合物用于观察中止妊娠的作用时,就不能选择大鼠和小鼠。

兔和猫都是刺激性排卵的动物,利用这一特点,可进行生殖生理和避孕药物研究。歌丁根小型猪易诱发胎儿畸形,适合研究畸形学。雄鸡头上有很大的红鸡冠,这是雄鸡的重要性征,适于作雄激素的研究。

五、放射学实验研究的选择

放射学实验研究常选大鼠、小鼠、沙鼠、犬、猪、猴等实验动物进行研究。不同动物对射线敏感程度差异较大。兔对放射线十分敏感,照射后常发生休克样反应,并常伴有死亡现象,而且照射量越大,动物发生休克和死亡数就越多,故不能选用兔进行放射医学研究。大鼠、小鼠几乎完全没有全身性的初期反应,造血系统的损伤出现早,很少见有出血综合征。辐射损伤常用小鼠品系有 C57BL、LACA、C3H、RF、SJL。犬和猴的全身性初期反应非常明显,造血障碍的特点是发展缓慢。出血综合征在犬表现相当显著,猴为中等。

六、皮肤病学研究中实验动物的选择

皮肤病学研究中最常用的实验动物是裸鼠、近交系的大小鼠及小型猪等。

裸鼠对麻风杆菌高度敏感,如将麻风杆菌接种于裸鼠足垫后能大量繁殖,并扩散至全身,引起瘤型麻风,给研究麻风病提供了十分有利的条件。裸鼠能接受异种组织的移植,包括正常皮肤和牛皮癣皮肤。裸鼠也是人类恶性黑色素瘤适宜的动物模型,有利于人类恶性黑色素瘤的研究和治疗。裸鼠用于真菌感染试验相当合适,特别是对新型隐球菌高度易感。同时,还可应用于人类皮肤移植于裸鼠,进行化学制剂通过人类皮肤的穿透力的研究。

近交系小鼠 CFW 常被选来建立鼠麻风足垫感染模型,在筛选抗麻风药物、验证耐药菌株、判断细菌活力、开展实验化疗等方面常被应用。NZB 小鼠出生后 4～6 个月,大多数可发生自身免疫性溶血性贫血。这种自身免疫性疾病与人的系统性红斑狼疮病变十分相似,是研究人类红斑狼疮性疾病的极好模型。近交系大鼠 Lewis、Fisher 等常用来进行郎格罕细胞 Iα 抗原及 ATP 酶的研究。

辛克莱小型猪有自发性恶性黑色素瘤,且与人类的相应肿瘤有许多共同点,为探索人类恶性黑色素瘤提供了很好的动物模型。

七、老年病研究中实验动物的选择

目前,用于老年医学研究的实验动物以哺乳类动物为主,有小鼠、大鼠、豚鼠、兔、犬、猪、猴等,其中大鼠使用最多,并广泛应用于各项研究,其中以细胞生化学、消化器、激素、酶等研究为主。

老年医学研究中实验动物选择应符合以下标准：

（1）寿命期限明确，其变化应很小。

（2）实验动物对传染病感染具有抵抗力，尤其是对引起死亡率高或发病率高的传染病感染的抵抗力。

（3）动物与人类之间有解剖学、生理学上的相似性，尤其是在疾病的相似性中具有实际的参考价值。

（4）实验动物的食谱和营养要求类似于人类。

（5）染色质组型、干细胞、免疫系统的资料已经很清楚。

（6）动物来源容易，便于管理，维持费用低。

（7）从实验动物获得的资料可以推断到人类。

八、口腔医学研究中实验动物的选择

猕猴是口腔医学实验研究的首选动物。特别是口腔矫形学和口腔内科学的研究更为常用，如用于再植牙效果的观察、组织病理变化、干槽症组织病理变化的研究，以及探讨各种治疗方法、治疗材料对组织愈合的影响等。猕猴的牙齿数目和人类一样，牙齿的排列类似于人类，口腔内存在的许多微生物也与人类口腔中存在的微生物相同，可诱发乳牙和恒牙的龋齿，发生的龋齿变化类似人类。猕猴的牙周组织对一般的代谢改变极为敏感。老年猕猴的牙周膜改变极类似于老年人的牙周膜改变。另外，猕猴牙周炎的发生过程以及组织病理学改变也类似于人类，所以可作为牙周疾病研究的理想动物。

家兔颈部和颌面部的血管分布类似人类。人类颈面部的手术常需要结扎颈外动脉，对于结扎后产生的一系列问题，可选用成年兔来研究。唇裂俗称兔唇，家兔是研究唇裂和腭裂病因与其他先天缺陷关系的极好动物。兔下颌骨突出，引起突出的原因与人相似，可以用于下颌骨突出原因的研究，以及下颌骨突出纠正措施的探讨。家兔是观察牙髓 Arthus 炎症反应的敏感动物。家兔是建立口腔黏膜溃疡病的模型动物。同时，家兔还适用于作口腔整形材料的毒性试验。

犬在口腔医学研究中应用很广泛，常用于干槽症动物模型的研究。犬的牙周膜的组织学、牙周炎的组织病理学以及牙周病的流行病因与人的相类似，所以犬作为牙周病动物模型的研究是极为理想的。

大鼠腭黏膜下含有大量腭腺，导管开口于黏膜表面，可通过手术成功地诱发下颌骨的骨肉瘤。大鼠舌部涂抹 DMBA 可诱发白斑的形成，且潜伏期短，比例高。大鼠还是念珠菌性白斑变化研究的适宜动物。

小鼠的唇裂和腭裂与人的相似，适合于做唇裂和腭裂的动物模型。

鼠类牙齿的釉质厚度较人类薄，而且鼠类无制龋功能，另外，鼠的门齿是不断生长的，因此，其门齿不适宜做龋齿的研究。

不同品系小鼠对牙周病的感受性不同。如 STR/N 小鼠对牙周病易感，而 DBA/2A 小鼠对牙周病有抵抗力。

小鼠和大鼠的唾液腺较为发达，可用来复制唾液腺疾病的动物模型。

第六节　生物医学研究中实验动物的选择索引

一、两栖纲

蛙与蟾蜍与人类的关系疏远、个体小、易于饲养。有冬眠、体外受精繁殖现象。蛙在发育过程中呼吸系统的鳃转变成肺。蟾蜍的皮肤薄,有毒腺能分泌蟾蜍素,特别是耳下腺分泌量最多。蛙的离体心脏常为生理、药理研究心脏生理、药物作用的标本。腓肠肌坐骨神经标本可作神经肌肉试验。刺激蛙的皮肤可观察反射弧的作用。破坏蛙的脊髓可造成脊髓休克。在显微镜下观察肠系膜血管反应,可见血栓形成、血流阻滞循环障碍等现象。两栖动物主要应用于以下方面:

（1）心血管生理,神经肌肉生理,血栓形成。

（2）乙酰胆碱含量测定试验（蛙腹直肌）。

（3）观察血管的反应性实验（肠系膜血管,下肢血管灌注等）。

（4）妊娠诊断试验,内分泌、生殖和胚胎学研究。

（5）变态与遗传学研究。

二、爬行纲

蛇与人类关系疏远。可作再生、神经生理和毒物（抗凝）的研究。蛇毒可用以制备抗血清。蛇毒的分离和提取物用于镇痛、抗癌、溶解血栓等。

三、鸟纲

鸡、鸽等与人类的关系远。鸡胚是病毒学研究、制造牛痘苗、麻疹疫苗等生物制品的原材料。鸡血易凝,可供凝血试验。鸡为杂食动物,有自发性的动脉粥样硬化,可作实验模型。去势的雄鸡可作性激素的研究。

鸽的听觉视觉非常发达、定向能力好、姿势平衡敏捷,破坏半规管后肌肉紧张失调,姿势失去平衡。不同品系的鸽子对高胆固醇膳食反应不同。Show Raeers 和 Racing Homers 两个品系不易形成动脉粥样硬化。

1. 鸡

（1）高脂血症,动脉粥样硬化模型。

（2）性激素的研究。

（3）鸡胚作病毒试验和疫苗制造原材料,还可进行肿瘤、内分泌、营养、药理、组织胚胎移植、毒理、畸胎等研究。

（4）血凝试验。

（5）生理学、维生素研究。代谢和遗传研究。

（6）鸡红细胞还用作免疫学试验。

2. 鸽

（1）高血脂,动脉粥样硬化和抗动脉粥样硬化研究。

（2）迷路与姿势关系实验,半规管破坏后姿势失调。

（3）大脑半球和小脑切除试验。

四、哺乳纲

这一纲的动物,其基础生物学与人类比较接近,是实验动物的主要来源,有些动物已经实验动物化,个体比较均一,控制了微生物的感染,遗传背景清楚,并能商品化供应,成为科研、检验、生物制品等工作的重要资源。

（一）啮齿目

1. 小鼠

最常用的实验动物之一。选择使用时应注意品系生物学特性和用途。常用于药物、抗生素的筛选,半数致死量的测定,药物效价的比较等。肿瘤的诱发、保种、传代,发病机理和治疗的研究。还用于计划生育、寄生虫病、病毒学、免疫学、血液学的研究。

（1）上消化道肿瘤、腺胃癌、肝癌、肺癌、肺腺癌、宫颈癌、皮肤癌、肉瘤、网状细胞肉瘤、白血病。

（2）心室纤颤。

（3）慢性支气管炎、实验性肺纤维化。

（4）肝炎、中毒性肝炎——肝坏死、肝硬化、胰腺炎。

（5）烧伤、耳冻伤、放射病、白内障、加速病理模型、白细胞减少症、克汀病。

（6）免疫,单克隆抗体制备,微生物和寄生虫学研究。

（7）各种药物的毒性实验和筛选实验,生物效应测定和药物效价的比较实验。

（8）毒理试验、病毒学实验。

（9）计划生育研究、营养学研究。

2. 大鼠

最常用的实验动物之一。选择使用时应注意其特性。大鼠无胆囊,汗腺不发达,无呕吐反应,体内能合成维生素 C。繁殖快,仔数多,易饲养管理,抵抗传染能力较强。可供营养学试验及维生素 A、B、C,蛋白质缺乏和代谢的研究。有自发性高血压型、高血压中风型、自发性血栓形成型和动脉脂肪沉积症型大鼠品系。可作胆管插管模型,肿瘤学试验,关节炎、病毒学（流感）、牙科、畸胎学、毒理学、老年学、心血管疾病、免疫学、寄生虫学、计划生育等方面的研究。

（1）肝癌、肺腺癌、肺癌、食管癌。

（2）弥散性血管内凝血、高脂血症、动脉粥样硬化、心肌梗死、心律失常、高血压、高血压中风、急性心肌缺血。

（3）慢性支气管炎、实验性肺纤维化、硅肺、肺水肿。

（4）胃溃疡、胃炎、肝炎、中毒性肝炎、肝坏死、肝硬化、实验性腹水、巨肠症。

（5）放射病、冲击伤、烧伤。

（6）去垂体,肾上腺切除,卵巢和睾丸切除,生殖器官损害,糖尿病。

（7）白内障、口腔白斑病、白细胞减少症、关节炎。

（8）营养和代谢研究,蛋白质缺乏及代谢试验,维生素 A、B、C 和氨基酸、钙磷代谢研究。

（9）免疫、药物、毒理、牙科、畸形、老年学和寄生虫研究。

（10）中耳疾病、内耳炎、畸胎学、避孕药和肝外科研究。

3. 豚鼠

常用实验动物之一。豚鼠妊娠期长,初生时仔豚鼠被毛长全,能活动,生后 2～5 天离乳,自行采食。自身不能合成维生素 C,耳蜗敏感。可供链霉素和听觉试验。对结核菌人型和鸟型敏感。适宜作过敏、免疫、白喉、螺旋体病、百日咳、鼠疫、布氏杆菌、口蹄疫、斑疹伤寒、维生素 C、肺水肿、血管通透性等的研究。

(1) 肝癌。

(2) 心律失常、房室传导阻滞、心肌梗死。

(3) 慢性支气管炎、变态反应性支气管痉挛、钩端螺旋体——肺出血、肺水肿。

(4) 胃溃疡、免疫性肝病损、肝炎。

(5) 白喉、螺旋体、百日咳、鼠疫、布氏杆菌病、结核、Q 热、脑膜炎。

(6) 过敏、免疫、变态反应性脑脊髓炎。

(7) 维生素 C 试验,血管通透性观察。

(8) 组织胺过敏试验,皮肤局部作用试验。

(9) 内耳疾病研究,动物代血浆和补体原料。

4. 地鼠

金黄地鼠为冬眠动物,胎儿发育快,有颊囊,可供组织移植和缺少组织相容性抗原的免疫学试验、也可作微循环的观察用。地鼠肾细胞可供脑炎、流感、腺病毒、立克次氏体、原虫分离用,也是制作脑炎疫苗的原材料。还用于维生素、核黄素缺乏试验和不同血清型钩端螺旋体的模型动物。

中国地鼠妊娠期短,有自发糖尿病的品系。可用于肺炎球菌肺炎、利什曼病、白喉、结核病、狂犬病、流感和脑炎的研究。中国地鼠染色体数目少,已作为遗传学研究的材料。

(1) 肺腺病(金黄地鼠)。

(2) 肺炎球菌性肺炎、结核、白喉、狂犬病、脑炎、流感、钩端螺旋体病、利什曼病。

(3) 糖尿病(中国地鼠),维生素 E,核黄素。

(4) 肾细胞可作为脑炎、流感、狂犬病毒、腺病毒、立克次氏体、原虫分离和疫苗制备的材料。

(5) 颊囊作肿瘤移植试验,观察微循环变化。

(6) 生殖生理,肾上腺、脑下垂体、甲状腺等内分泌研究。

(7) 溶组织阿米巴、利什曼虫病、旋毛虫等寄生虫学研究。

(8) 冬眠时的代谢研究,组织移植研究。

5. 长爪沙鼠

出自我国内蒙古及其邻近的几个省,已能在实验室繁殖。易发癫痫。可用于丝虫病、激素鉴定、钩端螺旋体病、布氏杆菌、结核菌、狂犬病、脊髓灰质炎、血吸虫、炭疽和肾功能的研究。因其 Willis 动脉环缺如,结扎颈动脉易造成脑梗死。

(1) 癫痫、脑神经研究。

(2) 肿瘤。

(3) 丝虫病、钩端螺旋体、布氏杆菌、结核、炭疽、狂犬病、脊髓灰质炎、血吸虫。

(4) 激素鉴定,肾功能研究。

(5) 可进行内分泌研究。

(6) 胆固醇、糖代谢研究。

(7) 抗精神失常药物等药理研究。

6. 棉鼠

已能在实验室繁殖,可进行丝虫病研究,对脊髓灰质炎病毒Ⅲ型略敏感。

(1) 丝虫病、脊髓灰白质炎。

(2) 微生物感染实验。

(3) 疫苗制造。

（二）兔目

兔有9属60余种。兔为最常用的实验动物,现常用的品系为新西兰兔、日本大耳白兔和青紫兰兔3种。可供计划生育、妊娠诊断、免疫学、制备各种抗血清用。也作传染病如天花、狂犬病、脑炎、寄生虫病、梅毒、心血管病如动脉粥样硬化、心肌梗死、休克、血管反应等用。用于解热药、热源检查,对葡萄球菌毒素敏感,兔耳血管神经反应,眼前房移植脏器,卵细胞移植,卵巢,胰岛内分泌,肿瘤等方面的研究。

(1) 肝癌、肺癌。

(2) 弥散性血管内凝血、急性循环障碍、高血脂、动脉粥样硬化、心肌梗死、心律失常、高血压、肺源性心脏病、慢性动脉高压、肺心病、一过性高血压。

(3) 慢性支气管炎、肺气肿、实验性肺纤维化、肺水肿、硅肺。

(4) 胃溃疡、肝炎、急性化脓性胆囊炎、胰腺炎、实验性腹水、中毒性肝炎——肝坏死、阻塞性黄疸。

(5) 肾小球肾炎、急性肾功能衰竭。

(6) 甲状腺肿、糖尿病。

(7) 冲击伤、耳冻伤、冻伤、低温模型、芥子气皮肤损伤。

(8) 免疫研究,产生抗体,制备高效价和特异性强的免疫血清。

(9) 生殖生理和避孕药的研究,皮肤反应试验。

(10) 发热、解热和检查致热原等实验研究。

(11) 过敏、免疫、狂犬病、天花、脑炎等研究。

(12) 白细胞增多症,妊娠诊断,眼前房移植,寄生虫病,病毒、肿瘤试验。

(13) 眼科研究、角膜瘢痕模型。

（三）食肉目

1. 猫

猫的繁殖和管理比较困难。猫的循环、消化和肌肉系统比啮齿动物更接近于人。猫的瞬膜及虹膜反应灵敏,可供神经生理学研究,猫可作循环、消化生理、药物、毒理、针麻、鼻疽诊断和阿米巴痢疾等研究用。

(1) 肝癌。

(2) 心律失常、血压实验、冠状窦血流量实验。

(3) 中毒性肝炎、肝坏死、阻塞性黄疸。

(4) 针麻、神经、循环、消化和药物的试验。

(5) 鼻疽病的诊断,阿米巴痢疾、白血病和恶病体质血液学研究。

(6) 寄生虫病研究,特别是弓形属寄生虫的研究。

(7) 瞬膜及虹膜反应等药理试验。

2. 犬

犬为食肉动物。国外已定向培育出实验犬——小猎兔犬（Beagle）和无特殊病原体犬。

可作系统生理学、药物、毒理、循环、神经、消化、放射、心血管病、条件反射、外科和兽医方面的研究。

（1）失血性休克，弥散性血管内凝血，高血脂，动脉粥样硬化，心肌梗死，心律失常，高血压，急性肺动脉高压，一过性高血压。

（2）肝癌、肝硬化、实验性腹水、阻塞性黄疸、急性肝淤血。

（3）放射病、烧伤、复合伤。

（4）糖尿病、肾上腺切除、白细胞增多症。

（5）实验犬外科、药物药理试验、条件反射等。

（6）磺胺类药物等药物的代谢研究，各种新药临床使用前的毒性试验。

（7）心血管外科，脑外科，断肢再植，器官和组织移植。

（四）有蹄类

1. 猪

用于实验者多为经过培养成特定品系的小型猪，国内现有 5 个品系。猪的皮肤组织结构、血液和血液化学与人基本上相同。因此可作心血管疾病、烧伤、消化道溃疡、营养、外科、免疫等的研究。

（1）肝癌、黑色素瘤和血友病（某些小型猪）。

（2）心肌梗死、动脉粥样硬化、高血脂。

（3）烧伤、放射病。

（4）胃肠道疾病、营养性疾病、皮肤病、糖尿病、代谢病、过敏病、牙科病、老年病、酒精中毒、肾功能等研究。

（5）病毒学研究，猪心瓣膜修补人心瓣缺损。

2. 羊

常用的有山羊和绵羊。山羊可供人工心脏的移入置换研究，绵羊的血可作培养基，制备免疫血清，羊的红细胞可作补体结合的材料。

（1）肝癌。

（2）胆道扩张症、肺水肿。

（3）放射病。

（4）人工心脏植入。

（5）制备免疫血清，进行免疫学研究。

（五）灵长目

1. 猕猴

有 10 科 51 属 185 种，分布在亚洲、非洲和中南美洲。猕猴在动物进化上有许多生物学特性，形态学、生理学、行为学与人类相似。猕猴作为实验动物具有广泛而深远的潜在能力，它的许多特性是其他实验动物不可比拟的。常用于药物临床试验、外科、放射病、出血、脊髓移植、妇产科、计划生育、胚胎、病毒学、心血管病和行为学等方面的研究。

（1）肝炎（猕猴）。

（2）心肌梗死、动脉粥样硬化、高血脂。

（3）慢性支气管炎、肺气肿。

（4）放射病、耳冻伤、烧热病模型。

（5）菌痢、脊髓灰质炎、结核、肿瘤等。

（6）肝炎、疟疾、麻疹、疱疹病毒、寄生虫病。

（7）口腔牙科病、血型、内分泌病（如垂体性侏儒症）、行为研究、计划生育研究。

（8）制造和检定脊髓灰白质炎疫苗。

2. 树鼩

多数学者把其列入原猴亚目树鼩科，也有少数学者把它列入食虫目。我国有四个亚种，已逐渐驯化可以在实验室饲养，但还不能大量繁殖。可用于神经系统、心血管疾病、病毒学和肿瘤学的研究。

（1）病毒学，神经生理（睡眠生理等）。

（2）心血管疾病（如动脉粥样硬化）。

（3）甲型肝炎、乙型肝炎，特别是乙型肝炎。

（4）疱疹病毒、人单纯性疱疹病毒。

（5）鼻咽癌 EB 病毒研究，鼻黏膜细胞作培养接种 EB 病毒效果好。

（6）轮状病毒的腹泻病理模型。

（7）抑制动脉粥样硬化发病机理的研究。

（8）计划生育研究。

思考题：

1. 在生物医学研究中实验动物的选择应遵循哪些基本原则？

2. 非人灵长类动物在功能、结构、反应上最接近人类，但为什么应用数量在动物实验中所占比例很小？

3. 实验动物选择时如何考虑年龄与体重的问题？

4. 高血压研究中最常选用哪两种动物？为什么？

5. 长期毒性试验中实验动物选择应注意哪些问题？

（朱顺星　王　旭）

第九章 动物实验基本操作技术

动物实验是医学研究的基本手段，是药物安全性评价的必经途径。娴熟的动物实验操作技术和技巧，是顺利完成动物实验并取得准确、可靠的结果和较好的反应重复性的保证。对实验动物饲养管理人员和兽医技术人员来说，动物不会讲话，不领人情，具有自卫本能，随时准备攻击兽医及其他工作人员，更不会自动地服药和接受必要的检查和治疗，这无疑给平时的饲养管理和兽医治疗工作增添不少麻烦。所以无论是饲养人员还是动物实验人员都必须熟练掌握常规的和一些特殊的实验动物学技术，才能科学合理地养好实验动物，规范熟练地开展动物实验，有效地对患病动物进行检查、诊断和治疗。同时也不会造成动物的应激反应或伤害，也不致给饲养管理和动物实验技术人员自身造成意外的伤害。

第一节 实验动物的抓取与固定

一、大、小鼠的抓取固定法

1. 小鼠的抓取固定方法

先用右手抓取鼠尾并提起(图 9-1)，置于鼠盒的笼盖或实验台上向后拉，在它向前爬时，用左手拇指和食指抓住小鼠的两耳和颈部皮肤，用左手小指钩起鼠尾，中指和无名指抵住其背部即可，适宜作灌胃，皮下、肌肉、腹腔注射等实验操作(图 9-2)。

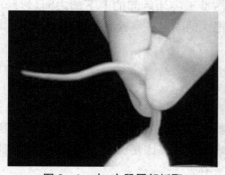

图 9-1 大、小鼠尾部抓取

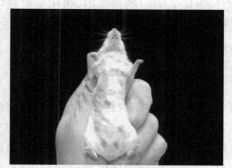

图 9-2 小鼠抓取固定

2. 大鼠的抓取固定方法

基本上与抓取小鼠相同，轻轻抓住鼠尾根部，将大鼠提起置于鼠盒笼盖上，迅速用左手拇指和食指捏住鼠耳后下方,固定其头部,不让其转动,余下二指紧捏鼠背皮肤,置于左掌心,右手即可进行腹腔、肌肉、皮下注射与灌胃或其他实验操作。注意不要用袭击方法抓取大鼠,否则易被咬伤。进行解剖手术和心脏采血时,可先麻醉动物,取背卧位,再用细绳活结或大头针将鼠前后肢分别固定在板上。进行尾静脉注射或采血时,可用鼠静脉注射架固定,先选择合适固定架,打开鼠筒盖,将鼠尾提起,鼠身放入固定架,露出尾巴,盖好筒盖,即可进行尾静脉注射或尾静脉采血等操作。

二、豚鼠的抓取固定法

豚鼠的抓取固定法基本上与大鼠相同,只是由于豚鼠较胆小,易受惊,所以抓取时必须稳、准和迅速。可先用一手迅速抓住鼠背肩胛上方,用力下压固定后,以拇指和食指环握颈部,再用另一只手托住臀部即可。

三、家兔的抓取固定法

抓取家兔一般用右手抓住兔颈部的毛皮,并提起,用左手托其臀部或腹部,让其身体重量大部分集中在左手上。注意不能用手抓双耳或腹部,以免损伤动物。

家兔的固定分为盒式、台式两种。如做兔耳血管注射和兔耳采血,可用盒式固定;如做呼吸、血压测定试验和手术,则可用台式固定。台式固定的方法是将家兔固定在兔台上,四肢用粗棉绳活结绑住,拉直四肢,用绳绑在兔台四周的固定栓上,头用固定夹固定,或用一根粗棉绳兜住兔的切齿,绑在兔台铁柱上。

四、犬的抓取固定法

毕格犬能主动配合实验人员,抓取时动作要温柔,一般不会攻击人。抓取杂种狗时,为了防止其咬人,最好首先让饲养员帮助绑住狗嘴,或先轻轻抚摸其颈背部皮毛,然后用布带迅速兜住狗的下颌,绕到上颌打一个结,再绕回下颌打第二个结,然后将布带引至头后,颈项部再打两个结,这样就将狗嘴捆绑住了,注意松紧要适宜。如狗过于凶猛,可先用狗头钳夹住其颈部,将狗按倒在地,再扎其嘴。

犬的固定也可先将狗麻醉后,采用头部固定和四肢固定法。头部固定可用圆形铁圈的狗头固定器,铁圈中央有一弓形铁,与螺丝棒相连,下面有一根平直铁闩,操作时,先将狗舌拉出,把狗嘴插入固定的铁圈内,再用平直铁闩横贯于尖牙后部的上下颌之间,然后向下旋转螺丝棒,使弓形铁逐渐下压在狗的下颌骨上,把铁柄固定在实验台的铁柱上即可。四肢固定法与家兔相同。

五、猪的抓取固定法

猪身溜圆,力大,缺少控制部位,猪齿容易伤害固定者,在抓取猪时要注意保护自己。最有效的方法是实验者双手抓住猪的双后肢的小腿部,提起后腿,猪便无法移动,此时助手再用橡皮带固定或注射麻醉剂。猪亦可采用挤压式不锈钢笼固定法。不提倡采用抓猪尾巴来提举后身的方法,因抓猪尾巴易引起猪尖叫,且易滑脱。

六、猴的抓取固定法

一般采用网罩法和挤压式不锈钢笼固定法,后者与犬的方法相似。网罩法是实验人员一手持网罩,另一只手开笼门,要谨防开门时猴子逃出笼外。将网罩塞入笼内,由上而下罩捕。猴被罩入网罩后,迅速将网罩翻转,取出笼外,罩猴在地,由助手于罩外抓住猴的颈部,轻掀网罩,再提取猴子的手臂反背握住,注意不要用力过猛,以免折断猴臂,此时猴便无法逃脱。

第二节 性别鉴定

动物实验中,经常要涉及雌雄动物的鉴别。性成熟后的哺乳类动物性别一般易于区分,因为雄性个体睾丸已从腹腔下降至阴囊内,雌性动物的阴道也已开口。除了生殖器官本身外,在某些动物中还可以根据第二性征来判断。但是,对于新生动物来说,性别鉴定就较为困难。下面介绍一些常用区分方法。

一、哺乳类

一般情况下,哺乳类动物性别依据动物的肛门与外生殖器(阴茎或阴道)之间的距离进行区分。雄性要比雌性的距离更长。

1. 啮齿目　大鼠、小鼠、沙鼠可用肛门生殖器间距离进行区分。成年大、小鼠性别极易区别。雌性生殖器与肛门之间有一无毛小沟,距离较近。雄性可见明显的阴囊,生殖器突起较雌鼠大,肛门和生殖器之间有毛。幼年鼠则主要靠肛门与生殖器的距离远近来判别,近的为雌性,远的为雄性。但这种方法对豚鼠和地鼠则用处不大。豚鼠和地鼠用手压迫会阴部,雄鼠有阴茎突起,雌鼠则无,但可见阴道口呈"V"形。另一种方法可以通过乳头的出现来区分大、小鼠性别。雌性小鼠 2～13 日龄可见乳头的出现。雌性大鼠 3 日龄就可见乳头,12 到 15 日龄更明显,此后两种鼠的乳头就会被被毛遮掩。对于成年雄性豚鼠在其肛门—生殖器部位之前施加轻微压力便可见阴茎伸出。雌性豚鼠有阴道关闭膜(一种除了发情和分娩外,关闭阴道口的细胞结构),用拇指和食指压迫生殖脊两侧使其上面部位轻轻张开,则该膜能暴露出来。当放松时,此膜可在肛门和尿道之间形成浅 U 型皱褶。发情高潮期,阴道关闭膜呈开孔状。

2. 兔形目　与豚鼠区分方法相同。对初生仔兔及开眼仔兔,可观察其阴部孔洞形状和距离肛门远近:孔洞扁形、大小与肛门相同,距肛门近者为雌性;孔洞圆形而略小于肛门,距肛门远者为雄性。对幼兔,可用右手抓住兔的颈背部皮肤,左手以食、中指夹住尾巴,大拇指轻轻向上推开生殖器,局部呈"O"形,下为圆柱体者是公兔;局部呈"V"形,下端裂缝延至肛门者为母兔。对成年兔,可看有无阴囊。3 月龄以上家兔,只要看一眼有无阴囊,便可区分公母。

3. 食肉目　新生食肉目动物可用肛门—生殖器距离加以区分。成年公犬睾丸下降于阴囊中,悬于会阴部下方,阴茎由耻骨下缘朝腹部方向延伸,至后腹壁开口。母犬的尿生殖道开口于肛门下方,较易观察识别。公猫的阴茎方向是向后的。

4. 灵长目　区分灵长类动物雌雄较为困难。首先应检查其尿道开口,许多雌性动物有较大的阴蒂,其腹侧形成沟状通向尿道口,而雄性动物的尿道开口在阴茎头上。触摸阴囊内是否有睾丸是确定其雌雄的最可靠方法。

二、鸟类

禽鸟类在第二性征(肉冠、羽毛、发声)出现前,区分性别极为困难,可通过孵出时 24 h 内进行外翻泄殖腔鉴别。雄性中可观察到微小而能勃起的孔突上有输精管开口,但此法不仅要有丰富的经验,而且准确性常难以保证。对于有羽色伴性遗传的家禽可通过其孵出时的羽色加以区分。

三、鱼类

许多鱼从外形上不易区分其雌雄,但可通过繁殖期的颜色不同及第二性征加以区分。如麦穗鱼平时体侧呈灰黄色,到了生殖期雄性变成暗黑。雄性马口鱼一到生殖季节,体色变为红蓝条子相间。鱼类的第二性征是珠星(又称追星),是一种灰白色结节状的皮肤衍生物,用手抚摸感觉粗糙。一般在繁殖季节出现,雌性机体上出现较多且粗壮,雄鱼少而小。珠星大多分布在头部吻端或胸鳍上。四大家鱼(草鱼、青鱼、鲢鱼、鳙鱼)的珠星分布在胸鳍上。

第三节 年龄的大致判定

一、小鼠

1. 根据形态鉴定日龄 小鼠出生后不同日龄的外观形态特征见表9-1。

表9-1 小鼠出生后不同时间的外观形态特征

日龄/d	外观形态特征
1	仔鼠裸体鲜红
3	耳壳露出表皮
4	脐带瘢痕脱落
5	能翻身
8	能爬行
10	能听到声音
9~11	全身被白毛,门齿长出
13~15	眼皮张开,能跳跃,能抓取东西
18以上	能自行采食,独立生活

2. 根据体重鉴定日龄 小鼠出生后体重与日龄相关,不同品系间有一定差异。以KM小鼠为例,不同日龄小鼠体重见表9-2。

表9-2 小鼠不同日龄的体重

日龄/d	初生	5	10	15	20	25	30
体重/g	1.8	4.0	6.0	11.0	15.0	21.0	21.0

二、大鼠

18日龄以前大鼠的形态特征与小鼠基本一致,可根据形态特征来判断年龄。在无可靠记录资料的情况下,可根据体重来判断大致日龄。普通级SD大鼠不同日龄体重见表9-3。需要指出的是,同一品系大鼠的生长发育受窝产仔数、雌鼠哺乳能力、饲料营养水平、管理水平以及个体差异等多种因素的制约,年龄与体重的关系不是绝对的。

表 9-3　不同日龄 SD 大鼠体重情况

日龄/d	初生	10	20	30	40	50	60	70	80
体重/g	6~7	17~25	35~50	55~90	100~150	150~210	170~240	210~270	240~320

注：1 月龄后，雄鼠取上限，雌鼠取下限。

三、豚鼠

一般老年豚鼠牙齿和趾爪长，被毛稀疏无光泽，眼神呆滞，行动迟缓。而年轻豚鼠牙齿短白，爪短软，眼睛圆亮，行动敏捷，被毛有光泽，且紧贴身体。同样，也可根据体重来推断大致年龄（表 9-4）。同日龄豚鼠，雌性体重略高于雄性。与大鼠一样，其体重受多种因素的制约。实验对年龄要求比较严格时，必须由卡片记录提供准确年龄。

表 9-4　豚鼠的体重与年龄的关系

日龄/d	初生	7	20	30	60	90	120	180
体重/g	60~80	100~120	150~200	170~220	240~300	330~400	400~470	520~600

四、家兔

家兔的门齿和爪，随年龄增长而增长，是年龄鉴别的重要标志。青年兔门齿洁白，短小，排列整齐；老年兔门齿暗黄，厚而长，排列不整齐，有时破损。白色家兔趾爪基部呈红色，尖端呈白色。一岁家兔红色与白色长度相等；一岁以下，红多于白；一岁以上，白多于红。还可根据趾爪的长度与弯曲度来区别。青年兔趾爪较短，直平，隐在脚毛中，随年龄的增长，趾爪露出于脚毛之外，而且爪尖钩曲。另外，皮薄而紧，眼神明亮，行动活泼的为青年兔；皮厚而松，眼神颓废，行动迟缓的为老年兔。

五、犬

犬的年龄主要以牙齿的生长情况、磨损程度、外形颜色等情况综合判定。成年犬有 42 颗牙齿。齿式：2(I3/3 C1/1 Pm4/4 M2/3)＝42。仔犬在出生后十几天即开始生出乳齿，两个月以后开始由门齿－犬齿－臼齿顺序逐渐更换为恒齿，8~10 个月齿换齐。但犬齿需要 1 岁半以后才能长坚实。饲养场饲养的品种犬，可以根据记录，明确了解年龄，而收购的杂种犬就无法知道确切年龄。实际中，可根据犬齿更换和磨损情况，估计犬的年龄（表 9-5）。

表 9-5　不同年龄犬齿更换和磨损情况

年　龄	犬齿更换和磨损情况
2 个月以下	仅有乳齿（白、细、尖）
2~4 个月	更换门齿
4~6 个月	更换犬齿（白，牙尖圆钝）
6~10 个月	更换臼齿
1 岁	牙长齐，洁白光亮。门齿有尖突

年　龄	犬齿更换和磨损情况
2 岁	下门齿尖突部分磨平
3 岁	上下门齿尖突大部分磨平
4～5 岁	上下门齿开始磨损呈微斜面,并发黄
6～8 岁	门齿磨成齿根,犬齿发黄、磨损
9～10 岁	唇部、胡须发白
10 岁以上	门齿磨损,犬齿不齐全,牙根黄,唇边胡须全白

第四节　妊娠天数的掌握

妊娠(pregnancy),又称"怀孕",是哺乳动物所特有的一种生理现象,即自卵子受精开始到胎儿发育成熟后与其附属膜一同排出母体的复杂生理过程。雌性哺乳动物排卵后,卵子与精子结合受精形成合子,雌性的发情周期即被妊娠期所代替。妊娠期(gestation period)是指受精后到分娩当天新生命在母体内的生活阶段。

雌性动物妊娠后会发生一系列的复杂变化。为了在配种以后能及时掌握雌性动物是否妊娠、妊娠的时间及胎儿和生殖器官的异常情况,采用临床和实验室的方法进行检查,称为妊娠检查,又称妊娠诊断(pregnancy diagnosis)。通过妊娠检查可以及时地对雌性动物加强护理或再次配种,以保护母体和胎儿正常发育,避免胎儿早期死亡和流产,即减少繁育时间的损失。妊娠检查不但要求准确,及早确诊更为重要。

目前妊娠诊断的方法,基本上分为临床检查法和实验室检查法两大类。临床检查法可分为:① 检查由内分泌变化所派生的,与怀孕有关的母体变化,如试情法(观察动物是否发情)、阴道检查法(阴道是否有妊娠变化)、腹部检查法(观察雌性动物腹部变化)、子宫检查法(直肠触诊子宫)等。② 直接或间接检查是否有胎儿、胎膜和胎水存在。如直肠检查法、腹壁触诊法、听诊(胎儿心音)法、超声波检查法、X 线检查法等。实验室检查法可分为:① 检查与妊娠有关的母体激素变化,如血液(乳)孕酮的测定等。② 检查由内分泌变化所派生的母体变化,如检查子宫颈和阴道黏液的理化性状、利用外源激素检查雌性动物是否产生某种特有反应等。③ 检查由于胚胎出现而产生的某种特有物质,如免疫学诊断。④ 检查由于妊娠,雌性阴道上皮出现的细胞学变化,如阴道活体组织学检查等。

1. 外部检查法

雌性动物交配后若妊娠,一般会表现为发情周期停止、食欲增进、体重逐步增加、腹部逐渐膨大。这一现象越到妊娠后期越明显,早期的体重增加和腹部膨大应与生长和腹脂沉积相区别。另一种就是采用试情法,如在雌兔配种后第 5 天,将其放入雄兔笼中,让雄兔追逐、爬跨母兔,若母兔不愿接受交配夹尾缩伏一角,说明有妊娠可能,配种后第 16 天再进行一次试情,同时结合观察动物的食欲、体重等变化加以确诊。此法过于消耗时间,且不能肯定,因而对其外形观察只用于后期检查供参考。

2. 摸胎法

摸胎法是通过触摸雌性个体腹部子宫内胎儿的存在与否,来进行妊娠诊断的方法。适用于兔、犬、猫等及较小的非人灵长类。如兔在配种后 1 周即可进行。将雌性兔站立固定，兔头朝向术者胸部，右手作"八"字形自前向后轻轻沿腹壁后部两旁摸索，腹部柔软如棉，则没有妊娠。若摸到花生米样（直径为 8～10 mm）大小能滑动的肉球（交配 10～12 天为小核桃大小，15 天鸡蛋黄大小），则可作妊娠判断。但在 7～10 天时，应与圆形（多为扁椭圆形）指压无弹性、不光滑且分布面积广而不规则的粪球相区分。摸胎时动作要轻，以免造成流产。犬、猫一般在配种后，用手在最后两对乳头上方的腹壁外前后滑动，看是否有硬物，若妊娠则能摸到早期胎儿（呈卵圆形），若呈弥漫感则未妊娠。犬在 20～35 天、猫在 18～30 天易触诊。

3. 阴道检查法

阴道检查法与发情周期鉴定的方法相同。观察雌性动物的发情周期是否消失，结合观察阴道黏膜的色泽、干湿状况、黏液性状等加以判定。但这种方法易与假孕及雌性动物不正常发情相混淆，一般仅用阴道涂片作为对啮齿类动物妊娠诊断的参考。

为了某些研究目的，有时须确切地知道雌性动物何时发生了交配。对此除了采用人工交配外，在实验动物中常用阴道涂片法，以观察雌性动物阴道内是否存在精子，从而确定是否交配。但这仅能说明雌雄动物已交配，不能证明动物已受孕。大、小鼠可以采用阴道栓检查法。大鼠和小鼠一般在交配后 2～4 小时，在雌鼠的阴道内有明显可见的栓状物。大鼠多在阴道内停留 12～24 小时即排出，排出物一般很小，呈圆锥状，奶油色，底面大小约 3～5 mm^2。检查时一般采用在大鼠笼的网状底板下放一张干净的纸，于第二天检查是否有阴道栓。若发现有阴道栓说明已发生了交配。雌性小鼠一般不排出阴道栓，做阴道检查时易于发现。若检查发现已有阴道栓存在，则大鼠和小鼠的受孕几率较高。豚鼠交配后会在阴道内留有精子和阴道栓。金黄地鼠在交配后第 5 天和第 9 天检查雌性阴道分泌物，若没有观察到奶油色、不透明、能拉长的黏性分泌物存在，则可判断已交配。

4. 直肠检查法

直肠检查法适用于较大的非人灵长类及用于实验的大动物。其方法是将手的食指、中指或手臂通过直肠伸入雌性动物体内，触摸动物的子宫以检查胎儿的有无与大小，从而判定是否妊娠。如猕猴在交配后 1 个月左右，由助手将猴固定，左手托住下腹部，用右手的中指（戴上医用手套，涂凡士林油膏）轻轻伸入直肠，隔着肠壁按摸子宫。可依据子宫的大小、形状和软硬度确定是否妊娠，未孕猴子宫较软，扁平状。体重 4.5～5 kg 的恒河猴子宫约 1.5 cm×1.5 cm。受孕后 30 天左右子宫由较硬转为很软。

5. 超声波检查法

超声波检查法是利用超声可以在机体内定向传播和遇到不同声阻抗的组织界面时能产生反射的原理，将妊娠早期的胎囊、少量胎水、胎体及胎心搏动检测出来（A 型超声）；或利用多普勒效应的原理，将子宫动脉、胎儿动脉以及胎心的搏动和血流检测出来（D 型超声）；或通过断层扫查将子宫和胎体的切面，以图像显示出来（B 型超声）。这是直接检查，诊断早而准。目前较多使用的为 B 型超声，又简称"B 超"。其检查分为三步：动物固定；探查部位的确定和处理；探查。探查所选用的超声频率一般为 2.5～5 MHz 之间。以下介绍 B 超仪探查几种动物的方法。

（1）兔。取仰卧固定位，探查部位在耻骨前缘 1～2 cm、腹中线两侧 1～2 cm、最后乳头外侧或后方 1 cm 处，以最后乳头后方 1 cm 处为佳。不必剪毛，只要将毛分开，露出皮肤，涂布耦合剂，即可检查。妊娠第 6 天可见充满液体的子宫，妊娠第 9 天诊断准确率达 100%，18 天可见胎儿脊柱和胎心搏动。预测胎数误差为±2。用 9.0 MHz 探头检查,第 10 天可见胎儿。

(2)猫、犬。取自然站立、人工扶持或躺卧固定,让动物保持安静,查探后肋部、乳房边缘,或下腹部脐后 3～5 cm 处,除长毛犬外,也无需剪毛,将毛分开,涂耦合剂进行探查。有机械扇扫或线阵两种体外探查方法。使用超声频率为 3.5～5.0 MHz。犬发情后 2～3 天能探到卵泡,当卵泡停止增长后即排卵。妊娠 23 天前探不到妊娠子宫图像,首次检出妊娠子宫、胎儿、胎动、体腔和胎心的日期分别在妊娠第 24 天、30 天、40 天、48 天。妊娠 24～30 天,可以计算怀胎数。

(3)豚鼠。探查部位在后肋部,局部涂耦合剂,不需剪毛。B 型仪探查(5.0 MHz)时,最早检出充满液体的子宫在妊娠第 16 天,18 天检出率 83%,19 天检出率达 100%,25 天后可见胎儿,34 天检出胎儿脊柱和胎心搏动,可判断胎儿的死活。

6. 孕酮含量测定法

雌性动物配种后,若未妊娠,则血浆孕酮含量因黄体退化而下降,若妊娠则保持不变或上升。测定一般采用外周血孕酮含量,测定方法采用放射免疫测定法(RIA)和酶联免疫测定法(ELISA)。如绵羊配种后 20～25 天,血浆中孕酮含量大于 1.5 ng/mL,不孕准确率为 100%,妊娠准确率为 93%。兔用放射免疫测定血浆孕酮浓度大于 7 ng/mL 为妊娠评判标准,人工授精后第 6 天即达此标准。

7. 青蛙试验

适用于判断猴的妊娠。受孕猴的尿中含有绒毛膜促性腺激素,能刺激青蛙的睾丸排出大量的精子。试验前应检查确定青蛙的尿液中不含有精子。取被检猴清晨的尿液,过滤后取 3～5 mL,注入青蛙的背部或腹部的皮下,经 2～4 小时,检查青蛙尿液中有无精子(因雄性青蛙的精管与肾脏相连,所以排精后能在尿液中查到精子)。此法也可用蟾蜍进行。

除上述一些妊娠诊断方法外,还有免疫学诊断、X 射线法、PMSG 生物学检查法、子宫颈-阴道黏膜检查、激素反应法、眼球巩膜血管检查、腹腔镜检查、尿液雌激素检查、胎儿心电图检查等方法。应根据具体实际情况选择适合的方法进行妊娠检查。

第五节 分组与编号

动物实验之前,必须对实验动物进行随机分组和编号标记,这是做好实验和实验记录的前提。

一、随机分组

进行动物实验时,通常采用随机分组的方法。随机分组的方法很多,如抽签、拈阄等形式,但最好的方法是使用随机数字表或计算器。随机数字表上所有数字是按随机抽样原理编制的,表中任何一个数字出现在任何一个地方都是完全随机的。计算器内随机数字键所显示的随机数也是根据同样原理贮入的。

随机数字表使用简单。假设从某群体中要抽 10 个个体作为样本,那么,可以先闭目用铅笔在随机数字表上定一点。假定落在第 16 行 17 列的数字 76 上,那么可以向上(向下,向左,向右均可),依次找 42、22、98、14、76、52、51、86,把包括 76 在内的这 10 个号的个体按号作为样本,来作为研究总体的依据。

使用计算器产生随机数时,每当按下 2ndF(第二功能键)和 RND(随机数字键)时,随机数就产生。产生的随机数值是 0.000 至 0.999。显示的数前两个小数位用作一个样本个体，如输入 2ndF RND 显示为 0.166，表明第十六个数据作为一个样本个体，重复按键操作，直到产生所需的样本大小。由于随机数是随机产生的，所以，绝对不会产生相同的数目。

随机数产生后，随机分组要根据组数来进行，具体较为复杂。以下示例介绍使用随机数字表进行随机分组的方法。

1. 当分为二组时

例：设有雄性 Wistar 大鼠 12 只，随机的方法，分为甲、乙两组。按体重大小依次编为 1，2，3，…，12 号，试用完全随机的方法，分为甲、乙两组。

分组方法：假设所产生的点是随机数字表上第 21 行第 31 列的 78，则从 78 开始，由上向下抄 12 个随机数字，如下：

动物编号：1   2   3   4   5   6   7   8   9   10   11   12
随机数字：78 38 69 57 91 0 37 45 66 82 65 41
组　　别：乙 乙 甲 甲 甲 乙 甲 甲 乙 乙 甲 甲

现在以随机数字的奇数代表甲组，偶数代表乙组，则编号为 3、4、5、7、8、11、12 号分入甲组，而 1、2、6、9、10 号分入乙组。因两组数字不等，继续用随机方法将甲组多余的一只调整给乙组，从上面最后一随机数字 41，接下去抄一个数为 62，以 7 除之（因甲组原分配 7 只）得 6，即把原分配在甲组的第 6 个甲（即 11 号大鼠）调入乙组。如果甲组多两个，则接下去抄两个数。分别以 8、7 除之，余数即指要调入乙组的第几个甲，依此类推。最后各组的鼠数就相等了，调整后各组鼠的编号为：

组别 　　　鼠的编号
甲组：3 4 5 7 8 12
乙组：1 2 6 9 10 11

2. 当分为三组时

例：设有雄性的 SD 大鼠 12 只，按体重大小依次编为 1，2，3，…，12 号，试用完全随机的方法，分为 A、B、C 三组。

分组方法：假设所定的点是随机数字表第 40 行 17 列的 08，则从 08 开始，自左向右抄 12 个随机数字：

动物编号：1 2   3   4   5   6   7   8   9   10   11   12
随机数字：08 27 01 50 15 29 39 39 43 79 69 10
除3余数：2 0   1   2   0   2   0   0   1   1   0   1
组　　别：B C   A   B   C   B   C   C   A   A   C   A
调整组别：B

以 3 除各随机数字，若余数为 1，即该鼠归 A 组；余数为 2，归入 B 组；余数为 0，归入 C 组。结果为 A 组 4 只，B 组 3 只，C 组 5 只。C 组多一只应调入 B 组，方法同上。仍采用随机方法，从 10 后面接着抄，为 61。除以 5，余数为 1，则将第一个 C，即 2 号鼠调入 B 组，调整后各组鼠的编号如下：

组别：鼠的编号
A 组：3 9 10 12
B 组：1 2 4 6
C 组：5 7 8 11

对于将动物随机分为四组或更多组原理基本一致。

3. 当每个动物一组时

例：设有 A、B、C、D、E、F 代表的 6 只家兔，试用完全随机法将其每只分为一组。

分组方法：从随机数字表上用铅笔任指一点，若为第 21 行第 17 列的 33，则从 33 向左抄用 6 个数字，然后分别以 6、5、4、3、2、1 除之。凡除不尽的，即将余数写下。除尽的，即将其除数写下。如下：

随机数字：33　46　9　52　68　7

除　　数：6　5　4　3　2　1

余　　数：3　1　1　1　2　1

随机排列：C　A　B　D　F　E

上列第一个随机数字余数为 3，意即将六个字母中列在第三位的字母 C 写在该数下，第二个数字的余数为 1，即将剩下的五个字母中列在第一位的 A 写在该数字下面，依此类推。

二、编号标记方法

实验动物分组后，为了区分、观察并记录每个个体的反应情况，必须给每只动物进行编号标记。

（1）体表颜料着色法：一般对短期试验的白色动物可用颜料涂搽被毛的方法标记。常用的涂染化学药品有：

红色：0.5％中性红或品红溶液；

黄色：3％～5％苦味酸溶液或 80％～90％苦味酸酒精饱和液；

咖啡色：2％硝酸银溶液；

黑色：煤焦油酒精溶液。

用毛笔将苦味酸或中性红涂在动物体表的不同部位，以小鼠为例，各个部位所表示的号码如图 9-3 所示。编号的原则是先左后右，从前到后。即左前腿上部为 1，左腰部为 2，左后腿为 3，头部为 4，背部为 5，尾部为 6，右侧从前至后依次为 7、8、9。

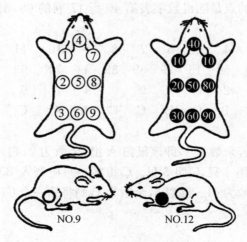

图 9-3　个体体表着色标记法

用黄色表示个位数，红色表示十位数。此方法可编 1～99 号，适用于白色大小鼠、豚鼠和家兔。

（2）个体耳号标记法。用耳号钳在耳上打洞或用剪刀在耳边缘上剪缺口，以耳缘缺口为个位数，左耳前缘为1，左耳上缘为2，左耳下缘为3，右耳前缘为4，上缘为5，下缘为6。以耳上孔洞为十位数，左耳前缘10，侧缘为20，下缘为30；右耳依次为40，50，60。依据不同缺口和孔洞位置的组合，可编码1～99号。啮齿类动物和猪的编号常用此法。如图9-4所示。

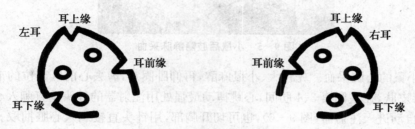

图9-4 小鼠耳号标记法

（3）个体断趾标记法。新生仔鼠可根据前肢4趾，后肢5趾的切断位置来标记。后肢从左到右表示1～10号，前肢从左到右表示20～90号，11～19号用切断后肢最右趾加后肢其他相应的1～9号来表示。切断趾时，应断其1段趾骨，不能只断指尖，以防伤口痊愈后辨别不清。此法亦可编成1～99号，多用于大小鼠。

（4）耳号钳标记法：此方法是用市场所售的专用耳号钳进行标记，其耳号钳有两种，一种是号码针加墨，一种是用固定耳号牌。前者多用于兔、狗的编号，后者多用于狗、猫、猪、羊等动物。使用时，在耳内侧无血管的部位用酒精或碘酒消毒，所编号码调整好加墨后，夹刺耳内侧。耳号牌用专用耳钳穿夹到耳上。

（5）挂牌法：制作印有不同数字标记的金属（多为铝质材料）标牌，固定于犬、羊的项链上，禽类为铝条号码固定于翅膀上，此法清楚，便于观察，但要防止弄伤动物或丢失。

第六节　常规采血方法

大、小鼠可通过颈静脉、颈动脉、股静脉、股动脉、心脏、尾静脉和眼眶进行采血，也可断头采血。家兔则可通过心脏、耳中央动脉、耳缘静脉、外颈静脉、后肢胫部皮下静脉、股静脉等处采血。

一、大、小鼠的采血方法

1. 大、小鼠的颈静脉或颈动脉采血。将大、小鼠麻醉，固定背部，剪去颈部外侧毛，分离颈静脉或颈动脉，使其清楚暴露，用注射针抽取即可。也可先用镊子将颈静脉或颈动脉挑起来，再用剪刀切断，直接用注射器或试管吸取流出的血液。

2. 大、小鼠的股静脉或股动脉采血。将大、小鼠麻醉，固定背部，切开一侧腹股沟的皮肤，作股静脉和股动脉暴露分离术，用注射针取血，如需连续重复抽取，取血部位要尽量从远心端开始。

3. 大、小鼠的后肢隐静脉采血。将大、小鼠后肢外侧被毛剃去，用针尖刺破隐静脉，再用移液器吸取流出的血液（图9-5）。

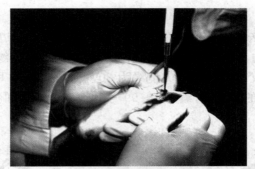

图9-5　小鼠后肢隐静脉采血

4. 大、小鼠的心脏采血。先将大、小鼠麻醉,再仰卧固定,剪去心前区部位的毛,并用碘酒、酒精消毒皮肤,在左侧第3、4肋间,心跳搏动最强处用注射器的针头垂直刺入心腔,血液可借助血压自动进入注射器(图9-6),也可切开胸部,用针头直接刺入心脏抽取。另外,可先将小鼠麻醉后,作仰卧状,用酒精消毒皮肤,再从剑状软骨下端身体中线稍偏左的位置进针,针与身体中线水平,与胸骨呈15°~25°角(图9-7)。

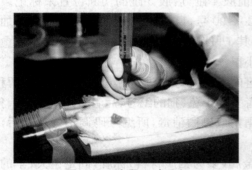

图9-6　大鼠心脏采血

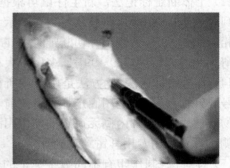

图9-7　小鼠心脏采血

5. 大、小鼠的尾部采血。尾部采血有两种方法,一种是将大、小鼠尾尖剪掉1~2 mm,用手自尾根部向尖端按摩,血就自尾尖流出,但尾尖不能剪去过多,否则会不出血(图9-8)。操作前如将鼠尾用45~50 ℃热水浸泡片刻,或用酒精、乙醚等擦拭,促使血管扩张,再剪去尾尖,采血可方便些。另一种方法是采用交替切割尾静脉方法取血,每次采血时,用一锋利的刀片在鼠尾切破一段静脉,静脉血即由伤口流出,每次可取0.3~0.5 mL,3条尾静脉

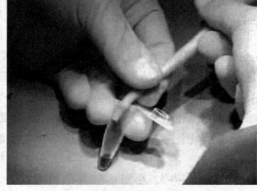

图9-8　剪尾采血

可交替切割,并自尾尖渐向尾根方向切割。此法在大鼠进行采血时,可以在较长的一段时间内连续取血,采血量较多。

6. 大、小鼠的眼眶采血。先将鼠倒持,压迫颈部,使眼球突出充血,用眼科镊迅速挟取眼球,眼眶内很快流出血液,用玻璃器皿收集血液。此法只适于一次性采血。但也可用毛细管或塑料管沿眼角插入眼底静脉丛,血可自然从毛细管中流出。此法可多次采血(图9-9、9-10)。

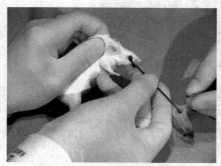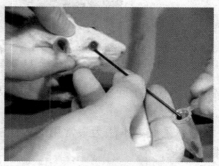

图9-9 小鼠眼眶采血   图9-10 大鼠眼眶采血

7. 大、小鼠断头取血。剪掉鼠头,立即将鼠颈向下,提起动物,鼠血很快滴出,用容器收集。

如果是采取血浆或全血,收集血的容器内须预先放好抗凝剂。

二、豚鼠的采血方法

1. 耳缘剪口采血。将豚鼠耳郭消毒后,用刀或刀片割破耳缘,在切口边缘涂抹20%柠檬酸钠溶液,阻止血凝,血即从切口处自动流出,用容器收集。

2. 心脏采血。方法同大、小鼠。

3. 股动脉采血。方法同大、小鼠。

4. 后肢背中足静脉取血。先固定动物,将豚鼠右或左后膝关节伸直并对着术者,术者用乙醇消毒豚鼠脚背面,找出背中足静脉后,以左手的拇指和食指拉住豚鼠的趾端,右手持注射针头刺入静脉,拔出针头后即出血。采血后用纱布或乙醇棉球止血。反复采血时,两后肢交替使用。

三、家兔的采血方法

1. 心脏取血。将家兔固定在兔台上,用手触摸到心脏搏动处,在第3~4肋间隙、胸骨左缘约3 mm处,用注射针垂直刺入心脏,血液即随心脏收缩而进入注射器内。此法每次取血不超过20~25 mL,取血须迅速,缩短针头留在心脏内的时间,以防止血液在注射器内凝固。

2. 中央动脉取血。将兔置于兔固定筒内,取兔耳中央一条较粗、颜色较鲜红的中央动脉,一手固定兔耳,一手持注射器,在动脉末端,沿动脉向心方向刺入动脉,血即流入注射器中,此法一次抽血可达15 mL;取血完毕,用干棉球压迫止血(图9-11)。

由于兔耳中央动脉易发生痉挛性收缩,故抽血前必须先让兔耳充分充血,在动脉扩张、未发生痉挛性收缩之前,立即进行抽血。抽血针头不要太细,一般用6号针头,针刺部位从

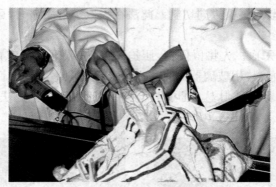
图 9-11　兔耳中央动脉采血

动脉末端开始;不要在近耳根部取血,因耳根部软组织厚,血管游离度大,易刺透血管造成皮下出血。

3. 耳静脉采血。本法为最常用的取血法之一,常用于反复取血,因此,防止耳缘静脉发生栓塞特别重要。

取血前先将兔的头部固定(采用固定盒或由助手固定都可以),选耳静脉清晰的一侧,将耳静脉部位的毛拔去,用 75% 的乙醇局部消毒,用手指轻轻摩擦兔耳,使静脉扩张,用连有 5 号针头的注射器在耳缘静脉末端刺破血管,待血液流出后取血或将针头逆血流方向刺入耳缘静脉取血,取血完毕用棉球压迫止血。

四、狗、猫的采血方法

1. 后肢外侧跗外静脉、内侧隐静脉,前肢内侧皮下头静脉采血。将狗(猫)固定好,在后肢跗关节外侧剪毛,找到跗外静脉或大腿内侧找到隐静脉,用碘酊、乙醇消毒皮肤,术者用左手拇指和食指握紧剪毛区的上部,使下肢静脉充盈,右手用连有 6～7 号针头的注射器迅速刺入静脉,左手放松,将针固定,以适当速度抽血,一般每次可采血 10～20 mL。

采集前肢内侧皮下的头静脉血时,操作方法基本上同后肢静脉采血。

2. 股动脉采血。将狗(猫)固定在解剖台上,使后肢向外伸直,暴露腹股沟三角,在动脉搏动的部位剪去被毛,消毒后,用左手中、食指探摸股动脉跳动部位并固定好血管,右手取连有 5～6 号针头的注射器直接刺入血管。若刺入动脉,一般可见鲜红血液流入注射器;若未刺入动脉,可微微转动一下针头,见鲜血流出即可,待抽血完毕,用乙醇棉球压迫止血。

3. 心脏采血。同大、小鼠心脏采血。

4. 耳缘静脉取血。同兔耳缘静脉采血。

五、猪的采血方法

1. 后肢内侧隐静脉,前肢内侧皮下头静脉采血。同犬前后肢静脉采血。

2. 耳静脉采血。同犬耳缘静脉采血。

3. 股动脉采血。同犬股动脉采血。

六、猴的采血方法

1. 毛细血管采血。需血量少时,可在猴拇指或足跟等处采血。采血方法与人的手指或耳垂处的采血法相同。在助手帮助下固定猴,剪去采血部位的被毛,用碘酒或酒精消毒,用消毒的三棱针刺破采血部位,擦去第一滴血,轻轻挤压出血部位采血。

2. 静脉采血。最佳部位是后肢皮下静脉及颈静脉。后肢皮下静脉的取血法与狗相似。

从颈静脉采血时,把猴侧卧固定,头部略低于采血台面,助手固定猴的头部与肩部。先剪去颈部的毛,用碘酒或酒精消毒,即可见位于上颌角与锁骨中点之间的怒张的颈静脉。用左手拇指按住静脉采血。

3. 动脉采血。股动脉可触及,取血量多时常被优先选用,手法与狗股动脉采血相似。此外,肱动脉与桡动脉也可用。

第七节 麻醉方法

实验动物的麻醉就是用物理的或化学的方法,使动物全身或局部暂时痛觉消失或痛觉迟钝,以利于进行实验。在进行动物实验时,用清醒状态的动物当然更接近生理状态,但实验时各种强刺激(疼痛)持续地传入动物大脑,会引起大脑皮质的抑制,使其对皮质下中枢的调节作用减弱或消失,致使动物机体发生生理机能障碍影响实验结果,甚至因而导致休克或死亡。另一方面,许多实验动物性情凶暴,容易伤及操作者,因此需要实施麻醉。此外,从人道主义角度,麻醉也是动物保护所必须采取的措施。

一、麻醉类型与麻醉方法

实验动物的麻醉可分为全身麻醉和局部麻醉两种类型。两种类型麻醉的方法各不相同。

(一)全身麻醉的方法

全身麻醉的方法常用的主要有吸入麻醉和非吸入麻醉。

1. 吸入麻醉

吸入麻醉是将挥发性麻醉剂或气体麻醉剂,由动物经呼吸道吸入体内,从而产生麻醉效果的方法。吸入麻醉药物常见的有二氧化碳、氟烷、异氟烷、甲氧氟烷、安氟醚等。

小动物实验可使用麻醉瓶进行麻醉。麻醉瓶按以下方法制作:用密封透明的玻璃容器,在麻醉前放入麻醉剂、棉球即可。犬和猪等大动物在做时间长的实验时,可用麻醉机进行气管插管法吸入安氟醚麻醉。吸入麻醉过深则可能发生窒息,应暂停吸入,等呼吸恢复后再继续吸入。使用吸入麻醉剂时应特别注意实验人员的安全。

2. 非吸入麻醉

非吸入麻醉是一种既简单方便,又能使动物很快进入麻醉期,而且无明显兴奋期的方法。非吸入麻醉常采用注射方法有静脉注射、肌肉注射、腹腔注射等。静脉注射、肌肉注射,多用于较大的动物,如兔、猫、猪、犬等。腹腔注射多用于较小的动物,如小鼠、大鼠、沙鼠、豚鼠等。静脉注射的部位:兔、猫、猪由耳缘静脉注入,犬由后肢静脉注入,小鼠、大鼠由尾静脉注入。肌肉注射的部位多选臀部。腹腔注射的部位约在腹部后 1/3 处略靠外侧(避开肝和膀胱)。由于各种动物麻醉剂的作用长短以及毒性的差别,注射时,一定要控制药物的浓度和注射量。给药几分钟后动物倒下,全身无力,反应消失,表明已达到适宜的麻醉效果,是手术最佳时期。接近苏醒时,动物四肢开始抖动。这时如果手术还没完成,就要及时将麻醉瓶放在动物口、鼻处,给予辅助吸入麻醉。手术中如果发现动物抽搐、排尿,说明麻醉过深,是死亡的前兆,应立刻进行急救。做完手术后,要注意保温,促使其清醒。

3. 注意事项

（1）麻醉前要注意的问题：① 动物宜禁食，大动物禁食 10～12 h。② 不能使用泻剂。因为泻剂可降低血液的碱储，从而增加了血流和组织的酸度，这样在麻醉和失血状况下，易发生酸中毒，降低了损伤组织的抗感染能力。③ 用犬做长时间实验前 1 h 应灌肠，以排除积粪。④ 检查麻醉剂质量、数量是否满足要求，麻醉固定器具是否有破损（漏气或堵塞），对过深麻醉的急救器材、药品，也要准备齐全。⑤ 准确计算麻醉剂量。由于动物存在个体差异，对药物的耐受性不同，体重与所需剂量并不成正比，所以介绍的剂量仅供参考使用。⑥ 应考虑麻醉剂的纯度。麻醉剂的纯度直接影响麻醉效果，往往使用同种、同剂量的麻醉剂，国产麻醉剂麻醉效果往往不如进口的，实际使用中要注意适当增加剂量。

（2）麻醉时要注意的问题：静脉注射必须缓慢，同时观察肌肉紧张性、角膜反射和对皮肤疼痛的反应，当这些活动明显减弱或消失时，要立即停止注射，并进行抢救。

（3）麻醉后注意的事项：① 采取保温措施。在麻醉期间，动物的体温调节功能受到抑制，会出现体温下降，影响实验结果。② 必须保持动物气道的通畅和组织（眼球、舌、肠等器官）的营养。③ 出现麻醉过深情况后，应立刻采取抢救措施。

（二）局部麻醉的方法

局部麻醉的方法常用的是浸润麻醉。浸润麻醉是将麻醉药物注射于皮肤、肌下组织或手术野深部组织，以阻断用药局部的神经传导，使痛觉消失。

进行局部浸润麻醉时，首先把动物固定好，然后在实验操作的局部皮肤区域，先用皮试针作皮内注射，形成橘皮样皮丘。再换局麻长针，由皮点进针，放射到皮点周围继续注射，直至要求麻醉区域的皮肤都浸润到为止。可以根据实验操作要求的深度，按皮下、筋膜、肌肉、腹膜或骨膜的顺序，依次注入麻醉药，以达到麻醉神经末梢的目的。

二、麻醉药物与麻醉剂用量

动物实验中常用的麻醉药物有两类，即挥发性麻醉剂、非挥发性麻醉剂。

（一）挥发性麻醉剂

挥发性麻醉剂包括二氧化碳、氟烷、异氟烷、甲氧氟烷、安氟醚等。

（二）非挥发性麻醉剂

1. 全身麻醉剂

（1）巴比妥类：巴比妥类药物是由巴比妥酸衍生物的钠盐组成，是有效的镇静及催眠剂。巴比妥类药物很多，根据作用的时限可分为长、中、短、超短时作用四大类。长、中时作用的巴比妥类药物多用于动物临床和抗痉药或催眠剂，作为实验麻醉所使用的则属于短、超短时作用的巴比妥类药物。巴比妥类药物主要作用是阻碍冲动传入大脑皮质，从而对中枢神经系统起到抑制作用。应用催眠剂量，对呼吸抑制影响很小，但应用过量却影响呼吸，因为过量可导致呼吸肌麻痹甚至死亡，同时也抑制末梢循环，导致血压降低，并影响基础代谢，导致体温降低。

巴比妥钠是最常用的一种动物麻醉剂，呈粉状，安全范围大，毒性小，麻醉潜伏期短，维持时间较长。既可腹腔注射，又可静脉注射，一般用生理盐水配制。用该药麻醉时，中型动物多为静脉给药，也可腹腔给药，小型动物多为腹腔给药。一般给药，是先一次推入总量的 2/3 后，观察动物的行为，若已达到所需的麻醉深度，则不一定全部给完所有药量。动物的健康状况、体质、年龄、性别也影响给药剂量和麻醉效果，因此，实际麻醉动物时应视具体情况对麻醉剂量进行调整。

（2）氯胺酮：本品为苯环己哌啶（phencyclidine）的衍生物，其盐酸盐为白色结晶粉末，溶于水，微溶于乙醇，pH值3.5～5.5。该麻醉剂注射后很快会使动物进入浅睡眠状态，但不引起中枢神经系统深度抑制，一些保护性反射仍然存在，所以，麻醉的安全期相对高，是一种镇痛麻醉剂。它主要是阻断大脑联络径路和丘脑反射到大脑皮质各部分的路径，一般多用于犬、猫等动物的基础麻醉和啮齿类动物的麻醉。本品能迅速通过胎盘屏障影响胎儿，所以用于怀孕的动物时必须慎重。

（3）水合氯醛：作用特点与巴比妥类药物相似，能起到全身麻醉作用，是一种安全有效的镇静催眠药。其麻醉量与中毒量很接近，所以安全范围小，使用时要注意。其不良反应是对皮肤和黏膜有较强的刺激作用。

2. 局部麻醉剂

（1）普鲁卡因：本品为对氨苯甲酸酯，是无刺激性的局部麻醉剂，麻醉速度快，注射后1～3分钟就可产生麻醉，可以维持30～45分钟。普鲁卡因对皮肤和黏膜的穿透力较弱，需要注射给药才能产生局麻作用，它可使血管轻度舒张，易被吸收入血而失去药效。为了延长其作用时间，常在溶液中加入少量肾上腺素（每100 mL加入0.1％肾上腺素0.2～0.5 mL）能使麻醉时间延长1～2小时。常用1％～2％盐酸普鲁卡因溶液阻断神经纤维传导，剂量应根据手术范围和麻醉深度而定。猫、犬的局部麻醉用0.5％～1％盐酸普鲁卡因注射。普鲁卡因的不良反应：在大量药物被吸收后，表现出中枢神经系统先兴奋后抑制。这种作用可用巴比妥类药物预防。

（2）利多卡因：常用于表面、浸润、传导麻醉和硬脊膜外腔麻醉。利多卡因的化学结构与普鲁卡因不同，它的效力和穿透力比普鲁卡因强两倍，作用时间也较长。阻断神经纤维传导及黏膜表面麻醉浓度为1％～2％。

（3）的卡因：的卡因化学结构与普鲁卡因相似，能穿透黏膜，作用迅速，1～3分钟发生作用，持续60～90分钟。其局麻作用比普鲁卡因强10倍；吸收后的毒性作用也相应加强。

（三）常用麻醉剂的用量与用法

不同动物的全身麻醉剂用量与用法，见表9-6。

表9-6 常见实验动物的全身麻醉剂用量与用法

小鼠麻醉剂量表

药　　物	剂　　量	途　　径
麻醉前给药		
atropin	0.02～0.05 mg/kg	IV,IM,SC
	1.2 mg/kg	IP
镇静剂		
acepromazine	0.75 mg/kg	IM
diazepam	5 mg/kg	IP
ketamine	20 mg/kg	IM
注射麻醉剂		
ketamine	22～44 mg/kg	IM
	100 mg/kg	IP

药 物	剂 量	途 径
	25 mg/kg	IV
pentobarbital	15 mg/kg	IV
pentobarbital(以生理盐水 10 倍稀释)	40～80 mg/kg	IP
thiopental	25 mg/kg	IV
	50 mg/kg	IP
thiamylal	25～50 mg/kg	IV
tribromoethanol	0. 2 mL/10 g	IP
（avertin）(1. 2% solution)	(240 mg/kg)	

混合注射麻醉剂

药 物	剂 量	途 径
ketamine+xylazine	(50 mg+15 mg)/kg	IM,IP
	(90～120 mg+10 mg)/kg	IM,IP
ketamine+acetylpromazine	(100 mg+2. 5 mg)/kg	IM

吸入麻醉剂

药 物	剂 量	途 径
carbon dioxide	50%～70%和氧混合	Inhalation
halothane	1%～4% to effect	Inhalation
	0. 5%～1. 5%（维持）	
isoflurane	1%～4% to effect	Inhalation
methoxyflurane	0. 5%～3% to effect	Inhalation

止痛剂

药 物	剂 量	途 径
meperidine	20 mg/kg q2～3 h	IM,SC
	4 mg/kg	IP
butorphanol	1～5 mg/kg q2～4 h	SC,IM
pentacozine	10 mg/kg q2～4 h	SC,IM,IV

不推荐使用的药物

药 物	剂 量	途 径
chloroform		
ether		
chloral Hydrate	370～400 mg/kg	IP
carbon tetrachloride		
chlorpromazine		
trichloroethylene		
tribromoethanol		

大鼠麻醉剂量表

药　　物	剂　　量	途　　径
麻醉前给药		
atropin	0.02～0.05 mg/kg	IV,IM,SC
镇静剂		
acepromazine	5 mg/kg	IM,SC
diazepam	2.5 mg/kg	IP
xylazine	13 mg/kg	IM
ketamine	22 mg/kg	IM
	20 mg/kg	IP
注射麻醉剂		
ketamine	44 mg/kg	IM
	40～160 mg/kg	IP
	50 mg/kg	IV
fentanyl-droperidol	0.2～0.6 mL/kg	IP
pentobarbital	30～40 mg/kg	IV
	30～50 mg/kg	IP
urethane	1000 mg/kg	IP
混合注射麻醉剂		
ketamine＋xylazine	(40～80 mg＋5～10 mg)/kg	IM,IP
ketamine＋pentobarbital	(44 mg＋25 mg)/kg	(K)IM,(P)IP
ketamine＋acetylpromazine	(75～80 mg＋2.5 mg)/kg	(K)IM,(A)IM
吸入麻醉剂		
carbon dioxide	50%～80%和20%～50%氧混合	Inhalation
halothane	1%～3% to effect	Inhalation
	0.5%～1.5%(维持)	
isoflurane	1%～5% to effect	Inhalation
methoxyflurane	1%～3% to effect	Inhalation
enflurane	3%～4% to effect	Inhalation
止痛剂		
meperidine	20 mg/kg q2～3 h	IM,SC
butorphanol	1～5 mg/kg q2～4 h	SC
pentacozine	10 mg/kg q2～4 h	SC
不推荐使用的药物		
chloroform		

药　物	剂　量	途　径
chloral hydrate	300～450 mg/kg	IP
chlorpromazine		
tribromoethanol	300 mg/kg	IP

沙鼠麻醉剂量表

药　物	剂　量	途　径
麻醉前给药		
atropin	0.02～0.05 mg/kg	IV,IM,SC
镇静剂		
diazepam	5～10 mg/kg	IP
ketamine	22 mg/kg	IM
注射麻醉剂		
ketamine	44 mg/kg	IM
fentanyl-droperidol	0.15 mL/kg	IP
pentobarbital	30 mg/kg	IV
	60 mg/kgIP,SC	
tribromoethanol	0.2～0.25 mL/10g	IP
（avertin）	（250～300 mg/kg）	
混合注射麻醉剂		
ketamine＋xylazine	（50 mg＋2 mg）/kg	IP
吸入麻醉剂		
halothane	1%～4% to effect	Inhalation
	0.5%～1.5%（维持）	
isoflurane	1%～4% to effect	Inhalation
methoxyflurane	1%～3% to effect	Inhalation
止痛剂		
meperidine	20 mg/kg q2～3 h	IM,SC
butorphanol	1～5 mg/kg q2～4 h	SC
pentacozine	10 mg/kg q2～4 h	SC
不推荐使用的药物		
chloroform		
ether		
acepromazine		

仓鼠麻醉剂量表

药　物	剂　量	途　径
麻醉前给药		
atropin	0.05~0.1 mg/kg	SC
注射麻醉剂		
ketamine	200 mg/kg	IP
pentobarbital	70~90 mg/kg	IP
urethane	1 500 mg/kg	IP
混合注射麻醉剂		
ketamine＋xylazine	(80~100 mg＋7~10 mg)/kg	IP
ketamine＋diazepam	(40~100 mg＋5 mg)/kg	IP
ketamine＋acetylpromazine	(150 mg＋5 mg)/kg	IM
吸入麻醉剂		
halothane	1%~4% to effect	Inhalation
isoflurane	1%~4% to effect	Inhalation
methoxyflurane	1%~3% to effect	Inhalation
止痛剂		
meperidine	20 mg/kg q2~3 h	IM,SC
butorphanol	1~5 mg/kg q2~4 h	SC
pentacozine	10 mg/kg q2~4 h	SC
不推荐使用的药物		
chloral hydrate	270~360 mg/kg	IP
fentanyl-droperidol		

兔麻醉剂量表

药　物	剂　量	途　径
麻醉前给药		
atropin	0.2~0.3 mg/kg	IV,IM,SC
镇静剂		
acepromazine	0.5~2 mg/kg	IM
diazepam	1 mg/kg	IV
	5~10 mg/kg	IM
xylazine	3 mg/kg	IV
	4~6 mg/kg	IM
ketamine	22 mg/kg	IM

药　物	剂　量	途　径
注射麻醉剂		
ketamine	44 mg/kg	IM
	15～20 mg/kg	IV
fentanyl-droperidol	0.15～0.44 mL/kg	IM
pentobarbital	30～50 mg/kg	IV,IP
thiopental(1%)	15～30 mg/kg	IV
urethane	1 000 mg/kg	IP,IV
thiamylal	25～30 mg/kg	IV
混合注射麻醉剂		
ketamine+xylazine	(30～40 mg+3～5 mg)/kg	IM
	(10 mg/kg+3 mg)/kg	IV
ketamine+diazepam	(25 mg+5 mg)/kg	IM
ketamine+acetylpromazine	(40 mg+0.5～1 mg)/kg	IM
吸入麻醉剂		
halothane	3%～4% to effect	Inhalation
	0.5%～1.5%(维持)	
isoflurane	1.5%～5% to effect	Inhalation
methoxyflurane	0.5%～3% to effect	Inhalation
enflurane	3%～4% to effect	Inhalation
止痛剂		
meperidine	5～10 mg/kg q2～3 h	IM,SC
butorphanol	0.1～0.5 mg/kg q2～4 h	IM. IV,SC
pentacozine	5～10 mg/kg q2～4 h	IV,IM
phenylbutazone	10 mg/kg	IV
不推荐使用的药物		
chloroform		
chlorpromazine		
promazine		

犬麻醉剂量表

药　物	剂　量	途　径
麻醉前给药		
atropin	0.03～0.1 mg/kg	IV,IM,SC

药　　物	剂　　量	途　　径
镇静剂		
acepromazine	0.5～2 mg/kg	IM,IV,SC
diazepam	1～2.5 mg/kg	IV
xylazine	1 mg/kg	IV
	1～4 mg/kg	IM
ketamine	5 mg/kg	IV
	10 mg/kg	IM
注射麻醉剂		
ketamine	20 mg/kg	IM
	10 mg/kg	IV
fentanyl-droperidol	0.1～0.2 mL/kg	IM
	0.05 mg/kg	IV
pentobarbital	25～35 mg/kg	IV
thiopental(1%)	20～30 mg/kg	IV
alpha-chloralose(1% solution)	40～100 mg/kg	IV
thiamylal	9～18 mg/kg	IV
混合注射麻醉剂		
ketamine＋xylazine	(10 mg＋2～4 mg)/kg	IV(K),IM(X)
ketamine＋diazepam	(7～10 mg＋0.4 mg)/kg	IV
ketamine＋acepromazine	(10 mg＋0.1 mg)/kg	IV
吸入麻醉剂		
halothane	3%～4% to effect	Inhalation
	0.5%～1.5%(维持)	
methoxyflurane	0.3%～3% to effect	Inhalation
enflurane	1%～4% to effect	Inhalation
止痛剂		
meperidine	0.5～1 mg/kg	PO,IM,SC
butorphanol	1～2 mg/kg	IM,IV,SC
pentacozine	0.2 mg/kg	PO,IM
phenylbutazone	22mg/kg	PO sid
xylazine	0.1 mg/kg	IM,IV bid
flunixin	1 mg/kg	IV sid

药　物	剂　量	途　径
不推荐使用的药物		
alphaxalone-alphadolene		

灵长类麻醉剂量表

药　物	剂　量	途　径
麻醉前给药		
atropin	0.04～0.1 mg/kg	IV,IM,SC
镇静剂		
acepromazine	0.25～1 mg/kg	IM,SC
diazepam	1 mg/kg	IM,IV
xylazine	0.5～2 mg/kg	IM
ketamine	7～14 mg/kg	IV
	5～15 mg/kg	IM
注射麻醉剂		
ketamine	5～40 mg/kg	IM
	28～45 mg/kg	IV
fentanyl-droperidol	0.05～0.1 mL/kg	IM,IV
pentobarbital	20～33 mg/kg	IV
	30～35 mg/kg	IP
thiopental(1%)	15～20 mg/kg	IV
thiamylal	15～30 mg/kg	IV
xylazine	6 mg/kg	IM
混合注射麻醉剂		
ketamine＋xylazine	(11 mg＋0.5～1 mg)/kg	IM
ketamine＋diazepam	(10 mg＋7.5 mg)/kg	IM
ketamine＋acetylpromazine	(4 mg＋0.4 mg)/kg	IM
吸入麻醉剂		
halothane	3%～4% to effect	Inhalation
	0.8%～1.5%（维持）	
methoxyflurane	0.3%～3% to effect	Inhalation
enflurane	1%～4% to effect	Inhalation
止痛剂		
meperidine	2～4 mg/kg q4 h	IM,IV

药　　物	剂　　量	途　　径
butorphanol	0.1～0.2 mg/kg q12～48 h	IM
pentacozine	1.5～3 mg/kg	SC,IM
不推荐使用的药物		
chlorpromazine		
phencyclidine		

IM—肌肉注射；IV—静脉注射；SC—皮下注射；IP—腹腔注射；Inhalation—吸入。

Reference：1. 中华实验动物学会《实验动物管理与使用指南》，2004.

2. Hrapkiewicz K. Clinical laboratory animal medicine[M]. Ames：Iowa State University Press，1998.

三、复苏与抢救

实验过程中，由于过量麻醉，会导致一些可见的临床表现，应及时采取复苏和抢救措施。

（一）呼吸停止

可出现在麻醉的任何一期。如在兴奋期，呼吸停止具有反射性质。在深度麻醉期，呼吸停止是由于延髓麻醉的结果，或由于麻醉剂中毒时组织中血氧过少所致。

1. 临床症状

呼吸停止的临床主要表现是胸廓呼吸运动停止，黏膜发绀，角膜反射消失或极低，瞳孔散大等。呼吸停止的初期，可见呼吸浅表、频数不等而且间歇。

2. 治疗方法

必须停止供给麻醉药，先打开动物口腔，拉出舌头到口角外，应用5％二氧化碳和60％氧气的混合气体间歇人工呼吸，同时注射温热葡萄糖溶液、呼吸兴奋药、心脏急救药。

3. 呼吸兴奋药

此类药物作用于中枢神经系统，对抗因麻醉过量引起的中枢性呼吸抑制，常用的有尼可刹米、戊四氮、美解眠等。

（1）尼可刹米：尼可刹米又名可拉明，人工合成品。直接兴奋呼吸中枢，安全范围较大，适用于各种原因引起的中枢性呼吸衰竭。每次用量0.25～0.50 g，静脉注射。大剂量可致血压升高、心悸、心率失常、肌颤等。

（2）戊四氮：戊四氮为延髓兴奋药，能兴奋呼吸及血管运动中枢，对抗巴比妥类及氯丙嗪等药物过量所致的中枢性呼吸衰竭。每次用量0.1 g，静脉注射或心内注射。可以重复使用。大剂量可导致惊厥。

（3）美解眠：美解眠与戊四氮相似，作用较短，安全范围较戊四氮宽。主要对抗巴比妥类和水合氯醛中毒。每次用量50 mg，静脉缓慢注射。过量使用可引起肌肉抽搐和惊厥。

（二）心跳停止

在吸入麻醉时，麻醉初期出现的反射性心跳停止，通常是由于剂量过大的原因。还有一种情况，就是手术后麻醉剂所致的心脏急性变性，心功能急剧衰竭所致。

1. 临床症状

呼吸和脉搏突然消失，黏膜发绀。心跳停止的发生可能无预兆。

2. 治疗方法

心跳停止应迅速采取心脏按摩,即用掌心(小动物用指心)在心脏区有节奏地敲击胸壁,其频率相当于该动物正常心脏收缩次数。同时,注射心脏抢救药。

3. 心脏抢救药

(1) 肾上腺素:肾上腺素用于提高心肌应急性,增强心肌收缩力,加快心率,增加心脏排血量。用于心搏骤停急救,每次 0.5～1 mg,静脉、心内或气管内注射。肾上腺素也有一定的复跳作用,用于治疗窦缓、室颤等。氟烷麻醉中毒禁用。

(2) 碳酸氢钠:碳酸氢钠是纠正急性代谢性酸中毒的主要药物。首次给药用5%碳酸氢钠按 1～2 mL/kg 注射。对于心脏停搏的动物,可于首次注射肾上腺素以后立即静脉给药,因为酸中毒的心肌对儿茶酚胺反应不良。

第八节　给药途径与方法

在动物实验过程中,应根据不同的实验目的、动物种类、药物类型来决定动物的给药途径与方法。动物的给药方法主要分为注射法和投入法两种,不同方法按给药途径又分为很多具体类型。注射法分为:皮下注射、肌肉注射、腹腔注射、脑膜下注射、脑内注射、胸腔内注射、腰椎内注射、静脉注射、关节腔注射和心内注射。投入法可分为:鼻腔内投入、胃腔内投入、肠管内投入、气管内投入和经口腔投入。以下将各种动物的主要给药途径和方法作一介绍。

一、啮齿类动物的给药途径和方法

(一) 小鼠的给药途径和方法

1. 灌胃(s. c)

左手固定小鼠,腹部向上。右手持灌胃器,沿体壁用灌胃针测量口角至最后肋骨之间的长度,作为插入灌胃针的深度。然后经口角插入口腔,与食管成一直线,再将灌胃针沿上腭壁缓慢插入食管 2～3 cm,通过食管的膈肌部位时略有抵抗感。如动物安静呼吸无异常,即可注入药液。如遇阻力应抽出灌胃针重新插入(图 9-12)。一次灌注药量 0.1～0.3 mL/10 g 体重。操作宜轻柔,防止损伤食管,如药液误入气管内,动物会立即死亡。

灌胃给药的注意要点:① 动物要固定好;② 头部和颈部保持平展;③ 进针方向正确;④ 一定要沿着口角进针,再顺着食管方向插入胃内;⑤ 绝不可进针不顺就硬向里插。灌胃针可用 12 号注射针头自制,如图 9-13。磨钝针尖(有条件的话,在针尖周围点焊成圆突),再稍弯曲,即成灌胃针,针长 5～7 cm,直径 0.9～1.5 mm,连接于 1～2 mL 的注射器上即成灌胃器。

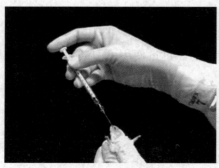

图 9-12　小鼠灌胃

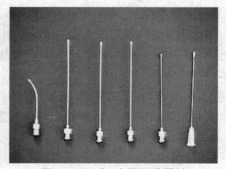

图 9-13　大、小鼠用灌胃针

2. 皮下注射(i.h)

小鼠皮下注射时,通常选用颈背部皮肤。操作时,先用乙醇棉球消毒需注射部位的皮肤,再将皮肤提起,使注射针头与皮肤成一定角度刺入皮下。进针时,先沿体轴从头部方向刺入皮下,再沿体轴方向将注射针推进5~10 mm。把针尖轻轻向左右摆动,容易摆动则表明已刺入皮下。然后轻轻抽吸,如无回流物就缓慢注射药物。注射完毕后,缓慢拔出注射针,稍微用手指压一下针刺部位,以防止药液外漏(图9-14)。

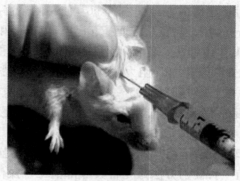

图9-14 大小鼠皮下注射

还有一种注射方法,熟练者可把小鼠放在金属网上,一只手拉住鼠尾,由于小鼠以其习惯向前方移动,在此状态下,易将注射针刺入背部皮下进行注射。这种方法可用于大批量动物注射。小鼠皮下一次注射量为0.5~1.0 mL/只。

3. 皮内注射(i.d)

此法常用于观察皮肤血管的通透性变化及观察皮内反应,多用于接种、致敏实验等。皮内注射通常选用背部脊柱两侧的皮肤。操作时,先将注射部位及其周围的被毛剪去,乙醇棉球消毒局部。然后用左手将皮肤捏成皱襞,右手持有5号针头的注射器,使针头与皮肤呈30°角刺入皮下,然后将针头向上挑起并稍刺入,即可注射。注射后,可见皮肤表面鼓起一小丘。注射后5 min再拔出针头,否则药液会从针孔漏出。通常小鼠皮内一次注射量不超过0.05 mL。雄性动物皮肤紧密,皮内注射时较雌性动物难度大,这一点,实验者应予以注意。

4. 肌肉注射(i.m)

因小鼠肌肉较少,一般不做肌肉注射。如实验必须做肌肉注射时,由助手抓住小鼠两耳和头部皮肤,并提起。操作者用左手抓住小鼠一侧后肢,右手取连有6号针头的注射器,将针头刺入大腿外侧肌肉,将药液注入。小鼠一侧肌肉注射药量不超过0.1 mL。

5. 腹腔注射(i.p)

左手紧紧抓住颈部背侧的松弛皮肤,手掌成杯状紧握鼠背使得腹部皮肤伸展,同时用小指压住尾根,固定好动物。使小鼠腹部抬高,右手将注射器的针头(5号)刺入皮肤。进针部位是距离下腹部腹中线稍向左或右1 mm的位置。针头到达皮下后,继续向前进针3~5 mm,再以45°刺入腹肌,针尖通过腹肌后抵抗力消失。固定针尖,缓缓注入药液(如图9-15)。为避免刺破内脏,可将动物头部放

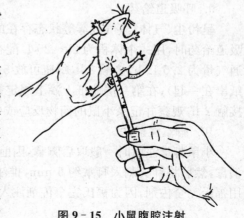

图9-15 小鼠腹腔注射

低,尾部抬高,使脏器移向横膈处。小鼠的一次注射量为 0.1～0.2 mL/10 g 体重。

6. 静脉注射(i. v)

小鼠一般采用尾静脉注射法。小鼠尾部血管在背、腹侧及左右两侧均有集中分布,每侧均有数对伴行的动、静脉组成的血管丛。在这些血管中有四根十分明显:背部和两侧各有一根静脉,腹侧有一根动脉。两侧尾静脉比较容易固定。操作时,先将动物固定在固定器内或扣在烧杯中,使尾巴外露,尾部用 45～50 ℃的温水浸泡 0.5 min 或用乙醇擦拭使血管扩张,并可使表皮角质软化,然后将尾部向左或向右拧 90°,使一侧尾静脉朝上,以左手食指和中指捏住鼠尾上下,使静脉充盈,用无名指从下面托起尾巴,以拇指和小指夹住尾巴的末梢,右手持注射器(连 5 号细针头),使针头与静脉平行(小于 30°),从尾下 1/4 处(约距尾尖 2－3 mm)进针,刺入后先缓注少量药液,如无阻力,表示针头已进入静脉,可继续注入。一般推进速度为 0.05～0.10 mL/s,一次注射量为 0.05～0.25 mL/10 g 体重。注射完毕后把尾巴向注射侧弯曲以止血。如需反复注射,应尽可能从尾末端开始,以后向尾根部方向移动注射。

7. 脑内注射

此法常用于微生物学动物实验,将病原体等接种于被检动物脑内,观察接种后的各种变化。给小鼠脑内注射时,有一种注射方法是先将其额部消毒。操作者用左手拇指及食指抓住鼠两耳和头皮并固定好动物,右手用套有塑料管、针尖露出 2 mm 长的 5 号针头,直接由额部正中刺入脑内,注入药液或接种物。

另一种注射方法是,将小鼠用乙醚轻度麻醉,使注射器和额顶颅骨大约保持 45°角,在中线外侧 2 mm 处刺入注射针。因该部位颅骨较薄,插入注射针毫不费力。脑内一次注射量为 0.02～0.03 mL/只。

8. 涂布给药

小鼠常采用浸尾方式经尾皮给药,用以定性地判定药物或毒物经皮肤的吸收作用。给药前先将鼠放入特制的固定盒内,露出尾巴。然后将小鼠尾巴穿过小试管软木塞小孔,插入装有药液或受检液体的试管内,浸泡 2～6 h(视药物或毒物的毒性及毒理作用效果而定),并观察其中毒症状。如是毒物,操作人员在实验时要特别注意防止中毒。因此,要将试管的软木塞塞紧(必要时可用凡士林或蜡封。亦可在受检液体表面加上一层液体石蜡)。尾巴通过的小孔也应绝对严密。还可在通风橱的壁上钻一个相当于尾根部大小的小孔,将受检液体置于通风橱内,动物尾巴通过该小孔,进行浸尾实验,整个尾巴长度的 3/4 浸入药液中,而身体部分仍留在通风橱外。实验过程中小鼠尾部应用胶布或其他办法予以固定。

9. 呼吸道给药

呈粉尘、气体、蒸气或雾等状态存在的药物或毒气,均需通过呼吸道给药。进行小鼠呼吸道给药时,用一个体积为 20～25 L 配有磨口瓶塞的广口瓶,将小鼠放入瓶内(每只小鼠肺通气量为 2.5 L/h,接触 2 h,每瓶可放 5 只小鼠)。然后在瓶中悬挂一滴药装置(由 3 层滤纸串在一起),在第一层滤纸上滴上规定量的药物或毒物,迅速盖上瓶盖,并用蜡封口,摇匀。接触 2 h,观察并记录小鼠的药物反应或中毒症状。

10. 脚掌注射法

小鼠脚掌注射时一般取后脚掌,因前脚掌需用以取食。注射时,先将小鼠需注射的脚掌消毒,然后将针尖刺入脚掌约 5 mm,推注药液。一次最大注射量为 0.25 mL。注意不要使用福氏完全佐剂,因为福氏完全佐剂注入脚掌后会使脚掌部严重肿胀、溃烂,甚至坏死。

（二）大鼠的给药途径和方法

1. 灌胃

左手按徒手固定方式固定大鼠,使大鼠伸开两前肢,手掌握住大鼠背。右手持灌胃器,沿体壁用灌胃针测量口角至最后肋骨之间长度,约为插入灌胃针的深度。操作时,灌胃针从大鼠口角插入口腔内,压其舌部,使口腔与食管呈一直线,再将灌胃针沿上腭壁轻轻进入食管。注药前应先先抽注射器,证明未插入气管(无空气逆流)方可注入药液。一次灌胃量为1～2 mL/100 g体重。大鼠灌胃的注意要点:① 抓牢动物后使其头部和颈部保持一直线;② 一定要沿着口角进针,再顺着食管方向插入胃内;③ 绝不可在进针不顺时仍硬向里插,这样会造成动物死亡。

大鼠灌胃器可用5～10 mL的注射器接长6～8 cm、直径1～2 mm的灌胃针制成。液体药物和流质药物灌胃时,可用前端点焊成圆突的灌胃针。粉状药物灌胃时,可用前端装有胶囊套管的灌胃针。灌胃前,先将粉状药物装入胶囊,然后再将装有药物的胶囊塞入套管中灌胃。

有些情况下,也可用灌胃管,如图9-16。慢性试验需长期给药,或手术后不能主动进食的动物,可手术装置胃管插管。即用一根约1.27 cm长的4.5号不锈钢针头,连接鼻饲管的一端,经鼻孔插入胃中,另一端用手术方法埋于鼻梁皮下,延伸至额部连接一橡胶管后从皮内穿出,供注入药物或食物用。该装置也可用于抽取胃液。

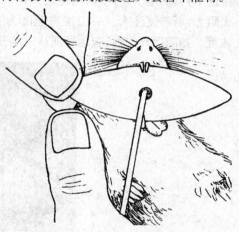

图9-16　大鼠灌胃管

2. 皮下注射

大鼠皮下注射时,通常选在左侧下腹部或后腿皮肤处。操作时,先用乙醇棉球消毒需注射部位的皮肤,再将皮肤提起,用注射针头穿刺入皮下。一般先沿纵轴方向刺入皮肤,再沿体轴方向将注射针推进5～10 mm。若左右摆动针尖很容易,则表明已刺入皮下。然后轻轻抽吸,若无回流物,即可缓缓注入药物。注射后,缓慢拔出注射针,稍微用手指压一下针刺部位,以防止药液外漏。一次注射量不超过1 mL/100 g体重。

3. 皮内注射

大鼠皮内注射通常选用背部脊柱两侧的皮肤。操作时,先将动物注射部位及其周围的被毛用去毛剂去除,乙醇棉球局部消毒。然后用左手将皮肤捏成皱襞,右手持有4号针头的注射器,将针头与皮肤呈30°角刺入皮下,然后使针头向上挑起并稍刺入,即可注射。注射后,可见皮肤表面鼓起一小丘。注射后5 min再拔出针头,否则药液会从针孔漏出。大鼠一次注射量为0.1 mL。大鼠皮内注射通常选择雌性大鼠进行,因雄性大鼠比雌性大鼠皮肤紧密,注射难度较大。

4. 肌肉注射

由助手固定大鼠,操作者用5号针头的注射器,将针头刺入大腿内侧或外侧肌肉,将药液注入。大鼠一侧肌肉注射药量不超过0.5 mL。肌肉注射一般选择股二头肌肉注射,但应避免伤及坐骨神经,否则会导致后肢瘫痪。

5. 腹腔注射

腹腔注射时,用左手的大拇指和食指从大鼠的前肢和头部后面抓住大鼠皮肤,其余手指抓住其背部皮肤,同时以小指和无名指夹住尾根部,使腹部朝上,头部低于尾部。右手持注射器(用5号针头)在距下腹部腹中线稍左或右1 mm的位置将针头刺入皮肤。针头到达皮下,向前进针3~5 mm后,再以45°角刺入腹腔,针尖通过腹肌后抵抗力消失。固定针尖不动,缓缓注入药液。大鼠的一次注射量为1~2 mL/100 g体重。

6. 静脉注射

(1)尾静脉注射:大鼠尾部血管与小鼠情况类似,在背、腹侧及左右两侧均有集中分布,每侧均有数对伴行的动、静脉组成的血管丛。在这些血管中有四根十分明显:背部和两侧各有一根静脉,腹侧有一根动脉。两侧尾静脉比较容易固定。大鼠尾部皮肤常呈鳞片状角质化,因而将大鼠固定露出尾巴后,需先用乙醇棉球强擦,使血管扩张,并可使表皮角质软化。然后,将尾部向左或向右拧90°,此时尾部表面静脉怒张,以左手拇指和食指捏住鼠尾两侧,用中指从下面托起尾巴,以无名指和小指夹住尾巴的末梢,右手持注射器(带5号针头),使针头与静脉接近平行,从尾下1/5处(约距尾尖3~4 mm)进针,此处皮薄易于刺入。先缓注少量药液,如无阻力,可继续注入。一般推进速度为0.05~0.1 mL/s,一次注射量为0.5~1.0 mL/100 g体重。如需反复注射,应尽可能从末端开始,以后向尾根部方向移动注射(图9-17)。

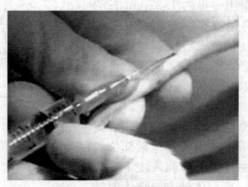

图9-17 大鼠尾静脉注射

(2)阴茎静脉注射:这是目前大鼠静脉输液、给药的一种常用方法。将雄性大鼠麻醉后仰卧或侧卧,翻开包皮,拉出阴茎,背侧阴茎静脉非常粗大、明显,沿皮下直接刺入。

(3)浅背侧跖静脉注射:进行左后肢的浅背侧跖静脉注射时,助手用左手抓住大鼠的颈背部呈仰卧位(拇指按住右前肢,中指按住左前肢,食指抓住头颈部背侧皮肤,中指、无名指和手掌抓住背部皮肤),用右手的拇指和食指夹住大鼠的左后肢的大腿部,同时用右手的中指和无名指夹住动物的尾部。操作者用乙醇棉球清洗、消毒左后肢,用注射针对准扩张的浅背侧跖静脉血管刺入注射。

(4)舌下静脉注射:大鼠舌下静脉粗大,可用于给药。注射时,先麻醉好动物,再拉出舌头,找到舌下静脉,直接注入药液。

此外,大鼠、豚鼠等小动物,以及兔、犬、猫等中型动物的静脉注射,快速给药可用注射器人工推注药液,而缓慢给药或连续给药时,可用微量注射泵进行。微量注射泵具有定时、定量、定速等功能,使用方便,操作简单。微量注射泵国内有生产,型号也有多种。

7. 脑内注射

此法常用于微生物学研究,将病原体等接种于被检动物脑内,观察接种后的各种变化。注射时,用左手固定动物,对其额部消毒。右手用套有塑料管、针尖露出2 mm长的6号针头，直接由额部正中刺入脑内，注入药物或接种物。

也可将大鼠用乙醚轻度麻醉，额部消毒后，注射器和额顶颅骨大约保持 45°，在中线外侧 2 mm 处刺入注射针。此部位颅骨较薄，容易插入注射针。脑内注射一次注射量为 0.02～0.03 mL/只。

8. 涂布给药

大鼠涂布给药采用浸尾方式经尾皮给药。给药前先将大鼠放入特制的固定盒内，露出尾巴。然后将大鼠尾巴穿过小试管软木塞小孔，插入装有药液或受检液体的试管内，浸泡 2～6 h（视药物或毒物的毒性及毒理作用效果而定），并观察其药物反应。操作方法同小鼠。

9. 呼吸道给药

将大鼠置于装置中，由瓶口用气泵输入带有药物的空气，气体由瓶体上部排出。

10. 鼻内给药

将大鼠麻醉后，用左手食指和拇指抓住大鼠双耳部，翻转大鼠身体置于左手掌中，使其鼻尖朝向操作者。右手持注射器，将接种物逐滴滴入大鼠鼻内。一次给药量为 0.05～0.1 mL/只。

（三）豚鼠的给药途径和方法

1. 经口给药

（1）固体药物的投入：给固体药物时，把豚鼠放在实验台上，用左手从背部向头部握紧并固定动物，以拇指和食指压迫左右口角使其口张开。实验者把药物放在豚鼠舌根处，使动物迅速闭口而自动咽下。

（2）液体药物的投入：由助手用左手将豚鼠腰部和后腿固定，用右手固定前腿。实验者将灌胃管沿豚鼠上腭壁插入食管。也可用木制开口器把导尿管经开口器中央孔插入胃内。这两种方法都要先回抽一下注射器，如注射器内有气泡说明灌胃管或导尿管插在气管内，必须拔出重插。证实回抽注射器无空气后，再慢慢注入药液。最后注入生理盐水 2 mL，将管内残留的药液冲出，以保证投药量的准确。灌胃管或导尿管插入深度一般为 5 cm，一次灌胃量为 1.6～2.0 mL/100 g 体重。

2. 皮下注射

豚鼠皮下注射一般是选用大腿内侧面、背部、肩部等皮下脂肪少的部位，通常在豚鼠大腿内侧面注射。操作时，由助手将豚鼠固定在手术台上，操作者左手固定注射侧的后肢，并充分提起皮肤。右手持注射器（带有 6 号针头）以 45°将注射针刺入皮下。确定针在皮下后缓缓注入药液。注射完毕后，用手指压住并轻揉刺入部位少许时间。

3. 皮内注射

豚鼠皮内注射一般选用背部脊柱两侧皮肤。进行注射前应先剪毛，然后用硫化钡或除毛霜除毛，间隔一天以后进行注射。注射时，先用左手将除毛的皮肤提起，右手持带有 5 号针头的注射器，使针头与皮肤呈 30°，沿皮肤浅表层刺入皮肤内，缓缓注入药液。豚鼠皮内一次注射量为 0.1 mL。

4. 肌肉注射

注射部位一般是选用后肢大腿外侧肌肉，注射时先让助手将豚鼠放在实验台上，左手掌将豚鼠从颈部向头部蒙住头颈部，右手固定后肢。实验者用乙醇棉球将注射部位消毒后，用 5 号针头进行肌肉注射。豚鼠肌肉注射一侧用药量不超过 0.5 mL/只。

5. 腹腔注射

腹腔注射时,先固定好豚鼠使其腹部向上并伸展。右手持注射器(用 5 号针头)将针头刺入皮肤。其部位是从下腹部稍偏左或右处进针。针头到达皮下后,向前进针 5~10 mm,再以 45°角刺入腹腔,针尖通过腹肌后抵抗力消失。固定针尖不动,缓缓注入药液。为避免刺破内脏,可将动物头部稍低,使脏器移向头部方向。豚鼠腹腔一次注射量不超过 4 mL。

6. 静脉注射

常用豚鼠静脉注射部位有:耳缘静脉、外侧跖静脉。

(1)耳缘静脉注射:用固定器将豚鼠固定好。然后由助手用拇指和食指夹住其耳翼并压住豚鼠的头部,右手按住豚鼠腰部。操作者拔去注射部位的毛,用乙醇棉球涂擦耳部边缘静脉,并用手指轻弹或搓揉鼠耳,使静脉充血。然后用左手食指和中指夹住静脉近心端,拇指和小指夹住耳边缘部分,以左手无名指、小指放在耳下作垫,待静脉充分暴露后,右手持注射器(带有 6 号针头)尽量从静脉末端顺血管平行方向刺入 1 cm。刺入静脉后回抽注射器,见有血后,放松对耳根处血管的压迫,固定针头缓缓注入药物。注射后用棉球压迫针眼数分钟,以防流血。每只一次注射量不超过 2 mL。

(2)外侧跖静脉注射:由助手将豚鼠固定好。操作者从后膝关节抓住动物肢体,压迫静脉,将腿呈伸展状态。剪去注射部位的毛,乙醇棉球消毒后,可见粗大的外侧跖静脉,用 6 或 7 号针头沿向心方向刺入血管注射。

7. 脑内注射

给豚鼠脑内注射时,在两耳连线及两眼连线的中间偏一侧,即两眼窝上缘连线偏中线颅骨部位剪毛并消毒皮肤,把皮肤向一方拉紧,用手术刀切开长度为 1~2 mm 的切口,用穿颅钢针在头盖骨的注射部位打一小孔。钻孔后用注射器针头垂直刺入 5 mm 左右,缓慢注入药物。注射速度一定要慢,避免引起颅内压急骤升高。注射完毕后,涂上碘酊消毒。由于该操作是把皮肤向一侧拉紧切开的,注射后放松皮肤可覆盖头盖骨的小孔,能防止污染。一次注射量为 0.02~0.03 mL/只。

8. 涂布给药

豚鼠经皮肤给药的部位常选用脊柱两侧的背部皮肤。选定部位后,用脱毛剂脱去被毛,然后洗净脱毛剂,放回笼内,待 24 h 后才可使用。脱毛过程中应特别注意不要损伤皮肤。次日,仔细检查处理过的皮肤是否有刀伤或过度腐蚀的切口,以及有无炎症、过敏等现象。如有,应暂缓使用,待动物完全恢复。如皮肤准备合乎要求,便可将动物固定好,在脱毛区覆盖一面积相仿的钟形玻璃罩,罩底用凡士林、胶布固定封严。用移液管沿罩柄加入一定剂量的药物,塞紧罩柄上口。待受检液与皮肤充分接触并完全吸收后解开(一般 2~6 h),然后将皮肤表面仔细洗净。观察时间视实验需要而定。如果是一般的药物(如软膏、化妆品)可直接涂在皮肤上,药物与皮肤接触的时间根据药物性质和实验要求而定。

9. 脚掌注射

由助手固定好豚鼠,使其脚掌面向操作者。用棉签蘸水将脚掌洗净,特别是脚趾之间,再用乙醇棉球消毒。用 7 号针头刺入脚掌约 10 mm,缓慢注入药液。一次注射量不超过 0.25 mL/只。

10. 眼角膜注射

由助手抓住豚鼠,在其左眼角滴入麻醉剂(一般使用 2%盐酸可卡因)。5 min 后,助手将已麻醉的豚鼠平卧桌面,左眼向上,头部面对操作者,固定好动物。操作者手持注射器,针头由眼角巩膜连接处的眼球顶部斜刺入,用力刺入约 3 mm 深后,暂停(由于眼球的转动,角膜可能转到下眼睑内)。待眼球恢复原状后,再用力刺入,达到实验要求的深度后缓缓推注药液。一次注入量为 5μl。若针头刺入正确,注入的药液应在角膜上形成直径 2～3 mm 的浑浊。拔出针头后不需作任何处理。

二、兔、猫、犬的给药途径和方法

(一)家兔的给药途径和方法

1. 灌胃

给家兔灌胃,有两种方法。一种方法是需要两人合作。助手就坐,将家兔的躯体夹于两腿之间,左手紧紧抓住双耳固定头部,右手抓住两前肢固定前躯。操作者将开口器横放在家兔上下颌之间,固定于舌之上,然后将 14 号导尿管经开口器中央孔(如图 9－18),沿上腭壁慢慢插入食管 15～18 cm。在给药前先检验导尿管是否正确插入胃中,可将导尿管外口端放入清水杯中,有气泡逸出,应抽出重插;如无气泡逸出,证明已完全插入胃中,可注入药液。为保证管内药液全部进入胃内,药液推完后再注入清水 10 mL,随后捏闭导尿管外口,抽出导尿管,取出开口器。家兔一次的最大灌胃量为 80～150 mL/只,开口器如图 9－19。

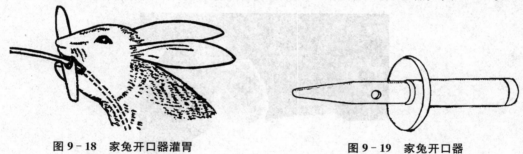

图 9－18　家兔开口器灌胃　　　　　　　　图 9－19　家兔开口器

另一种灌胃方法是将兔固定在木制的固定盒内,左手虎口卡住并固定好兔嘴,右手取14 号导尿管,由右侧唇裂(避开门齿),将导尿管慢慢插入。如插管顺利,动物不挣扎。插入约 15 cm 时,已进入胃内,将药液注入。

2. 皮内注射

在给家兔进行皮内注射时,一般选用背部脊柱两侧的皮肤。注射前一天先用剪毛剪将需注射部位的被毛剪除,再用除毛剂除毛。第二天用乙醇棉球清洗消毒注射部位,然后用左手将皮肤捏成皱襞,右手持带 6 号针头的注射器,使针头与皮肤成 30°角,沿皮肤表浅层刺入皮肤内。进针要浅,避免进入皮下。随之慢慢注入一定量的药液,注射时会感到有很大阻力。当药液进入皮内时,可见到注射部位皮肤表面马上会鼓起,形成小丘疹状隆起的小包,同时因注射部位局部缺血,皮肤上的毛孔极为明显。此小包如不很快消失,则证明药液注在皮内,注射正确。为保证药物不外漏,注射后 5 min 再拔针头。家兔一次注射量约 0.1 mL。

3. 皮下注射

家兔的皮下注射一般选用背部和腿部皮肤。注射时,先用乙醇棉球消毒需注射部位的皮肤,然后用左手拇指及中指将需注射部位的皮肤提起使成一皱襞,并用食指压皱襞的一端,使之成三角形,增大皮下空隙。右手持带 6 号针头注射器,自皱襞下刺入。证实在皮下时,松开皱襞,将药液注入。家兔一次给药量为 1.0～3.0 mL/只。

4. 肌肉注射

家兔的肌肉注射一般适用臀部肌肉。注射时,助手右手抓住两前肢,左手抓住两后肢,固定好动物。操作者将臀部注射部位被毛剪去,乙醇棉球消毒后,右手持带 6 号针头的注射器,使注射针与肌肉成 60°,一次刺入肌肉中。注射药液之前,要先回抽针栓,如无回血则可注入药液。

5. 腹腔注射

家兔进行腹腔注射时,让助手固定好家兔,使其腹部朝上、头低腹高。操作者用乙醇棉球消毒注射部位,右手将注射针(5 号)在距家兔后腹部的腹白线左侧或右侧离开 1 cm 处刺入皮下,然后再使针头向前推进 5～10 mm,再以 45°穿过腹肌,固定针头,缓缓注入药液。

6. 静脉注射

家兔一般采用耳缘静脉注射。注射时,由助手固定好动物,操作者将注射部位的毛拔去并用乙醇棉球涂擦。用左手食指和中指夹住静脉近心端,拇指绷紧静脉远端,无名指及小指垫在下面,再用右手指轻弹或轻揉兔耳,使静脉充分暴露。然后用右手持带 6 号针头的注射器,从静脉远心端刺入血管内。如推注无阻力、无皮肤隆起发白,即可移动手指固定针头,缓慢注入药液(图 9-20)。拔出针头时要用棉球压迫针眼并持续数分钟,以防出血。

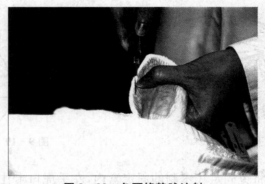

图 9-20　兔耳缘静脉注射

7. 脑内注射

给家兔脑内注射时,先将动物用乙醚麻醉,剪去额部注射部位的毛并消毒皮肤,然后将皮肤向一方拉紧,用手术刀切开长度为 1～2 mm 的切口,用穿颅钢针在头盖骨的注射部位开一小孔。再用 7 号注射针头垂直刺入 5 mm 左右,缓慢注入药物。注射速度一定要慢,避免引起颅内压急骤升高。注射完毕后,涂上碘酊消毒。家兔脑内给药一次注射量为 0.2～0.3 mL/只。

8. 椎管内注射

将家兔麻醉后作自然俯卧式,尽量使其尾向腹侧屈曲。用剪毛剪剪去第七腰椎周围被毛,并用 3%碘酊消毒。干后再用 75%乙醇将碘酊擦去(操作者的手也应消毒)。用腰椎穿刺针头(6 号注射针)插入第七腰椎间隙(第七腰椎与第一荐椎之间)。当针头到达椎管内时(蛛网膜下腔),可见到兔的后肢颤动,即证明穿刺针头已进入椎管。这时不要再向下刺,以免损伤脊髓。若没有刺中,不必拔出针头,以针尖不离脊柱中线为原则,将针头稍稍拔出一点,换个方向再刺,当证实针头在椎管内,固定针头,将药液注入。一般注射量为 0.5～1.0 mL/只。

9. 关节腔内注射

家兔作关节腔内注射时,将家兔麻醉后仰卧位固定于兔固定台上。剪去关节部位被毛,消毒后用左手从下方和两旁将关节固定,在髌韧带附着点外上方约 0.5 cm 处进针。针头从上前方向下后方倾斜刺进,直至针头遇阻力变小为止,然后针头稍后退,以垂直方向推到关节腔中。针头进入关节腔时,通常有好像刺破薄膜的感觉,表示针头已进入关节腔内,即可注入药物。

10. 椎动脉给药

给家兔椎动脉注射时,先麻醉动物,在其剑突上 6 cm 处从胸骨左缘向外作横向切口4~5 cm,分别切断胸大肌、胸小肌,找出锁骨下静脉后进行双线结扎,于两线间剪断静脉。分离出锁骨下动脉,沿其走向分离出内乳动脉、椎动脉、颈深支、肌皮支动脉。除椎动脉外,分别结扎锁骨下动脉分支及其近心端。于椎动脉上方结扎锁骨下动脉远心端,在结扎前选择适当位置(靠近肌皮支动脉处为宜)剪一小口,插一腰椎穿刺针直至椎动脉分支前,进行结扎,固定,给药的操作。

11. 直肠给药

操作时,用灌肠用的胶皮管或 14 号导尿管,在导尿管或胶皮管头部涂上凡士林,由助手使兔蹲卧在实验台上,以左臂及左腋轻轻按住兔头及前肢,以左手拉住兔尾,露出肛门,并用右手轻握后肢。操作者将胶皮管或导尿管对准肛门,缓慢插入。深度约为 7~9 cm。如为雌性,注意不要误插阴道,肛门紧挨尾根。橡皮管插好后,将注射器与橡皮管套紧。药物灌入后,需抽吸生理盐水将导尿管内的药液全部冲入直肠内。药液灌完,将导尿管在肛门内保留一会,然后再拔出。

12. 涂布给药

家兔经皮肤给药的部位为脊柱两侧的背部皮肤,居于躯干的中部,面积视动物大小而定,一般两侧均为 2~2.5 cm^2。操作方法与豚鼠的情况一致。选定部位后,用弯剪小心地剪去长毛,继之用脱毛剂均匀地涂在脱毛区上,过 10~15 min 后,用扁玻棒轻轻刮去细毛,并用蘸水棉签轻轻拭擦,洗净脱毛剂,然后放回笼中待 24 h(或过夜)后使用。脱毛过程中应特别注意不要损伤皮肤。次日,开始使用前,应仔细检查处理过的皮肤是否有刀伤或过度腐蚀的切口。若皮肤准备合乎要求,便可将动物固定在特制的固定架上,然后在准备好的脱毛区皮肤上,覆以大小与脱毛区面积相仿的钟形玻璃罩,罩底四周用凡士林、胶布或万能胶固定封严。继之,用移液管沿罩柄上口加入受检液,待受检液与皮肤充分接触并完全吸收后解开玻璃罩(一般为 2~3 h),然后将皮肤表面仔细洗净、观察。如是一般的药物,不一定加盖玻璃罩,可直接涂布皮肤。药液与皮肤接触的时间根据药物性质和实验要求而定。

(二) 猫的给药途径和方法

1. 经口给药

(1) 液体药物的投入:常用灌胃方法。猫的灌胃一般使用导尿管,配以开口器(木制的,纺锤状,正中开一小孔),也可用竹子削成带把手的纺锤状开口器。灌胃时,将动物固定好,将开口器放入上下腭之间,此时动物自然会咬住开口器,操作者用左手抓住动物嘴,只要稍加用力即可达到固定开口器的目的,然后右手取导尿管(14 号),由开口器中央小孔插入。导尿管经口沿上颌后壁慢慢送入食管内。插时动作要轻,防止插入气管。导尿管插入后,用一根动物羽毛或棉花在导尿管外口试一下有无呼吸气流,如无,即表示已进入胃内。在导尿管口处连接装有药液的注射器;慢慢将药液灌入胃内。

（2）固体药物的投入：对于较为驯服的猫可直接徒手给药。掰开猫上下颌，将药片置于其舌根，让其自动吞咽。对凶悍的猫，可将药混入饲料中，让其自行吞服或配制成液体灌胃。

2. 皮下注射

猫的皮下注射方法基本同家兔。拉起臀部皮肤，把注射针刺入皮肤与肌肉之间，注入药液。如注入的药液量较大时，可分别注入左右臀部。

3. 肌肉注射

猫的肌肉注射一般选用臀部肌肉。注射前让助手将猫放在操作台上，右手抓住两前肢，左手抓住两后肢，将猫固定，使其腹部朝上，后肢对着操作者。注射时，将臀部注射部位被毛剪去，乙醇棉球消毒后，右手持注射器使注射针头与肌肉成 $60°$，一次刺入肌肉中。然后回抽针栓，如无回血，则可缓慢注入药液。一侧注射量不超过 0.8 mL。

4. 静脉注射

（1）前肢内侧头静脉注射：注射前，将动物侧卧固定，剪去注射部位的被毛，用胶皮带扎紧或用手抓紧静脉近心端，使血管扩张，从静脉远心端水平刺入，注射药液。

（2）后肢外侧小隐静脉注射：注射前准备同前肢内侧头静脉注射。注射姿势如图 9-21。

5. 腹腔注射

猫的腹腔注射部位同家兔。让助手抓住并固定动物，使其腹部向上，头向下，在后腹部约 1/3 处腹中线略靠外侧（避开肝和膀胱）将注射针头（5号）刺入腹腔，然后将针筒回抽，观察是否插入脏器或血管，确定已插入腹腔后，固定针头，进行注射。

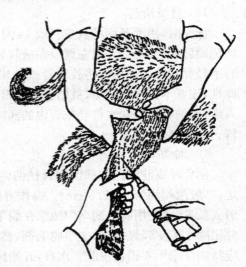

图 9-21 猫后肢外侧小隐静脉注射

6. 椎动脉给药

猫的椎动脉给药同家兔。不必开胸，麻醉动物后，在颈后部切口找出右颈总动脉，向下追踪直至右锁骨下动脉。结扎其上覆盖的颈外静脉，在其向内转弯处向下分离，可见发自右锁骨下动脉的右侧椎动脉向上经肌层进入椎体腔内，插管给药。

（三）犬的给药途径和方法

1. 经口给药

（1）液体药物的投入：一种方法是用开口器经口灌胃。犬的开口器可用木料制成长方形，长约 $10\sim15$ cm，粗细应适合犬嘴，约 $2\sim3$ cm，中间钻一小孔，孔的直径为 $0.5\sim1.0$ cm。灌胃时将开口器放于动物上下门牙之间，用绳将其固定于犬嘴。将带有弹性的橡皮导管（如导尿管），经开口器上的小圆孔插入，沿咽后壁插入食管，注药前应检查导尿管是否正确插入食管。可将导管外口置于一盛水的烧杯中，如没有气泡，则认为导管已插入胃内，即可将药液注入。

另一种方法是，将犬拉上固定台，固定好头部，嘴用纱布带绑好（如较驯服的犬可不用绑嘴）。实验者用左手抓住犬嘴，右手取灌胃管（一般用12号十二指肠管或导尿管代替。也可用内径 0.3 cm，长 30 cm 的软胶皮管，此种管比导尿管要好，灌胃时对咽喉壁刺激较小），用温水湿润灌胃管后，右手中指将犬右侧嘴角轻轻翻开，摸到最后一对大臼齿，齿后有一空隙，中指固定在这空隙下，不要移动，然后用右手拇指和食指将灌胃管插入此空隙。并顺食管方向不断送入。如遇胃管送入不顺或犬剧烈挣扎时，不要再向里插，可拉出再插；如送入很顺利,则当灌胃管插入约有 20 cm 时,即不要再插,因已进入食管下段胃内。先用装有温水的注射器由灌胃管口试注一下,若水不从犬嘴流出,注射又很通畅,即可将药液经灌胃管慢慢灌入。若插管插入较短,在食道上端时,灌注药液可见到犬有吞咽动作,一次灌药量不能超过 200 mL,不然会引起动物恶心、呕吐。

(2)固体药物的投入:片剂、丸剂、胶囊给药时常徒手经口给药。给药时,掰开上下颌,用镊子将固体药物送入犬的舌根部,合起上下颌,使犬咽下。投药前以水湿润口腔内部,使其容易咽下。

2. 皮下注射

犬的皮下注射,一般选用颈部及背部皮下,将注射针头直接刺入颈部或背部皮肤与肌肉之间。此外,也可注入四肢和腹部的皮下,但这些部位,由于犬的躺卧,容易污染。

3. 肌肉注射

一般选用臀部或大腿部的肌肉。注射时,将被毛剪去,消毒,然后将注射针头(6 号)以 60°插入肌肉中。回抽针栓,如无回血,即可将药液慢慢注入。注射完毕后,用手轻轻按摩注射部位,帮助药物吸收。

4. 腹腔注射

进行犬腹腔注射时,让助手抓住动物,使其腹部向上。在其脐后腹白线左侧或右侧边 1~2 cm 处,将注射针头(5 号)垂直刺入腹腔,回抽针栓观察是否插入脏器或血管。在准确判定已插入腹腔时,可固定针头,进行注射。

5. 静脉注射

常用犬静脉注射部位有:前肢内侧头静脉、后肢外侧小隐静脉、前肢内侧正中静脉、后肢内侧大隐静脉、舌下小静脉和颈外静脉。

(1)前肢内侧头静脉注射:此静脉在前肢内侧面皮下,靠前肢内侧外缘行走,比后肢小隐静脉还粗一些,而且比较容易固定。因此一般做静脉注射或取血时常用此静脉。注射方法同后述的后肢外侧小隐静脉注射方法。

(2)后肢外侧小隐静脉注射:此静脉在后肢胫部下 1/3 的外侧浅表的皮下。由前侧方向后行走,注射前使犬侧卧,由助手将其固定好,将注射部位被毛剪去,用碘酊、乙醇消毒皮肤。用胶皮带绑在犬股部,或由助手用手握紧股部,可明显见到此静脉。右手持连有 6 号针头的注射器,将针头向血管旁的皮下先刺入,尔后与血管平行刺入静脉,回抽针筒,如有回血,放松对静脉近心端的压迫,并将针尖顺血管再刺进少许,然后注射者一手固定针头,一手慢慢将药物注入静脉。此法注射关键是要很好地固定静脉,因为此静脉只隔一层皮肤,浅而易滑动,注射时针头刺入不可深,方向一定要与血管平行。

(3)前肢内侧正中静脉注射:此静脉在前肢内侧面皮下,正中位置,向上延伸至肱静脉。此血管位置偏深,有时需要切开皮肤进行注射。

(4)后肢内侧大隐静脉注射:后肢内侧大隐静脉和小隐静脉一样,也属于浅层静脉。位于后肢内侧面皮下,正中位置,向上延伸至股部中段归于股静脉。

(5)舌下小静脉注射:将犬四肢固定于手术台上。注射前,将犬嘴打开,用包着纱布的舌钳把舌头拉出来并翻向背侧,即可清楚见到很多舌下小静脉,找一根较粗的作静脉注射。注射完将针头拔出时,应立即用棉球压迫止血,或用淀粉海绵等外用止血粉止血。因舌下小静脉周围都是软组织,且血管分布很丰富,如针孔太大,不易止血,因此尽量选用细针头。

(6)颈外静脉注射:将犬固定好,用左手大拇指压迫颈外静脉入胸部位皮肤,使之怒张,然后将注射针头朝头的方向刺入。略回抽（或不回抽）筒塞，看有无血液回流，如有即说明已插入血管，如无则宜前后将针头抽动，这时仍无血，则应另选适当部位，检查针头是否堵塞后，再刺入。插入血管之后，松开左手拇指，徐徐将筒塞向前推进，将药液注入血管。若需要连续给药，可放置血管留置针。

6. 小脑延髓池注射

小脑延髓池注射通常是在动物麻醉情况下进行。用3%戊巴比妥钠（30 mg/kg）将犬麻醉后，使犬头尽量向胸部屈曲，用左手摸到其第一颈椎上方的凹陷（枕骨大孔），固定位置，右手取7号针头（将针头尖端磨钝），由此凹陷的正中线上，顺平行犬嘴的方向，小心地刺入小脑延髓池。进针必须在凹陷正中，偏刺易伤及两侧脑膜皱襞上的根静脉引起出血。进针不能过深，一般不超过2 cm，否则容易损毁延髓生命中枢或刺破第四脑室顶上的脉络丛而引起颅内出血，造成死亡。当针头正确刺入小脑延髓池时，会感到针头行进无阻力，同时可以听到很轻的"咔嚓"一声，即表示针头已穿过硬脑膜进入小脑延髓池，此时可抽出清亮的脑脊液。注射药物前，先抽出一些脑脊液，抽取量根据实验需要注入量决定，即注入多少药液抽取多少，以保持原来脑脊髓腔里的压力。但也不能抽出或注入过多，一般约可抽出2～3 mL，然后再注入等量的药液。注射要点：① 取位正确，穿刺垂直正中；② 进针不宜过深。

7. 脑内注射

犬进行脑室内注射时，必须先用穿颅钢针穿透颅骨，再用注射针头刺入脑部，然后徐徐注入被检物。注射速度一定要慢，避免引起颅内压急骤升高。

三、猴、猪及非哺乳类动物的给药途径和方法

（一）猴的给药途径和方法

1. 经口给药

（1）液体药物的投入：液体药物在麻醉或不麻醉状态下均可进行。给药方法类似于狗、猫，一般经鼻和口腔插入胃管灌胃，但猴凶猛、力大，打开猴嘴时，需要特别注意安全。经口给药时，先将猴嘴掰开，把外径5～7 mm的橡皮管插入食管。经鼻给药时，托起猴子下颌使其嘴紧闭，从鼻孔将外径1.5 mm的塑料管（涂上石蜡油）慢慢插入食管内，特别注意不要插入气管。

（2）固体药物的投入：一般在非麻醉情况下投予片剂或胶囊。给药方法类似于狗、猫，但非麻醉情况下，需要特别注意安全。操作时，事先由助手固定好猴，实验者把左掌贴在猴的从头顶部到脑后部的部位。用拇指及食指压迫猴的左右面颊，使其上下腭的咬合处松开，然后用右手拿长镊把固体药物送入猴的舌根部。迅速抽出镊子，把猴子下腭向上一推，使其闭上嘴，让猴自己咽下即可。

2. 皮下注射

猴的颈后、腰背皮肤疏松，可大量注射。上眼睑、大腿内侧上1/3处及臂内侧皮内也可进行皮下注射。注射时，先用乙醇棉球消毒需注射部位的皮肤，然后用左手拇指及中指将注射部位的皮肤提起使成一皱褶，并用食指压皱褶的一端，使成三角形，增大皮下空隙。右手持注射器，自皱褶下刺入。证实在皮下后，松开皱褶，将药液注入。使用6号针头，一次给药量为1.0～3.0 mL/只。

3. 肌肉注射

猴常选用前肢肱二头肌和臀部肌肉进行肌肉注射。注射时，固定动物使它不能活动，右手

持注射器,使注射器与肌肉成 60°,一次刺入肌肉中。为防止药物进入血管,在注入药液之前应回抽针栓。如无回血,则可注药。注射完毕后,用手轻轻按摩注射部位,帮助药液吸收。

4. 静脉注射

猴静脉注射常选用前肢桡静脉或后肢隐静脉。注射方法同犬。

(二)猪给药途径和方法

灌胃给药时,可预先作好一矩形小木块,中间有一洞,让小猪咬住后,将其固定,然后再由此洞插入胃管。此种操作较为简便。猪的皮下注射通常选取耳根部皮下。仔猪选取股内皮下,穿过皮肤注入皮下的结缔组织中。猪的皮内注射一般选取耳壳外面或腹侧皮肤厚的部位注射。猪的腹腔注射通常选取自脐至两腰角所划的三角区内,距白线左或右 4～5 cm 的部位。注射时,注意不要伤及内脏。猪的静脉注射常选耳缘静脉进行,注射方法同家兔。猪耳缘静脉比家兔的更粗大,更易于注射。猪的脑内注射常选取前额部两眼的连接线的中央,距中线 1～2 cm 处为注射部位。注射时,先将注射部位皮肤切开,再用电钻穿孔,然后注射。注射后术部需消毒缝合。

(三)禽鸟类给药途径和方法

禽鸟类包括鸽、鸡等,经口灌胃给药,可由助手将其身体用毛巾裹住固定好。实验者用左手将动物头向后拉,使其颈部倾斜,用左手拇指和食指将动物嘴撬开,其他 3 个手指固定好动物头部,右手取带有灌胃针头的注射器,将灌胃针头由动物舌后插入食管。不要像其他动物灌胃时插得过深,如动物不挣扎,插针头又很顺利,即可将药液经口或食管上端灌入胃内。灌入速度要慢。

禽鸟类肌肉注射常选取胸肌或腓肠肌,方法同大、小鼠。静脉注射常选取翼下静脉注射。皮下注射通常选取翼下部位,可注射 0.3～0.5 mL 药液。鸽类皮肤弹性差,注射液有时会从针口流出。

各类实验动物要注意不能超过不同给药途径的最大给药量,如表 9－7 所示。

四、人与动物及各类动物间药物剂量的换算方法

1. 人与动物用药量换算

人与动物对同一药物的耐受性是相差很大的。一般说来,动物的耐受性要比人大,也就是单位体重的用药量动物比人要大。人的各种药物的用量在很多书上可以查得,但动物用药量可查的书较少,而且动物用的药物种类远不如人用的那么多。因此,必须将人的用药量换算成动物的用药量。一般可按下列比例换算:人单位体重用药量为 1,小白鼠、大白鼠为 25～50,兔、豚鼠为 15～20,狗、猫为 5～10。

此外,可以采用人与动物的体表面积计算法来换算:

(1)人体体表面积计算法:计算我国人的体表面积,一般认为许文生氏公式尚较适用,即:

体表面积(m^2)＝0.006 1×身高(cm)＋0.012 8×体重(kg)－0.152 9

例:某人身高 168 cm,体重 55 kg,试计算其体表面积。

解:$0.006\ 1×168＋0.012\ 8×55－0.152\ 9≈1.57\ 6\ m^2$

(2)动物的体表面积计算法:有许多种,在需要由体重推算体表面积时,一般认为 Meeh-Rubner 氏公式尚较适用,即:

$$A(\text{体表面积,以 } m^2 \text{ 计算}) = K \times \frac{W(\text{体重,以 g 计算})^{2/3}}{10\,000}$$

式中的 K 为一常数,随动物种类不同而不同:小鼠和大鼠 9.1、豚鼠 9.8、家兔 10.1、猫 9.8、狗 11.2、猴 11.8、人 10.6(上列 K 值各家报导略有出入)。应当指出,这样计算出来的表面积还是一种粗略的估计值,不一定完全符合每个动物的实测数值。

例:试计算体重 1.50 kg 家兔的体表面积。

解 $A = 10.1 \times \frac{1\,500^{2/3}}{10\,000}$

$\log A(\text{体表面积,以 } m^2 \text{ 计算}) = \log 10.1 + \frac{2}{3} \log 1\,500 - \log 10\,000 = 1.121\,8$

$A = 0.132\,4 \ m^2$(体重 1.50 kg 家兔的体表面积)

2. 人及不同种类动物之间药物剂量的换算

(1) 直接计算法

即按:$A = K \times \frac{W^{2/3}}{10\,000}$ 计算

例:某利尿药大鼠灌胃给药时的剂量为 250 mg/kg,试粗略估计狗灌胃给药时可以试用的剂量。

解:实验用大鼠的体重一般在 200 g 左右,其体表面积(A)为:

$A = 9.1 \times \frac{200^{2/3}}{10\,000} = 0.031\,1 \ m^2$

250 mg/kg 的剂量如改以 mg/m^2 表示,即为:

$\frac{250 \times 0.2}{0.031\,1} = 1\,608 \ mg/m^2$

实验用狗的体重一般在 10 kg 左右,其体表面积(A)为:

$A = 11.2 \times \frac{1\,000^{2/3}}{10\,000} = 0.519\,8 \ m^2$

于是 $\frac{1\,608 \times 0.519\,8}{10} = 84 \ mg/kg$(狗的适当试用剂量)

(2) 按 mg/kg 折算 mg/m^2 转换因子计算

例:同上

解:按 $\frac{mg/kg \times 甲转移因子}{乙转移因子}$ 计算出狗的适当试用剂量。mg/kg 的相应转移因子可由表 9-7 查得。(即为按 mg/m^2 计算的剂量)

$\frac{250 \times 6(大鼠的)}{19(狗的)} = 79 \ mg/kg$(狗的适当试用剂量)

(3) 按每 kg 体重占有体重表面积相对比值计算

例:同上

各种动物的"每 kg 体重占有体表面积相对比值(简称体表面积比例比值)"见表 9-7。

$250 \times \frac{0.16(狗的体表面积比值)}{0.47(大鼠的体表面积比值)} = 85 \ mg/kg$(狗的适当试用剂量)

(4) 按人和动物间按体表面积折算的等效剂量比值表计算

例:同上

见表 9-8,12 kg 狗的体表面积为 200 g 大白鼠的 17.8 倍。该药大白鼠的剂量为 250 mg/kg,200 g 的大白鼠需给药 250×0.2=50 mg。

于是 $\frac{50 \times 17.8}{12} = 74$ mg/kg(狗的适当使用剂量)。

表 9-7　进行不同种类动物间剂量换算时的常用数据

动物种类	Meeh-Rubner 公式的 K 值	体重/ kg	体表面积/ m^2	mg/kg - mg/m^2 转移因子		每 kg 体重占有体面积相对比值
小鼠	9.1	0.018 0.02 0.022 0.024	0.006 6 0.006 7 0.007 1 0.007 6	2.9 3.0 3.1 3.2	粗略值 3	1.0 (0.02 kg)
大鼠	9.1	0.10 0.15 0.20 0.25	0.019 6 0.025 7 0.031 1 0.076 1	5.1 5.8 6.4 6.9	粗略值 6	0.47 (0.20 kg)
豚鼠	9.8	0.30 0.40 0.50 0.60	0.043 9 0.053 2 0.061 7 0.069 7	6.8 7.5 8.1 8.6	粗略值 8	0.40 (0.40 kg)
家兔	10.1	1.50 2.00 2.50	0.132 3 0.160 8 0.186 0	11.3 12.4 13.4	粗略值 12	0.24 (2.0 kg)
猫	9.0	2.00 2.50 3.00	0.157 1 0.132 4 0.205 9	12.7 13.7 14.6	粗略值 14	0.22 (2.5 kg)
狗	11.2	5.00 10.00 15.00	0.327 5 0.519 9 0.681 2	15.3 19.2 22.0	粗略值 19	0.16 (10.0 kg)
猴	11.8	2.00 3.00 4.00	0.187 8 0.245 5 0.297 3	10.7 12.2 13.5	粗略值 12	0.24 (3.0 kg)
人	10.6	40.00 50.00 60.00	1.239 8 1.438 6 1.624 6	32.2 34.8 36.9	粗略值 35	0.08 (50.0 kg)

表 9-8　人和动物间按体表面积折算的等效剂量比值表

动物或 成人	小鼠 (20 g)	大鼠 (200 g)	豚鼠 (400 g)	家兔 (1.5 kg)	猫 (2.0 kg)	猴 (4.0 kg)	狗 (12 kg)	人 (70 kg)
小鼠(20 g)	1.0	7.0	12.25	27.8	29.7	64.1	124.2	378.9
大鼠(200 g)	0.14	1.0	1.74	3.9	4.2	9.2	17.8	56.0
豚鼠(400 g)	0.08	0.57	1.0	2.25	2.4	5.2	4.2	31.5
家兔(1.5 kg)	0.04	0.25	0.44	1.0	1.08	2.4	4.5	14.2
猫(2.0 kg)	0.03	0.23	0.41	0.92	1.0	2.2	4.1	13.0

动物或成人	小鼠 (20 g)	大鼠 (200 g)	豚鼠 (400 g)	家兔 (1.5 kg)	猫 (2.0 kg)	猴 (4.0 kg)	狗 (12 kg)	人 (70 kg)
猴(4.0 kg)	0.016	0.11	0.19	0.42	0.45	1.0	1.9	6.1
狗(12 kg)	0.008	0.06	0.10	0.22	0.23	0.52	1.0	8.1
人(70 kg)	0.002 6	0.018	0.031	0.07	0.078	0.16	0.82	1.0

(5) 按人与各种动物以及各种动物之间用药剂量换算

已知 A 种动物每 kg 体重用药剂量,欲估算 B 种动物每 kg 体重用药剂量时,可先查表 9-9,找出折算系数(W),再按下式计算:

B 种动物的剂量(mg/kg)＝W×A 种动物的剂量(mg/kg)

例如,已知某药对小鼠的最大耐受量为 20 mg/kg(20 g 小鼠用 0.4 mg),需折算为家兔用药剂量。查 A 种动物为小鼠,B 种动物为兔,交叉点为折算系数 W=0.37,故家兔用药量为 0.37×20 mg/kg＝7.4 mg/kg,1.5 kg 家兔用药剂量为 11.1 mg。

表9-9　动物与人体的每公斤体重剂量折算系数表

折算系数 W		A 组 动 物 或 成 人						
		小鼠 (0.02 kg)	大鼠 (0.2 kg)	豚鼠 (0.4 kg)	兔 (1.5 kg)	猫 (2 kg)	犬 (12 kg)	成人 (60 kg)
B 种 动 物 或 成 人	小鼠(0.02 kg)	1.0	1.4	1.6	2.7	3.2	4.8	9.01
	大鼠(0.2 kg)	0.7	1.0	1.14	1.88	2.3	3.6	6.25
	豚鼠(0.4 kg)	0.61	0.87	1.0	1.65	2.05	3.0	5.55
	兔(1.5 kg)	0.37	0.52	0.6	1.0	1.23	1.76	2.30
	猫(2.0 kg)	0.30	0.42	0.48	0.81	1.0	1.44	2.70
	犬(12 kg)	0.21	0.28	0.34	0.56	0.68	1.0	1.88
	成人(60 kg)	0.11	0.16	0.18	0.304	0.371	0.531	1.0

第九节　处死方法

安乐死是指用公众认可的、以人道的方法处死动物的技术。其含义是使动物在没有惊恐和痛苦的状态下安静地、无痛苦地死亡。它是动物实验中常用来处死实验动物的一种手段,这是从人道主义和动物保护角度,在不影响实验结果的同时,尽快让动物无痛苦死去的方法。实验动物安乐死,有的是因为中断实验而淘汰动物的需要,有的是因为实验结束后做解剖并获取标本的需要,有的是因为保护健康动物而处理患病动物的需要。实验动物安乐死常用的方法有:颈椎脱臼法、放血法、药物法等。选择哪种安乐死方法,要根据动物的品种(系)、实验目的、对脏器和组织细胞各阶段生理生化反应有无影响来确定。确保时间短,无痛苦。一般遵循以下原则:① 尽量减少动物的痛苦,尽量避免动物产生惊恐、挣扎、喊叫。② 注意实验人员安全,特别是在使用挥发性麻醉剂(安氟醚、三氟乙烷)时,一定要远离火源。③ 方法容易操作。④ 不能影响动物实验的结果。⑤ 尽可能地缩短致死时间,即安乐死开始到动物意识消失的时间。⑥ 判定动物是否被安乐死,不仅要看呼吸是否停止,而且要看神经反射、肌肉松弛等状况。

一、颈椎脱臼法

颈椎脱臼法就是将动物的颈椎脱臼,使脊髓与脑髓断开,致使动物无痛苦死亡。由于颈椎脱臼法既能使动物很快丧失意识,减少痛苦,又容易操作;同时,破坏脊髓后,动物内脏未受损坏,脏器可以用来取样,所以该方法被认为是一种很好的动物安乐死方法。颈椎脱臼法最常用于小鼠、大鼠,也用于沙鼠、豚鼠、兔。

(1)小鼠颈椎脱臼的方法:首先将小鼠放在饲养盒盖上,一只手抓住鼠尾,稍用力向后拉,另一只手的拇指和食指迅速用力往下按住其头部,或用手术剪刀或镊子快速压住小鼠的颈部,两只手同时用力,使之颈椎脱臼,从而造成脊髓与脑髓断离,小鼠就会立即死亡。

(2)大鼠颈椎脱臼的方法:基本上与小鼠的方法相同,但是需要较大的力,并且要抓住大鼠尾的根部(尾中部以下皮肤易拉脱,不好用力),最好旋转用力拉。

(3)沙鼠颈椎脱臼的方法:基本上与大鼠的方法相同,但由于沙鼠善于跳跃,在按其头部的时候,速度要尽量快些。

(4)豚鼠颈椎脱臼的方法:先用左手以稳准的手法迅速扣住其背部,抓住其肩胛上方,用手指紧握住颈部,然后用右手紧握住其两条后腿,旋转用力拉。

(5)兔颈椎脱臼的方法:对于 1 kg 以下的仔兔,操作时,将右手除拇指以外的四指放在耳后,左手紧紧握住兔的后腿,用右手握住头颈交接部,使其身体方向与头部方向呈垂直,用力向前拉,兔很快就会死亡。对于 1 kg 以上的兔,也可采用颈椎脱臼的方法,但是需要两个人来操作,一人用两手于耳后抓紧其头部,另一人用两手紧紧握住其后腿,然后同时旋转用力拉。

二、放血法

所谓放血法就是一次性放出动物大量的血液,致使动物死亡的方法。由于采取此法,动物十分安静,痛苦少,同时对脏器无损伤,对采集病理切片也很有利,因此,放血法是安乐死时常选用的方法之一。放血法常用于小鼠、大鼠、豚鼠、兔、猫、犬等。小鼠、大鼠可采用摘眼球大量放血致死。豚鼠、兔、猫可一次采取大量心脏血液致死。犬可采取颈动脉、股动脉放血,具体操作如下:① 犬颈动脉放血。在麻醉状态下,暴露出犬的颈动脉,在两端用止血钳夹住,插入套管,然后放松心脏侧的钳子,轻轻压迫胸部,大量放血致死。② 犬股动脉放血。在麻醉状态下,暴露出三角区,用利刀在三角区作一个约 10 cm 的横切口,将股动脉全部切断,立即喷出血液,用一块湿纱布不断擦去股动脉切口处的血液和凝块,同时不断用自来水冲洗流血,使股动脉保持通畅,犬就会在 5 min 内死亡。

三、药物法

1. 药物吸入

药物吸入是将有毒气体或挥发性麻醉剂,让动物经呼吸道吸入体内而致死。药物吸入法也是安乐死常用方法,适用小鼠、大鼠、沙鼠、豚鼠等小动物。药物吸入常用的气体、麻醉剂有:二氧化碳、一氧化碳、乙醚、氯仿等,因挥发性麻醉剂前有所述,现以二氧化碳为例介绍。

操作时,准备 5 倍笼盒大小的透明塑料袋或专用容器,将装动物的笼盒放入透明塑料袋内,把塑料袋包紧、封好,并且将输送二氧化碳用的胶管末端放入塑料袋内。塑料袋内充满气体后,动物很快就会缺氧而倒下,继续充气 15 秒,然后将胶管拔出,封好袋口,放置一段时间后确定动物是否死亡。放二氧化碳气体时,不宜过快,过快会冻结,致死效果就会减弱。使用固体二氧化碳时,将凝固块放入塑料袋内,使二氧化碳气体蒸发,动物吸入后立即死亡。

由于二氧化碳的比重是空气的 1.5 倍,不燃,无气味,对操作者很安全,动物吸入后没有兴奋期即死亡,处死动物效果确切,所以对各种小动物特别适用。一般使用市售液体二氧化碳高压瓶或者固体二氧化碳。

2. 药物注射

将药物通过注射的方式注入动物体内,使动物致死。药物注射法常用于较大的动物,如豚鼠、兔、猫、犬等。药物注射常用的药物有氯化钾、巴比妥类麻醉剂、DDT 等。

(1)氯化钾:多用于兔、犬,采取静脉注射的方式,使动物心肌失去收缩能力,心脏急性扩张,致心脏弛缓性停跳而死亡。每只成年兔由耳缘静脉注入 10% 氯化钾溶液 5~10 mL;每条成年犬由前肢或后肢下静脉注入 10% 氯化钾溶液 20~30 mL,即可致死。

(2)巴比妥类麻醉剂:多用于兔、豚鼠,一般使用苯妥英钠,也可使用硫喷妥钠、戊巴比妥等麻醉剂。用药量为深麻醉剂量的 25 倍左右。豚鼠常用静脉和心脏内给药,也可腹腔内给药,一般 90 mg/kg 的剂量,约 15 min 内死亡。

(3)DDT:多用于豚鼠、兔、犬。豚鼠皮下注射 0.9 g/kg 体重。兔皮下注射 0.25 g/kg 体重,静脉注射 43 mg/kg 体重。犬静脉注射 67 mg/kg 体重。

四、液氮法和微波法

对于新生的动物和体重小于 20 g 的动物,可以把它们浸入液氮中迅速冷冻来实施安乐死。另一种方法是对动物的中枢神经系统进行微波照射,使动物立刻死亡,动物的组织器官生化特性不发生改变。如果使用微波,必须有相应的设备。

思考题
1. 实验动物常用编号标记方法有哪些?
2. 试述大鼠灌胃给药的方法要领。
3. 试述兔心脏采血的方法要领。
4. 试述小鼠尾静脉注射的方法要领。
5. 试述豚鼠皮肤涂布给药的方法要领。
6. 试述犬的抓取固定方法。

(王禹斌　王生存　肖春兰)

第十章 人类疾病动物模型

第一节 人类疾病动物模型概述

一、人类疾病动物模型的定义和意义

1. 定义

人类疾病动物模型（animal model of human diseases）是指生物医学研究中建立的具有人类疾病模拟表现的动物实验对象和相关材料。

应用动物模型是现代医学认识生命科学客观规律的重要实验方法和手段。通过动物模型的研究，进而有意识地改变那些自然条件下不可能或不容易排除的因素，更加准确地观察模型的实验结果，并将研究结果推及人类疾病，从而更有效地认识人类疾病的发生、发展规律以及研究防治措施。

人类疾病动物模型的研究，本质上是比较医学的应用科学。研究人员可利用各种动物的生物特征和疾病特点与人类疾病进行比较研究。长期以来，生物医学研究的进展常常依赖于使用动物作为实验假说和临床假说的基础。人类各种疾病的发生发展是十分复杂的，疾病的发病机制和预防、治疗机理是不可能也不允许在人体上试验研究的，但可以通过应用动物复制出人类疾病的动物模型，对其生命现象进行研究，进而推及人类，以便探索人类生命的奥秘，控制人类的疾病和衰老，延长人类的寿命。

2. 应用动物模型的意义

选用人作为实验对象来推动生命医学的发展是十分困难的，临床所积累的经验在时间和空间上都存在着局限性，许多实验在道义和方法上受到种种限制，而动物模型就可以克服这些不足，自古以来人们就发现和认识到这一点，通过应用动物模型完成了许多医学实验工作。

无论现代医学、祖国传统医学，还是蒙医、藏医等，其发展之路都凝集着动物模型的功绩。祖国医学从秦汉时期《神农本草》至李时珍的《本草纲目》，直到现代的中医学，历经数千年，可谓是我国最早的初期动物模型成长之路，经漫长蹉跎岁月，所展示的朴实的实验医学之路，除人类亲身的实验之外，无不浸透着动物模型之贡献。在医学史上，许多科学家采用动物模型获得的重大发现，以及医学上许多细小的进步都与动物模型分不开。

应用动物模型的优越性主要表现在以下几个方面：

（1）避免人体实验造成的危害。临床上对外伤、中毒、肿瘤等疾病的研究不可能在人体重复进行实验，人体难以承受这些病因所带来的痛苦。动物作为人类的替难者，可在人为设计的特定实验条件下反复进行实验研究。使用动物模型除了克服在人类研究中经常遇到的伦理和社会道德限制外，还能采用某些不能应用于人类研究的方法和途径，甚至为了实验目的需要还可以损伤动物组织、器官乃至处死。

（2）应用动物模型可研究平时不易见到的疾病。平时临床很难见到放射病、毒气中毒、烈性传染病、战伤等疾病，根据实验要求能复制该疾病的有关过程和现象，并形成动物模型，供研究使用。

（3）可提供发病率低、潜伏期和病程长的疾病的动物模型。有些疾病如免疫性、代谢性、内分泌和血液等疾病在临床上发病率低，人们可选用动物种群中发病率高的，类似于人的疾病作为动物模型，也可通过不同方法复制这些疾病的动物模型从事研究工作。

还有些疾病如肿瘤、慢性气管炎、动脉粥样硬化、遗传病、肺心病、类风湿等，发生发展速度缓慢，潜伏期长、病程也长，短的几年，长的十几年甚至几十年，有的疾病要隔代或者几代才能显性发病。人类的寿命相对来说是很短的，但一个医学研究很难进行一代或几代人的观察，而许多动物由于生命周期比较短，在短时间内进行一代或几代的观察就显得十分容易，应用动物模型来研究就克服了以上不足。

（4）克服复杂因素，增加方法学上的可比性。临床上许多疾病是十分复杂的。病人并非仅患有一种疾病，有的几种疾病同时并存，即使某单一疾病，病人的年龄、性别、体质、遗传以及社会因素对其疾病发生、发展都会产生影响而呈现不同的效果。而用动物复制的疾病模型，就可以选择相同品种、品系、性别、年龄、体重、健康状态，在相同的环境因素下进行观察研究，这样对该疾病及其发展过程的研究就可以排除其他影响因素，使结果更加准确，也可单一变换某一因素，增加了因素的可比性，使实验研究的结果更加深入。

一般疾病很难同期在临床上获得大量的定性材料，动物模型不仅在群体数量上容易达到要求，而且可以通过投服一定剂量的药物或移植一定数量的肿瘤细胞等方法，限定可变因素，取得条件一致的大量的模型材料。

（5）样品收集方便，实验结果易分析。动物模型作为研究人类疾病的代替品，便于实验操作人员按时采集各种所需样品，即时或分批处死动物收集样本，更好地了解疾病过程，达成实验目的，这是临床研究不易办到的。

（6）有利于更全面地认识疾病的本质。有些病原体不仅引起人类发生疾病，也可引起动物感染，其临床表现各有特点。通过对人畜共患病的比较，可观察到同一病原体在不同的机体引起的损害，更有利于全面地认识疾病的本质。

综上所述，动物模型在医学科学研究中作出了巨大的贡献。

二、人类疾病动物模型的设计原则

成功的人类疾病动物模型常常依赖于最初周密的设计，人类疾病动物模型设计一般应遵循下列原则：

1. 相似性

复制的动物模型应尽可能近似人类疾病，最好能找到与人类疾病相同的动物自发性疾病。例如大鼠自发性高血压就是研究人类原发性高血压的理想动物模型；小型猪自发性冠状动脉粥样硬化就是研究人类冠心病的良好动物模型；狗自发性类风湿关节炎与人类幼年型类风湿性关节炎十分相似,同样是理想的动物模型。与人类疾病完全相同的动物自发性疾病不易多得,往往需要研究人员加以复制。为了尽量做到与人类疾病相似,首先要在动物选择上加以注意;其次在复制动物模型实验方法上不断探索改进;另外在观察指标等方面应加以周密的设计,要通过设置多项指标来判断动物是否达到相应人类疾病的状态或特征。

2. 重复性

理想的人类疾病动物模型应该是可重复的,甚至是可标准化的,不能重复的动物模型是无法进行应用研究的。为增强动物模型复制的重复性,在设计时应尽量选用标准化实验动物,同时应在标准化动物实验设施内完成动物模型复制工作。应同时在许多因素上保证一致性,如选用动物的品种、品系、年龄、性别、体重、健康状况、饲养管理;实验环境及条件、季节、昼夜节律、应激、消毒灭菌、实验方法及步骤;试剂和药品的生产厂家、批号、纯度、规格;给药的剂型、剂量、途径和方法;麻醉、镇静、镇痛及复苏;所使用仪器的型号、灵敏度、精确度、范围值;还包括实验者操作技术、熟练程度等方面的因素。

3. 可靠性

复制的动物模型应力求可靠地反映人类疾病,即可特异地、可靠地反映该种疾病或某种机能、代谢、结构变化,同时应具备该种疾病的主要症状和体征,并经受一系列检测(如心电图,临床生理、生化指标检验,病理切片等)得以证实。如果易自发地出现某些相应病变的动物,就不应选用;易产生与复制疾病相混淆的疾病或临床症状者也不宜选用。例如铅中毒,选用大鼠复制动物模型时,大鼠本身易患进行性肾病,容易与铅中毒所致的肾病相混淆,选用蒙古沙鼠就比选用大鼠可靠性好,因为只有铅中毒才会使蒙古沙鼠出现肾病变。

4. 适用性和可控性

设计复制人类疾病动物模型,应尽量考虑在今后临床实践中能应用和便于控制其疾病的发展过程,以便于开展研究工作。例如雌激素能中止大鼠和小鼠的早期妊娠,但不能中止人的妊娠,因此选用雌激素复制大鼠和小鼠的中止早期妊娠动物模型是不适用的;用大鼠和小鼠筛选带有雌激素活性的避孕药物时也会带来错误的结论。又如选用大鼠和小鼠复制实验性腹膜炎也不适用,因为它们对革兰氏阴性细菌具有较高的抵抗力,不易形成腹膜炎。

有些动物对某致病因子特别敏感,极易死亡,不好控制,也不适宜复制动物模型。

5. 易行性和经济性

复制动物模型的设计,应尽量做到方法容易执行和合乎经济原则。除了动物选择上要考虑易行性和经济性原则外,在选择模型复制方法和指标的检测观察上也要注意这一原则。

三、动物模型的分类

人类疾病动物模型经过 30 多年的开发研究,现已累积 2 000 多个动物模型,在医学发展中占有极其重要的地位。为了能更好地应用开发和研究动物模型,人们将其进行了分类。可以按动物模型产生原因进行分类,按医学系统范围分类,按模型种类分类和按中医证候分类,现将各种分类方法分述如下:

(一)按产生原因分类

1. 诱发性动物模型(experimental animal model)

又称为实验性动物模型,是指研究者通过使用物理的、化学的、生物的和复合的致病因素作用于动物,造成动物组织、器官或全身一定的损害,出现某些类似人类疾病时的功能、代谢或形态结构方面的病变,即为人工诱发出特定的疾病动物模型。

（1）物理因素诱发动物模型：常见的物理因素包括机械损伤、放射线损伤、气压、手术等。使用物理方法复制的动物模型如外科手术方法复制大鼠急性肝衰竭动物模型、大鼠肺水肿动物模型，放射线损伤法复制大鼠萎缩性胃炎动物模型以及大鼠、小鼠、狗的放射病模型等。采用物理因素复制动物模型比较直观、简便，是较常见方法。

（2）化学因素诱发动物模型：常见的化学因素诱病包括化学药致癌、化学毒物中毒、强酸强碱烧伤、某种有机成分的增加或减少导致营养性疾病等。应用化学物质复制动物模型，如应用羟基乙胺复制大鼠急性十二指肠溃疡动物模型，应用 D-氨基半乳糖复制大鼠肝硬化动物模型，以乙基亚硝基脲复制大鼠神经系统肿瘤动物模型，以缺碘饲料复制大鼠缺碘性甲状腺肿动物模型，应用胆固醇、胆盐、甲基硫氧嘧啶及动物脂肪复制鸡、兔、大鼠的动脉粥样硬化症动物模型。不同品种品系的动物对化学药物耐受量不同，在应用时应引起注意。有些化学药物代谢易造成许多组织、器官损伤，有可能影响实验观察，应在预实验中摸索好稳定的实验条件。

（3）生物因素诱发动物模型：常见的生物因素包括细菌、病毒、寄生虫、生物毒素等。在人类疾病中，由生物因素导致发生的人畜共患病（传染性或非传染性疾病）占很大的比例。传染病、寄生虫病、微生物学和免疫学等研究经常使用生物因素复制动物模型。如以柯萨奇B族病毒复制小鼠、大鼠、猪等心肌炎动物模型；以福氏Ⅳ型痢疾杆菌或志贺氏杆菌复制猴的细菌性痢疾动物模型；以锥虫病原体感染小鼠，复制锥虫病小鼠动物模型；以钩端螺旋体感染豚鼠，复制由钩端螺旋体引起的肺出血动物模型。

（4）复合因素诱发动物模型：以上 3 种诱发动物模型的因素都是单一的，有些疾病模型应用单一因素诱发难以满足实验的需要，必须使用多种复合因素诱导才能复制成功，这些动物模型的复制往往需要时间较长，方法比较繁琐，但其与人类疾病比较相似。如复制大鼠或豚鼠慢性支气管炎动物模型可使用细菌加寒冷或香烟加寒冷方法，也可使用细菌加二氧化硫等方法来复制；以四氯化碳（40％棉籽油溶液）、胆固醇、乙醇等因素复制大鼠肝硬化动物模型；以二甲基偶氮苯胺和^{60}Co 射线方法复制大鼠肝癌动物模型。

2. 自发性动物模型（spontaneous animal model）

指实验动物未经任何人工处置，在自然条件下自发产生，或由于基因突变的异常表现通过遗传育种手段保留下来的动物模型。自发性动物模型以肿瘤和遗传疾病居多，可分为代谢性疾病、分子性疾病和特种蛋白合成异常性疾病等。

应用自发性动物模型的最大优点是其完全在自然条件下发生疾病，排除了人为的因素，疾病的发生、发展与人类相应的疾病很相似，应用价值很高，如自发性高血压大鼠、肥胖症小鼠、脑中风大鼠等。

问题是许多这类动物模型来源比较困难，种类有限。动物自发性肿瘤模型因实验动物品种、品系不同，其肿瘤所发生的类型和发病机理也有差异。

自发性疾病模型的动物饲养条件要求高，繁殖生产难度大，自然发病率也比较低，发病周期也比较长，大量使用有一定困难，如山羊家族性甲状腺肿、牛免疫缺陷病（BIV）等。

由于诱发性动物模型和自发性动物模型有一定差异，加之有些人类疾病至今尚不能用人工的方法在动物身上诱发出来，因此近十几年来医学界对自发性动物模型的应用和开发十分重视。许多学者通过对不同种动物的疾病进行大量普查，以发现自发性疾病的动物，然后通过遗传育种将自发性疾病保持下去，并培育成具有该病表现症状和特定遗传性状的基因突变动物，供实验研究应用。

3. 抗疾病型动物模型(negative animal model)

是指特定的疾病不会在某种动物身上发生,从而可以用来探讨为何这种动物对该疾病有天然的抵抗力。如哺乳动物均易感染血吸虫病,而居于洞庭湖流域的东方田鼠(orient hamster)却不能复制血吸虫病,因而将之用于血吸虫病的发病机制和抗病机制的研究。

4. 生物医学动物模型(biomedical animal model)

生物医学动物模型是指利用健康动物生物学特征来提供人类疾病相似表现的疾病模型。如沙鼠缺乏完整的基底动脉环,左右大脑供血相对独立,是研究中风的理想动物模型;鹿的正常红细胞是镰刀形的,多年来被供作人类镰刀形红细胞贫血症的研究;兔胸腔的特殊结构用于胸外手术研究比较方便。但这类动物模型与真正的人类疾病存在着一定的差异,研究人员应加以分析比较。

(二)按医学系统范围分类

1. 疾病的基本病理过程动物模型(animal model of fundamently pathologic processes of disease)

疾病的基本病理过程动物模型是指各种疾病共同性的一些病理变化过程模型。致病因素在一定条件下作用于动物,对动物组织、器官或全身造成一定病理损伤,出现各种功能、代谢和形态结构的某些变化,其中有的变化是许多疾病都可能发生的,共有的,不是某种疾病所特有的变化,如发热、缺氧、水肿、休克、弥散性血管内凝血、电解质紊乱、酸碱平衡失调等,均可称为疾病的基本病理过程。

2. 各系统疾病动物模型(animal model of different system disease)

各系统疾病动物模型是指与人类各系统疾病相应的人类疾病动物模型。各系统疾病模型包括消化、呼吸、心血管、泌尿、神经、血液与造血系统、内分泌、骨骼等系统疾病的动物模型。还可以按科分类,如:传染病、妇科病、儿科病、皮肤科病、五官科病、外科病、寄生虫病、地方病、维生素缺乏病、物理损伤疾病和职业病等疾病的动物模型。

(三)按模型种类分类

疾病模型的种类包括整体动物、离体器官和组织、细胞株和数学模型。整体动物模型是常用的疾病模型,也是研究人类疾病常用的工具。

(四)按中医证候分类

祖国传统医学源远流长数千年,有许多学者应用动物做实验。自1960年有人复制小鼠阳虚动物模型至今已有30多年,在这期间中医药动物模型迅猛发展,已形成独特的较完整的体系,以其独特的理论体系"辨证论治";独特的评价标准:证、病、症;独特的处置措施:中药、针灸、养生;独特的观察指标:舌、脉、汗、神、色;独特的认识特色"审证求因",形成中医药动物模型体系,加入了人类疾病动物模型的大家族,成为一支不可缺少的生力军。

根据中医证候分类,动物模型可分为阴虚、阳虚动物模型,气虚动物模型,血虚动物模型,脾虚和肾虚动物模型,厥脱证动物模型等。按中药理论分类,人类疾病动物模型包括解表药、清热药、泻下药、祛风湿药、利水渗湿药、温里药、止血药、止咳药、化痰药、平喘药、安神药、平肝息风药、补益药、理气药、活血化瘀药等。中医药动物模型,不论从"证"或从"药"分类,每个证的动物模型不止一种动物、一种方法,但由于中医药的特殊理论体系、评价标准和观察指标十分准确的动物模型并不多,许多动物模型有待进一步改进和完善。

四、影响动物模型质量的因素

1. 致模因素对动物模型复制的影响

选择好致模因素是复制动物模型的第一步。应明确研究目的,清楚相应人类疾病的发生条件、临床症状和发病机制,熟悉致病因素对动物所产生的临床症状和发病情况,致病因素的剂量。

2. 动物因素对动物模型复制的影响

复制动物模型的动物种类繁多,如实验动物、家养动物和野生动物。野生动物属自然生态类型,其微生物感染复杂,遗传背景不清楚,获取困难,很难饲养,因此不便使用;家养动物饲养方便,获取容易,但微生物控制不严,遗传背景不很清楚也不提倡使用;应尽可能使用标准化实验动物,这样可排除遗传背景和微生物对动物模型本身及实验结果的影响。

此外,动物种类、品系、年龄、体重、性别、生理状态和健康因素等均对动物模型质量有不同程度的影响。

3. 实验技术因素对动物模型复制的影响

(1) 实验季节的影响:动物体对外界反应情况,同样受春、夏、秋、冬不同季节的影响,不同实验季节,动物的机体反应性在某些方面有一定的改变,这种影响在进行跨季节的动物模型实验时应引起重视,如动物有季节性发情、换毛等正常生理现象。

(2) 昼夜不同的影响:实验动物的体温、血糖、基础代谢率、内分泌激素的分泌等随着昼夜的不同发生着节律性的变化。在复制动物模型进行实验研究时,应注意实验中某种处理的时间顺序对结果的影响。

(3) 麻醉深度的影响:在复制动物模型时往往需要将动物麻醉后才能进行各种手术,实施某些致模因素。不同麻醉药物和不同麻醉剂量有不同的药理作用和副作用,如麻醉过深,动物处于深度抑制状态,甚至濒死状态,动物各种反应受到抑制,结果的可靠性受影响;麻醉过浅,在动物身上进行手术或实施某些致模因素,将造成动物强烈的疼痛刺激,引起动物全身特别是呼吸、循环、消化等功能发生改变,同样会影响造模的准确性。

(4) 手术技巧的影响:在实验手术造模时,首先要选择好最佳的手术路线,以避免过大、过繁的手术给机体带来影响。手术技术熟练与否也是影响因素,手术技术熟练可以减少对动物的刺激、创伤和动物出血,将提高造模的成功率。

(5) 实验给药的影响:在造模过程中给药是常规的工作,但对造模也是影响因素,如给药的途径、方法、剂量、熟练程度等都会带来影响。

(6) 对照组对造模的影响:在复制动物模型时常常因忽视或错误应用对照的问题,而造成动物模型的失败或误导错误结论。应根据不同要求设置好对照组。

4. 环境因素和营养因素对复制动物模型的影响

营养因素对复制动物模型,特别是长期实验的影响显著,应予以重视。如果采用国家标准饲料则问题就会解决。造模过程中应注意给水量充分,给予的饮水应符合卫生标准。

环境因素是影响造模及其实验结果的重要因素,居住条件、饲料、营养、光照、噪声、氨浓度、温度、湿度、气流速度等任何一项都不容忽视。

第二节 免疫缺陷动物

一、概述

免疫缺陷动物是指由于先天性遗传突变或用人工方法造成一种或多种免疫系统组成成分缺陷的动物。1962 年,苏格兰医师 Issacson 等首先发现无胸腺裸小鼠。1969 年,丹麦学者 Rygaard 首次成功地将人类恶性肿瘤移植于裸小鼠体内,在裸小鼠体内肿瘤存活并生长,开创了免疫缺陷动物研究和应用的新局面。从此,免疫缺陷动物逐渐广泛应用于医学生物学研究,成为肿瘤学、免疫学、细胞生物学和遗传学研究等的重要模型动物,受到越来越密切的关注。

二、免疫缺陷动物的分类

目前,世界各国相继培育出一系列免疫缺陷动物,从啮齿类扩展到马和牛等大型哺乳类动物;从单一的 T 淋巴细胞免疫缺陷到几种免疫细胞联合缺陷,如 T 和 NK 细胞,T 和 B 细胞以及 T、B 和 NK 细胞联合免疫缺陷动物;从自发突变的先天性免疫缺陷到后天获得性免疫缺陷。本节着重介绍先天性免疫缺陷动物。

1. T 淋巴细胞功能缺陷:常见的包括裸小鼠和裸大鼠

(1) 裸小鼠:先天性无胸腺无毛的裸体小鼠,常简称裸小鼠。导致这种异常状态的裸基因(nu)是一个隐性突变基因,位于 11 号染色体上。目前裸基因已经回交到不同的小鼠品系中,即将其导入不同的遗传背景。带有裸基因的小鼠品系包括 NIH-nu、BALB/c-nu、C3H-nu 和 C57BL/6-nu 等。各个品系裸小鼠因其遗传背景不同,所表现的细胞免疫反应和实验检查指标也不尽相同。

带有纯合裸基因的小鼠具有两个主要的缺陷特征:① 毛发生长发育异常,表现为全身形似无毛,呈裸体外表;② 无胸腺,仅有胸腺残迹或仅有异常的胸腺上皮,这种上皮不能使 T 细胞正常分化,缺乏成熟 T 细胞的辅助、抑制及杀伤功能,因而细胞免疫力低下,不能执行正常 T 细胞功能。此外,B 细胞功能基本正常。成年裸小鼠(6~8 周龄)较普通鼠有较高水平的 NK 细胞活性,但幼鼠(3~4 周龄)的 NK 细胞活性低下。裸小鼠粒细胞数比普通小鼠低。裸小鼠问世 50 多年来,已广泛应用于肿瘤学、微生物学、免疫学、寄生虫学、毒理学等基础医学和临床医学的研究中。

(2) 裸大鼠:裸大鼠(nude rat)在 1953 年由英国 Rowett 首先发现,基因符号为 rnu,纯合子裸大鼠(rnu/rnu)具有与裸小鼠基本相似的特征,无胸腺,缺乏功能性 T 淋巴细胞,B 细胞功能基本正常,NK 细胞活力增强,抵抗力差,易患呼吸道疾病,繁殖方法与裸小鼠相同,但躯干部仍有稀少被毛而并非像裸小鼠那样完全无毛,头部及四肢毛更多。裸大鼠同样能接受人类正常组织和肿瘤的异种移植,因其体形大,用一只裸大鼠可为常规血液学和血清生物化学分析实验提供足够的血样,也可为各种研究提供足够的瘤组织。同时裸大鼠易于进行外科手术,为各种部位肿瘤移植和肿瘤供血研究提供了方便。

(3) 显性半肢畸形小鼠:显性半肢畸形小鼠(dominant hemimelia mice),其基因符号为 Dh,是显性突变基因,位于 1 号染色体上,现有品系为 B6C3-Dh。纯合子(Dh/Dh)缺乏脾脏,其泌尿系统、生殖系统、消化道和骨骼有一定程度畸形。畸形发生于早期胚胎的脏壁中胚层(splanchnic mesoderm)。由于缺脾,在一定程度上损伤了体液免疫反应。这种小鼠无须特殊饲养条件。如果将 nu 基因和 Dh 基因结合在一起,即可培育出无胸腺和无脾脏的 Lasat 小鼠。

2. B 淋巴细胞功能缺陷小鼠:性连锁免疫缺陷小鼠(CBA/N 小鼠)

性连锁免疫缺陷小鼠(x-linked immune deficiency mouse,XID)起源于 CBA/N 品系,又称 CBA/N 小鼠,其 B 细胞功能缺陷,基因符号 xid,位于 X 性染色体上。纯合子雌鼠(xid/xid)和杂合子雄鼠(xid/Y)对非胸腺依赖性 II 型抗原没有体液免疫反应,血清中 IgM 和 IgG 含量降低,对 B 细胞分裂素(B-cell mitogens)缺乏反应,分泌 IgM 和 IgG 亚类的 B 细胞数量减少,T 细胞功能正常。如果移植正常鼠的骨髓到 xid 宿主,B 细胞缺损可得到恢复。相反,把 xid 鼠的骨髓移植给放射线照射的同系正常宿主,受体动物仍然表现为不正常的表型。该模型是研究 B 淋巴细胞的发生、功能与异质性理想的动物,其病理与人类 Bruton 丙种球蛋白缺乏症和 Wzeskott-Aidsch 综合征相似。

3. NK 细胞功能缺陷小鼠:Beige 小鼠

Beige(bg)小鼠为 NK 细胞活性缺陷的突变系小鼠,bg 是隐性突变基因,位于 13 号染色体上。纯合的小鼠(bg/bg)被毛完整,但毛色变浅,耳廓和尾尖色素减少,出生时眼睛颜色很淡。这种小鼠表型特征与人的齐-希氏综合征(Chediak-Higashi Syndrome)相似。其内源性 NK 细胞功能缺乏,是由于细胞溶解作用的后识别过程受损伤所致。纯合 bg 基因同时还损伤细胞毒 T 细胞功能,降低粒细胞趋化性和杀菌活性,延迟巨噬细胞调节的抗肿瘤杀伤作用的发生。该基因还影响溶酶体的发生过程,导致溶酶体膜缺损,使有关细胞中的溶酶体增大,溶酶体功能缺陷。由于溶酶体功能缺陷,bg 对化脓性细菌感染非常敏感,对各种病原因子也都较敏感,所以这种小鼠要在无特殊病原体(SPF)环境中才能较好地生存。采用纯合子进行繁殖。

4. 联合免疫缺陷小鼠:指两种以上的免疫细胞(T、B、NK)缺陷的小鼠

(1) SCID 小鼠:严重联合免疫缺陷小鼠(Severe Combined Immunodeficient Mice,SCID 小鼠)在 1983 年由美国学者 Bosma 首先发现于 C.B-17 近交系小鼠中,是位于 16 号染色体的称之为 scid 的单个隐性突变基因所导致。纯合 scid 基因导致淋巴细胞抗原受体基因 VDJ 编码顺序的重组酶活性异常,使 VDJ 区域重排,裂端不能正常连接,重排后的抗原受体基因出现缺失和异常,造成 T、B 细胞自身不能分化成特异性功能淋巴细胞。由于 C.B-17 品系小鼠是 BALB/cAnIcr 小鼠的同源近交系,该品系小鼠除了携带的来自 C57BL/ka 品系小鼠的免疫球蛋白重链 Igh-1b 等位基因与 BALB/cAnIcr 不同外,两品系小鼠的其余基因完全相同,故 C.B-17 的突变系 SCID 小鼠(C.B-17 scid/scid)与 BALB/cAnIcr 的遗传背景基本相同,其 H-2 抗原均为 H-2d。此外,目前已有 C3H-SCID 等其他品系小鼠遗传背景的 SCID 小鼠出现。SCID 小鼠外观与普通小鼠无异,体重发育正常,但胸腺、脾、淋巴结的重量一般均不及正常重量的 30%,组织学上表现为淋巴细胞显著缺乏。其胸腺多为脂肪组织包围,没有皮质结构,仅残存髓质,主要由类上皮细胞和成纤维细胞构成,边缘偶见灶状淋巴细胞群。脾白髓不明显,红髓正常,脾小体无淋巴细胞聚集,主要由网状细胞构成。淋巴结无明显皮质区,副皮质区缺失,呈淋巴细胞脱空状,由网状细胞所占据。小肠黏膜下和支气管淋巴集结较少见,结构内无淋巴细胞聚集。其骨髓结构正常。其外周血白细胞较少,淋巴细胞占白细胞总数的 10%～20%,而正常小鼠应占约 70%。SCID 小鼠的所有 T 和 B 淋巴细胞功能测试均为阴性,对外源性抗原无细胞免疫及抗体反应,体内缺

乏携带前 B 细胞、B 细胞和 T 细胞表面标志的细胞。但是，其非淋巴性造血细胞分化不受突变基因的影响，巨噬细胞、粒细胞、巨核细胞、红细胞等呈正常状态。自然杀伤(NK)细胞及淋巴因子激活(LAK)细胞也呈正常状态。值得注意的是少数 SCID 小鼠可出现极小程度的免疫功能恢复，此即为 SCID 小鼠的渗漏现象。其渗漏特征不遗传，但与小鼠年龄、品系、饲养环境有关。

(2) Motheaten 小鼠：突变基因 me 位于第 6 对染色体上，出生后 2 h 内即可出现皮肤脓肿，有严重联合免疫缺陷，表现为对胸腺依赖和不依赖抗原均无反应，对 T、B 细胞分裂素的增殖反应严重受损，细胞毒和 NK 细胞活性减低。纯合型(me/me)还伴有自身免疫的倾向，免疫复合物可沉积在肾、肺、皮肤。该系小鼠对判别生命早期免疫功能缺陷和研究某些自身免疫疾病发生都是有用的模型。

(3) 人工培育的联合免疫缺陷型小鼠

① B-NSG：利用 CRISPR/Cas9 系统直接在 NOD 小鼠上进行 Prkdc 和 IL2rg 双基因敲除的小鼠。B-NSG 小鼠没有成熟 T 细胞、B 细胞和功能性 NK 细胞，细胞因子信号传递能力缺失，更适合人造干细胞及外周血单核细胞的移植和生长，而且对人源细胞和组织几乎没有排斥反应，少量细胞即可成瘤，依赖于细胞系或细胞类型，同时也没有 B 淋巴细胞泄漏。B-NSG 小鼠平均寿命长达 1.5 年，是目前国际公认的免疫缺陷程度最高、最适合人源细胞或组织移植的工具小鼠。

② NCG：该小鼠是直接在 NOD/ShiLtJNju 小鼠上敲除 Prkdc 及 IL2rg 基因所得。背景单一，实验数据差异性小。缺乏 T 细胞、B 细胞和 NK 细胞，缺乏补体活性，异种移植成活率高。NCG 小鼠是目前成瘤率最高的免疫缺陷小鼠，最适合人源细胞，特别是非实体瘤(如白血病细胞)移植的工具鼠，寿命长，利于长期移植及药物评价实验。

③ 其他人工培育的联合免疫缺陷小鼠：国外将分布于 3 种小鼠的 3 个隐性突变基因即 NK 细胞缺陷的 beige 基因、T 细胞缺陷的 nu 基因以及 B 细胞缺陷的 xid 基因经过杂交、筛选并导入，育成了 T、B、NK 细胞三联免疫缺陷的 Beige-nude-xid 小鼠。中国药品生物制品检定所孙靖等在自行育成单一 T 细胞功能缺陷型的 PBI/1 裸小鼠(615/PBI)的基础上，将 C57BL/6J-beige 小鼠的 bg 基因，通过反复杂交和回交，导入 PBI/1 裸小鼠中，从而获得 T、NK 细胞双缺陷的 PBI/2-beige(615B6/PBI-beige)裸小鼠，其 NK 细胞活性明显低于 PBI/1 裸小鼠和 BALB/c 裸小鼠。在此基础上，他们用 T、NK 细胞联合缺陷的 PBI/2-beige 裸小鼠作为供体动物，B 细胞功能低下的 CBA/N 小鼠作为受体动物，采用杂交-回交和回交-互交导入法将具有 PBI/2 遗传背景的 bg 和 nu 基因导入 CBA/N 小鼠中，成功培育出三联(T、B、NK 细胞)免疫缺陷的 PBI/3xid·beige 裸鼠(CB·615/PBI-xid·beige 裸鼠)。此外，陈桦等将 Beige 小鼠 NK 细胞缺陷基因导入 SCID 小鼠体内，也得到 T、B、NK 细胞功能三联免疫缺陷小鼠(B.C.B-17SCID-beige 小鼠)。

第三节　肿瘤动物模型

肿瘤动物模型(animal models of tumor)在肿瘤病因学、发病机制及防治等方面的研究上具有重要意义。本节介绍诱发性动物肿瘤模型和动物自发性肿瘤及移植瘤株。

一、诱发性肿瘤动物模型

诱发性肿瘤模型(animal model of induced tumor)是使用致癌因素(carcinogens)在实验条件下诱发动物发生肿瘤的动物模型,它是进行实验肿瘤学研究的常用方法。常用于验证可疑致癌因素的作用,也越来越多地应用于肿瘤发生机理研究及防治效果的观察上,在肿瘤病因学、遗传学、生物学等方面的研究中占有重要地位。由于诱发因素和条件可人为控制,诱发率远高于自然发病率,故在肿瘤实验研究中优于自发性肿瘤模型。

诱发性肿瘤模型的原理是利用外源性致癌因素引起细胞遗传特性异常而呈现出异常生长和高增殖活性,形成肿瘤。外源性致癌因素主要有化学性、物理性及生物性致癌物,其中化学性致癌物(chemical carcinogens)最常见,已确知的多达 1 000 余种,用于诱发实验性肿瘤的种类亦很多,如苯并芘、甲基胆蒽、联苯胺、亚硝胺类、黄曲霉素类。各种致癌物的致癌强度、致癌谱等特性相差较大,同一种致癌物经不同途径给药,所致肿瘤部位或类型可有很大差异。有些化学性致癌物具有明显的亲器官或组织特性。因此,实验工作中应根据需要选用适当的致癌物和致癌途径,并确定其他影响因素或实验条件。

用于诱发实验性肿瘤的动物种类很多,它们因种族不同而对相同致癌因素有不同的反应性。常用的动物以哺乳动物为主,其中啮齿动物的使用最多,应用最广,包括各种大鼠、小鼠、豚鼠等。

1. 诱发方法

诱发性动物肿瘤的诱发方式包括原位诱发和异位诱发。原位诱发是指将致癌物直接与动物靶组织或靶器官接触而诱发该组织或器官发生肿瘤,接触方法可通过涂抹、灌注、喂养或埋置等;异位诱发是将与致癌物接触后的动物组织或器官埋置于该动物或另一正常动物皮下而产生的该组织或器官的肿瘤。异位诱发肿瘤具有易于观察和取材的优点。

放射性物质致瘤方法主要是用放射线照射或局部注射同位素。

能诱发动物肿瘤的病毒亦很多,例如用小鼠白血病病毒(murine leukosis virus,MLV)、鸡白血病病毒(fowl leukosis virus,FLV)和猫白血病病毒(feline leukosis virus,FLV)分别诱发小鼠、鸡和猫白血病;Rous 鸡肉瘤病毒可诱发田鼠、鸡、鸭、鹌鹑、猴和蛇等动物发生肉瘤;猫肉瘤病毒(feline sarcoma virus,FSV)可使大鼠、猫、犬和猴发生肉瘤;人腺病毒能诱发小鼠、田鼠发生肉瘤和淋巴瘤。

诱发动物肿瘤的实验应尽量简便可行,有较好的重复性,并利于与人肿瘤比较研究;选择对所用致癌物敏感的方法和种系动物。致癌物的剂量应能保证动物存活率较高、诱发期较短而又可诱发较高频率的肿瘤。

常用的给药基本方法和途径有口服、注入、埋藏和涂抹等。

(1)涂抹法:将致癌物涂抹于动物背侧及耳部皮肤,主要用于诱发皮肤肿瘤(如乳头状瘤、鳞癌等)。常用于此法的致癌物有煤焦油、3,4-苯并芘及 20-甲基胆蒽等。

(2)经口给药法:本法是将化学致癌物溶于饮水或以某种方式混合于动物食物中自然喂养或灌喂动物而使之发生肿瘤。食管癌、胃癌、大肠癌等肿瘤常用此方法。

(3)注射法:是将化学致癌物制成溶液或悬浮物,经皮下、肌肉、静脉或体腔等途径注入体内而诱发肿瘤。本法亦常用,其中皮下和静脉注射又最常用。

(4)气管灌注法:常用于诱发肺癌,将颗粒性致癌物制成悬浮液直接注入或用导液管注入动物气管内。多使用金黄地鼠和大鼠为实验动物。

（5）穿线法：适用于将多环芳烃类致癌物直接置于某特定部位或器官，如宫颈、食管和腺胃等。方法是将一定量的致癌物放置于无菌试管内，加热使致癌物升华，吸附于预制的线结上，将含有致癌物的线结穿入靶器官或靶组织而诱发肿瘤。

（6）埋藏法：将致癌物包埋于皮下或其他组织内，或将经致癌物作用过的器官、组织移植于同种或同种系动物皮下进行肿瘤的诱发实验。

2. 常见诱发肿瘤动物模型

（1）肺癌（carcinoma of the lung）

肺癌的诱发模型较多，方法也很成熟。常用方法有：

① 二乙基亚硝胺（DEN）诱发小鼠肺癌模型：采用小鼠，每周皮下注射 1% DEN 水溶液一次（每剂量为 56 mg/kg 体重，总剂量为 868 mg）。观察时间为 100 天左右。此模型诱发率约 40%。将 DEN 总剂量增到 1 176 mg 时，半年诱发率可达 90% 以上。

② 乌拉坦诱发肺多发性肿瘤模型：采用 A 系小鼠（1～1.5 月龄），每次每只腹腔注射 10% 乌拉坦生理盐水液 0.1～0.3 mL，间隔 3～5 天，共注射 2～3 个月，每只动物用量共约 100 mg。观察 3 个月，诱发率可达 100%。

③ 气管内灌注致癌物诱发肺癌模型：向气管内注入苯并芘、硫酸铵气溶胶或甲基胆蒽等物质。常用的有：猴气管内灌注 3,4-苯并芘与氧化铁的混合液，每周一次，共 10 次，可诱发肺鳞状细胞癌；大鼠吸入硫酸铵气溶剂可诱发肺腺癌。

（2）鼻咽癌（nasopharyngeal carcinoma）

① 二甲基胆蒽（DMC）诱发大鼠鼻咽癌模型：将结晶 DMC 置于锥形塑料管中（可用直径 2～3 mm 硬质塑料管在酒精灯上拉制），使塑料管尖端进入并长期留置鼻咽腔。DMC 循小孔缓慢溢出，至半年以上，取材。诱发率可达 60% 以上。

② 二乙基亚硝胺（DEN）滴鼻法诱发大鼠鼻咽癌模型：用磨平针尖的 8 号针头从前鼻插入大鼠（体重 120 g 左右）鼻咽腔，经注射器灌注 1% 吐温-80 新配的 33.3% DEN 混悬液 0.02 mL，每周 1 次，共 15～20 次。

（3）食管癌（carcinoma of esophagus）

① 甲基苄基亚硝胺（MBNA）诱发大鼠食管癌模型：将 MBNA 溶于饮水中，并掺入饲料中，喂养 Wistar 大鼠（体重 100 g 以上），使之每日摄入量达 0.75～1.5 mg/kg 体重，经 3 个月左右可诱发食管癌。亦可用 0.2% 或 0.005% MBNA 水溶液经口灌喂大鼠，每天 1 次（1 mg/kg 体重），经 11 个月可使诱发率达 53%。

② 二氢黄樟素（dihydrosaforle）诱发大鼠食管癌模型：将二氢黄樟素加入大鼠饲料中（浓度 2 500～10 000 mg/kg）喂养大鼠，诱发率达 20%～75%。

（4）胃癌（carcinoma of the stomach）

① 甲基胆蒽（MC）诱发小鼠胃癌模型：用细线打结后，使 MC 加温液化并渗入线结中；小鼠（体重 20 g 左右）腺胃黏膜面穿挂含 MC 的线结。埋线后 4～8 个月可成功地诱发胃癌。MC 的浓度为 0.05～0.1 g 20-甲基胆蒽内浸入 10～20 根线。

② 不对称亚硝胺诱发小鼠胃癌模型：用 0.25 mg/kg 体重的不对称亚硝胺，经 7～8 个月可诱发昆明种小鼠前胃癌。

③ 甲基亚硝基醋酸尿素诱发大鼠胃癌模型：在 SD 大鼠饮水中按 2 mg/kg 体重加入甲基亚硝基醋酸尿素，每周饮用 5 次，经 520 天可 100% 使大鼠发生腺胃癌。

④ 金黄地鼠胃癌模型：雄性金黄地鼠口服甲基硝基亚硝基胍（MNNG）（83 μg/mL）4 个

月,约 1 年后 30%～40%的地鼠发生胃腺癌并出现局部转移。亦可用浓度为 91 μg/mL 的乙基硝基亚硝基胍(ENNG)口服喂养雄性金黄地鼠 12 个月,可诱发胃腺癌和十二指肠腺癌。

此外,用 MNNG(125 μg/mL 水溶液)经口给药,亦可使 A/Jms、RP/Jms 等系小鼠诱发胃癌。

⑤ 甲基苄基亚硝胺(MBNA)诱发小鼠前胃癌模型:选用 A 系,昆明种或 615 系小鼠,以 40.07% MBAN 水溶液灌胃,每次剂量 0.25 mg/kg 体重或 1 mg/kg 体重,每天 1 次。第 7～8 个月可诱发 85%～100%的前胃鳞状细胞癌。

(5) 大肠癌(carcinoma of the large intestine)

① 二甲基苄肼(DMH)诱发大肠癌模型:将 DMH 先配成浓度为 4 g/L 的溶液,取 100 mL 加入 EDTA 27 mg,用 0.1 mol/L NaOH 将 pH 调整至 6.5。用上述 DMH 经皮下注射给 4 周龄雄性 Wistar 大鼠,每次剂量 21 mg/kg 体重,每周 1 次,连续 21 周。最后一次给药后 1～4 周处死动物。

② 甲基硝基亚硝基胍(MNNG)诱发大鼠大肠癌模型:用 MNNG 给 Wistar 大鼠经直肠灌入,诱发大肠癌。

(6) 肝癌(carcinoma of the liver)

① 二乙基亚硝胺(DEN)诱发大鼠肝癌模型:用 0.25% DEN 水溶液灌胃(剂量 10 mg/kg 体重),每周一次,剩余 6 天用 0.025% DEN 水溶液让其自由饮用。共约 4 个月即可诱发出肝癌,5～6 个月诱癌率达 80%以上。亦可用 0.005% DEN 的饮水喂养 8 个月诱发肝癌。

② 4,4-二甲基氨基偶氮苯(DAB)诱发大鼠肝癌模型:使用含有 0.06% DAB 的饲料喂养大鼠,同时控制饲料中维生素 B_2 含量(不超过 1.5～2 mg/kg 体重),经 4～6 个月可诱发成功。

③ 2-乙酰氨基芴(2-AAF)诱发动物肝癌:给成年大鼠含 0.03% 2-AAF 标准饲料,每日每只平均摄入 2～3 mg,经 3～4 个月即可诱发成功。此方法可用于诱发小鼠、狗、猫、鸡、兔等动物肝癌。

④ 亚胺基偶氮甲苯(OAAT)诱发小鼠肝癌:用 1% OAAT 苯溶液涂于动物两肩胛间皮肤上,隔日 1 次,每次 2～3 滴,一般涂 100 次。7 个月以上诱发肝癌率约 55%。亦可用 2.5 mg OAAT 溶于葵花籽油中,给 C3H 小鼠皮下注射,每 10 天 1 次,诱发肝癌。

⑤ 黄曲霉素诱发大鼠肝癌:在大鼠饲料中加入黄曲霉素,每日饲料中含 0.011～0.015 mg/kg,喂养 6 个月,肝癌诱发率达 80%。

(7) 脑肿瘤(brain tumor)

① 乙基亚硝基脲(ENU)诱发大鼠胶质瘤:用 0.5%～1%ENU 按 60 mg/kg 体重给药于 Wistar 大鼠。给药途径有两种,即经孕鼠胎盘给药致其子代鼠成瘤和经新生幼鼠皮下给药致瘤。前者是选用正常妊娠的健康 Wistar 大鼠(体重 340 g 左右),在妊娠晚期(预产期前 7 天)经尾静脉一次性缓慢注射 1%ENU 溶液;后者是选用 3 日龄健康 Wistar 大鼠(体重约 4 g),于肩胛部或腰骶部一次性皮下注射 0.5%ENU 溶液。观察 12 个月,诱发出脑、脊髓胶质瘤。用此方法诱发的胶质瘤在组织学上以混合性少突星形细胞瘤为主,偶伴发肾纤维肉瘤和肺癌。

② 甲基胆蒽(MC)诱发小鼠脑肿瘤:藏旭等用含 20% MC 的胆固醇小块埋入 A 系、C3HA 系及昆明种小鼠大脑顶部皮层内,诱发出大脑胶质瘤和纤维肉瘤。

（8）宫颈癌（cervical carcinoma）

用穿线法将附有 0.1 mg MC 的棉纱线结穿入雌性小白鼠的宫颈部，并固定缝线。观察半年左右处死动物，取宫颈组织。

二、动物自发性肿瘤及移植瘤株

人类肿瘤在实验动物中几乎都能找到相似的肿瘤性疾病。利用高发病率品系动物研究自发性肿瘤性疾病，更能接近人群发病情况，对研究人体肿瘤的防治有重要意义。

动物自发性肿瘤（spontaneous tumors in animals）是指实验动物未经任何有意识的人工处置，在自然情况下所发生的肿瘤。动物自发瘤多发生于近交系动物，随实验动物种属、品系的不同，肿瘤发生类型和发病率有很大差异。其中，小鼠的各种自发性肿瘤在肿瘤发生、发展的研究中具有重要意义。自发性肿瘤模型与诱发性肿瘤模型具有一定差异（如对药物的敏感性是不同的），但大部分自发性肿瘤动物模型是通过人为定向培养而成的，毕竟不同于人类自然发病情况，因此自发性肿瘤模型与诱发性肿瘤模型之间优缺点是相对的。

肿瘤移植实验在肿瘤研究中具有重要作用。动物自发性肿瘤移植瘤株就是将动物自发性肿瘤移植到同系、同种或异种动物体内生长，经传代后，组织学类型稳定，生长特性（包括接种成活率、生长速度、自动消退率、宿主寿命与宿主反应等）已趋稳定；其侵袭和转移的生物学特性以及对化疗药物的敏感程度均已确定；在同种或异种动物体内继续传代，形成的可移植性肿瘤即瘤株。

移植瘤株的稳定性至关重要。为了达到可靠的稳定性，通常需连续传代 15～20 代。但即使已建立的瘤株再传代后，其生物学特性亦可发生一定程度的改变，如形态学上的改变、恶性程度以及转移特性的变化等。

移植瘤的建立方法一般是选择自发瘤或诱发瘤组织块，无菌条件下放入组织研磨皿内，按 1:（3～5）的比例加入灭菌生理盐水，制成瘤细胞悬液。取浓度约为 10^6～10^7/mL 的细胞悬液 0.2 mL 接种于同系雌性小鼠皮下。如此传代，使其移植成功率、生物学特性等趋于稳定。亦可采用组织块接种法。

腹水瘤的移植方法为直接将抽取的含瘤细胞的腹水（0.1～0.2 mL）接种于受体动物腹腔。

三、人源化肿瘤动物模型（CDX、PDX Model）

人源化肿瘤动物模型主要分为两种，一种是将人源的细胞系接种到免疫缺陷小鼠或大鼠体内，称为 CDX model（cell-line-derived xenograft）；另一种是将来源于患者的肿瘤组织块接种到免疫缺陷小鼠或大鼠体内，称为 PDX model（patient-derived xenograft）。

第四节　系统疾病动物模型

一、消化系统疾病动物模型

（一）肝、胆、胰腺疾病动物模型

1. 肝纤维化动物模型（animal model of liver fibrosis）

任何可引起肝损伤的因素长期、反复作用于肝脏，均可产生肝细胞变性、坏死，继而肝细胞再生和纤维组织增生,导致肝纤维化,严重时发展为肝硬化、肝癌等。基于此原理建立了许多肝纤维化模型、化学性损伤模型、免疫性模型、生物学模型、乙醇性模型和营养性模型。每种方法因致病因素不同,给药途径不同,产生肝硬化的机理、纤维化出现早晚、稳定性、出现率、重复性及机体自然患病过程相似程度等都不尽相同。

(1)免疫性肝纤维化模型:免疫性肝纤维化产生的机理是由Ⅲ型变态反应引起,白蛋白和血清的大分子物质,作为异种抗原进入大鼠体内后,刺激其产生相应的抗体,当抗原再次进入机体后抗原抗体结合,形成抗原—抗体免疫复合物(IC),IC可激活(或结合)补体,由于抗原的反复、长期刺激,过量的免疫复合物来不及被清除,沉积于肝脏的血管壁内外,引起血管炎和血管周围炎,造成肝损伤,形成广泛的进行性慢性炎症病变。如此反复导致肝细胞变性、坏死,肝细胞再生,纤维增生等变化,最后发展为肝纤维化、肝硬化。

动物选用雄性 Wistar 大鼠,体重 130 g 左右。取猪血清 0.5 mL,腹腔内注射,每周 2 次,共 8 次。大鼠于第 3 周出现较多的肝细胞变性、坏死,第 4 周增生的胶原纤维形成纤维束,呈侵袭性生长,从中央静脉到门管区之间相互伸延,发生肝纤维化。该模型的特点:① 肝纤维化出现得早,出现率高达 86.7%;② 对动物整体损伤轻微,动物毛发光泽、生长、发育情况与正常无区别;③ 肝纤维化组织中大量胶原增生,故Ⅲ、Ⅳ型前胶原的 mRNA 增多。

(2)化学损伤性肝纤维化动物模型:雄性 Wistar 大鼠,体重 130 g 左右,用硫代乙酰胺腹腔内注射,第 1 次 20 mg/100 g 体重,从第 2 次起 12 mg/100 g 体重,每周注射 2 次,共 8 周。硫代乙酰胺腹腔内注射第 3 周,在肝小叶间中间带出现大片的肝细胞变性、坏死和炎细胞浸润,变性、坏死的细胞数和严重程度明显超过猪血清模型,炎细胞浸润也超过猪血模型。6 周后出现增生的纤维束,纤维增生明显晚于和少于猪血清肝纤维化模型。化学损伤性肝纤维化模型中肝细胞变性坏死,比免疫性肝纤维化模型严重且炎症细胞浸润明显,在其大鼠肝纤维组织中有Ⅰ型胶原的 mRNA 增多,转化生长因子 β_1 明显增多。

(3)四氯化碳肝硬化动物模型:Wistar 或 SD 大鼠,体重 180～200 g,皮下注射 40%～50%四氯化碳油溶液(0.3 mL/100 g 体重),每周 2 次;第 2 周始,隔日以 20%～30%酒精 1 mL 灌胃(或作为唯一饮料),饲以单纯玉米面(混以 0.5%胆固醇),共 10 周。实验中大鼠成活率 60%～80%,四氯化碳所致高胆固醇饮食大鼠肝硬化是目前国内外常采用的动物模型,该模型可靠且复制时间短,肝纤维化进展稳定,适合于肝硬化发生发展过程的动态研究。

2. 胆石症病动物模型(animal model of cholelithiasis)

我国人群中胆结石疾病,特别是原发性胆管结石发病率高,手术后复发又非常普遍,最后常因反复感染发生胆汁性肝硬化而死亡,因此是医学领域中极为重要的课题之一。

胆石症病实验动物可用叙利亚仓鼠、健康成年家兔、大鼠、家犬或猴等,具体方法有:

(1)食饵法:① 选用雌性豚鼠,体重 250～300 g。成石饲料的配制:在基础食物中加入酪蛋白 1%,蔗糖 1.5%,猪油 1%,纤维素 1%,胆酸 0.02%,胆固醇 0.05%。2 个月后在 90%的豚鼠胆囊中可产生以胆色素为主的结石,其成分和结构与人类的胆色素结石相似。② 选用成年家犬,成石饲料成分:50%蔗糖、10%酪蛋白、20%玉米淀粉、5%动物油、1%胆固醇,辅以矿物质和维生素,特点为高蛋白、高碳水化合物,其中胆固醇为关键成分。12 周后结石成石率达 100%,其结石为胆色素结石。

本模型适用于饮食与结石生成关系及代谢和防治研究,以及胆石生成过程中胆色素,胆汁酸和糖蛋白三者间的相互关系的研究。

（2）感染成石法：健康成年家兔、大鼠或家犬，无菌条件下剖腹术，显露十二指肠，从十二指肠乳头逆行插入一塑料管进入胆囊，从中注入蛔虫卵或大肠杆菌悬液。蛔虫卵悬液浓度为每毫升含 3 万～15 万个蛔虫卵。7 个月后胆囊呈慢性炎症，囊内结石形成。此模型除用于防治研究外，还可以进行有关胆系感染时功能代谢变化的分析与观察研究。

（3）狭窄成石法：可选用健康成年家兔、家犬或猴，其中家兔的诱发率高。

① 胆囊结扎法：健康成年家兔，无菌条件下剖腹手术，分清胆管与肝管，用银夹适当地夹住胆囊颈部以产生部分梗阻。6 个月后胆囊中有明显结石形成。

② 胆总管结扎法：家兔剖腹后显露胆总管，在十二指肠上缘处预先经双鲸蜡基-26 烷磷酸钠（dicetyl sodium phosphate）浸渍外敷纤维素粘胶（cellophane）的细带松松结扎一道。4 个月后出现胆总管狭窄或完全梗阻，70％～80％出现胆囊结石，这种结石质软、色深，有的属于纯胆色素结石，但大多为含胆色素与胆固醇的混合结石，此实验模型可用于进行胆色素混合结石的发病学与防治研究。

3. 急性胰腺炎动物模型（animal model of acute pancreatitis）

理想的急性胰腺炎动物模型是研究 AP 发病机制和药物防治的前提。下面介绍几种稳定、可靠，能反映胰腺病变依次加重的急性胰腺炎模型。

（1）牛胆酸钠诱导大鼠急性胰腺炎系列模型：Wistar 大鼠，体重 180～260 g，实验前禁食 12 h，允许饮水，3％戊巴比妥钠（40 mg/kg 体重）腹腔内注射麻醉。剖腹后经十二指肠用 4 号头皮针头插入胰管开口，向内逆行注入 NaTc 溶液（0.1 mL/100 g 体重）。1％和 2％ NaTc 诱导 AP 后 12 h，血清淀粉酶依次升高，组织水肿和炎症细胞渗出逐渐加重，病理学上属轻度和重度水肿型急性胰腺炎。3.5％ NaTc 诱导 AP 后，除血淀粉酶水平持续升高外，胰腺组织水肿、炎症细胞浸润进一步加重，并出现典型胰腺细胞坏死和出血，病理学上已属坏死型胰腺炎，电镜显示细胞的超微结构也证实上述形态改变。随着 NaTc 诱导浓度的提高，胰腺损伤依次加重。本模型适合评价药物对水肿型和（或）坏死型胰腺炎的最大防治效应，故具有一定的实用价值。

（2）犬急性坏死性胰腺炎模型：成年犬，10～15 kg，雌雄不拘。实验前禁食 12 h，不禁水，麻醉后经上腹正中切口入腹，寻及十二指肠，于胰管开口附近切开十二指肠壁，置一细塑料管于主胰管内，然后向内注入胰蛋白酶和狗自身胆汁混合液 2～3 mL（0.3 mL/kg 体重，配方为 1 mL 胆汁＋4 mL 胰酶溶液，内含 4 mg 胰蛋白酶），滞留 5 min 后拔去塑料管，荷包缝合十二指肠壁，关腹。本实验采用胰管内加压注射自身胆汁和胰蛋白酶混合物，术后 1 h 即见血清淀粉酶明显升高，持续 24 h，6 h 达峰值；胰腺大体和镜下病理改变呈典型的坏死、出血及炎症细胞浸润，表明此方法可成功诱发犬急性坏死性胰腺炎模型。

4. 慢性胰腺炎动物模型（animal model of chronic pancreatitis）

成年猫，在隔夜禁食后，全麻（30 mg/kg 异戊巴比妥钠腹腔内注射）下施行剖腹手术，将尼龙导管插入主胰管，缝合固定后，烧灼闭合导管外露端，造成主胰管完全梗阻或先将一根尼龙导管插入主胰管内，缓慢注入 94％乙醇 1.5 mL，然后截下 1 cm 长的导管留置在主胰管内，最后用 26 号细针头均匀点状注射 94％乙醇 1.5 mL 于胰腺实质内。6 周后出现典型的慢性胰腺炎，26 周后慢性胰腺炎的发生率为 100％。

（二）胃肠疾病动物模型

1. 幽门螺杆菌感染动物模型（animal model of helicobacter pylori infection）

Hp 感染小鼠模型：10^9 cfu 的 Hp 菌液经口感染 SPF BALB/c 小鼠和 CD1 小鼠，1 周后及其后的4～8周内,小鼠体内可查到程度不同的感染,其胃黏膜的病理变化与人感染 Hp 的变化相似,主要表现为胃腺体消失,上皮细胞脱落,溃疡形成及黏膜固有层炎性细胞浸润。此模型可用于观察 Hp 感染的病理过程及细菌疫苗应用的研究。

2. 消化性溃疡动物模型(animal model of peptic ulcer)

(1) 应激性大鼠溃疡模型:大鼠禁食24 h,将动物固定于特制木板上,垂直浸入(23±0.5)℃水浴中,水深平剑突,24 h后取出,脱颈处死,打开腹腔,结扎胃贲门和幽门,胃内注入1%甲醛溶液8 mL,将胃取出浸入甲醛溶液中,30 min后沿胃大弯剖开,测量每个溃疡长径,计算全胃溃疡长径之和为溃疡指数。此模型方法简便,成功率高,可用于应激性溃疡发生机理和黏膜保护药物的研究。

(2) 组织胺性大鼠溃疡模型:大鼠禁食24 h,腹部皮下注射磷酸组织胺50 mg/kg,2 h后再重复注射一次,3 h后处死动物,按前述方法固定胃和记录溃疡指数。此方法可同时诱发食管、胃、十二指肠等发生溃疡。可用于溃疡发生机理及治疗药物的研究。

(3) 利血平性小鼠溃疡模型:小鼠腹部皮下注射利血平5 mg/kg,继续禁食18 h,脱颈处死,解剖取胃,固定标本,用解剖显微镜计数胃溃疡个数。

(4) 结扎幽门法诱发溃疡模型:选用大鼠、小鼠或豚鼠,麻醉后,无菌技术下在剑突下由腹正中切开腹壁皮肤及肌层,切口长约3 cm,暴露胃,沿胃向右,辨清幽门和十二指肠的连接处,避开血管,于其下穿线,将幽门完全结扎。术后绝对禁水。此模型复制方法简单,发生率高。

3. 溃疡性结肠炎动物模型(animal model of ulcerative colitis)

(1) 乙酸诱发大鼠溃疡性结肠炎模型:选用雄性 SD 大鼠,体重300～350 g,试验前禁食16 h,戊巴比妥钠腹腔麻醉。用导管经肛门插入结肠内8 cm,注入8%乙酸2 mL,20 s后立即注入5 mL生理盐水冲洗。其病理特点为结肠黏膜弥漫性充血水肿,炎性细胞浸润,出现糜烂,严重者可见溃疡形成。但早期仅见单纯急性炎症,病变进展及愈合均迅速,与人类溃疡性结肠炎病变进展与愈合交替的特点不同,该模型炎性介质代谢与人类溃疡性结肠炎相似。其优点为制模简便、重复性好、经济实用,但不能反映人类溃疡性结肠炎免疫学变化。

(2) 聚糖硫酸钠诱发小鼠急慢性溃疡性结肠炎模型:选用无特定病原菌 CBA/J(H-2^K)或 BALB/c(H-2^d)雄性小鼠,8～9周龄。饮水中给予5%～10%葡聚糖硫酸钠(DSS)饮用8～9 d,即可看到结肠黏膜炎细胞浸润、多发性糜烂、隐窝脓肿等急性炎症表现。慢性溃疡性结肠炎模型可先给予5% DDS饮用7 d,再饮用自来水10 d,如此3～5个循环,结肠黏膜不仅有糜烂、炎细胞浸润,还有淋巴滤泡形成及黏膜再生改变,部分黏膜出现异型增生。此模型病理改变类似于人类溃疡性结肠炎模型,不仅可用于发病机理、治疗药物的研究,而且适用于与结肠癌相关的研究。

二、呼吸系统疾病动物模型

(一) 慢性支气管炎动物模型(animal model of chronic bronchitis)

1. 二氧化硫吸入刺激法

小鼠吸入二氧化硫2%,每天10 s,60 d,14～18 d出现支气管病变,27 d后出现重型气管炎病变;小鼠吸入二氧化硫1%,每天20 s,25 d,第20 d出现慢性支气管炎病变;大鼠吸入二氧化硫23 mL/10 L空气,每日30 min,第56 d出现慢性支气管炎病变;大鼠吸入二氧化硫 3 mL/L 空气,每日 5 min,每周 6 次,45～51 d,第 36～45 d 出现慢性支气管痉挛;猴吸入二氧化硫 5～8 mL/10 L 空气,每日 2 h,每周 5 次,65 d,在 50 d 时腺体显著增生,出现慢性支气管炎病变。

2. 烟雾吸入法

(1) 强烟雾吸入法:用锯末 200 g,烟叶 20 g,干辣椒 6 g,硫黄 1 g,混合后在 27 m³ (1 m×3 m×9 m)的烟室内点燃,形成浓烟雾,浓度约为 200 mg/m³,大鼠每天吸入 1 h,共 44 d。

(2) 香烟烟雾刺激:小鼠于 10 000 mL 卡口瓶中,瓶盖留有直径 1.5 cm 通气孔,下口连接一个三通管,另两端分别连接 50 mL 注射器及点燃的香烟,用注射器通过三通管连续吸注香烟烟雾,每次 400 mL(瓶中烟雾浓度约为 4%)烟熏 30 min。前 10 d 上、下午各烟熏 1 次,后 10 d 每天下午烟熏 1 次,连续 30 次,全程 20 d。小鼠、大鼠及豚鼠慢性支气管炎病变中,以杯状细胞增多、柱状上皮增生及慢性炎症细胞浸润最为常见。尽管这些病受程度可能不尽一致,但它们的综合出现,特别是在支气管及末梢细支气管见到这些改变,就可以作为慢性支气管炎的形态学诊断指标。

(二) 肺气肿动物模型(animal model of pulmonary emphysema)

常用方法是给予蛋白水解酶类。根据给药途径可分为两类:

1. 雾化吸入法

家兔 1.8～2.0 kg 或大鼠 180～200 g。配制 50 mL 2% 猪胰弹性蛋白酶或 5% 木瓜蛋白酶。经超声雾化器将酶液雾化后(直径 5 μm 以下颗粒占 90% 以上,50 mL 约 4 h 雾化完)经管道送入自制雾化箱。动物经雾化吸入箱的开口处吸入酶的气雾剂。每次吸入约 4 h (至酶液雾化完),每周吸入 1 次,共 3 次。末次吸入后 1 个月,即可作为肺气肿动物模型进行实验观察。

2. 气管内滴入法

180～200 g 大鼠,配制 3% 猪胰弹性蛋白酶或木瓜蛋白酶。给大鼠腹腔注射 20 mg/kg 体重戊巴比妥钠,并加用乙醚。分离暴露气管,用 4 号细针穿刺两软骨环间,向气管内快速推注酶液(0.1 mL/100 g 体重),推完后立即拔出针头,使大鼠保持直立位,左、右来回旋转 1～2 min,使酶液尽可能均匀地达到两侧肺的深部。滴注酶液后 2 个月可作为肺气肿动物模型。肺组织病理检查见:肺泡隔数量明显减少,所存留肺泡隔变窄,部分肺泡隔断裂、消失,若干肺泡融合形成大圆囊,甚至肺泡管扩张,可作为肺气肿的形态学诊断指标。目前多采用气道内直接注射蛋白酶类来复制肺气肿动物模型。

(三) 肺动脉高压动物模型(animal model of pulmonary hypertension)

1. 常压缺氧模型

150～250 g 雄性 Wistar 大鼠,每次 15～20 只,置于密闭舱内。具体步骤:先向舱内注入氮气,使舱内氧浓度下降至 10% 左右,然后以 2 L/min 的流速向舱内注入低氧气体(氧浓度 10%,用氮平衡)。舱内气体用小风扇不断混匀。监测舱内氧和二氧化碳浓度,分别控制在(10%±1.0%)和小于 3% 范围。舱内的二氧化碳和水蒸气分别用钠石灰和氯化钙吸收。密闭舱壁下部留有小缝隙与舱外相通,可供舱内外气体缓慢进出,使舱内气体与大气压始终保持平衡。吸入氧浓度 10%,吸入二氧化碳浓度小于 3.0%,每天 8 h,共 4 周。

2. 减压缺氧模型

健康 Wistar 大鼠置于低氧舱中,舱内按每只大鼠放钠石灰 5 g,然后抽气减压,速度由 3 kPa/min 渐至 51～54 kPa/min(1 kPa=7.5 mmHg)为止,此时氧含量为 10%～10.5%,每天如此低氧持续 6 h,共 2～4 周。动物在最后一次缺氧实验完成后次日用 10%乌拉坦(1 mL/100 g 体重)腹腔麻醉,测定右心室压和肺动脉压力:分离大鼠右侧颈外静脉,将塑料导管(外径 0.9 mm,内径 0.6 mm)一端连接压力传感器,一端从颈外静脉插入,用 RM-6200 四导生理记录仪观察压力波形,以辨别导管顶端在右心室及肺动脉位置。测定并记录平均右心室压力和平均动脉压力。测毕结扎右侧颈外静脉,并立即分离左侧颈总动脉,将塑料导管(外径 1 mm,内径 0.6 mm)一端与注射针头连接,针头尾端接三通管开关,后者接注射器,便于用肝素生理盐水冲洗导管以防凝血,另一端从颈总动脉插入。转动三通阀门,使导管与注射器相通,当有回血时,关闭三通阀门。将大鼠置于密闭舱内,舱内气体浓度条件同前。30 min 后,抽取导管部分的血液弃掉。用注射器抽取动脉血做血气分析。将大鼠从舱内取出,立即剪开动物胸腔,取出心、肺制备病理标本。

(四)支气管哮喘动物模型(animal model of bronchial asthma)

1. 卵白蛋白激发豚鼠哮喘动物模型

选用健康雄性豚鼠,体重 300～500 g,腹腔注射 10%卵白蛋白生理盐水溶液 10 mL,使豚鼠处于致敏状态,2 周后以 10%卵白蛋白生理盐水溶液雾化吸入 20 min,诱发豚鼠哮喘发作。亦可选用 200～300 g 的豚鼠,雌雄不限,于第 1 和第 8 d,将 0.5%卵白蛋白(溶于生理盐水)10 mL 加至超声雾化吸入器,给豚鼠用简易面罩雾化吸入 10 min,第 16～20 d 将致敏的豚鼠置于密闭的容器内,用 1%卵白蛋白气雾激发,使动物暴露在卵白蛋白气雾中 10～30 min,直至出现哮喘样发作为止。豚鼠可出现气喘表现,咳嗽,烦躁,口唇和四肢发绀,呼吸费力,挣扎,呼吸频率明显增快。用Ⅱ导生理记录仪描记其呼吸曲线,出现呼吸频率加快和呼吸加深。病理检查可发现毛细血管扩张,嗜酸性粒细胞浸润,腺体分泌活动亢进。

豚鼠是最好的显示气道高反应性的特征动物,其哮喘发作与人的表现相似。本模型主要用于哮喘发病机理的研究和治疗观察。

2. 血小板活性因子(PAF)激发豚鼠哮喘模型

选用 300～500 g 成年雄性豚鼠,在激发实验当天,采用含 0.25%小牛血清白蛋白的生理盐水,将 PAF 稀释成 500 μg/mL,按 1 500 μg/kg 的剂量雾化吸入,可引起豚鼠哮喘发作。

血小板活性因子激发豚鼠哮喘发作不需要致敏过程,直接利用其特性而引发气道的高反应性。本模型主要用于哮喘病因学和发病机理的研究。

(五)肺水肿动物模型(animal model of pulmonary edema)

1. 一氧化氮吸入

狗 18～23 kg、兔 2.5 kg、大鼠 200～300 g、豚鼠 400～500 g,分别吸入含有 1.35%(狗)、0.73%(兔)、0.8%～0.9%(大鼠)、0.9%～1.1%(豚鼠)浓度的一氧化氮。

2. 双光气吸入

将 12 mg/L 双光气滴在滤纸上,干后放入密闭容器内,将小鼠置于容器内 15 min 即可形成肺水肿。全部操作应在通风柜进行。

3. 氯化铵中毒

动物选择大鼠、小鼠、豚鼠,分别于腹腔注射氯化铵 0.6 mL/100 g 体重(大鼠)、0.15 mL/10 g 体重(小鼠)和 0.5~0.7 mL/kg(豚鼠),使其药液浓度分别达 6%、3%、6%。

4. 生理盐水注射

健康家兔或狗静脉快速输入大量生理盐水,按每分钟 40 mL/kg 注入动物全血量 1~1.5 倍时即可发生肺水肿。

(六)急性呼吸窘迫综合征动物模型(animal model of acute respiratory distress syndrome)

急性呼吸窘迫综合征(ARDS)是一种以进行性呼吸困难与顽固性低氧血症为特征的急性呼吸衰竭,ARDS 的诊断标准为:① 急性起病,呼吸频数(>28 次/min)或呼吸窘迫;② 动脉血氧分压/吸氧浓度(PaO_2/FiO_2)<26.7 kPa;③ X 线胸片示双肺浸润影;④ 肺动脉楔压(PAWP)≤2.4 kPa 或无左心房高压的临床证据。

1. 油酸所致 ARDS

将犬(18~23 kg)、兔(2.5 kg)、大鼠(250 g),按常规麻醉,仰卧固定,暴露颈静脉,静脉注射油酸(犬 0.03~0.06 mL/kg、兔 0.08 mL/kg、大鼠 0.1 mL/kg),一般不超过 0.315 mL/kg。以犬为例,注射油酸后立即出现呼吸困难、窘迫,mPAP 显著升高,持续增加 72 h,而 PWP 无变化。PaO_2 下降,24 h 后<8 kPa,$P(A-a)O_2$ 上升,QS/QT 上升。胸部 X 线表现为肺纹理增粗、不均匀网状影、小片状影、大片状磨玻璃肺及白肺,总阳性率为 42%。油酸所致 ARDS 模型重复性高,可引起典型 ARDS 表现;方法简便,成功率高。

2. 脂肪所致 ARDS

脂肪含有的凝血酶进入血液后,活化因子Ⅶ,即脂肪激活凝血系统,使纤维蛋白原裂解为纤维蛋白 A 肽及 B 肽,这两种纤维蛋白单体均可引起肺损伤及血栓形成,血管通透性增加,引起与油酸、骨髓液所致 ARDS 相似的病理过程。

采用犬网膜及皮下脂肪为材料,用乙醚提取脂肪液,其主要成分为甘油三酯 364.8 mmol/mL,胆固醇 31.1 mmol/mL,游离脂肪酸 16.69 μmol/mL。健康犬(18~23 kg)以 1.4~1.7 mL/kg 脂肪液静脉注射,可建立 ARDS 模型。脂肪液静脉注射后,犬立即发生呼吸频数、窘迫,发绀严重。PaO_2 24 h 降至 8 kPa 以下,个别降至 5 kPa 以下,$PaCO_2$ 下降,$P(A-a)O_2$ 及 QS/QT 增高,WBC 计数下降,血浆纤维蛋白下降,血清 FDP 升高。此模型模拟临床脂肪微栓塞所致 ARDS,症状典型,发生率高,方法简便,重复性强。

3. 佛波醇十四酸乙酸所致 ARDS

佛波醇十四酸乙酸盐(佛波肉豆蔻乙酯,phorbol myristato acetate,PMA)为强有力的炎性细胞(PMN)激活剂,可使 PMN 黏附、聚集、脱颗粒,释放脂质过氧化物(LPO),并可导致 PMN 及肺组织中细胞 DNA 断裂。

体重 2~4 kg 健康家兔,经常规麻醉,仰卧固定,经耳缘静脉注射 PMA(40 mg/kg)。急性呼吸窘迫持续 4~6 h,伴有肺出血,以后进入弥漫性肺间质炎,进而发生肺纤维化。根据动物临床表现及组织病理变化可分为三期:第一期,肺水肿、肺出血期,发生于注射 PMA 的 90 min 内,动物呼吸窘迫持续 6 h,近 1/10 动物于 4 d 内死亡;第二期,弥漫性肺间质炎期,发生于 2~4 d,至少持续 2 周,在此期间,实验动物呈现弥漫性间质性肺炎,伴有肺泡炎性细胞渗出,间质中以多核粒细胞和巨噬细胞为主,肺灌洗液中 PMN 在 3 h 显著增多,并持续增多;第三期,肺纤维化期,从第 4 周到第 6 周,肺间质中炎性细胞、嗜酸粒细胞、巨噬细胞明显减少,肺泡渗出液中 PMN 比例仍较高,肺泡间隔增宽,胶原增多。整个病理过程与临床

ARDS 非常相似,是观察肺纤维化较理想的模型。

（七）肺炎动物模型（animal model of pneumonia）

1. 大肠杆菌肺炎动物模型

新西兰白兔,体重 1.7～2 kg,置兔台上固定,用细绳牵引门齿,使颈部充分暴露。剪去颈周兔毛,用 75% 乙醇消毒,将抽取大肠杆菌液的注射器经皮肤插入环状软骨下的气管内,回抽见有大量气泡后注入菌液 0.8～1.2 mL/kg,然后抬高兔头颈部,使菌液缓慢流入气管下段及肺部。家兔在接种后 0.5～1 h 出现喷嚏、喉鸣、拒食、耸毛、蜷缩、颤抖,持续 1～3 h。于 5～6 h 体温上升,耸毛、蜷缩、颤抖消失,并开始饮水。12 h 体温显著升高,呼吸增快,烦躁不安,部分动物出现发绀。病理检查肺脏明显充血、水肿,有瘀点、出血点或出血,斑点、斑片弥漫两侧肺叶。病灶区肺泡腔内充满大量中性粒细胞及少许嗜酸性粒细胞。病灶中央或周边可见发炎的细支气管,管壁充血,有少量中性粒细胞、嗜酸性粒细胞浸润。部分黏膜上皮细胞坏死、脱落。

2. 肺炎克雷伯杆菌肺炎模型

肺炎克雷白杆菌菌种,经增菌、增毒、鉴定、培养后稀释成 $1×10^7$ cfu/mL 的混悬液。Wistar 大鼠,180～240 g,乙醚麻醉,并垂直固定大鼠,显露声门,用 12 号钝头针头插入气管内,注入细菌混悬液 0.1 mL(含细菌量 $1×10^6$ cfu),保持垂直体位 5 min。动物在感染后约 5～12 h 后出现运动不活泼、纳差、对外界反应迟钝、背部微弓,继而四肢瘫痪,肺部病变严重者出现呼吸表浅而急促,最后呼吸渐微弱而死亡。免疫学检查显示细胞免疫功能低下,CD_3^+、CD_4^+ 细胞减少,巨噬细胞吞噬功能明显降低。肺组织病理学检查可分为三度:轻度表现为支气管和细支气管周围及肺泡内有渗出和中性粒细胞、淋巴细胞浸润,间质毛细血管充血;中度表现为多个细支气管及肺泡灶性炎细胞浸润、充血、出血;重度表现为片状炎细胞浸润、充血、出血。部分动物肺门淋巴结反应性增生,个别肺内出现小脓肿。肺水肿表现不明显。

（八）肺结核动物模型（animal model of pulmonary tuberculosis）

豚鼠,350～500 g,分别于感染结核杆菌的前 3 周、6 周,每只豚鼠腹股沟皮下注射福氏佐剂 0.1 mL。在一个特制的空气传播装置内,通过结核菌雾化吸入呼吸道感染,悬液中含活结核菌应达 $4×10^4$/mL,这一浓度可使每只豚鼠吸入 5 条活结核杆菌。

接触致病菌 2 周期间,致病菌在接种于未接种卡介菌的豚鼠中以同样的速度繁殖,然后繁殖减慢,首先见于接种过高效卡介菌的动物,几天以后见于接种过低效卡介菌的动物,最后,未接种卡介菌而给予安慰剂的动物也出现病菌繁殖减慢。感染 24 d 以后,将接种过与未接种过卡介菌的动物处死,呈现原发病灶邻近组织损伤。将 2～4 个致病结核杆菌气雾吸入,12～14 周以后处死动物,未接种过卡介菌的动物肺内有明显空洞,而接种过卡介菌的动物却没有。吸入低度感染气雾以后 3 周,未接种过卡介菌的动物中有相当数量的结核杆菌进入血液循环,而且又回到肺,使每个肺叶中存活的结核杆菌超过 100 个病灶,经过一段时间血源播散导致结核杆菌繁殖,形成继发病灶;而接种过卡介菌的豚鼠明显地减少和延缓了空气传播结核杆菌菌血症期。

三、心血管系统疾病动物模型

（一）动脉粥样硬化动物模型（animal model of atheromatous）

在动物饲料中加入过量的胆固醇和脂肪,饲养一定时间后,其主动脉及冠状动脉内逐渐形成粥样硬化斑块。长期以来用兔饲以高脂肪、高胆固醇饲料诱发动脉粥样硬化(简称 As)的动物模型,但兔作模型不理想,主要表现为血源性泡沫细胞增多,且病变分布与人的病变也有差异。近来发现猪、狗、大鼠、鸡、鸽都能产生自发或诱发 As 模型,小型猪可用高脂饲料诱发并加速 As 的形成,其病变特点及分布都与人类近似;雄性 C57BL/6J 小鼠易通过高脂饲料诱发 As。

1. 兔诱发模型。体重 2 kg 左右,每天喂服胆固醇 0.3 g,4 个月可见 As 斑块。

2. 大鼠诱发模型。喂服 1%～4%胆固醇、10%猪油、0.2%甲硫氧嘧啶、86%～89%基础料,7～10 d。

3. 小型猪模型。Gottigen 系小型猪较为理想,用含 1%～2%的高脂食物喂饲 6 个月,即可制出 As 模型。

4. 雄性 C57BL/6J 小鼠诱发模型。在普通饲料中加 5%胆固醇、2%胆酸钠、30%可可脂,喂养 25 周,全部小鼠在主动脉弓和近端冠状动脉内发生脂质斑块。

通过建立 As,可进一步研究 As 的发病机理、干预及相关因素对 As 的影响,进行 As 斑块消退和预防方面研究及冠状动脉病理学的观察。

(二)心肌缺血和心肌梗死动物模型(animal model of myocardial ischemia and infarction)

通过降低或阻断冠状动脉血供,或增加心肌氧的消耗,可建立实验性心肌缺血和心肌梗死的实验动物模型。动物选用大鼠、兔、犬、小型猪。

1. 电刺激法

成年雄性家兔,麻醉后用定向仪插入两支涂绝缘漆的不锈钢针,以弱(0.6～0.8 mA)、强(4～8 mA)刺激右侧下丘脑背侧核,每次刺激 5 min,间隔 1～3 min。

2. 药物法

(1)大鼠:体重 100～170 g,皮下注射 4%异丙基肾上腺素 50 mg/kg 体重,每日 2 次。

(2)家兔:体重 150～240 mg,异丙基肾上腺素加入 500 mL 盐水中,由耳静脉匀速滴入,每公斤体重给药 10、20 或 30 mg;或直接注入腹腔,每日 2 次。

(3)犬:麻醉后静脉给予麦角新碱 0.2 mg/kg 体重,可形成实验性冠状动脉痉挛。

3. 冠状动脉阻断法

(1)闭胸式选择性冠状动脉插管法:犬经麻醉后,经颈总动脉穿刺插管,在 X 线透视下将导管尖端沿主动脉壁插入右冠状动脉并深入 2 cm 左右,向导管内注入 120 mg/kg$_{体重}$的汞,即可造成急性心肌梗死。

(2)开胸结扎冠状动脉法:犬 10～25 kg,戊巴比妥钠 30 mg/kg 静脉缓慢注射麻醉,开胸后结扎左前降支第三分支根部,或采用前降支根部和根部下约 5 mm 处双重结扎。家兔体重 2～3 kg,麻醉后结扎前降支或分别结扎左室支。也可用冠状动脉周围套线牵拉法不完全阻断冠状动脉,造成心肌急性缺血性濒危模型。近来采用自制的冠脉微米缩窄器,套在冠状动脉上形成定量的心肌缺血的模型。

(三)高血压动物模型(animal model of hypertension)

1. 自发性高血压大鼠(spontaneous hypertensive rat,SHR)模型

由日本学者 Okamoto 培育的突变系大鼠,该鼠自发性高血压的变化与人类相似,是目前应用最广泛的高血压模型,它可产生脑血栓、梗死、出血、肾硬化、心肌梗死和纤维化等变化。

2. 实验性肾动脉狭窄性高血压模型

狗或家兔麻醉后取俯卧位,从脊柱旁 1.5～2 cm 处开始,右侧顺肋骨缘,左侧在肋骨缘

约两指宽处作 4 cm 的皮肤切口,分离皮下组织腰背筋膜,切开内斜肌筋膜,推开背长肌,暴露肾并小心地钝性分离出一段肾动脉,选用一定直径的银夹或银环套在肾动脉上造成肾动脉狭窄,如一侧肾动脉狭窄,则在间隔 10~12 d 后将另一侧肾摘除。手术后几天,血压开始升高,1~3 个月后血压升至高峰,并可长期维持下去。

3. 肾外包扎性高血压模型

肾外异物包扎,在肾外形成一层纤维素性鞘膜,压迫肾实质,造成肾组织缺血,使肾素形成增加,血压上升。120~150 g 大鼠,麻醉后,皮肤消毒,沿脊椎中线切开皮肤,在左侧季肋下 1.5~2 cm 和距脊椎 1 cm 处用小血管钳分开肌肉,用两指从腹下部将肾脏自创口中挤出,将肾脏与周围组织剥离,将自制的双层乳胶薄膜剪成"X"形,沿肾门将肾脏交叉包扎。然后在对侧切开取出右肾,分离后切除,分别缝合肌肉和皮肤创口。约 20 d,30% 大鼠出现高血压。

遗传性高血压动物模型,如 SHR,能模拟人类高血压的自然过程,可用作高血压发病机理、药物干预的研究。应激性高血压模型突出了中枢神经系统刺激与高血压的关系,但这类模型形成的高血压时间短,不适于长时间的研究。肾性高血压模型需经过一定的手术或其他附加因素处理,与人类高血压病的临床表现不完全一致,但它有如下优点:① 血压升高较明显,持久且恒定,较易反映出药物的降压作用;② 形成高血压所需时间较短,工作量较小;③ 高血压狗可存活几年,在同一狗身上可以反复观察各种药物的降压作用;④ 与临床降压效果比较一致。

(四) 心力衰竭动物模型(animal model of heart failure)

导致心力衰竭的直接原因有:前负荷、后负荷过重,心肌收缩力减退和心脏舒张受限。

1. 前负荷过重形成的心衰模型

动静短路致心力衰竭:狗腹主动脉下腔静脉瘘口为 1 cm²,经 4~8 周,左室出现离心性肥大,左室舒张末期容积和压力均显著增加,部分狗表现出体液潴留、胸腔积液、发绀等心衰症状。大鼠动静脉短路使左至右分流的血流量达心输出量的 50% 时,可引起慢性容量负荷过重。与压力超负荷比较,动静脉短路法导致心肌肥大较易发展为类似临床所见的高心输量心衰,其实验方法也较为简便。因此,该模型适合于研究肥大心肌的功能特征,尤其适用于心衰时体内电解质和激素的改变,但用于抗心衰药物疗效的评价作用有限。

2. 后负荷过重形成的心衰模型

动物选用兔、狗、豚鼠、大鼠和羊。主动脉、肺动脉缩窄或造成半月瓣狭窄均可加重心脏后负荷;后负荷加重的程度、心肌肥厚程度与心脏功能抑制程度相关。控制血管缩窄程度,在心肌肥厚模型形成后造成心力衰竭。该类模型形成的主要途径是用线或特制的动脉夹缩窄大血管口径,使血压过高和肾血流减少。主动脉缩窄可造成左室肥厚、左心衰竭,长期发展可造成全心衰竭。缩窄的部位一般在肾动脉分支稍上处的腹主动脉,也有在升主动脉。这类模型对于研究心肌肥厚演变为心力衰竭时心肌力学特性、病理改变或亚细胞水平结构变化很有价值,但用于评价药物价值受到限制,因血流动力学改变首先取决于机械因素。

(五) 心律失常动物模型(animal model of arrhythmia)

1. 心房扑动和颤动的模型

动物可选用狗、猫等。复制的方法有高频率电刺激、乌头碱涂抹心房外面,窦房结动脉内注射乙酰胆碱等。比较常用的仍是心房内膜或外膜的高频率电刺激,高频率非同步的电刺激反复作用于心房的易损期可诱发出房扑和房颤,但是诱发率相对较低,房扑,房颤的持续时间不长,电生理的改变与基础心脏病脱节,与人类常继发于基础心脏病的房扑、房颤有一定的区别。

2. 预激综合征的动物模型

体重 20 kg 左右的犬,经麻醉,开胸人工呼吸后,心房刺激电极置于右心耳根,A 型 WPW 心室刺激电极分别放于左室前、侧、后壁近房室沟心外膜处,B 型 WPW 心室刺激电极放于右室前、侧、后壁近房室沟心外膜处。房室刺激电极均为双极。心房刺激脉冲由程序电刺激器第一通道输出,心室刺激脉冲由程序电刺激器第二通道输出,经过心脏延时刺激器送到心室。调整心室延时刺激时间,记录心电图,当Ⅱ导联心电图出现 P-R 间期缩短,QRS 波起始部形成预激波,形态介于单纯心房和心室刺激图形时,即 WPW 综合征模型制作成功,心室刺激点为模拟"旁道"部位。该模型 WPW 的有无可通过程序刺激决定,且比较符合人类 WPW 的电生理,是研究 WPW 比较理想的模型。

3. 完全性房室传导阻滞模型

在狗、羊心脏上,以注射酒精或福尔马林于房室结或静脉注射洋地黄、异丙肾上腺素及氯乙酰胆碱,造成完全性房室传导阻滞。这类方法以药物、有害物质损害房室结和房室束,但也可能损害心肌,对分析室性心律和人工起搏作用增加了复杂性。目前,常选用家兔,切割希氏束造成完全性房室阻滞。家兔经麻醉开胸后,用自制的小拉钩将心包和胸膜一起钩住,将特制的长 2 cm、宽 1 mm 尖端磨锐的小钢刀,从右心室上部近右心耳处垂直进入右心室腔内,触及室间隔嵴处的希氏束。当刀尖碰到希氏束时,心室搏动立即减慢甚至停止。随即在此处轻轻切割几次,就可造成典型的完全性房室阻滞。此外,选用经导管射频电消融房室结的方法也能十分可靠地在狗、羊动物复制出完全房室阻滞的模型。

4. 室性心动过速模型

可选用狗、猪等。动物经氯胺酮、戊巴比妥钠等麻醉后,诱发导管从左颈静脉插入到右心室后,以 5~20 mA 直流电流刺激 1~2 秒即可。

（六）病毒性心肌炎感染动物模型（animal model of vial myocarditis）

实验性病毒性心肌炎感染模型复制比较困难,国外通常选用小鼠、田鼠、狒狒,并将这些动物感染上柯萨基病毒 B_3。国内将新生 SD 大鼠心肌细胞培养,通过感染柯萨基 B_2,感染后心肌细胞停止搏动,变暗成堆,有折光并皱缩,培养液中心肌酶明显升高。柯萨基 B_2 病毒感染的鼠搏动心肌细胞培养能作为一种体外模型,以研究病毒性心肌炎的生理、病理生理、生化等改变。

四、泌尿系统疾病动物模型

（一）微小病变性肾病动物模型（animal model of minimal change nephropathy）

嘌呤霉素肾病动物模型（animal model of puromycn nephropathy）。该模型的病理特征类似于人类微小病变性肾病。采用嘌呤霉素 1.5 mg/100 g 体重给大鼠作皮下注射,每天 1 次,连续 8~12 d,亦可以同等剂量作 1~3 次腹腔注射。一般于开始注射后第 6 天起,尿蛋白逐渐增加,第 13 天时达高峰,以后逐渐降低,第 4 周左右尿蛋白恢复正常。在蛋白尿高峰期,可有全身水肿、高胆固醇血症和低蛋白血症。肾脏病理的阳性表现主要是透射电镜下肾小球脏层上皮细胞足突融合,普通光镜和免疫荧光检查一般为阴性。该模型的优点是周期短、成功率高,缺点是动物死亡率较高,有报道高达 35%。

（二）抗肾小球基底膜肾炎动物模型（animal model of anti-glomerular basement rnem-brane nephritis）

1. Masugi 肾炎动物模型（animal model of masugi nephritis）

又称肾毒血清性肾炎，是最早在兔体内建立的抗肾小球基底膜（GBM）肾炎，是直接注射异体抗 GBM 抗体诱发的肾炎。

2. Stably 肾炎动物模型（animal model of stably nephritis）

给动物注射同种异体或异种动物 GBM 所诱导的肾炎，其临床特征类似于人类 Good-pasture 综合征。

3. 加速型抗 GBM 肾炎动物模型（animal model of accelerative anti-glomerular basement membrane nephritis）

该模型目前使用得较多。其主要方法是以梯度筛网法获取大鼠肾小球，超声粉碎，离心，得富含 GBM 的沉积物，调至 10 mg/mL；取 1 mL GBM 与等量完全弗氏佐剂乳化，于新西兰大白兔皮下注射，每 2 周 1 次，共 10 次，在最后一次注射后 10 d 取血清，热灭活后以大鼠红细胞吸附，以 1 mL（含 1 mg）正常兔 IgG 与等量完全弗氏佐剂乳化，于大鼠腹腔注射，8 d 后以前述兔抗大鼠 GBM 抗血清 1 mL/100 g 体重给大鼠作静脉注射；一般于注射抗血清后 1 d 即出现蛋白尿，第 3 天达高峰，1 周后蛋白尿渐减少，1 月内基本恢复正常，在大量蛋白尿期间可伴有血肌酐浓度升高，肾脏免疫病理检查可见大鼠 IgG、C_3、兔 IgG 沿 GBM 呈连续线状沉积，普通光镜检查可见肾小球内有中性粒细胞浸润，系膜区增宽，系膜细胞和内皮细胞增生，基底膜增厚，肾间质可有炎性细胞浸润和纤维化。

（三）IgA 肾炎动物模型（animal model of IgA nephritis）

IgA 肾炎是一类以反复发作性肉眼血尿或镜下血尿，肾小球系膜区 IgA 沉积、系膜细胞增生、系膜基质增多、系膜区电子致密物沉积为特征的常见原发性肾小球疾病，约占原发性肾小球肾炎的 1/3。目前常用的 IgA 肾炎动物模型制作方法有：

1. 小鼠口服牛 γ 球蛋白，据报道其成功率为 91%。

2. 小鼠口服乳白蛋白，同时以胶状碳封闭小鼠的单核-巨噬系统，其成功率约 91.7%。

3. 小鼠口服牛 γ 球蛋白，同时口服环磷酰胺和雌二醇，破坏小鼠的胃肠免疫耐受状态，其成功率接近 100%。

（四）慢性肾功能衰竭动物模型（animal model of chronic renal failure）

1. 用肾毒性药物破坏肾组织

常用的肾毒性药物有嘌呤霉素（puromycin）、阿霉素（adriamycin）和重金属盐类。

（1）嘌呤霉素动物模型（animal model of puromycin）：大鼠注射单剂嘌呤霉素（2 mg/100 g 体重）后数天，即有肾小球足细胞足突减少、融合，足细胞变平、扩展，与肾小球基底膜分离，并出现肾病综合征，与人类微小病变性肾病相似。重复注射嘌呤霉素（2 mg/100 g 体重，每周 1 次，连续 3 次，随后每 2 周 1 次，连续 6～10 次，全过程 15～20 周）能引起典型的肾小球局灶节段性硬化，出现慢性肾衰。也有采用 SD 大鼠皮下注射嘌呤霉素，每天 1.5 mg/100 g 体重，连续注射 10 天而诱发典型肾病，进而发展成慢性肾衰的报道。

（2）阿霉素动物模型（animal model of adriamycin）：大鼠用阿霉素 7.5 mg/kg 体重一次性腹腔注射后 4～5 周出现显著蛋白尿，但肾小球硬化发生率不高；给大鼠静脉注射阿霉素 2～3 mg/kg，每周 1 次，连续用药 3～4 次，可诱发典型的肾小球硬化和慢性肾衰。

2. 用免疫方法破坏肾组织

（1）抗肾小球系膜细胞性肾炎动物模型（animal model of anti-Thy-l Nephritis）：由于肾小球系膜细胞与胸腺细胞带有相同抗原信息，给大鼠注射异种抗大鼠胸腺细胞抗体后 1 d 即出现系膜细胞损伤和系膜基质溶解，随即出现系膜细胞增生和系膜基质增多，单剂注射后肾脏病变常为可逆性的，反复注射后出现显著的肾小球硬化和慢性肾衰。

（2）抗肾小球基底膜性动物肾炎模型（animal model of anti-GBM Nephritis）：又称 Masugi 肾炎。用灌洗过的大白鼠肾脏匀浆反复多次免疫家兔，使其产生抗大白鼠抗体（主要是抗基底膜抗体），将此高效价的兔血清注射给正常大鼠，即能引起增殖性肾炎，病变多进行性加重，逐渐发展成慢性肾衰。Wistar 大鼠多次重复注射高效价兔血清，慢性肾衰发生率更高。

五、神经系统疾病动物模型

（一）脑血管疾病动物模型（animal model of cerebral vascular disorders）

脑血管疾病主要指脑动脉系统病变引起的血管痉挛、闭塞或破裂，造成急剧发展的脑局部循环和功能障碍，可分为缺血性与出血性两大类。大鼠、沙鼠和兔常作为研究脑缺血的动物模型。

1. 局灶性脑缺血模型（animal model of regional cerebral ischemia）

局灶性脑缺血模型的手术要求为尽量减少对脑的手术性损害；避免颅内内环境稳定性遭到破坏。大脑中动脉是颈内动脉的终末枝，在临床脑梗塞中，大脑中动脉梗塞占 60%，故大脑中动脉主干缺血模型极为重要，研究较多。

（1）沙鼠大脑中动脉缺血模型：由于蒙古沙鼠后交通动脉缺失，Willis 环前后半环不连续，故经颈部结扎一侧颈总动脉可以方便地造成同侧半球缺血，并可随时通过开放颈总动脉恢复再灌流。但由于前交通动脉的存在，故沙鼠前脑缺血模型为不全性缺血模型。

（2）家兔大脑中动脉缺血模型：经眼眶入颅阻断大脑中动脉法最为常用。具体方法为："＋"字切开眼球，吸除晶状体及玻璃体，眼球塌陷后沿眶上缘作弧形切口，自骨膜下分离达视神经孔，在其上缘以微型磨钻磨开直径 5～8 mm 的骨窗，切开硬膜及蛛网膜，即可见大脑中动脉主干横过嗅束，可采用电凝或结扎法阻断大脑中动脉，若结扎时在中动脉旁置 0.8 mm 柱状弹性胶粒，在胶粒托上结扎中动脉，在预定的再灌注时间可方便地剪断结扎线恢复灌流。约 10% 的家兔有两支中动脉，阻断时需注意。该法对颅骨破坏不大，较少影响邻近脑组织，仅引起一过性脑脊液漏，失血少，梗塞灶大小较为一致。缺点为视神经有损伤，手术需在显微条件下进行，长时间的操作可诱发血管痉挛而影响循环，难以适用于慢性实验。

2. 全脑缺血动物模型（animal model of whole cerebral isehemia）

（1）沙鼠全脑缺血模型：沙鼠独特的脑血管解剖生理特性，决定了结扎双侧颈总动脉可造成前脑缺血模型，开放双侧颈总动脉则可方便地恢复血流，已广泛地应用于脑缺血及再灌注损伤研究。

（2）大鼠 4 条血管关闭全脑缺血模型：第 1 天在麻醉状态下，在枕骨后切开皮肤，显露第一颈椎两侧的翼小孔，用尖端直径为 0.5 mm 的电凝器插入翼小孔中，烧灼双侧椎动脉，造成永久性闭塞。第 2 天颈部正中切口，暴露出双侧颈总动脉并结扎，即可制备出全脑缺血模型。开放双侧颈总动脉则可恢复血流。制备本模型关键之处在于对双侧椎动脉的处理。

模型成功的标志为大鼠应出现意识障碍,翻正反射消失。

3. 蛛网膜下腔出血动物模型(animal model of subarachnoid hemorrhage)

一般认为,急性实验可采用大鼠,而慢性实验多利用大中型动物。

(1) 大鼠枕大池自体血注入模型:枕大池注血法在大鼠、兔、猫、狗、猪、猴及狒狒等多种动物采用,方法简单,可随意控制出血速度及注血量,效果确切,重复性好,动物死亡率低,适用于发病机制的探讨。大鼠模型的具体步骤为:① 股动脉插管;② 大鼠俯卧固定于立体定向仪上;③ 纵向切开头颈部皮肤,分离枕大孔及环筋膜;④ 用可限制穿刺深度的细针穿刺枕大池,抽出脑脊液 0.1 mL 左右;⑤ 缓慢注入自体动脉血 0.2~0.3 mL;⑥ 用 TH 医用胶封闭穿刺孔并缝合切口;⑦ 动物头低尾高位 20~30 min。本法关键在于枕大池穿刺的深度、注血量及注血速度。利用大动物可通过脑血管造影观察血管痉挛情况,必要时可两次注血,诱发慢性血管痉挛。

(2) 家兔蛛网膜下腔出血后症状性血管痉挛模型:预先结扎兔双侧颈总动脉,以减少基底动脉痉挛后前循环的代偿作用。2 周后,无神经功能障碍者通过枕大池 2 次注入自体动脉血,发现大部分家兔出现了程度不等的神经功能障碍,尤以出血后 4~5 d 为重,病理检查发现 11 只家兔中 2 例有梗塞灶,神经功能障碍以饮食减少最为显著,且饮食量的减少呈双相性,第 2 次饮食量减少系脑血管痉挛引起的脑缺血所致。

(二) 癫痫动物模型(animal model of epilepsies)

WHO 对癫痫的定义是由先天或后天不同因素所引起的慢性脑疾病,其特征是由于脑细胞的突触过度放电所引起的反复性发作,伴随不同的临床表现和脑电图改变,故是一类反复发作的临床症候群。

1. 大鼠部分简单性癫痫模型

该模型相当于急性或慢性部分简单性发作,与外伤性癫痫的发病及病理改变类似。其具体步骤为:① 大鼠麻醉后固定于立体定向仪上,切开头皮,于冠状缝后 2 mm,中线旁 3 mm 处,钻直径 2~3 mm 颅骨孔,放射状切开硬膜;② 将含有 100 mmol/L 的 $FeCl_3$ 液,用直径 0.5 mm 的 PE 管固定于定向仪微推进器上,PE 管远端恰好接触脑皮层表面;③ 100μA 直流电泳仪正极接 PE 管内 $FeCl_3$ 液,负极通过针灸针接同侧颞肌,通电电泳10 min;④ 分别在冠状缝前 1 mm,单侧中线旁 0.5 mm 以及人字缝前 1 mm,中线两侧 3 mm 各钻 0.5 mm 骨孔,此三孔分别旋入直径 0.5 mm,长 5 mm 的平头螺丝钉接触硬膜表面,作为脑电记录电极;⑤ 电泳完毕立即记录脑电图(EEG)3 h,为急性期 EEG;⑥ 电泳完后 15 d 及 30 d 记录 EEG 为慢性期 EEG。急性期 EEG 痫样放电率约75%,电泳后 0.5 h致癫侧出现癫痫波,逐渐加剧,电泳后 1 h 癫痫波波及对侧,约在 1.5 h 达高峰,2 h 左右癫痫波趋于停止。慢性期观察所有动物 EEG 均可出现痫样放电。

2. 大鼠部分复杂性癫痫模型

目前被公认为研究脑兴奋性、可塑性及长时程增强最实用的模型为点燃效应模型。以大鼠为例,其具体步骤为:① 大鼠麻醉后固定于立体定向仪上;② 根据大鼠海马 CAⅡ区坐标,冠状缝后 3.8 mm,中线旁 2.0 mm,双侧颅骨钻孔,用立体定向仪将尖端裸露的直径0.5 mm 的漆包线所制的电极置入双侧海马 CAⅠ区,并用牙科水泥妥善固定,也可选择双侧杏仁核团;③ 术后经 7 d 恢复期后,通过所置入的电极每日给予电刺液,参数为双相方波,波宽 1 mm,频率 50~60 Hz,强度 0.2~1.0 mA,刺激持续 2~6 s;④ 刺激数日后可记录到对该刺激反应的后放电,随着刺激天数的增加,后放电逐渐延长并复杂化,直至出现癫痫样放电并伴癫痫发作;⑤ 刺激 30～50 d 左右,这种痫样放电及癫痫发作开始稳定,说明动物已被点燃,以后不予刺激也有自发性癫痫发作。1978 年 Racine 将其分为五级,即:Ⅰ级,面部阵挛;Ⅱ级,Ⅰ级加节律性点头;Ⅲ级,Ⅱ级加前肢阵挛;Ⅳ级,Ⅲ级加后肢站立;Ⅴ级,Ⅳ级加跌倒。Ⅳ、Ⅴ级可作为继发性全身性癫痫模型。哺乳类动物均可。建立该类模型,广泛用于抗癫痫药物的药效研究,但其发病机制仍未完全阐明。

（三）Alzheimer 病（AD）动物模型（animal model of Alzheirner disease）

侧脑室注射选择性胆碱能神经毒剂 AF64A（Ethylcholine mustardaziridiumion）损伤大鼠前脑基底胆碱能神经元,制备 AD 模型。具体步骤:① 大鼠麻醉后固定于立体定向仪上;② 纵向切开头皮,双侧脑室置管坐标为前囟后 0.5 mm,中线旁 1.5 mm,硬膜下 2.5 mm;③ 分别缓慢从一侧脑室注入 2.5 μL 新鲜配制的 7.5 或 1.5 nmol AF64A（全脑共约 15 或 30nmol）,注入速度约为 0.5 μL/min;④ 留针约 2～5 min 后拔管,骨腊封闭颅骨孔后缝合切口。该法可致动物的认知功能障碍,但同时对动物运动功能有较明显影响,缺乏 AD 的特征性病理改变。

六、造血系统疾病动物模型

造血系统疾病的动物模型,一般是以化学(如马利兰、环磷酰胺、苯等化学物质)、物理(如电离辐射)、生物(免疫介导、逆转录病毒等)以及转基因等方法,建立贫血、白血病以及出血性疾病的动物模型,为研究造血系统疾病发病机制及探索新的治疗方法提供研究工具。

（一）缺铁性贫血动物模型（animal model of iron defiency anemia,IDA）

低铁饲料辅以定期少量放血法:取 4 周龄断乳 Sprague-Dawley 健康大鼠,雌雄均可,体重 65 g 左右,血红蛋白≥130 g/L,喂低铁饲料,其含铁量为 4.8 mg/kg,饮去离子水,从第 3 周起除给予低铁饮食以外,并辅以尾静脉放血,每周 2 次,每只每次 1～1.5 mL,经过约 8 周,血红蛋白值≤60 g/L,此时停止放血观察 2 周,血红蛋白值仍继续下降,于第 10 周处死动物,测得血红蛋白（Hb）、红细胞计数、平均红细胞体积（MCV）、平均红细胞血红蛋白（MCH）、平均红细胞血红蛋白浓度（MCHC）均显著降低,血清铁、运铁蛋白饱和度显著降低、总铁结合力增高,细胞内游离原卟啉增高,FEP/Hb 明显增高,说明为小细胞低色素性贫血,确属缺铁性贫血。测定尿 γ-GT 也可用于缺铁性贫血的诊断。

（二）再生障碍性贫血动物模型（animal model of aplastic anemia,AA）

1. 马利兰诱发动物再障模型

马利兰为细胞毒药物,具有活跃的烷化基团,能和多种有机物的亲核基团作用,致细胞受损伤而死亡,尤其对骨髓有选择性抑制作用。给药方式按每周 15 mg/kg 体重或 30 mg/kg 体重,将药混悬于水,给动物口服,总给药剂量 118～153 mg/kg,可使家兔发生再障,表现为全血细胞减少,淋巴细胞比值增加。骨髓组织学检查:出现不同程度的脂肪髓,部分动物骨髓显示网状纤维增加。马利兰长期大剂量使用可诱发动物再障,一次超致死剂量给药 35 mg/kg 体重大鼠腹腔注射亦可引起严重再障。

2. 苯诱发动物再障模型

苯对骨髓有抑制作用,可导致再障。

家兔每日皮下注射纯苯 0.5～1.0 mL/kg 体重,小鼠按 0.2 mL/kg 体重给药,每周皮下注射 3 次,连用 2 周,可导致全血细胞减少及骨髓增生低下,造血细胞含量减少。动物短期给予苯所导致全血细胞减少,这一过程是可逆的;长期给苯 0.5～1.0 mg/kg 体重连续 16～20 周,导致造血干细胞受损而引起的再障。

(三)白细胞减少症动物模型(animal model of leukocytopenia)

人类白细胞减少症是临床上常见的病症。为了研究该病症的发病规律和筛选有效的升高白细胞的药物,可用环磷酰胺、马利兰等化学物质,过量 X 射线、γ 射线辐射损伤,细菌、真菌感染和遗传因素来建立白细胞减少症动物模型。

环磷酰胺诱发的白细胞减少症动物模型(animal model of cyclophosphamide induced lenkocytopenia):环磷酰胺是抗癌药,是实验常用的烷化毒,能使脱氧核糖核酸变性、核分裂停顿,造成白细胞生成减少。按每千克体重腹腔注射或皮下注射环磷酰胺 50～70 mg,用生理盐水配成 2 mg/mL 的环磷酰胺溶液,每只小鼠注射 0.5 mL,即可成功地复制白细胞减少症动物模型。按同样方法亦可复制白细胞减少症的大鼠模型。

(四)白血病动物模型(animal model of leukemia)

白血病是一种造血系统的恶性疾病。根据不同分类方法,可有数十种类型。绝大多数人类白血病可以用化学(如烷化剂)、物理(如电离辐射)、生物(如逆转录病毒)以及转基因方法,在不同动物(小鼠、豚鼠、大鼠、猫、牛、长臂猿等)诱发白血病,建立动物模型。

1. 粒-单核细胞白血病(WEHI-3)小鼠模型(animal model of myelomonoeytic leukemia)

用矿物油注入小鼠体内造成产生白血病的体内环境,用 7 周龄雄性 BALB/c 小鼠 18 只,每只小鼠腹腔注射医用石蜡油(medicinal paraffin)0.4 mL,在 11 周龄与 15 周龄时各重复注射 1 次,在 7 周龄与 14 周龄之间,皮下注射丙酸睾酮 0.01 mg(溶于 0.05 mL 橄榄油中),每周 5 次,17 周龄时再皮下注射睾酮 0.25 mg 一次。其中 11 只小鼠发生肿瘤,第 1 批是在 6 月龄时(即停止注射石蜡油 2 个月后)发生肿瘤,其余是在 9～15 月龄间发生,这种肿瘤称为 WEHI-3。

从原代粒-单核细胞白血病小鼠取数个实体瘤制备单细胞悬液,移植传代给 8 只受体小鼠,全部发生肿瘤,移植后 17～21 d 取其中 4 只小鼠脾细胞悬液再移植传代,每种悬液注入 4 只受体小鼠,每组小鼠继续移植传代,头 3 次的移植传代时间为 20 d,以后的传代时间则为 14 d,获得 4 个亚系即为 WEHI-3A、B、C、D。A 亚系:绿色白血病,当粒细胞达 50% 以上时,其绿色是由于髓过氧化物酶与内颗粒结合所致,与原代肿瘤一样,有 40 条染色体。B 亚系:非绿色白血病,39 条染色体,在体外培养能形成集落。C 亚系:非绿色白血病,40 条染色体。D 亚系:绿色白血病,为四倍体核型。其核型在移植传代过程中可发生变化,如 B 亚系,第 2、第 3 次移植传代时,39 条染色体有 1 条具有近端着丝粒的标记染色体,而在第 14～15 次移植传代之间就变成中间着丝粒的标记染色体。在移植过程中患粒-单核细胞白血病的 BALB/c 小鼠血象与骨髓象均有变化。

2. 人类急性髓系白血病的小鼠模型(mice model of human myeloid leukemias)

用免疫耐受性强的人类胎儿骨片植入重症联合免疫缺陷病(SCID)小鼠皮下,由于人类造血细胞与造血微环境均植入小鼠,建立具有人类造血功能的 SCID 小鼠模型称为 SCID-hu 小鼠。再将髓系白血病患者的骨髓细胞植入 SCID-hu 小鼠皮下的人类胎儿骨片内,植入的髓系白血病细胞选择性生长在 SCID-hu 小鼠体内的人类造血微环境中,即为人类髓系白血病的小鼠模型,这是当今研究人类髓系白血病的最理想的动物模型。SCID 小鼠是由于其 scid 基因突变所致,T、B 淋巴细胞功能联合缺陷,这种小鼠能接受人类器管移植物。方法为:

（1）SCID-hu 小鼠：C.B-17scid/scid 繁殖的近交系小鼠（SCID），6～8 周龄时用抗生素处理。在无菌条件下，从 19～23 妊娠周龄的胎儿取出股骨和胫骨，剪成 5 mm×5 mm× 10 mm 的骨片，植入 SCID 小鼠皮下，并从每个胎儿供体制备胸腺细胞用以检测同种异体 HLA。

（2）白血病细胞注射：急性髓性白血病患者骨髓细胞（0.4～2）×10^4 个活细胞（常用冻存解冻后的细胞）悬浮于含 10％胎牛血清的 RPMI 1640 培养液 20 d，用微注射器将细胞悬液直接注射入 6～8 周前植入 SCID-hu 小鼠的人胎骨片内。选择移植骨与白血病细胞的供体是 HLA 同种异型，便于追踪人胎骨移植片中细胞的来源。白血病细胞的体内传代：将已生长有白血病细胞的骨移植片再制备细胞悬液，取（0.5～2）×10^6 个活细胞，注入第 2 个 SCID-hu 受体小鼠的移植骨片内。处理小鼠 MHC-I（主要组织相容性复合体 I 类）抗原的单抗，直接与染料荧光素异硫氰化物或藻红蛋白结合，用流式细胞仪将细胞分类并分析细胞来源。

胎骨植入后 2～3 周时，骨片内有坏死与纤维化，CFU-GM 与 BFU-E 减少，未见造血中心；移植 4～5 周时，骨片内出现由淋巴系与未成熟的髓系细胞组成的造血中心；6～8 周后，植入的骨片结构与正常胎儿造血骨髓类似，并能维持正常造血达 20 周。用 MEM-43（人类细胞抗原的特异抗体）与 Ly5.1（小鼠血细胞的特异抗体）检测，植入骨片的细胞中人类细胞占 70％以上，而小鼠细胞仅占 5％～20％。胎儿骨片内的人类基质细胞可刺激人的造血干细胞的增殖与分化，以维持正常造血。将人的急性髓性白血病细胞注入 SCID-hu 小鼠的一块胎骨片内，4～6 周后，胎儿骨片内的正常造血细胞被急性白血病细胞的增殖所取代，而且还选择性地转移到植入的其他胎骨片内。

该模型是人类白血病细胞生长在小鼠体内的人类造血微环境中，因此能更精确地用来研究人类白血病发病机制与对新疗法的评价，是目前研究白血病的最佳动物模型。

（五）出血性疾病动物模型

特发性血小板减少性紫癜（idiopathic thrombocytopenic purpura，ITP）兔、小鼠模型系用含抗血小板抗体的血清注入实验动物，注入的抗血小板抗体与相应抗原发生反应，使动物体内血小板消耗而导致血小板数量减少，故又称为免疫性消耗性血小板减少症。

1. ITP 兔模型

采用新西兰白兔，雌雄均可，体重 2～4 kg；豚鼠，大于 3 月龄均可，雌雄不拘。

（1）豚鼠抗兔血小板血清（GP-APS）制备：用苯巴比妥钠（30 mg/kg）从耳缘静脉注射麻醉兔，按 6：1（V/V）从兔颈动脉取全血，与酸性枸橼酸右旋糖（acid citrate dextrose，ACD）混合，调节 pH 至 4.5，经离心，分离血小板，并洗涤，用生理盐水稀释制成混悬液。用上述血小板混悬液（10^9 血小板）注入豚鼠腹腔，此后每间隔 1 个月注射 1 次，连续 2 次，共注射 3 次（3×10^9 个血小板）。末次注射后的第 6 天，从豚鼠心脏穿刺取血，离心后取上层血清，随即分别用等量 1：1（V/V）兔压紧红细胞和洗涤过的兔淋巴细胞各吸附血清 1 次，用生理盐水稀释，即为豚鼠抗兔血小板抗血清，分装后贮存于－70 ℃冰箱待用，按 ELISA 法和放射免疫沉淀法检测抗血清效价。

（2）兔 ITP 模型的建立

① 急性短期兔 ITP 模型：苯巴比妥钠麻醉兔，插入颈动脉套管后，耳缘静脉注射豚鼠抗兔血小板血清（根据抗血清效价与降血小板之间的量效关系，确定抗血清的注射量），间隔 15 min，从颈动脉套管取全血注入装有 EDTA 的管内作血小板计数，在注射后的 90 min，再

从颈动脉套管取血,置于装有 ACD 的试管内,测定血小板结合免疫球蛋白(Platelet Associated IgG,PA IgG)。

② 慢性持续性兔 ITP 模型:方法同①,于 0、1、2、4、6、8 d 分别从耳缘静脉注射豚鼠抗兔血小板血清(GP-APS),在末次注射后分别在 15 min 和 90 min 取血作血小板计数及检测 PA IgG,GP-APS 的注射量和次数可根据血小板计数的结果进行调整。

2. ITP 小鼠模型

采用 BALB/c 小鼠,8 周龄,体重 18～22 g,雌雄均可;豚鼠大于 3 月龄,雌雄不拘。

(1) 豚鼠抗小鼠血小板抗血清制备:BALB/c 小鼠乙醚麻醉后,从心脏取全血置于 EDTA-Na₂ 抗凝管内,分离血小板并洗涤,用生理盐水稀释成混悬液。取上述血小板混悬液,分别与等量完全福氏佐剂和不完全福氏佐剂混合成油包水状。制备抗原,取含福氏佐剂抗原于 0 周注射豚鼠足掌、背及腹部皮下至少 4 点;取含不完全福氏佐剂抗原,分别于 1、2、4 周注射于豚鼠足掌、背及腹部皮下,每次至少 4 点;第 5 周从豚鼠心脏取不抗凝全血,离心后取上层血清,即为豚鼠抗小鼠血小板抗血清(GP-APS)。随后用 BALB/c 小鼠红细胞吸附至少两次,用生理盐水稀释成不同浓度 GP-APS。贮存于 -20 ℃冰箱待用。

参照 ELISA 法,可用国产冻干酶联 A 蛋白纯品代替碱性磷酸酶蛋白 A 酶标抗体,检测抗血清效价。

(2) ITP 小鼠模型的建立

① 急性短期 ITP 模型:于 BALB/c 小鼠腹腔内注射抗血清(100 μL),造成小鼠一过性血小板减少。

② 慢性持续性 ITP 模型:于 0、1、2、4、6、d 分别于小鼠腹腔注射 APS,每次 100 μL,造成小鼠慢性持续性血小板减少。

七、内分泌及代谢性疾病动物模型

(一) 糖尿病动物模型(animal model of diabetes mellitus)

1. 四氧嘧啶致糖尿病大鼠模型(rat model of diabetes mellitus by alloxan)

先将四氧嘧啶用注射用水或生理盐水新鲜配制成 1%～3%溶液,实验大鼠空腹 12 h 后按四氧嘧啶 30～40 mg/kg 体重,尾静脉一次注射,注射后大鼠血糖值可出现 3 个时限变化,注射后 2～4 h 为初期高血糖相,约 6 h 左右为低血糖,18 h 后出现持续性高血糖伴多饮、多尿等症状,随机血糖达 16.7 mol/L 以上,稳定 2 周后可作为成功模型。或者将新鲜配制的四氧嘧啶溶液按 120～150 mg/kg 体重一次腹腔内注射,24 h 后血糖值升高,≥16.7 mmol/L。持续 2 周以上可选用。

2. 链脲佐菌素致糖尿病 Wistar 大鼠(wistar rat model of diabetes mellitus by STZ)

链脲佐菌素可造成动物胰岛 B 细胞大量坏死,通过采用不同的给药方法,可复制出速发型类似 NIDDM 的动物模型和迟发型类似 IDDM 的动物模型。

(1) 速发型:一次足量给予动物链脲佐菌素,造成 B 细胞大量损伤,胰岛素合成和分泌减少,引起糖代谢紊乱,导致糖尿病。将 STZ 用 0.1 mmol/L 无菌枸橼酸—枸橼酸钠缓冲液新鲜配制成 2%溶液,调节 pH 至 4.5,滤菌器过滤除菌。大鼠禁食 10 h,按 50～65 mg/kg 体重腹腔内或尾静脉一次性注射 STZ 溶液,24 h 内随机血糖≥16.7 mmol/L,稳定 5 d 即可作为成功模型。

(2) 迟发型:链脲佐菌配制同前,福氏佐剂按 4：1 称取液体石蜡和羊毛脂,研碎混匀后分装,经高压消毒后低温保存,使用前按 1.5 mg/0.5 mL 加入无菌灭活卡介苗,进行无菌乳化后使用。大鼠正常进食水,第 1 天腹腔注射 0.5 mL CFA,次日按 25 mg/kg 体重腹腔内注射 STZ 溶液。每周 1 次,连续 3 周重复上述步骤,第 2 周部分大鼠就可形成模型,第 3 周成模率可达 87.5%。

速发型模型较适于 NIDDM 的相关研究。通常单剂量达 50 mg/kg 体重不出现自然缓解现象,第 6~27 天,胰岛有一定程度再生,功能部分恢复,但未达到正常,仍处于高血糖状态。迟发型 STZ 动物模型有免疫学的改变,更接近人类 IDDM 的发生发展变化,有报道可测得大鼠体内抗胰岛细胞抗体。链脲佐菌素致糖尿病作用几乎不受饲料成分和营养状况的影响,对四氧嘧啶致糖尿作用有抵抗的豚鼠,STZ 也可致糖尿病。

八、骨骼系统疾病动物模型

(一)兔膝关节软骨缺损动物模型(animal model of articular cartilage defects of the knee)

关节软骨缺损多由关节损伤和疾病所致,由于关节软骨缺乏血供,其自身修复能力很差,常致关节功能障碍。

选用成年健康兔,用乌拉坦(500~750 mg/kg)腹腔内麻醉。无菌条件下,取膝内侧弧形切口,将髌骨推向外侧,显露股骨髁关节面,于髌骨相对处,用利刀作 6 mm×8 mm 全层软骨缺损,深度以整个创面均匀主动出血为度。普通光镜制片检查软骨缺损的深度是否为全层缺损。膝关节为全身最大的关节,其活动范围大,软骨覆盖面积广,滑膜组织也最丰富,因而选择临床上最易出现软骨缺损的膝关节制作模型,有其较大的实用性和科学性。而且,膝关节部位的软组织少,不仅有利于模型的复制,同时也便于暴露和观察。本模型可用于各种组织移植和促软骨或骨形成的生长因子与组织复合体移植治疗软骨缺损的研究。

(二)兔激素性股骨头缺血性坏死模型(animal model of steroid-induced osteonecrosis in femoral head of rabbit)

就目前临床观察来看,造成股骨头非创伤性缺血性坏死的主要原因有大量使用激素、长期慢性饮酒以及减压病等。目前对激素性股骨头缺血性坏死的发病机制主要有两种学说:多数研究者认为,激素引起的脉管炎、脂肪栓塞、脂肪细胞肥大和骨内压增高可导致股骨头内微循环障碍,股骨头因缺血而坏死,因此,激素所致的股骨头坏死是一种缺血性坏死;而另一些学者则认为激素诱导的股骨头坏死是激素对股骨头骨细胞的直接细胞毒作用。现已有研究表明,激素诱导的股骨头坏死主要是由于骨缺血所致。

选用成年健康兔,激素诱导组动物按 8 mg/kg 体重剂量,每周肌肉注射醋酸强的松龙 2 次,对照组用同样饲料喂养,不用任何药物。定期摄 X 线片检查骨小梁排列及关节面变化情况,以及股骨头内有无骨折、增生硬化和囊性改变等。激素源性的骨坏死多累及整个股骨头、股骨颈,其修复能力弱,过程缓慢。选用激素诱导,给药途径方便,剂量稳定,结果确实,易于复制。本模型可用于研究股骨头缺血坏死的发生机制和股骨头缺血坏死的早期临床诊断与治疗。

(三)大鼠类风湿关节炎模型(animal model of rheumatoid arthritis in rat)

选用成年大鼠。先制备 Freund 氏佐剂,取灭活卡介苗 200 mg 加入 7 mL 液体石蜡油中,搅拌混匀,在 46 ℃水中再加羊毛脂 0.7 mL,调匀置 4 ℃冰箱保存备用。于大鼠右后足底皮下注射上述佐剂 0.1 mL,然后每天观察并测量局部肿胀情况。在造模后 3 d 局部关节明显肿胀。X线检查可见骨膜反应，骨质破坏，软组织肿胀。血清 IgG 含量显著升高。采用 Freund 完全佐剂制造大鼠类风湿性关节炎模型，可引起大鼠典型的关节炎症状，其病理改变与类风湿性关节炎相似，而且便于复制和观察。本模型可用于类风湿性关节炎的病理过程和实验性治疗研究。

（四）卵巢切除诱导大鼠骨质疏松模型（animal model of osteoporosis in ovariectomized rat）

骨质疏松症是一种常见的老年性疾病，其主要特点是骨量减少和骨的力学强度减弱。研究表明，骨质疏松的发生和发展与性激素水平有密切关系。动物实验表明，雌性大鼠卵巢切除后，可诱发大鼠全身骨量减少，其病理表现与人类女性绝经后骨丢失相近。因此，可以此为模型来研究绝经后的骨质疏松症。

雌性 Wistar 大鼠，体重 300 g 用 3‰戊巴比妥钠（40 mg/kg）腹腔内麻醉。无菌条件下，开腹手术切除双侧卵巢，术后大鼠于室温下分笼饲养，自由摄水和获取食物。骨矿含量分析提示骨矿物质含量减少。组织学检查提示，骨小梁数目减少，骨小梁及骨皮质变薄。通过切除卵巢，造成雌激素分泌水平的改变，在早期可诱发明显的骨质疏松改变。但随着时间的延长，这一过程将逐渐缓慢，最终达到稳定。本模型适用于性腺功能与骨质疏松症发生、发展的相互关系的研究和骨质疏松早期病理改变及防治措施研究。

（五）脊髓损伤动物模型（animal model of spinal cord injury）

1. 脊髓背侧损伤模型（animal model of dorsal spinal cord injury）

选用成年健康狗、兔或大鼠。用两个二甲基丙烯酸材料的撞杆植入一内直径与打击脊髓相等的玻璃管内，撞杆的脊髓端呈凸面，与脊髓外形相吻合。选择不同重量的砝码用作打击物。具体方法：用 3‰戊巴比妥钠（40 mg/kg）静脉或腹腔内麻醉；无菌条件下，于动物背侧正中切开皮肤、皮下组织，暴露预备损伤段脊髓，固定玻璃管于暴露脊髓表面，使撞杆轻轻接触脊髓；用一定重量砝码，从预定高度沿玻璃管自由落下，撞击撞杆，造成脊髓分级损伤，伤力以势能（g·cm；z·cm）表示。术后动物分笼饲养，自由摄取水和食物。术后动物出现明显的截瘫症状，脊髓诱发电位潜伏期延长，波形消失或宽大畸形。

该模型的基本特点是：① 与人类脊髓损伤相近。② 创伤位置可以通过手术限定，打击量可以计算。③ 由于不撕破硬脊膜，可以防止结缔组织或其他外来成分侵入损伤脊髓。本模型可用于脊髓损伤的病理生理机制和实验性治疗研究。

2. 脊髓缺血性损伤模型（animal model of spinal cord injury by inschemia）

选用日本大耳白兔，体重 2～2.5 kg。用 1.5％戊巴比妥钠静脉麻醉（1.5 mL/kg）。无菌条件下，腹正中线切口，暴露分离腹主动脉，紧靠左肾动脉分支下方夹闭腹主动脉，分别夹闭 30、35、40、45、50 min。切口分层缝合。术后 1～2 h 内动物清醒。术后动物出现不同程度的截瘫症状，脊髓血流量下降。病理检查，病变主要累及前角及中央管周围，表现为神经细胞稀少，核固缩。神经细胞周围有空泡形成，甚至出现液化灶。

该模型有如下特点：① 兔脊髓血管解剖法结构简单，呈节段性分布，缺血后病理变化规则，重复性好。② 临床及病理改变明显、恒定，功能改变易于判断，对于中枢神经系统缺血损伤的治疗效果观察是一种较为理想的动物模型。③ 完全或不完全瘫痪与缺血时间密切相关，损伤程度容易控制，动物术后存活时间长，并发症极少或没有，可用于较长时间的慢性实验研究。④ 手术操作简单，省时、省力。该模型可用于中枢神经系统的缺血再灌流损伤及创伤后继发损伤机制的研究。

思考题：

1. 试述应用人类疾病动物模型的意义。
2. 试述人类疾病动物模型的设计原则。
3. 诱发性动物模型产生的主要因素有哪些？
4. 试述影响动物模型质量的因素。
5. 试述裸小鼠的主要特征。

（周正宇　王　婧　吴宝金）

第十一章 遗传工程动物模型

第一节 遗传工程小鼠的价值

一、概述

疾病是人类健康和生存的重大威胁之一,生物医学研究的最终任务则是阐明各种疾病的致病基因、发病过程并藉此开发有效的治疗手段。看起来人类本身是最理想的研究材料,但由于人类自身特点,如:年龄跨度大、取材困难、遗传背景差异大、涉及伦理问题等等,研究效率大大减低,许多工作无法完成。相应地,建立人类各种疾病(如肿瘤、心血管疾病、糖尿病等)的动物模型,对分析疾病的发病机制,解答特定人群对某种疾病的易感性及新型药物开发具有重要作用。线虫(*Caenorhabditis elegan*)、果蝇(*Drosopila melanogaster*)、斑马鱼(*Danio rerio*)和小鼠(*Mus musculus*)等都是常用的模式动物,它们的基因组测序均已完成,在生物医学研究中各有优势。例如,线虫的细胞分化谱系明确,为研究细胞-细胞间相互作用和特定细胞功能提供了很好的模型;果蝇的遗传背景清楚,基因定位与表型效应的关系明确,各种遗传分析方法成熟;斑马鱼通体透明,是研究器官发生的最佳材料之一。然而,毫无疑问,在过去一个世纪的研究中,小鼠已经成为建立人类疾病模型最重要的实验材料。

小鼠和人类在外观和行为上的巨大不同掩盖了二者的相似之处,小鼠作为人类疾病研究的替代品具有得天独厚的自身优势:首先小鼠与人同属最高等的脊椎动物——哺乳动物纲,与人亲缘关系近,小鼠的器官组织结构、发育、生化代谢及生理特点和人类相似,小鼠模型可以基本上真实模拟人类疾病的发病过程及对药物的反应。其次,小鼠体型极小、生长快、繁殖率高、世代间隔短、生存能力强,饲养成本低,可任意交配、取材,极大方便了研究工作。再次,关于小鼠的研究在 100 多年前就已经开展,培育了众多品系、积累了大量资料,基因剔除等各种新技术在小鼠研究中得到充分应用。正是基于这样的认识,在人类基因组计划开始不久,小鼠的基因组计划就随后展开。2002 年 12 月覆盖小鼠基因组 96% 的序列草图公布,小鼠成为第二种被全基因组测序的哺乳动物,其基因与人类的同源性高达 99%,相似性在 90% 以上。近年来小鼠遗传资源迅猛增加,4 种小鼠的基因组被测序(C57BL/6J、129X1/SvJ、DBA/2J 和 A/J),89 种近交系小鼠 SNP 数据库及很多基因组资源数据库免费开放,为开发人类疾病的小鼠模型、研究相关基因的功能及人类疾病的分子机制提供了条件和基础。事实上,从 Snell 通过小鼠的皮肤移植提出组织相容性抗原概念,到现代遗传学家通过小鼠基因组改造建立人类疾病模型、研究相关基因功能，再到比较基因组学的发展，小鼠已经一次次证明了其对生命科学发展的重要性及产生的重大影响。著名的英国 MRC（medical research council）的研究理念就是：通过对人类疾病小鼠模型的研究获得最先进的医学知识（advancing medicine and knowledge through the discovery and investigation of mouse models of human disease）。培育各种类型的人类疾病的模型小鼠是相关研究的基础和前提，有多种方法和手段可以实现这一目标。传统的手段如培育封闭群、近交系、杂交群、突变系、基因导入系等等，这些方法可行但是效率低下，研究目的不清楚，很难适应现代生物医学高效率、高通量的发展要求。遗传工程的手段给小鼠模型的开发带来了革命性的变化，包括转基因、基因敲除、ENU 诱变等遗传工程策略已经成为小鼠模型开发的常规手段。

二、遗传工程动物模型定义

科研人员通过多种技术手段，有目的地干预或改变动物的遗传组成，使动物出现可遗传的特殊性状，培育出新的供生命科学研究和其他工作使用的动物模型，这类新型动物模型被称为遗传工程动物模型（genetically engineered animal model）。

目前获得遗传工程动物模型的技术手段包括显微注射转基因、基因定位突变、基因化学诱变三种技术。转基因动物、基因定点突变动物都是有计划有目的地研究已知基因的表达、功能及互作效应，而 ENU 诱变小鼠出发点不是任何特定的基因，而是从大量的随机突变中筛选感兴趣的表型，获得与人类疾病临床症状相似的模型动物，再利用此模型动物进行定位、克隆，鉴定新的基因。在此基础上，还可以再通过转基因技术和基因敲除技术来验证该基因的功能、作用以及在个体发育中的表达，从而揭开模型性状的形成机制。遗传工程动物模型制作技术可以交互运用，极大地推进了疾病机制以及功能基因组学研究的进程。

（1）显微注射转基因技术：是一种将外源性基因或 DNA 片段插入动物基因组获得转基因动物的方法。显微注射转基因小鼠是最为成熟的转基因技术。

（2）基因定位突变技术：是 20 世纪 80 年代中期结合胚胎干细胞和同源重组技术发展而来的一种在基因组特定位点改造 DNA 的技术，随着近年来 CRISPR-Cas9 敲除技术的发展与成熟，基因定位突变已成为在整体动物水平上研究特定基因功能的常规手段。

（3）诱变技术：通过化学或物理手段造成生殖细胞基因组 DNA 碱基序列发生改变、进而通过复制而遗传给后代。最常用化学诱变方法是乙酰基亚硝基脲（ethylnitrosourea，ENU）诱变技术。

第二节　转基因动物

转基因动物的出现是重组 DNA 技术和胚胎技术发展的必然结果。1982 年 Palmiter 等人将小鼠的（MT）-I 基因的启动子与大鼠的生长激素基因重组，注入小鼠的受精卵，获得转大鼠生长激素基因的小鼠。由于 MT 启动子的作用，小鼠血清中生长激素的水平升高，小鼠出生后两周即迅速生长，结果其体积比对照组小鼠大 2 倍，而成为"超级小鼠"。自 Palmiter 后十多年间，转基因工作轰轰烈烈地展开。转基因兔、绵羊、猪、鱼等相继问世，转基因动物研究工作在深度和广度上有了很大发展，已经逐步从实验阶段走向具体应用。

一、转基因动物的概念

1. 定义

通过实验手段将外源遗传物质导入动物胚细胞中，并能稳定遗传，由此获得的动物称为转基因动物。

由于外源 DNA 的导入，动物的基因组产生了可以遗传的改变，这些可以遗传的改变包括：① 外源 DNA 片段至少整合到一条染色体的一个位点上；② 外源 DNA 的插入使基因组中任何一个基因的结构发生改变；③ 外源 DNA 的插入使染色体发生重排；④ 导入可以持久存在的遗传实体。

2. 命名

转基因的命名遵循以下原则：

符号：一个转基因符号由以下三部分组成，均以罗马字体表示：

TgX(YYYYYY)＃＃＃＃＃ Zzz

其中各部分符号表示含意为：

TgX＝方式(mode)

(YYYYYY)＝插入片段(insert designation)

＃＃＃＃＃＝实验室指定序号(laboratory assigned number)

Zzz＝实验室注册代号(laboratory code)

以上各部分具体含义及表示如下：

(1) 方式：转基因符号通常冠以 Tg 字头，代表转基因(transgene)。随后的一个字母 X 表示 DNA 插入的方式：H 代表同源重组，如基因剔除；R 代表经过逆转录病毒载体感染的插入；N 代表非同源插入，如显微注射。

(2) 插入片段标示：是由研究者确定的表明插入基因显著特征的符号。通常由放在圆括号内的字符组成；可以是字母(大写或小写)，也可由字母与数字组合而成，不用斜体字以及上、下标、空格及标点等符号。研究者在确定插入标示时，应注意以下几点：标示应简短，一般不超过 6 个字符。

如果插入序列源于已经命名的基因，应尽量在插入标示中使用基因的标准命名或缩写，但基因符号中的连字符应省去。确定插入片段时，推荐使用一些标准的命名缩写，目前包括：

An　　匿名序列

Gn　　基因组

Im　　插入突变

Nc　　非编码序列

Rp　　报告基因

Sn　　合成序列

Et　　增强子捕获装置

Pt　　启动子捕获装置

插入片段标示只表示插入和序列，并不表明其插入的位置或表型。

(3) 实验室指定序号及实验室注册代号

实验室指定序号是由实验室对已成功的转基因系给的特定编号，最多不超过 5 位数字。

而且,插入片断标示的字符与实验室指定序号的数字位数之和不能超过11。

实验室注册代号是对从事转基因动物研究生产的实验室给予的特定符号。

举例:

C57BL/6J-TgN(CD8Ge)23Jwg

来源于美国杰克逊研究所(J)的 C57BL/6 品系小鼠被转入 CD8 基因(Ge);转基因在 JonW. Gordon(Jwg)实验室完成,获取于一系列显微注射后得到的序号为 23 的小鼠。

Tg(GPDHIM)1Bir

以人的甘油磷酸脱氢酶基因(GDPH)插入(C57BL/6 JXSJL/J)F₁代雌鼠的受精卵中,并引起插入突变(Im),这是 Edward H. Birkenmeier(Bir)实验室命名的第一只转基因小鼠。

根据转基因动物命名的原则,如果转基因动物的遗传背景是由不同的近交系或远交群之间混合而成时,则该转基因符号应不使用动物品系或种群的名称。

转基因符号可以缩写,即去掉插入片段标示部分,例如 Tg(GDPHIm)1 Bir 可缩写为 TgN 1 Bir。一般在文章中第一次出现时使用全称,以后再出现时可使用缩写名称。

3. 设计转基因构件

要想获得一个转基因动物,首先要构建一个转基因构件。一个完整的转基因构件应包括目的基因、启动子、增强子、抗性筛选基因和标记基因或报告基因。转基因构件的设计上还要考虑原核载体序列的影响。

(1)转基因调控序列:包括基因增强子和启动子。这个调控序列对转基因的表达是非常重要的,设计转基因构件时要考虑它们对动物出生后表达的影响。在启动子的选择上可从如下两个方面进行考虑:① 如需要得到外源基因全身一致表达的转基因品系,则可选择一个管家基因启动子。虽然还没有发现一个可使外源基因在胚胎发育的各阶段和机体的所有组织中都一致表达的启动子,但仍有几个候选的融合基因具有全身表达的启动子,这些构件包括 β-肌动蛋白(β-actin)启动子、小鼠金属硫蛋白(Mouse Metallothionein)启动子、HMMGCR 启动子和组蛋白 H₄(Histone H₄)启动子等。② 与一致表达相对的就是组织特异性表达,组织特异性表达的启动子成分要复杂得多。

(2)标记基因或报告基因:多数情况下转基因动物都要区别转基因产物与内源基因表达产物(mRNA 或蛋白)的不同,构件基因时可考虑插入一个标记基因,或使转基因表达一个缩短的产物,以利于检测和鉴别。而报告基因的使用让我们能够更为清晰准确地监测转基因的时空表达。常用的报告基因有 lacZ、CAT(chloramphenicol acetyltransferase gene)、萤火虫的荧光素酶基因(firefly luciferase gene)和人生长激素基因(hGH)等。这些报告基因都能产生各自特有的化学或发光反应,使对结果的观察变得简单明了。

(3)原核载体序列的影响:尽管原核载体的序列对转基因的整合率没有明显的影响,但它却可显著的作用于整合转基因的表达,且往往会对转基因的表达起抑制作用。因此,在构建转基因的原核载体的选择和设计上要考虑到这一点。

二、雄原核显微注射法转基因小鼠的获得

转基因小鼠常被用作基因表达和人类疾病动物模型的研究。虽然外源基因导入的方法很多,如逆转录病毒转染、胚胎干细胞囊胚注射或聚合等,但受精卵雄原核的显微注射仍是生产转基因小鼠最为广泛、常用和有效的方法。目前此法可达到 5%~30% 的外源基因整

合率。由于科学家对 C57BL/6 品系小鼠研究最深,小鼠基因物理图使用的也是 C57BL/6 品系小鼠,所以供体小鼠首选品系应为 C57BL/6,但该品系小鼠受精卵的雄性原核小、不够清晰且生活力弱。

1. 注射前的准备

显微操作供体和受体母鼠的处理程序如图 11-1。

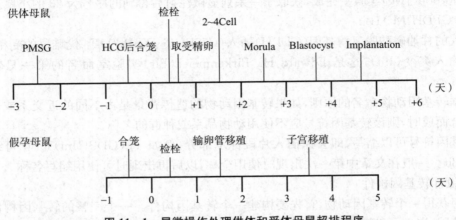

图 11-1 显微操作处理供体和受体母鼠超排程序

(1) 受精卵的获得:注射前的准备包括选用 3～4 周龄的小鼠进行超排,超排要联合使用孕马血清促性腺激素(PMSG)和人绒毛膜促性腺激素(HCG)。通常在下午 12:30—1:30 腹腔注射 5 IU PMSG,过 46～48 h,再注射 5 IU 的 HCG,注射 HCG 后雌鼠与雄鼠合笼过夜,第二天上午通过检查阴道栓判断是否交配,处死见栓的母鼠,剪下输卵管,撕破膨大部取出胚胎。注射前用透明质酸酶去除包裹在小鼠胚胎周围的颗粒细胞。

(2) 受体注射前的准备:通常选用繁殖力强母性好的品系作受体,常选用 7～8 周龄 CD-1(charles river ICR),与结扎雄鼠配种即可造成假孕,合笼次日检栓,见栓者留作受体。

2. 显微注射

用持卵针吸牢胚胎,轻推注射针穿过透明带、卵黄膜和核膜,加正压于注射针,见雄原核有明显的膨胀后停止,并抽出注射针。待所有的胚胎都注射过后,用移卵针将胚胎移入上覆石蜡油的 M_{16} 培养滴中,在 37 ℃、5% CO_2 的湿空气培养箱中培养恢复。半小时后体视显微镜下去除死胚,活胚培养过夜。

3. 注射卵的移植

第二天根据二细胞胚胎数,确定供胚胎移植的受体母鼠数。切口位于两侧腰部距背正中线约 1 cm 处,暴露卵巢、卵巢脂肪垫。在体视显微镜下,用移卵管把胚胎移至输卵管膨大部。

4. 显微注射转基因小鼠模型的建立

胚胎移植后 20～21 天受体母鼠产仔,正常情况下产仔数是移植胚胎数的 50%～80%。断奶时子代鼠编号,剪下 1 cm 左右的尾部组织,提取 DNA 作整合检测。检测结果阴性淘汰,阳性则作为 G0 代小鼠用于繁殖。向 C57BL/6 或其他背景品系回交,F1 代小鼠整合检测阳性,则表示外源基因已稳定地整合到转基因鼠的生殖系中,这个外源基因是可以遗传的。

欲通过显微注射法建立转基因小鼠模型,必须获得 10 个以上 G0 代整合阳性小鼠。G0 代整合阳性小鼠向 C57BL/6 或其他背景品系回交,即可建成以 C57BL/6 为遗传背景或回交品系为背景的能稳定遗传的近交系。为防止繁殖过程中出现基因丢失、繁殖障碍或其他原因造成转基因品系断线,自 F1 代起,每一代都应冷冻 200 枚以上胚胎。建立有价值的小鼠模型,还取决于对新建品系进行细致的表型分析及特定表型的科学意义。

三、体细胞克隆技术

受精卵雄原核的显微注射是生产转基因小鼠最为广泛、常用和有效的方法,但该方法用于猪、牛、羊等大动物的外源基因转移整合率仅分别为 1‰左右。1997 年,Wilmut 等将成年绵羊乳腺上皮细胞的核移植到去核的卵母细胞中,重构胚胎,经融合、激活等技术步骤,移植到同期假孕动物中,成功获得了体细胞克隆绵羊"多利"。利用该技术研究者们相继获得了体细胞克隆牛、猪等。体细胞核移植技术生产转基因家畜大动物具有其他转基因方法无可比拟的优势,多种细胞类型都可以用来作为核供体,可以在细胞水平上检测基因整合,可干预后代性别,转基因后代遗传背景及遗传稳定性一致,不需选配即可建立转基因群体。但其缺陷也很明显,后代个体常有生理或免疫缺陷,克隆胚胎移植后的流产率高。

(1)以脂质体转染、电转或病毒转染等方法将基因转入体细胞,经抗性基因筛选后获得大量单细胞克隆,挑取单细胞克隆并鉴定基因整合,冻存基因整合阳性的细胞克隆。

(2)抽取卵巢中的含有卵子的卵泡液,用洗卵液洗三遍,在体视显微镜下用毛细玻璃管将卵母细胞卵丘复合物(COCs)拣出。将拣出的 COCs 放入四孔板中,四孔板中每孔加 700 μL 卵母细胞成熟液,覆盖 300 μL 矿物油,培养箱中成熟 42～44 h。

(3)把体外成熟的卵母细胞移入透明质酸酶溶液中振荡去除颗粒细胞。挑出有卵间隙有第一极体的卵母细胞。使用显微操作仪除去卵母细胞的一部分细胞质和细胞核。选取状态最佳的转基因克隆细胞用纤维操作仪注入卵母细胞间隙中。操作结束的卵母细胞转移到覆矿物油的 50 μL 猪卵母细胞发育液微滴中等待融合。

(4)将注入体细胞的卵母细胞排列于激活液覆盖的融合槽内的两条平行电极内,用玻璃毛细管操作使各个卵母细胞和体细胞均处于电极条垂直的一条线上。电激后转移到预平衡的猪卵母细胞发育液,30 min 后挑选出卵间隙没有体细胞的卵母细胞,这样的卵拥有发育成为新个体的潜能。将重构卵母细胞置于 CO_2 培养箱中发育培养。

(5)选择身体健康的同期发情受体猪,麻醉后于腹部皮肤划开切口,找到子宫,将重构囊胚移植入子宫角。手术完毕后监控受体猪妊娠情况。

四、转基因动物在医学研究中的应用及其局限性

转基因技术出现以前,我们所知道的基因功能,主要是通过研究自然突变得来的。自然突变会造成动物和人体表型的改变,大部分是不利的改变,也有一小部分是有利的改变。通过研究自然突变,人类不但知道了许多基因的功能,而且能够通过筛选积累有利突变,去掉有害突变。近 30 多年来,通过小鼠的基因整合技术,能动地发现了许多未知基因的功能和许多已知基因的新功能。通过转基因手段建立了一系列小鼠模型,尤其是将原癌基因转入小鼠获得许多肿瘤模型,如 BAC-ABL 转基因小鼠自发慢性髓性白血病,人乳头瘤病毒 E6、E7 转基因小鼠自发多种上皮肿瘤,MMTV-Wnt1 转基因小鼠自发乳腺癌及脑膜瘤等各种模型,对相关研究作出了很大贡献。

除了人类疾病动物模型的开发,利用动物生产高附加值的药用蛋白质,也是转基因动物研究中非常成功的领域。到目前为止,已利用转基因技术在动物乳腺和血液中高效表达了外源基因。由于乳腺组织的固有优点,近年来已把它当作生产药用蛋白的主要靶器官。英国 PPL 公司已建立了乳腺生产抗胰蛋白酶的生产羊群,目标产品在羊奶中的含量达到 16 g/L(Colman 1996)。美国的 Genzyme 公司也生产出一群转基因乳山羊,抗凝血酶Ⅲ在山羊奶中的含量达到 6 g/L(Echelard 1996)。乳腺是一个非常有效的蛋白质合成体系,一头奶牛一年可以生产纯蛋白 250 kg,一只羊一年可生产蛋白 12 kg,若能把 10% 的乳蛋白替换成药用蛋白,产量就很可观。未来动物乳腺生物反应器的研究,主要集中在生产那些用量很大,需要在动物体内进行蛋白翻译后加工的产品,例如,血清白蛋白、治疗性抗体等。人类将通过转基因动物模型而建立大量的低成本、工艺更简便、效率更高的小型生物制药"工厂"。

同时也必须认识到,由于转入外源基因是随机整合受体动物的基因组,带来了很多严重问题。首先,外源基因整合到基因组后可能会破坏一个或一组内源基因,表现出来的生理异常很难确定是转入基因的效应还是破坏内源基因的结果。二是,外源基因的表达往往脱离原来表达的组织类型,可能会出现全身各种组织的广泛表达,还会失去正常生理调控的制约,故基因产物的功能往往会发生改变。尽管关于四环素调控转基因构件的改进以及组织特异性启动子的应用,出现可诱导特异组织表达的转基因动物,典型者如乳腺生物反应器,但是该技术尚不理想。从研究基因结构、功能等基础生物学问题的角度看,随机整合的基因只能提供部分有用资料;从实践角度看,除了在乳腺中大量生产某种有医用价值蛋白质的特例,依靠基因随机整合很难培育出有价值的动物品种。与转基因技术原理完全不同,基因定位突变技术彻底改变了转基因技术的限制,为生命科学研究带来了革命性的变化。

第三节　基因定位突变动物模型

基因定位突变又称基因敲除(knockout)、基因剔除或基因打靶,它是应用一段外源 DNA,通过 DNA 同源重组(homologous recombination),使得 ES 细胞特定的内源基因被破坏而造成其功能丧失,然后再通过 ES 细胞介导得到该基因丧失的动物模型的过程。目前研究得最多、最深入的是基因敲除小鼠。通过建立基因敲除小鼠,来观察与外源 DNA 相对应的正常基因失活、不表达的情况下会对动物个体产生哪些影响。这是研究基因功能的最佳办法。相当于去除汽车的一个零件,看看汽车哪里会出问题,据此推断该零件在汽车中的作用。研究基因功能最精妙的方法是基因 knock-in 策略,技术路线与敲除一致,研究者根据需要,在体外改变特定基因的碱基序列,再通过同源重组取代相关基因的本来序列,进而观察基因功能部分改变后的表型变化,真正模拟自然状态下,人类的发病过程。使用基因敲除方法,过程复杂,技术要求较高,研究必须针对靶位点构建打靶载体、筛选中靶 ES 细胞、囊胚注射生产嵌合体小鼠等一系列步骤,产生一个基因敲除动物最少需要 1 年半以上,但该方法对研究基因功能意义重大。1989年,Mario R. Capecchi 、Oliver Smithies 与 Martin J. Evans 通过干细胞同源重组实现了这个梦想,为此分享了 2007 年诺贝尔生理学和医学奖。

基因陷阱(gene trap)是继基因敲除之后发展起来的另一种使基因失活的手段。研究者用带有标记的一段序列,随机插入 ES 的基因组,使插入部位的基因失活,据此推测插入部位基因的功能。对特定基因而言,被失活的效果与基因剔除一致。尽管基因陷阱法是随机敲除,但是由于其随机敲除的效率极高,达到高通量敲除的效果,个别研究机构正大规模采用这个手段建立全基因组各个基因敲除的 ES 细胞库,其他研究者不需要再做复杂的同源整合工作,直接从 ES 细胞库中获得相应的 ES 细胞系,再利用这些细胞系通过囊胚注射等步骤培育基因敲除小鼠。

一、基因定位突变的技术路线

基因定位突变或基因剔除小鼠是在整体动物水平上研究特定基因的结构和功能,基因剔除小鼠是一个多维的研究体系,是从分子到个体多层次、多方位研究基因的理想模型。基因定位突变的技术路线如图 11-2。

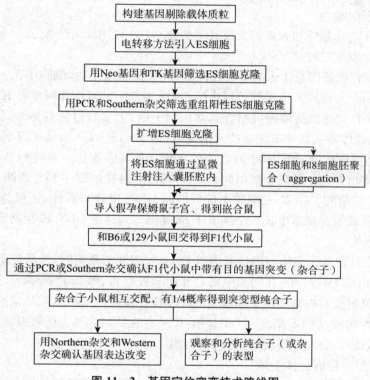

图 11-2 基因定位突变技术路线图

二、DNA 同源重组法基因敲除小鼠的获得

1. 基因打靶的靶细胞——ES 细胞

小鼠胚胎干细胞(embryo stem cell)简称 ES 细胞,它是基因发生同源重组的靶细胞,这首先因为:ES 细胞是从植入前的胚胎内细胞团分离出来的一种多潜能干细胞,在合适的体外培养条件下,如培养基中加入白血病抑制因子(LIF),可使细胞保持分化的全能性,即保持发育成一个完整个体各种组织细胞的能力;其次,ES 细胞体外操作方便,加之目前已建立了非常完善的筛选体系,使科学工作者很容易地就可获得同源重组的细胞群体。

2. 构建打靶载体和载体 ES 细胞的筛选

为获得基因剔除小鼠,需在体外先构建一个打靶载体(targeting vector),这个载体上要含有一段与想要灭活的基因有高度同源性的外源基因,我们称它为靶基因或目的基因。在打靶基因的同源序列中插入新霉素抗性基因(neo^r),再在 neo 序列的 3′端插入不含启动子的单纯疱疹病毒胸苷激酶基因(HSV-tk)(图 11-3)。

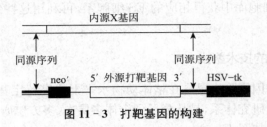

图 11-3 打靶基因的构建

利用电转染法、脂质体法或逆转录病毒介导等方法将外源基因的重组载体导入体外培养的小鼠胚胎干细胞中。

在细胞选择培养基中加入新霉素或其类似物 G418 和环氧丙苷(gancidovir,GCV)进行筛选。筛选可能发生三种情况:

(1)当外源打靶基因载体未能整合在内源基因组 DNA 上时,细胞中无 neo^r 和 HSV-tk 基因表达(即 $neo^r-/tk-$),由于培养液中的 G418 对细胞的毒性作用而将 ES 细胞杀死。

(2)当外源打靶基因载体随机整合到基因组上时,大多数打靶载体非同源重组发生在其两端,即整个载体将从线性末端处插入基因组(即 $neo^r+/tk+$),neo^r 基因的启动子可启动 neo^r 表达,还可同时启动同源序列之外的 HSV-tk 基因表达。单纯疱疹病毒胸苷激酶(HSV-TK)可将培养基中的鸟苷类似物 GCV 磷酸化,再在细胞中胸苷激酶(cytoTK)作用下转变成 GCV 三磷酸。GCV 三磷酸不仅可抑制 DNA 聚合酶活性,还可与 dTTP 竞争参入合成 DNA,从而干扰细胞生长。结果由于 tk 基因的表达使 GCV 转变成为细胞的毒性物质而致 ES 细胞死亡。

(3)当外源打靶基因载体与内源基因组 DNA 发生同源重组时,外源打靶基因代替了基因组 X 基因。由于 HSV-tk 在同源序列之外而未被整合,即 $neo^r+/tk-$,结果 neo^r 基因表达,ES 细胞可耐受 G418;又由于细胞中的 TK 特异性强,不能将 GCV 磷酸化,GCV 不能转变为细胞毒性物质,故 ES 细胞在 G418 和 GCV 存在的培养基上能够成活。将成活的 ES 细胞体外扩增,就可获得大量同源重组的 ES 细胞。

3. 囊胚注射获得嵌合体小鼠

将上述发生同源重组的 ES 细胞注射到妊娠 3.5 d 的小鼠囊胚(blastocyst)腔中,每胚约注射 10~15 枚 ES 细胞;或注射到 8 细胞期胚胎的透明带下,每胚注射 4 枚 ES 细胞;或采用 ES 细胞与 8 细胞期胚胎聚合的方法获得小鼠的嵌合体胚胎,再将这一嵌合体胚胎移植到同期发情的假孕受体小鼠子宫内,就可发育成一个嵌合体(chimeric)小鼠。如果被剔除的基因的功能是胚胎发育所必需的,则基因剔除将导致胚胎死亡,不能得到活体动物。否则嵌合体胚胎将发育成为带有载体基因的完整动物。如果在这个嵌合体后代中,ES 细胞参与了生殖细胞的发育,就有可能使其所携带的靶基因进入生殖细胞。由于 ES 细胞来自129/SV 小鼠,而提供囊胚的通常是 C57BL/6 小鼠,它们体表颜色不同,新生的全黑色小鼠为非嵌合体小鼠,而带灰色的小鼠为带有外源打靶基因的嵌合体小鼠。虽然体表颜色能很好地反映嵌合状况,但并不表示外源打靶基因能遗传下去。要想传给后代,ES 细胞必须整合到嵌合体的生殖细胞中去。如与背景品系回交的 F1 代小鼠,目的基因检测阳性,则这个

F1 代小鼠就是带有预期剔除基因的杂合体（heterozygous）小鼠，再连续的向背景品系如 C57BL/6 逐代回交，经 8~10 代，将两个带有单拷贝基因剔除的杂合体小鼠互交，就可以获得双拷贝纯合体（homozygous）的基因剔除小鼠。

三、时空特异性基因敲除——Cre-Loxp 系统在基因敲除中的运用

常规基因打靶术也有先天不足的一面，如果被改变的基因在功能上非常重要，这类纯合子突变动物常常因为严重的发育障碍而出现死胎或早亡等情况，妨碍了对靶基因在某个特定组织中或在个体发育晚期的功能研究。有鉴于此，人们在常规基因打靶的基础上，建立了一种可以在特定的时间和空间——即在特定的发育阶段和特定的组织细胞中开启或关闭特定基因的时空特异性基因打靶技术——条件性基因敲除。其特别之处在于打靶过程中引进了源于大肠杆菌噬菌体 P1 位点特异性重组酶 Cre 和该酶的特定作用位点 LoxP 即 Cre-LoxP 系统。其中 Cre 由 343 个氨基酸组成，分子量 38kD。其特定的作用位点 LoxP 为 34 bp 的 DNA 序列，由 8 bp 非对称的隔离子序列和两端各 13 bp 的反向重复序列构成。条件性基因敲除包括三个步骤：① Cre 转基因动物的构建；② LoxP 转基因动物的构建；③ 前两种转基因动物的交配。其结果是，子代动物在个体发育过程中在其时空特异性地表达 Cre 的组织细胞的基因组中两个 LoxP 位点之间的染色体区域发生预期改变。在同一个 DNA 分子上，Cre 介导两个同向排列 LoxP 位点之间的 DNA 的缺失反应，在 DNA 分子上留下一个 LoxP 位点，被切除的 DNA 分子呈环状；如果两个 LoxP 位点在不同的 DNA 分子上，Cre 则介导缺失、重复、插入以及易位等反应；如果两个 LoxP 位点反向排列，Cre 则诱发倒位反应（图 11-4）。

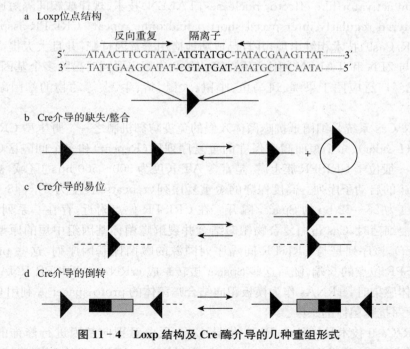

a Loxp 位点结构

b Cre 介导的缺失/整合

c Cre 介导的易位

d Cre 介导的倒转

图 11-4　Loxp 结构及 Cre 酶介导的几种重组形式

（1）Cre 转基因动物的构建：Cre 转基因动物即时空特异性地表达重组酶 Cre 的转基因动物。构建此动物的目的在于为 LoxP 转基因动物以组织细胞特异性和发育阶段特异性的方式提供重组酶 Cre，以便在特定的发育阶段将特定的组织细胞中的 2 个 LoxP 之间的区

域敲除。构建 Cre 转基因动物的关键在于控制 Cre 基因表达的启动子的选择，因为启动子活性的时空特异性决定 Cre 基因表达的时空特异性，进而决定 Cre 介导的 LoxP 转基因动物的基因组中 2 个 LoxP 位点之间的靶基因发生预期突变的时空特异性。

（2）LoxP 转基因动物即在基因组中待修饰基因区域的两侧各插入了 1 个 LoxP 位点的转基因动物。LoxP 转基因动物的打靶载体主要由三个部分组成：① 为分别存在于打靶载体 5′和 3′臂端且与靶基因一定区域相同的同源序列，其作用是介导打靶载体与靶基因之间的同源重组反应。② 是位于 5′和 3′臂端之间的有待敲除的靶基因区段的同源序列或有待敲入的外源序列和选择标志基因。③ 是 3 个 LoxP 位点，分别位于待敲除靶基因区同源序列的两侧和需去除的选择标志基因两侧。

（3）将 Cre 转基因动物和 LoxP 转基因动物进行交配，当子代动物生长发育到 Cre 在某种特定的组织细胞中开始表达时，其带有 2 个 LoxP 位点的基因就会在 Cre 特异表达的组织细胞中发生突变——Cre 介导体内位点特异性重组，从而实现对靶基因不同位置或不同程度的修饰。

条件性基因打靶是基因打靶的重大改进，使用它可以对基因的结构和功能进行更为彻底的研究。同时，条件性打靶的实验设计和操作也比普通打靶技术更为复杂，许多精妙的用法正在发展之中。

四、CRISPR/Cas9 法 DNA 基因敲除小鼠的获得

近几年，锌指核酸酶（zinc-finger nuclease，ZFN）技术、类转录激活因子效应物核酸酶（transcription activator-like effector nucleases，TALEN）技术、规律成簇间隔短回文重复相关系统（clustered regularly interspaced short palindromic repeat /CRISPR-associated system，CRISPR/Cas9）技术相继出现，并且已成功地应用于基因打靶，并且大大提高了基因打靶的效率。与 ZFN 和 TALEN 相比，CRISPR/Cas9 表现出可同时敲除多个基因、构建简单等优越性，已经广泛应用于果蝇、斑马鱼、小鼠、大鼠、猪、牛、猴等动物的基因敲除模型的建立。

CRISPR/Cas 系统是细菌抵抗噬菌体入侵的免疫防御机制之一。野生型 CRISPR 是由一个前导区（Leader）、多个短而高度保守的重复序列区（Repeat）和多个间隔区（Spacer）组成。Leader 一般位于 CRISPR 簇上游，是富含 AT 长度为 300～500 bp 的区域，被认为可能是 CRISPR 簇的启动子序列。高度保守的短重复序列（repeats）长度为 21～48 bp，重复序列之间被长度为 26～72 bp 的 Spacer 隔开。在 CRISPR 位点附近，存在一系列 Cas 基因，当噬菌体入侵细菌时，Cas 蛋白复合物靶向结合并裂解噬菌体基因组中短的原型间隔序列（proto-spacer），该序列是与 CRISPR 间隔序列同源的噬菌体基因序列，这些 proto-spacer 整合到 CRISPR 位点的 5′端，随后这些 Spacer 被转录成 crRNAs（CRISPR RNAs），当细菌再次被噬菌体感染时，crRNAs 作为模板靶向结合噬菌体的 proto-spacer 并利用 Cas 蛋白进行切割，从而对抗噬菌体的感染。

CRISPR/Cas9 技术是一种由 RNA 指导 Cas9 蛋白对靶向基因进行修饰的技术。将 crRNA 和反式激活 crRNA（Trans-activating crRNA，tracrRNA）2 个序列连接起来，构成一个新的向导 RNA（guided RNA）。想要同时敲除多个基因，可以串联多个靶向基因序列。crRNA 转录的同时与其重复序列互补的 tracrRNA 也转录出来，转录出来的 crRNA、tracrRNA 和 Cas9 蛋白组成复合体，识别并结合于基因组上 crRNA 的互补序列，然后由

Cas9 中的 HNH 活性位点剪切 crRNA 的互补 DNA 链,RuvC 活性位点剪切非互补链,最终引入 DNA DSB。细胞内的 DNA 修复系统修复 DNA DSB 过程中产生基因突变。CRISPR/Cas9 的剪切位点位于 crRNA 互补序列下游,邻近 PAM 区(Protospacer Adjacent Motif)。PAM 区是特征为 5′—GGN-N_{18}-NGG—3′ DNA 序列,在每 128 bp 的随机 DNA 序列中就重复出现一次具有这种特征的 DNA 序列(图 11-5),因此 PAM 区广泛分布于动物的基因组中,这一特性也就决定了 CRISPR/Cas9 系统可以敲除大部分基因。

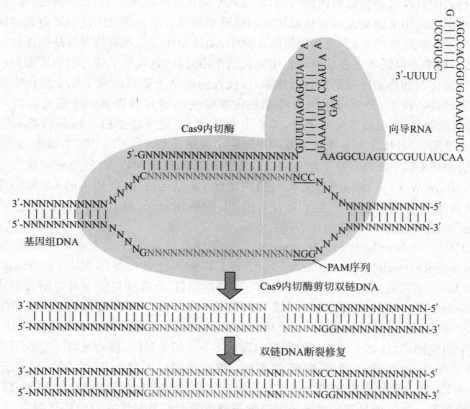

图 11-5　CRISPR-Cas9 靶向基因修饰的原理

CRISPR/Cas9 技术构建基因敲除动物主要有两种方法:一种方法是将体外转录的 CRISPR/Cas9 系统的 Cas9 mRNA 以及 sgRNA 直接注入单细胞期的动物受精卵中,然后将其移植入代孕动物体中。该方法的技术路线类似于显微注射法获得转基因动物,取新生动物组织提取基因组,PCR 方法扩增打靶基因,PCR 扩增产物测序鉴定基因型,基因序列发生突变的动物为基因打靶动物。另一种方法是先构建一个打靶载体,将符合 PAM 要求的引导 RNA 插入表达引导 RNA 和 Cas9 的质粒载体中,将构建好的质粒转染动物体细胞,通过抗性基因,筛选出转基因细胞单克隆,PCR 方法扩增出转基因细胞单克隆的基因组中打靶基因,扩增产物测序鉴定细胞单克隆的基因型,冻存打靶成功的细胞单克隆,然后借助体细胞克隆的方法获得基因敲除动物。

五、基因定位突变动物在医学中的应用

人类几乎所有的疾病都与基因有关,传统的人类疾病模型复制方法受到动物种属和外

界环境、时间、评判标准等诸多因素的影响，而基因敲除动物模型的建立，为人类疾病，尤其是遗传性疾病模型的建立提供了一个崭新的方法。眼白化症(OA1)是一种基因紊乱遗传性疾病，能引起视力严重下降，斜视，光恐怖，眼球震颤。Incerti 通过基因敲除法去除小鼠OA1 基因，雌鼠能够繁殖，眼科检查显示眼球底部黑色素不足，症状表现与人的临床相似，从而来研究 OA1 的发病机理。Patel 敲除小鼠 LDL(低密度脂蛋白)接受器基因，这种基因的缺乏导致人在临床上早期易患心脏病，血浆中 LDL 和胆固醇的浓度升高，当基因敲除小鼠饲喂与人的营养水平相似的饲料时，引起与人临床相似的症状。ApoE(阿朴脂蛋白 E)基因敲除小鼠可以用来研究人的动脉硬化发病机理和病变。另一研究用此小鼠研究动脉硬化症中发炎和免疫应答的作用，在基因敲除小鼠中，动脉硬化部位发现特异性的抗原决定簇被氧化，这一结果不仅证实了在动脉硬化中氧化的作用，同时也说明了这一动物模型可以用来对许多抗氧化剂的作用进行评估。近年来，仅仅在免疫学方面就出现了几十种免疫分子基因被敲除的动物模型，将免疫学研究特别是免疫耐受的研究推进到一个新的阶段，例如：TCR 基因敲除后，小鼠胸腺发育不全，脾中 B 细胞增多；免疫球蛋白 u 链基因被敲除后，B细胞发育受阻。MHC I 和 II 类抗原基因敲除后小鼠缺乏 CD_4^+，CD_8^+ 型 T 细胞；β_2 微球蛋白敲除后缺乏 CD_4^+，CD_8^+ 型 T 细胞；RAG 重组酶基因被敲除后，出现免疫球蛋白重排障碍等等。Raze-Wsky 等成功的将鼠 K 轻链恒定区 Ck 基因敲除，并用人的 Ck 基因片段取代，在纯合体中，B 淋巴细胞产生了含有人的 Ck 的抗体分子，具有抗体的反应性，产生了"拟人化"的抗体，有着巨大的潜在的社会效应。

KOMP (the knockout mouse project)是该领域最值得关注的大事件(http://www.nih.gov/science/models/mouse/knockout/index.html)，这是由美国 NIH(National Institutes of Health)发起，有 19 个研究机构参与的协作项目，旨在获得供全世界研究者使用的全基因组每个蛋白编码基因敲除的胚胎干细胞库。由于 C57BL/6 是使用最广泛且第一个基因组测序的小鼠品系，KOMP 全部采用 C57BL/6 的 ES 细胞。NIH 首期拨款 5 820 万美元给两个研究团体，计划 3 到 5 年时间定点敲除 8 500 相关基因，接着批准了 250 万美元给TJL，用 2 年半时间建立数据库管理系统，随后 NIH 又增加拨款 250 万美元用于C57BL/6 ES 细胞系的优化，拨款 80 万美元用于收集先前已经得到的约 1 000 种 ES 细胞系或敲除小鼠。这一项目得到世界范围科学研究决策者们及科学家们的积极响应，2007 年3 月在布鲁塞尔成立了国际基因剔除小鼠协会(International Knockout Mouse Consortium，IKMC)，最初由 European Commission、NIH 和 Genome Canada 三个研究机构组成。第一次会议就正式吸收 TIGM (Texas Institute for Genomic Medicine)作为第四个合作伙伴。TIGM 是一个在 2005 年投资 5 000 万美元成立的非盈利的研究结构，它正在采用基因陷阱策略生产 C57BL/6 背景的 ES 细胞库，目前这个细胞库有 ES 细胞克隆 20 万个，超过 8500 个基因被失活(www.tigm.org)。KOMP 改变了先前各个实验室在发表基因敲除论文之后才为同行了解和利用的状况，不远的将来，全世界的研究者可以分享现成的、完全的基因敲除成果。长期来看，KOMP 最终获得全部蛋白编码基因的敲除小鼠成为可能，在此基础上研究者们就可以收集、比较每一基因剔除小鼠的表型及机制研究的资料，这些资料、资源将保证快速鉴定出相关基因在疾病过程中的作用并提示药物治疗的靶点。KOMP 真正把潜在遗传因素和人类健康集合到了一起。

第四节 ENU 诱变小鼠

转基因与基因敲除虽然方法上差异较大,一个是随机插入,一个是定点整合,但出发点相同,都是对已知序列的基因进行操作,研究已知序列的功能,这类研究方式被称作"基因驱动法"。尽管对特定基因或基因片断作工程化修饰费时费力,技术要求高,但小鼠的转基因及基因打靶实验构建了数以千计的人类疾病模型,"基因驱动法"无疑是功能基因组研究及人类疾病模型开发最主要和最根本的手段。和"基因驱动法"相对应的是"表型驱动法",它是指研究者用乙酰基亚硝基脲(ethyl nitrosourea,ENU)在相对短的时间内诱导小鼠产生大量随机突变表型,通过筛选及遗传试验获得具有特殊表型的突变系动物,再鉴定突变动物特殊表型的相关基因,从而得知相关基因的功能。ENU 诱变是基因敲除之后研究功能基因的又一重要而且是必要的补充。

ENU 含一个乙烷基及亚硝基,是公认的最强的小鼠诱变剂(图 11 - 6),其产生作用的机制是乙烷基与碱基的部分基团置换,使相应碱基发生烷基化反应。由于雄鼠生殖细胞的突变率及后代的数量远远大于雌鼠,故一般用 ENU 处理雄鼠。ENU 进入雄鼠体内,不借助任何代谢过程,直接渗入精原细胞的细胞核与碱基结合,作用于 A 的 N_1、N_3、N_7,G 的 O_6、N_3、N_7,C 的 O_2、N_3 及 T 的 O_2、O_4、N_3 等位点,使这些位点发生烷基化反应形成 DNA 烷基复合物,在生殖细胞 DNA 下一次的复制过程中形成错配或替换,这样的错误如不能被修复则导致精子的碱基发生点突变。突变若是显性的,针对后代小鼠直接筛查就可以得到突变小鼠;若突变是隐性的,后代小鼠不会显现突变表型,必须将所有可能携带突变基因而表型正常的小鼠传代,再将后代小鼠互交或与亲代回交,只有当这些突变的基因纯合后才会显现突变表型。

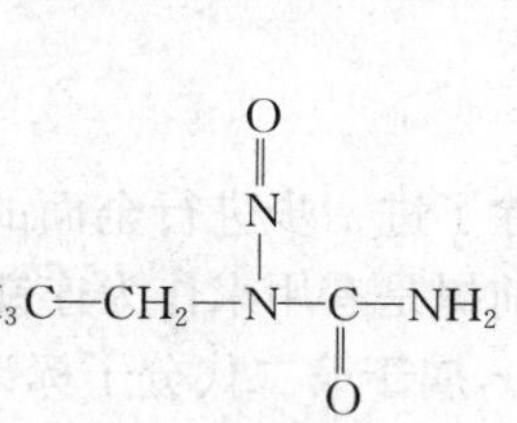

$$H_3C-CH_2-\overset{\displaystyle N=O}{\underset{\displaystyle C=O}{N}}-NH_2$$

图 11 - 6 ENU 的分子结构

一、ENU 诱变的实验过程

1. ENU 诱变的基本流程

ENU 诱变包括很多独立的实验过程,是一种周期长、工作量较大的系统工作,整个实验过程包括以下步骤:ENU 处理雄性鼠——繁殖后代(G1)——筛查突变——遗传力试验——建立新品系——突变系小鼠表型分析——基因定位及克隆——突变基因功能研究——培育新模型。

2. 诱变策略及筛查的手段

常规措施是将 8～10 周龄雄性小鼠按照 100～150 mg/kg 的剂量腹腔注射 ENU,每周 1 次共 3 次,待处理公鼠恢复生殖能力后(需 60 天左右)与野生型雌性配种,在后代小鼠中筛查突变个体,这一措施又分为针对显性突变性状及隐性突变性状的筛查。显性突变的筛选直接针对 G1 代小鼠进行;隐性突变筛选相对复杂,研究者需将 G1 代的小鼠与背景品系小鼠交配,再将 G2 代小鼠与 G1 代小鼠回交或同窝 G2 雌、雄鼠交配,获得 G3 代小鼠,并将

G3 代小鼠用于大规模筛选。

突变表型的筛选包括外观形态异常、行为和神经功能异常、血液学和临床生化指标和老年症状筛选等等。形态异常表型的筛选通常在小鼠分窝时进行。行为和神经功能异常筛选包括肌肉缺陷和运动神经元低下、感官缺陷、精神、小脑平衡、自律行为方面的缺陷等。有表型的小鼠将通过更复杂的测试,如探险运动、食物摄取、学习和记忆、焦虑、神经心理学测试等等。血液学测试在小鼠 6～10 周时进行。随机挑选无表型的小鼠饲养 1 年以上再进行老年症状表型筛选,主要观察是否具有老年相关疾病的表型,包括体重增加、动脉硬化、骨质疏松、心血管异常、感知功能和行为异常等等。显性突变小鼠约占 G1 代小鼠的 5％左右,随着筛查项目的增多,比例也相应增加。据报道,隐性突变的比例比显性突变更高,但由于小鼠饲养量大,交配程序复杂,只有少数实验室能够做隐性突变的筛查。

3. 突变小鼠的遗传试验

诱变获得的突变小鼠不都有研究的价值,必须进行遗传试验,只有将具有异常表型的小鼠成功传代,建立突变系以后才能进行下一步的工作。显性遗传试验的操作比较简单,将突变小鼠与背景品系配种,若在后代小鼠中突变表型以一定比例出现,则为显性遗传,但是遗传试验十分耗时费力而且成效低。Alessandrini 等对 IgE 水平异常的 124 只小鼠进行遗传实验得到 9 只突变个体。Baird 等对 44 只视网膜异常小鼠的遗传实验只传代 3 只。编者曾经对 262 只 G1 小鼠进行遗传试验,最终只获得 14 种突变系小鼠。能够成功传代的 G1 突变小鼠比例较低,可能是由于 ENU 诱变效率较高,在每只 G1 代小鼠中可以诱导出许多突变位点,不能遗传的突变表型可能是许多突变位点共同作用的结果,在遗传试验的过程中,这些基因分离,导致突变表型消失。而成功传代的突变表型则是由 1 个突变或少数几个突变基因作用的结果。

二、突变基因的染色体定位

ENU 诱变获得突变小鼠后,除了进一步进行全面的表型分析外,首要工作是将突变基因在相应染色体上定位。定位的前提是有用来作为连锁分析的基因组标记。现在最常用的遗传标记是微卫星(microsatellite),属于第二代分子标记(相对于第一代分子标记 RFLP 而言)。高密度的微卫星遗传图谱目前已经构建完成,小鼠微卫星约 7 000 个左右,在基因组上的平均距离约 0.4 cM,并在 Mouse Genome Informatics (MGI)上公布可供研究者自由免费使用(http://www.informatics.jax.org/searches/polymorphism_form.shtml)。微卫星是使用得最广泛、最成熟的分子标记。单核苷酸多态性(single nucleotide polymorphism,SNP)被认为是第三代分子标记,它在基因组的编码区和间隔区域广泛存在,估计每 1 000 个碱基就会出现一个单碱基的转换、颠换或单碱基的插入、缺失。小鼠及人的全基因组大概有 300 万个,其信息度不及微卫星,但它的优势在于数目巨大,而且可以通过 DNA 芯片技术达到完全自动化获得信息的程度。关于小鼠突变基因定位基本都采用全基因组扫描的方法,其原理是选择覆盖全基因组的分子标记,逐个标记分别与突变基因进行连锁分析,一旦发现连锁即定位了相关基因。在此基础上,繁殖更多的定位用小鼠群体,在特定的染色体区域使用覆盖程度更高的标记作深入的连锁分析就可将基因精确定位。

三、突变基因的克隆鉴定

位置候选法基因克隆是鉴定突变基因的常用手段,其基本的原理是:先通过连锁图谱与连锁分析将突变基因定位在一个狭窄的区域,比如 1 cM,小鼠基因组 1 cM 范围大约含有 180 万碱基,包含约 20 个基因,但局限在这一范围,表达在某一阶段的特定组织的基因只有 1~2 个,对这样候选基因基因组序列或 cDNA 测序就可以鉴定突变、克隆突变的基因。通常,当突变基因精确定位以后对其克隆的思路主要有两条,一是检索基因组局部已经发现且克隆的基因,在几十个已经发现的基因中查找相关基因。一般认为小鼠和人类差不多有数目相同的基因数,约 3 万到 4 万个,已经克隆的基因在 2 万个以上。如果定位到一定范围,获得理想候选基因的可能性很大。二是通过基因组局部已经定位的 EST 实现,当第一种方法未能得到理想候选基因的时候采用这一策略。在小鼠基因组数据库中,EST 序列的数据最为庞大。最新公布的数据,到 2015 年 9 月为止,小鼠 EST 序列已达 4 223 625 条(ht-tp://www. ncbi. nlm. nih. gov/UniGene/UGOrg. cgi? TAXID=10090)。若以小鼠有 2 万到 3 万个基因计算,每一基因平均已有 200 条对应的 EST 序列。确定候选的 EST 主要依据 EST 的来源、来源组织的发育阶段或来源组织的病理特点等。比如,研究者得到了一种稀毛小鼠,伴有血细胞成分的异常,这一突变基因被定位于第 9 条染色体末端,检索发现是一个新的基因。要克隆这一基因,研究者首先查看基因组局部究竟那些 EST 来源于皮肤,而且来源于被毛出生的那个阶段,接着查看这些 EST 有无骨髓来源,如果一个 EST 序列同时存在于皮肤及骨髓就是研究者要重点关注的对象。接着据全长 EST 设计合成 RT-PCR 特异引物,提取 mRNA,RT-PCR 后克隆、测序、鉴定可能的稀毛相关基因。需要说明的是两种手段获得基因的意义差别很大,第一种方法得到的是一个已知基因新的等位基因,通过这些系列的新的等位基因可以更好地研究该基因的功能。而通过 EST 获得的极可能是一个全新的基因,由于新基因有专利权的问题,发现和克隆新基因尤其是与人类疾病相关的新基因成为热点中的热点,ENU 正是发现新基因的有效手段。尽管小鼠基因组学的最新发展为新基因的克隆提供了极为便利的条件,各种表型及标记的遗传图、锚定于基因组的 EST 数据库、蛋白质的分类数据库、基因组序列图及基因预测图等等对全世界的研究者免费开放,但随着基因功能研究的逐步深入,克隆全新基因的机会越来越少。

四、诱变工作中应该注意的几个问题

ENU 诱变虽不是一项全新的工作,但大规模开展此项工作并将其应用于功能基因组学研究的历史并不长。在实践过程中发现的一些问题也应该引起研究者的注意:① 实验规模的控制。实验的规模必须充分考虑,为了保证试验的延续性,必须保持 50 只雄性鼠,需要与 150 只成年雌鼠配种,如果将出生小鼠保持到两个月大小淘汰,同时饲养的小鼠在 2 000 只以上。加上获得的突变小鼠需要进行遗传试验,至少还需要饲养 500 只。仅仅是这样小规模的实验,需要专门的饲养场地就在 300 m² 以上,开展此项工作一定要以实验室的规模为依据。② 实验鼠的复杂交配程序及管理。由于试验的规模较大,包括几个完全不同的实验过程,即处理雄鼠的繁殖、各突变小鼠的遗传试验(尤其是进行隐性突变的筛查)、突变小鼠生物学特征的研究、突变基因的定位等(涉及数种不同品系小鼠的饲养)。普通实验室不可能提供这么大的饲养场所,在一个相对有限的范围内完成这么一个复杂庞大的实验过程,饲养管理的难度必须引起足够的重视。任何一个环节出现问题都将使得工作无法开展。③ 协作的必要性。ENU 诱变是一个多学科交叉的研究领域,涉及实验动物学、基因组学、基础生物学、生物化学及临床医学的各个领域。一个研究者不可能熟悉掌握所有领域的知识,尤其在对诱变小鼠的筛查及对突变小鼠的模型开发过程当中,需要各学科之间的广泛协

作,只有增加小鼠的筛查项目,才更经济和高效,否则就会丢失许多高价值的新型模型。从人类临床的各种疾病出发,ENU诱变都是制造小鼠模型的好手段,但是为了某一种疾病模型从事这项研究几乎是不可能的,因为诱变基本上是一个随机的过程,为了特定疾病的模型而进行诱变工作可能会得不偿失。德国国立健康与环境科学研究院在这方面做得最好,他们整合了9家研究机构,共享G1代诱变小鼠的资源,筛查项目包括临床生化指标、生化代谢酶类、溶酶体酶、免疫、过敏反应、畸形、线粒体疾病、行为、性别逆转、DNA修复及痛觉等,并有专门人员开发新的筛查手段。

五、ENU诱变小鼠的发展历史及应用

"每一个突变都是洞察生命奥秘的一个窗口"。我们目前所认知的基因绝大多数来源于对突变基因的研究,突变意味着某些基因对生物体的原有功能发生了变化,通过研究这种变化的遗传机制,可以获得有关基因功能的极有价值的资料。只有通过分析不正常才能知道基因的正常功能是什么,才能通过对突变的分析建立起因果关系。大量突变动物模型的获得是基因功能的研究资源与基础。突变系最初主要从近交系的饲养过程中逐渐分化出来,由于自然突变发生率相对低,这样获得突变系动物的机会不多。后来有研究者采用射线照射获得突变后代,但是射线往往造成基因组大片段缺失,这些大的片段往往包含数个至数十个基因,尽管有些突变表型有疾病模型的价值,但很难确定具体基因的功能阐明,深入研究比较困难。ENU诱变的特点是单碱基突变,这就意味着一个碱基的变化对应着特定的异常表型,对研究特定致病基因的功能具有十分重要的意义。这个工作开始于上个世纪70年代,初期主要集中于其诱变机制的研究。最近十余年,随着基因组研究的迅速进展、大量分子遗传标记的发现及信息资源的积累,突变基因的定位及克隆变得相对容易,ENU诱变得到很大重视。目前,全世界的ENU诱变研究机构有10余个,主要集中在西方发达国家。美国的TJL(The Jackson Lab)开展最早、规模最大;英国MRC(Medical Research Council)也是较大的ENU诱变中心;还有日本的GSC(Riken Genomic Sciences Central)及德国GSF(German Research Center for Environmental Health National)。ENU诱变已得到总数远远超过3 000种的突变系小鼠。这些小鼠中有数百种突变基因在染色体上定位,部分已经找到发生点突变的碱基并克隆了相应的基因。需要说明的是,虽然突变系小鼠主要表现为单基因疾病,但是实践过程中,研究者发现,遗传背景会显著改变单基因效应,据此,研究者可以通过遗传学手段,找到突变基因的调节基因,研究效果等同于对多基因疾病QTL的研究。

突变系小鼠不仅仅是功能基因研究的好材料,同时又可能是特定的人类疾病的新模型。正是由于突变系小鼠的潜在价值,美国的TJL实验室(www.jax.org)、欧洲的EMMA(http://www.emmanet.org)都在收集世界范围内的各种突变型小鼠。由TJL与MRC协作建立了国际小鼠资源库(International Mouse Strain Resource,IMSR),可供小鼠品系的检索。检索结果包括小鼠的保种维持单位、品系的状态(活体小鼠、胚胎冷冻保存、卵巢或精子冷冻还是ES细胞系)、品系介绍及品系所有者的联系方法。ENU诱变小鼠的研究利用基因组研究的最新成果,不仅能促进分子遗传学的发展,为人类疾病的发病机制、功能基因及相关学科研究提供大量不同表型的动物模型,而且,新的动物模型的建立有可能导致新的疾病基因的发现和克隆,对开发具有独立知识产权的药物标靶和相应药物至关重要,具有潜在的商业价值。

第五节　国内遗传工程小鼠的研究现状

国内的研究者一直在利用各种引进小鼠进行着生物医学研究,近交系如 BALB/c、C57BL/6J、DBA/2J、FVB 等,封闭群如昆明种小鼠、ICR、LACA 等,免疫缺陷小鼠如裸鼠、scid 小鼠等数十种常用品系在国内都有保种。但在上个世纪,国内在开发培育新的模式小鼠方面的工作做得特别少。医学科学院、天津医学院等单位在数十年前曾经培育过中国 1 号(C-1)、津白 1 号、津白 2 号、615 等少数几个近交系小鼠,近二十年来几乎未见相关小鼠深入研究的报道;专业杂志上零星报道过白内障小鼠、稀毛小鼠等突变系小鼠的培育等,未见系统大规模开展以培育模式小鼠新品系为目标的工作。相反,随着新的研究思路和技术的进步,国外的相关领域的研究飞速发展。国内外的巨大反差,使国内一些有远见的学者认识到这一生物医学研究"瓶颈"问题的严重性。1998 年巴德年院士和刘一农教授提出建立自己国家的遗传工程小鼠资源库的设想。很快,2001 年由国家科技部在"十五"国家科技攻关项目中立项,由南京大学高翔教授和扬州大学李厚达教授联合开展小鼠资源的开发收集工作。经过十多年的努力,"国家遗传工程小鼠资源库"已成功建立了 ENU 诱变、转基因、基因敲除、胚胎及精子冷冻技术平台,繁育出数百种小鼠。除了南京大学和扬州大学,军事医学科学院、上海南方模式生物研究中心、杭州师范大学及复旦大学等单位也已成功建立了较完善的转基因/基因剔除小鼠技术平台,此外有多家生物技术公司提供基因靶向修饰的商业化服务。国内科学家自主建立的人类疾病的小鼠模型估计已超过 1 000 种。这一数字与国外近万种相比,差距很大,但在尖端技术上已经相差无几。尽管国内遗传工程小鼠研究的起步晚,存在的问题不少,但随着近年来人才引进步伐的加快,直接来自国外实验室的领军人才加盟国内研究团队或直接在国内建立实验室,国内已有很多研究团队的研究水平达到或接近国外一流实验室。随着国家科研投入的增加及研究工作的积累,增加与国外的合作,分享现代生物医学的研究成果,这方面的工作将会做得更好。

然而,我们必须清醒认识到国内有些问题正在困扰遗传工程小鼠相关的科学研究:首先是小鼠资源的国际交流与共享问题。国外的研究机构,无论是欧洲的 EMMA,美国的 TJL、IMSR,还是日本的 GSC,他们致力于各种小鼠开发和收集的同时,将已有小鼠资源免费提供给全世界的研究者用于非商业开发的科学研究。但是,对于国内普通研究者而言,引进小鼠的手续比较复杂,费用很高,影响着许多处于起步阶段的年轻研究者的工作。反过来,把小鼠模型从国内运给国外合作者的情况则是近年来才刚刚开始,受动物质量低下及海关监管的影响,数量较进口少得多。这样的一种现状,不符合现代科学共同体"合作共享"的游戏规则,使得国内科研人员很难得到与国外同行真正合作的机会,影响国内相关领域的进步。其次是小鼠新品系的专利保护问题。美国等多数西方国家允许给小鼠新品种申请专利,而我国现行专利法规不支持给动物新品系予以专利保护。国家对新品种的申报和保护也是侧重于农作物及经济动物。作为实验用模式小鼠,尽管潜在价值巨大,申报动物新品种暂时还有一定难度。这种状况不仅不能调动研究者的积极性,也不能保证研究者在与国内外同行的交流中保证自己的潜在利益。第三是模式小鼠培育过程合作不够、缺乏技术上的沟通。疾病的多样性决定了模型小鼠的构建必须应用不同的方法,只有通过科学家和国内优势研究团队的联合攻关,优势互补才能更快更好地建立疾病模型。这种联合攻关模式已经成为遗传工程小鼠研究的国际通用模式。一是科学家的合作意识需要培养,再有就是,部分专业人员的素养尚待提高,多数偏重于自己感兴趣的疾病模型进行研究,没有意识到疾病复杂性,很可能一个寻常的基因就与某个重要疾病相关,基因功能研究和疾病机制研究无法割裂。值得庆幸的是,国内的这一现状正在改变,以南京大学模式动物研究所牵头,国内 18 家主要单位参与的中国遗传工程小鼠资源共享联盟已于 2013 年 5 月正式成立(http://cmsr. nrcmm. cn/),该联盟的主旨是:以"整合资源、服务科研"为目标,为联盟成员提供小鼠品系资源的"一站式"查询和交流共享平台,以促进我国生物医药研究的发展。该联盟运用一个完善的、集中管理的网络来搜集、整理来自于联盟成员所提供的小鼠资源信息,让联盟成员在任何时间、任何地点都可以通过网络查找的方式在联盟资源库中寻找到自己所需的小鼠品系。联盟担负着收集、维护、整理小鼠品系的任务,在为联盟成员提供资源平台的同时也为其提供了沟通交流的平台,以促进中国国内科研机构之间的交流和发展。

小鼠遗传资源库的不断丰富,交流平台的不断完善,为利用小鼠制备各种各样人类疾病的模型奠定了良好的基础,所有这些小鼠将为人类提供处于不同生长、发育、病变、衰老等动态过程中的各种模型,以此为基础,研究者可以针对不同的模型,从不同的时间、不同的组织器官切入,采用不同的方法进行干预,最终服务于大众的健康事业。可以说,利用遗传工程小鼠进行人类疾病的研究工作不仅是研究思路和实验方法的创新,也是研究材料和工具的创新。这样的实验系统与种种新的研究技术及人类疾病的结合,正在引发一场生物医学科学的革命。

思考题:
1. 试述遗传工程动物模型的定义。
2. 建立遗传工程动物模型的主要技术手段有哪些? 各有什么特点?
3. 如何理解转基因动物在医学研究中的局限性?
4. 试述基因定位突变技术建立的遗传工程动物模型在医学研究中的独特作用。
5. 试述 ENU 诱变动物模型建立的基本流程。

(吴宝金　陈　芹)

第十二章 常见实验动物疾病及控制

第一节 实验动物疾病的危害性

健康的符合标准的实验动物是生命科学高质量研究的先决条件,虽然一些体外实验技术应用得越来越广泛,如细胞培养、重组 DNA 和单克隆抗体等,但是小鼠、大鼠等仍是最基本、最常用的实验动物。实验动物一旦发生疾病,影响的不仅仅是实验动物自身,更主要的是会对科学研究带来难以预料的损失。尤其是实验动物的传染性疾病对实验动物生产和使用造成的危害性最大。具体表现在如下几个方面:

一、疾病的暴发流行造成巨大损失

一旦病原体侵入实验动物群体,造成动物自身传染病的暴发流行,不但导致繁殖性能的下降,还可招致全群覆灭或被迫淘汰,封闭设施,教学与科研被中止,以动物器官、组织为原材料的生物制品生产、检定被迫停止,造成严重经济损失。如由鼠痘病毒引起的脱脚病是饲养小鼠的最大威胁,有时一次流行就可造成数百万元的经济损失;一次购入带有病毒性疾病的犬、兔,可蔓延威胁原有生产繁殖群,造成多年的持续发生,使局面难以控制。

二、污染生物制剂

许多动物的脏器或组织作为人畜预防、诊断、治疗用生物制品的原材料,如有潜伏或隐性感染造成原材料的污染,可导致整批生物制剂的废弃。例如自然感染 SV40 病毒、猴疱疹病毒、结核杆菌、肝炎病毒的猴不能用于麻疹、脊髓灰质炎疫苗的生产与检定;用于麻疹、流感疫苗生产的鸡胚必须来自无沙门氏菌、禽痘、禽白血病、支原体、禽分枝杆菌等外源性因子感染的 SPF 鸡群。

三、干扰动物实验结果

由于实验动物受实验环境和处理(麻醉、固定、注射、免疫、攻毒、投药、施术等)影响产生应激反应,使动物痛苦与不安,降低对实验的耐受性,诱发隐性感染疾病的暴发,造成动物的发病和死亡,引起统计结果的误差。

在某些长期动物实验如药物致癌致畸、营养学、计划生育、老年病等研究中,隐性感染可使动物生存期缩短,妨碍长期实验观察,使实验中断或宣告失败。

由于病原体的单一或相互作用,影响动物的新陈代谢和免疫应答功能。如仙台病毒自感染可显著促进豚鼠肺炎链球菌的增殖和传播,仙台病毒、小鼠肝炎病毒、淋巴细胞脉络丛脑膜炎病毒、细小病毒、呼肠孤病毒、乳酸脱氢酶病毒、支原体、泰泽氏菌、鞭毛虫、线虫等病原体的隐性感染可增强或抑制癌肿的诱发或移植,或者影响新陈代谢和免疫应答,不能用于核放射、营养学或免疫学等实验。

四、威胁人的健康和安全

实验动物一担携带有人畜共患病病原体,不仅可引起动物发病,更可直接威胁到人的健康,如非洲绿猴的马尔堡(Marburg)病毒,曾引起实验室人员发病死亡;感染流行性出血热病毒的大鼠可引起饲养与实验人员发生典型症状或死亡;接触感染猴疱疹病毒(B 病毒)的病猴,感染衣原体、呼肠孤 3 型病毒、淋巴细胞性脉络丛脑膜炎病毒的实验动物均可引起接触人员的感染或发病。

第二节　实验动物的健康观察

实验动物的健康状况是饲养与管理人员最关心的问题。健康观察应成为实验动物饲养、管理和选择使用的重要内容,可以及早发现异常,保证动物质量,并为疾病的诊断和预防提供依据,但实验动物大多个体小,又不会说话,仅能从外表进行观察。因此,要按一定方法细致进行。

一、健康观察的内容与方法

1. 行为习性。不同种属动物具有不同的生活习性,如大多数啮齿动物于夜间活动、交配,地鼠和部分猴将食物储存于颊囊,猪食后躺卧,豚鼠和兔有食粪习性,兔用足掌扑打发声和临产前拉毛做窝,地鼠熟睡时难以惊醒,室温降至临近 4 ℃进入冬眠。习性的反常,常表明动物健康异常。

2. 体态营养。健康动物应当肌肉丰满结实,体态强壮,身体结构匀称,背平直,保持正常行走姿态。如过于肥胖或瘦小,头脸歪斜或水肿,背穹隆,骨骼棱突,关节肿胀变形,行走失去平衡或打转,头颈后仰如观天等共济失调,均属异常。

3. 神态及反应性。健康的实验动物眼睛明亮有神,活泼好动,对光照、声响、捕捉反应灵敏,行动快速。如表现过度兴奋、狂暴、骚动不安,或精神沉郁,眼半闭,独隅一角,甚至对捕捉不反抗,应视为异常。

4. 被毛和皮肤。健康实验动物的被毛浓密而有光泽,清洁贴身,皮肤有弹性,提起皮肤放开后很快恢复平展,部分动物足、尾、耳等部位皮肤红润,血管清晰可见。如被毛粗乱、蓬松稀少、无光泽或沾染粪污,皮肤粗糙无弹性、干燥龟裂、有皮屑脱落,皮下气肿、水肿或脓肿,血管发绀,甚至皮肤破损出血、溃烂结痂,均属异常。

5. 采食饮水。健康实验动物食欲旺盛,有一定的采食饮水量。如发现食欲减退,对饲喂操作无反应或想吃又吃不进去,食后呕吐,突然饮水过多或恐水,均属异常。

6. 粪尿。正常粪便有一定形态、色泽、数量和硬度,如小鼠粪便呈圆粒状,光滑成形;白天兔粪与豌豆相仿,呈圆粒有弹性,尿液有一定的色泽与气味。当粪尿过少或缺无,粪不成形,粪粒表面有陈状黏液和肠道黏膜脱落,粪尿带血,尿液浑浊、色泽改变时为异常。

7. 呼吸、心搏与体温。健康实验动物的呼吸、脉搏与体温均有正常的生理值、节律、变化范围与规律,呼吸不发出声音。如呼吸急促呈腹式,咳嗽,手感皮温或测温过高,心搏频率过速或过慢,均为异常,

8. 天然孔、可视黏膜及分泌物。正常天然孔干净无分泌物,可视黏膜红润。如有流涎,鼻涕鼻痂,眼屎,肛门及尾部污湿,阴户有恶露,直肠或阴道脱出,可视黏膜苍白或发绀、充血出血、眼睑红肿,均为异常。

9. 妊娠哺乳。健康母种有正常妊娠哺乳期,妊娠各阶段有不同的体态、行为和采食反应,母性好的哺乳母种常将幼崽集于窝内,哺乳期幼崽发育及增重有明显规律。如妊娠母种体态行为异常,发生流产、死胎或难产,拒绝哺乳,弃离幼崽或吃崽,均为母种异常。

10. 生长发育。幼崽经哺乳期后即可离乳育成,至性成熟或成年时,达一定体重,具品种品系体貌。如发育迟缓,瘦小或畸形,应视为异常,并应对亲代种动物的健康与质量提出怀疑。

二、实验动物健康观察应注意事项

1. 应当全面细致,如对乳房、阴茎、睾丸等隐蔽部位也不应忽视,对有传染病异常症状的动物应特别注意观察。

2. 不同种属、品种及模型动物有其特异性,应与其他动物相区别,如犬、猪的鼻端经常保持油状湿润,以手背触之有阴凉感;又如以 Wistar 大鼠筛选出来的 P77 大鼠具有听源性癫痫特性,约 52% 受铃声刺激后即奔跑、惊厥。

3. 必要时应进行微生物学、寄生虫学、营养学、病理学、血清免疫学检查以协助诊断。

4. 发现健康异常时,应从流行病学角度对环境设施设备、卫生管理、饲料质量、外界疫情、气候季节、人员、动物(包括外采样本)、物资来往等作综合分析。

第三节　实验动物流行病学原理与卫生防疫

一、实验动物传染病流行的基本环节

传染病是指由病原微生物引起,具有一定的潜伏期和临床表现,并具有传染性的一类疾病。传染病的发展过程在大多数情况下具有严格的规律性,大致可以分为潜伏期、前驱期、明显期(发病期)和转归期 4 个阶段。实验动物传染病的一个基本特征是能在实验动物之间直接或间接地通过媒介物(生物或非生物的传播媒介)互相传染,构成流行。实验动物传染病的流行过程,就是从实验动物个体感染发病发展到实验动物群体发病的过程,也就是传染病在实验动物群体中发生和发展的过程。传染病在实验动物群中蔓延流行,必须具备 3 个相互连接的条件,称为传染锁链,即传染源、传播途径及对传染病易感的动物。这 3 个条件常统称为传染病流行过程的 3 个基本环节,当这 3 个条件同时存在并相互联系时就会造成传染病的蔓延。因此,掌握传染病流行过程的基本条件及其影响因素,有助于我们制定正确的防疫措施,控制传染病在实验动物群中的蔓延或流行。

1. 传染源

传染源(亦称传染来源)是指有某种传染病的病原体在其中寄居、生长、繁殖,并能排出体外的动物机体。具体来说,传染源就是指受感染的实验动物,包括传染病患病动物或带菌

（毒）实验动物和病死的动物。实验动物的分泌物及排泄物污染的设施、饲料、饮水、垫料、空气和用具均可成为病原体的传播媒介。

2. 传播途径

病原体由传染源排出后,经一定的方式再侵入到其他易感动物所经的途径称为传播途径。研究传染病传播途径的目的在于切断病原体继续传播的途径,防止易感动物受污染,这是防止实验动物传染的重要环节之一。

传播途径可分为两大类。一是水平传播,即传染病在实验动物群体之间或个体之间以水平形式横向平行传播;二是垂直传播,即从母体到其后代两代之间的传播。

水平传播在传播方式上可分为直接接触传播和间接接触传播两种。

(1) 直接接触传播是在没有任何外界因素的参与下,病原体通过被感染的动物(传染源)与易感动物直接接触(交配、舔咬等)而传播的方式。如狂犬病病毒、动物艾滋病病毒、猴B病毒等的传播。

(2) 间接接触传播是在外界环境因素的参与下,病原体通过传播媒介使易感动物发生感染的传播方式。从传染源中将病原体传播给易感动物的各种外界环境因素称为传播媒介。间接接触一般通过如下几种途径而传播:

① 非生物性传播媒介:主要包括经空气(飞沫、尘埃)传播,经饲料和垫料传播,经饮水和水瓶传播,经笼具和其他器具传播。

② 生物性传播媒介:节肢动物包括苍蝇、蚊子、蟑螂、蚤、螨、虱和蜱等。野生动物尤其是野生啮齿类动物,该类动物经常携带各种病原微生物。从外部购入的实验动物,尤其是普通级动物,未经严格检疫和隔离,经常携带各种病原体,或是处于传染病的潜伏期、转归期动物。饲养管理人员在工作中如不注意遵守卫生防疫制度,消毒不严格,也容易传播病原体。有些人畜共患的疾病,如结核病、布氏杆菌病、流行性出血热等,人也可以作为传播媒介,将疾病传播给实验动物。

垂直传播从广义上讲属于间接接触传播,它包括以下几种方式:

(1) 经胎盘传播:如支原体、淋巴细胞性脉络丛脑膜炎病毒等。

(2) 经卵传播:如鸡白血病病毒、沙门氏菌等。

(3) 经产道传播:如布氏杆菌、犬疱疹病毒等。

3. 易感动物

易感动物是指对某一种或几种传染病病原体敏感的动物。实验动物对某一病原体易感性的高低虽与病原体的种类和毒力强弱有关,但实验动物特异的免疫状态也是决定性因素。犬、猫、猴等大型实验动物可采用疫苗提高动物的特异免疫状态,而啮齿类小动物则不能。不同品种或不同品系的动物对传染病的抵抗力具有遗传性差异,不同年龄的动物对某些传染病的易感性也有所不同,了解上述差异有助于预防和控制传染病在实验动物群中的传播与流行。另外,外界环境条件和气候、饲料、饲养管理、卫生条件等因素都可能直接影响到实验动物群体的易感性和病原体的传播。

综上所述,传染源、传播途径和易感动物是传染病传播的3个基本环节。倘若缺少任何一个环节,新的传染就不可能发生,也不可能构成传染病在实验动物群中的流行。同样,当流行已经形成时,若切断任何一个环节,流行也随之终止。因此,了解传染病流行过程的特点,从中找出流行的规律,以便采取相应的方法和措施,杜绝或中断流行过程的发生和发展,是实验动物工作者的重要任务之一。

二、实验动物的卫生防疫与隔离措施

实验动物传染病的流行是由传染源、传播途径和易感动物等 3 个因素相互联系而造成的复杂过程。因此,采取适当的防疫措施来消除或切断造成流行的 3 个因素,即可使疫病不能继续传播。但对于实验动物,特别是一些小型的实验动物,由于以下原因而很少采取疫苗接种或药物治疗:第一,应用疫苗或药物治疗可能干扰实验结果,而使实验无效。如使用抗生素或磺胺类药物可使动物的肝、胆、肾等脏器组织产生毒性损伤,影响实验结果。第二,经过治疗或免疫的动物,外表虽然健康,但仍可带菌或带毒,成为潜在的传染源。如沙门氏菌即使采取药物治疗,也不能使其从动物群中彻底根除。第三,对小型实验动物,采取治疗措施,尤其是需要用特殊药物的个体治疗,经济上也不合算。

因此,在饲养实验动物的过程中,特别是在动物实验中,只能采取严格的饲养管理和卫生防疫制度,才能达到预防疾病的目的。

1. 平时的预防措施

注意卫生,加强消毒,消灭病原体,是搞好预防工作的根本措施。具体包括:

(1)饲养人员应严格按照不同等级实验动物的饲养管理和卫生防疫要求进行规范操作,认真做好各项记录,发现情况,及时上报。

(2)实验动物设施周围应无传染源,不得饲养非实验用家畜家禽,防止昆虫及野生动物侵入。

(3)坚持日常卫生消毒制度,降低环境设施中的病原体含量。

(4)不从疫区引进实验动物及用具。

(5)各类实验动物应分室饲养,以防交叉感染。饲养室禁止非饲养人员出入和各类人员互串,购买或领用动物者不得进入饲养室内。

(6)饲料和垫料库房应保持干燥、通风、无虫、无鼠,饲料应达到相应的国家标准。垫料应经过消毒或灭菌后使用。

(7)饲养人员和兽医技术人员应每年进行健康检查,患有传染病的人员不应从事实验动物工作。

2. 发生疫病时的扑灭措施

做好兽医监护,及早发现并及时处理受感染动物,是防止传染扩散,及时扑灭传染病的重要措施。具体包括:

(1)及时发现、诊断和向管理部门和防疫部门上报疫情,并通知邻近单位做好预防工作。

(2)迅速隔离患病动物,对污染的环境和器具紧急消毒,停止实验,对动物进行观察或淘汰。

(3)若发生危害性大的疫病,如鼠痘、流行性出血热等应采取隔离封锁等综合性措施,淘汰、焚烧全部动物,对场地进行彻底消毒、空厩后,方可解除隔离封锁。

3. 隔离检疫

对引进的实验动物进行检疫是预防疾病进入动物房的基本措施之一。检疫的主要目的是预防实验群体发生传染病及其隐性感染对原有动物及接触人员造成危害;同时使引入动物有一个适应新环境的驯化预备饲养期,并为设施环境、管理方法和饲料供应的改进提供依据。

隔离是把已知或怀疑有病或带菌带毒的动物与健康动物分开,并把患病动物放入隔离室。

通常并不对每批到达的实验动物都进行检疫,凡来自取得实验动物生产许可证单位的动物并出具了实验动物质量合格证的,经感观检查后即可放行。对于非商业来源的或健康状况不清的动物都必须进行检疫。

检疫期随所检疾病的潜伏期及动物种类而不同,小鼠、大鼠、豚鼠、地鼠等啮齿类哺乳动物及鸟类的检疫期至少 7 天,兔 21 天,犬、猫 21～30 天,猴 60～90 天。当动物有质量差异或购入后发现有病个体时应延长检疫期,购入 SPF 动物亦应放入屏障区的检疫室进行 1～2 周检疫。

动物的检疫方式包括群体检疫和个体检疫。群体检疫即对群体进行健康观察,挑出异常个体进行个体检疫。群体判为健康时,也可抽检 10％个体进行复检。如果没有多余的被检动物,或者不能采血,可以把 2～3 只已知无病的同种动物与被检动物放在一起 4 个星期,然后彻底检查同居动物。

检疫隔离场所应为一独立的饲养系统,人、物、料、气和水都不与原生产区交叉,应禁止一切闲杂人员和其他动物出入和接近。工作人员出入应遵守消毒制度。隔离区内的用具、饲料、粪便等必须经彻底灭菌或焚烧处理。对于发生了烈性人畜共患病(如流行性出血热等)的动物群,应及时扑杀,严防疫情进一步扩散。在大型实验动物饲养场,为了防止由于引种带入新的病原菌,多采用引入冷冻胚胎的方式引种,而动物实验场则应引入有生产许可证和合格证的动物,对整个动物实验场或使用房舍采用全出、全进的方式,全部淘汰原有动物,经消毒、空厩后再引入新的动物。

第四节　实验动物病毒性疾病

一、鼠痘(mouse pox)

鼠痘,又称传染性缺肢畸形(infectious ectromelia),是由鼠痘病毒(MPV)引起的实验小鼠的一种烈性传染病,是危害实验小鼠最为严重的疾病之一。本病多呈暴发性流行,致死率极高。临床表现有四肢、尾和头部肿胀、溃烂、坏死甚至脚趾脱落,故又称脱脚病。鼠痘在世界各地广为流行,常造成小鼠大批死亡。

1. 流行病学　本病的传染源主要是病鼠和隐性带毒鼠,经皮肤病灶和粪尿向外排毒,污染周围环境。病毒可经皮肤伤口侵入机体,也可经呼吸道和消化道感染。被感染的动物于 10 天左右皮肤损伤部位出现特征性病变。康复小鼠可以通过粪便长期排毒,成为传播感染的主要宿主。饲养人员和节肢动物均可成为本病的机械传播者,几乎经所有的途径接种后均可获得感染。本病一年四季均可发生,饲养管理不当及消毒、隔离、检疫制度不严等都会促使本病的发生。近年来,由于肿瘤的接种移植,易将鼠痘病毒直接接种给实验小鼠。

2. 临床症状　临床上分为 3 种病型。急性型多见于初次发生此病的鼠群,病鼠被毛粗乱无光,食欲废绝,多于 4～12 h 内死亡。急性期未死亡小鼠可转为慢性型。亚急性型多为皮肤型,病鼠口鼻及眼睑肿胀、破溃,一侧或两侧眼睛流泪,角膜溃疡穿孔,四肢及尾部肿胀,出现痘疹,并有浆液性渗出物,随后患处结痂,尾、脚坏死、坏疽,1～2 天坏疽部脱落,病鼠不愿行走或拖地而行。孕鼠流产,一般在数天内死亡或逐渐康复。慢性型见于本病流行后期,死亡率和发病率均下降,偶尔有皮肤型病鼠出现,育成鼠生长发育缓慢,生产率下降。

3. 诊断　鼠痘的诊断可通过临床症状、病理学变化、血清学试验、病毒分离或在组织中检查病毒抗原等方法进行。当怀疑隐性感染时,可将敏感品系的无病小鼠作为"哨兵"动物放入鼠群。

组织病理学变化,可被特征性的细胞浆内嗜伊红包涵体确认。在肝、胰、皮肤和小肠的上皮细胞中较易发现包涵体。

几种血清学试验可用来检测鼠痘。血凝抑制试验(HIA)曾是标准的方法。现在已使用高度灵敏性和特异性的酶联免疫吸附试验(ELISA)进行常规快速监测。间接免疫荧光试验(IFA)亦常使用。

4. 对实验研究的干扰　急性型病例,小鼠突然死亡,实验中断,造成人力、物力和财力的极大浪费;慢性型病例,出现全身症状,使实验结果混乱,且污染环境,使病毒广泛传播,严重影响科研工作;隐性感染小鼠,无临床症状,许多应激因素如 X 射线、各种化学毒素、组织移植、肿瘤和运输等,均可使鼠痘病毒激活而使本病流行。

5. 防治　对传染性鼠痘没有治疗的办法。选择无病种群,完善的饲养管理,严格的检疫制度,定期血清学检查,使用敏感的"哨兵"动物,是防止隐性带毒小鼠进入动物房的基本措施。引进来源不清的小鼠或小鼠组织要进行检疫。对感染鼠群应予扑杀消灭,动物房及设备应彻底消毒。

大规模免疫,对控制或预防鼠痘的临床疾病也是有效的办法。痘苗病毒 IHD-T 毒株不产生 HAI 抗体,因而不会干扰以后的血清学试验,可用来在小鼠尾部背侧划痕。未感染过的小鼠,在 6～10 天后应出现免疫接种反应,而感染过的小鼠则不出现,对后者应予淘汰。

二、仙台病毒感染(Sendai viral infection)

实验小鼠仙台病毒感染是最难控制的病毒性疾病之一。临床表现为两种病型,急性型多见于断乳小鼠,主要表现呼吸道症状;多数情况下呈隐性感染,可对实验研究产生严重干扰。实验大鼠仙台病毒感染多呈亚临床经过,有时可引起肺炎,对使用大鼠进行的麻醉实验和吸入毒理学研究等均可产生严重干扰。

1. 流行病学　自然条件下仙台病毒可以感染小鼠、大鼠、仓鼠和豚鼠。在未感染过仙台病毒的易感鼠群中,新生乳鼠和未成年小鼠最为易感,常发生严重的肺炎,3～4 天内死亡。

不同品系小鼠对仙台病毒的易感性明显不同。较易感染的小鼠品系有:NIH、SSB、129/J、Swiss 裸鼠、DBA/2 等;抵抗力较强的品系有 C57BL/6、AKR/J、BALB/CJ 等。在有抵抗力的品系中,仙台病毒的复制仅限于呼吸道中,而在易感的品系中,仙台病毒可在肺内Ⅱ型细胞内复制,以致引起严重的肺实质性损伤。

直接接触和空气传播是仙台病毒主要的传播和扩散方式,实验条件下,经多种途径均可使小鼠感染。实验小鼠感染仙台病毒后,可使肺部正常抗菌能力减弱,从而使小鼠易继发细菌性肺炎。本病一年四季均可发生,但以冬春季节多发,气温骤变、忽冷忽热等环境因素可加重发病和流行。

2. 症状　仙台病毒感染症状极轻,许多感染在临床上不显症状。只有少部分小鼠表现出弓背、被毛竖立、眼睛被分泌物蒙蔽、呼吸困难等症状。解剖动物时,可见鼠肺呈杨梅色,切开时有泡沫状血性液体。感染 5～10 天后,肺部病变愈加明显,偶尔有肺脓肿,恢复期的病灶为灰白色。病后小鼠的体液免疫和细胞免疫功能普遍下降,幼鼠发育不良。

3. 诊断　主要采用免疫学方法,补体结合反应、放射免疫试验、免疫荧光试验和酶联免疫测定法都是最常用的诊断手段,其中以酶联免疫吸附试验法最为敏感。

4. 预防与控制　仙台病毒感染是最难以控制的疾病。引入种鼠必须隔离检疫,检疫期为 4～6 周,用血清学方法证实无仙台病毒感染,方可混群。美国杰克逊实验室采用过滤帽和剖宫产的方法可保持动物免受感染。此外,工作人员保持相对稳定和限制参观人员亦能减少感染机会。屏障环境能防止感染和减少种群的污染。繁殖的种鼠群可以预防接种福尔马林灭活疫苗,能产生短期的免疫力,保护鼠群不暴发此病。

5. 对实验研究的干扰　仙台病毒隐性感染会给实验研究带来严重干扰,主要表现在以下几个方面:

(1) 对免疫系统的干扰:可严重影响体液和细胞介导的免疫应答。

(2) 对致瘤作用研究的干扰:仙台病毒感染后遗留的组织学的改变易与浸润性肺癌相混淆;对实验性化学致癌作用具有较强的影响,能抑制诱发肺腺癌。

(3) 对鼠类生殖繁育的影响:妊娠母鼠感染仙台病毒后会严重影响胎儿的发育,增加新生乳鼠的死亡率。妊娠大鼠的生殖繁育也会被严重干扰,易造成胚胎死亡。

三、淋巴细胞性脉络丛脑膜炎(lymphocytic choriomeningitis,LCM)

淋巴细胞性脉络丛脑膜炎是由淋巴细胞性脉络丛脑膜炎病毒(LCMV)引起的人和多种动物共患的病毒性疾病。小鼠感染表现为大脑型、内脏型和迟发型 3 种病型;人类感染主要表现为流感样症状和脑膜炎。

1. 流行病学　LCM 是人和多种动物共患的疾病,小鼠、大鼠、豚鼠、仓鼠、犬、猴、鸡、马、兔等均易感。但只有持续感染的小鼠和急性感染的金黄仓鼠才能传播病毒。在带毒小鼠的所有器官(包括肾脏和唾液腺)中,终生含有高滴度的病毒,带毒小鼠可经唾液、鼻分泌物和尿液向外排毒。含病毒的鼻分泌物可能引起呼吸道传播,随后病毒在鼠群内传播,许多小鼠可成为无症状的带毒者,并通过过子宫和乳汁传给子代,其后代可成为终生带毒者。由此可见,若无意中引入一只 LCMV 隐性感染小鼠,一个鼠群即会很快被全部感染而成为一群持续感染的带毒者。

2. 临床症状　小鼠感染 LCMV 依年龄、感染途径及其他因素的不同,可表现为 3 种类型:

(1) 大脑型 LCM:成年小鼠经脑内接种 LCMV 可产生一种具有显著特征的疾病,接种后 5～6 天,有的小鼠突然死亡;多数小鼠表现呆滞、嗜睡、不愿走动、被毛粗乱、眼睛半闭、弓背、消瘦,并常见结膜炎和面部肿胀,特征性的表现是抓着尾巴倒提时,小鼠头部震颤,肢体阵挛性惊厥,最终表现为后肢强直性伸展。小鼠多在症状出现后 1～3 天内死亡。

(2) 内脏型 LCM:经腹腔接种后 6～7 天所感染的小鼠表现被毛粗乱、结膜炎等症状,部分小鼠出现腹水。

(3) 迟发型疾病:此型见于出生后立刻感染 LCMV 的带毒小鼠和先天性带毒小鼠。开始并无症状表现,经过半年至 1 年时间,病鼠表现为被毛粗乱、弓背、体重减轻、尿蛋白、腹水、行为异常、生长缓慢、产仔减少、寿命缩短等症状。

人类感染 LCMV 多见于 15～40 岁年龄组,无性别差异。人类感染 LCMV 多呈流感样症状,潜伏期 1～2 周,继而出现发烧、不适、肌痛、眼眶痛、恶心、厌食等症状,约 10% 的病例可并发腮腺炎和睾丸炎。除流感样症状外,LCMV 感染还可引起人类的无菌性脑膜炎,表现为发热、厌食、头痛、不适、易怒和颈部强直等症状。在急性期,脑脊液中会出现大量的单核细胞,多数病例在脑膜炎之前有流感样病史。最严重的临床类型是脑膜脑脊髓炎,表现双侧乳头水肿、精神错乱、幻觉和四肢麻痹。

3. 诊断

(1)病毒的分离与鉴定:可将病鼠的脑、肝等脏器制成的乳剂或血液接种于易感的成年小鼠脑内,小鼠通常在接种后 4～5 天发病,病鼠震颤、痉挛、随即死亡。取病死小鼠的肝组织制成冰冻切片,采用免疫荧光试验检查肝细胞中的 LCMV 抗原。

(2)血清学试验:多用补体结合试验、ELISA 试验等检查,其中后者效果更佳。

4. 预防与控制 野生家鼠经常携带 LCMV,因此防止野生家鼠进入动物房是保持群体免受 LCMV 感染的重要措施。如果发现小鼠已被感染,最有效的措施是将所有小鼠全部淘汰,房舍彻底消毒后,重新引种,建立新种群。若为非常珍贵的品系,可检测筛选无病毒血症及抗体阴性的种鼠。LCMV 可经胎盘垂直传播,因此,通过剖宫产净化鼠群需要注意选择不带 LCMV 的母鼠方能有效。

5. 对实验研究的干扰

(1)人类感染可引起流感样症状和脑膜炎。

(2)对机体免疫系统有影响,在 T、B 淋巴细胞和巨噬细胞中大量复制,从而抑制体液免疫和细胞免疫应答。

(3)对肿瘤学研究有影响,常可污染肿瘤移植物,促进或抑制移植肿瘤在体内的生长。

(4)对代谢研究有影响,在某些品系小鼠胰岛 B 细胞内长期存在,产生类似于 I 型糖尿病的代谢和病理变化。

四、鼠肝炎(mouse hepatitis)

鼠肝炎是由鼠肝炎病毒(mouse hepatitis virus,MHV)引起的一种高度传染性疾病,随毒株、品种和年龄不同,而呈现出以肝炎、脑炎、乳鼠肠炎和进行性消耗综合征为特征的疾病。小鼠肝炎病毒被列为影响科学研究实验的主要病原之一。多数情况下呈亚临床感染或隐性感染,但在某些应激因素作用下而使机体抵抗力下降时容易引起急性发病和死亡。

1. 流行病学 鼠肝炎病毒主要经空气和接触传播,病鼠的粪便、鼻咽渗出物甚至尿液均含有大量的病毒,健康小鼠接触污染的饲料、饮水、用具和周围环境等,经口、鼻等途径传播均能发生感染。蚊子可作为机械带毒者传播此病。

2. 症状 临床上可分为 3 种类型:嗜肝型、嗜神经型和嗜肠型。肝炎病毒感染的一般临床症状为抑郁倦怠,营养不良,体重减轻,尿色变深。嗜肝型肝炎病毒可引起肝坏死、黄疸和腹水,这些症状在乳鼠和成年鼠中都可以见到。嗜神经型肝炎病毒常引起中枢神经系统坏死,导致后肢松弛麻痹,也可见到惊厥和旋转以及结膜炎。嗜肠型肝炎病毒常引起肠内壁损伤,肠内容物为水样黄色黏液,有时肠内出血,粘连或炎性细胞渗出,坏死部常形成合胞体。

3. 诊断 发病的小鼠都能表现出特有的症状,如果将无胸腺裸鼠放在无症状感染小鼠群中,它能起到"哨兵"作用,很快便表现出临床症状。用肾上腺皮质激素或烷基化合物等免疫抑制剂注射后,也可使无症状感染小鼠发病以证实动物种群的感染状况。血清学方法是确诊鼠肝炎病毒感染的重要手段,酶联免疫实验法和免疫荧光检测法比较灵敏,可以作为特异性诊断。分离培养病毒和对组织内毒素进行免疫组化染色方法亦可进行诊断。

4. 预防与控制　鼠肝炎病毒是实验鼠群中难以清除的病毒之一,除非采取剖宫产结合屏障、隔离环境饲养。

5. 对实验研究的干扰作用

(1) 鼠肝炎与某些微生物发生混合感染或在实验条件的刺激下常会暴发而导致动物实验中断。

(2) 鼠肝炎病毒可改变各种免疫应答参数。

(3) 鼠肝炎病毒感染可使大量的酶系统发生改变,增高某些肝酶活性,降低另一些肝酶活性。

五、流行性出血热(epidemic haemorrhagic fever,EHF)

流行性出血热(EHF)是由流行性出血热病毒(EHFV)引起的自然疫源性疾病,大、小鼠多表现为隐性感染,并长期向外排毒,从而危及人类。人类感染后,呈现以发热、出血和肾脏损害为主要临床表现的烈性传染病。

1. 流行病学　流行性出血热病毒的自然宿主主要是小型啮齿类动物,如大鼠、黑线姬鼠、褐家鼠等,并可传染给人。人类主要是由于接触带病毒的宿主动物类及其排泄物而受感染。流行病学观察表明,污染尘埃飞沫物形成气溶胶吸入感染被认为是最主要的传播途径。另外,通过胎盘垂直传播可能也是其传播途径之一。此病毒在人类发生具有地区性、季节性、普遍易感性等流行特点。

2. 临床症状和病理变化　流行性出血热是人畜共患病,在人类可引起严重疾病。大鼠感染流行性出血热病毒后一般无临床症状,也不发生死亡。

3. 诊断　由于大鼠感染出血热病毒几乎没有临床症状,因此,定期的实验室检查对了解本病毒感染情况非常重要。最常用的主要是血清学方法,其中,间接免疫荧光试验是流行性出血热病毒的经典检测方法,可检出病毒特异性抗体。其他血清学方法还有免疫酶染色法、ELISA 试验、血凝抑制试验和空斑减少中和试验等。

4. 预防与控制　开展灭鼠运动,从根本上清除传染源。实验大、小鼠群定期检查,发现感染及时处理;加强实验室管理,防止饲料、垫料等被野鼠排泄物污染。

5. 公共卫生意义　流行性出血热病毒是一种重要的人畜共患病,饲养人员和实验人员应加强防护措施,定期体检,以保护工作人员健康。

6. 对实验研究的干扰作用　流行性出血热病毒对大鼠几乎没有任何临床症状,也不发生死亡,一般不会影响实验研究的进程。但作为一类危害严重的人畜共患病,流行性出血热病毒对实验人员的影响是可怕的,必须引起重视。

六、兔病毒性出血症(viral hemorrhagic disease of rabbits)

兔病毒性出血症是由兔出血症病毒引起的兔的一种烈性传染病,俗称兔瘟。主要侵害青年兔和成年兔,本病发病急,传染性强,死亡率高,不仅严重危害各类皮、毛、肉用家兔,而且对实验用兔构成严重威胁。

1. 流行病学

本病只发生于家兔,且 60 日龄以上的青年兔和成年兔发病急,死亡率高,断奶后育成兔死亡率稍低,哺乳期仔兔很少发病死亡。本病的传染源主要是病兔和带毒兔,常常通过直接接触而感染，也可通过排泄物、分泌物等污染的饲料、饮水、实验器械及实验人员等间接传播。在自然条件下，空气传播是主要的传播方式，各种途径接种的人工感染均可引起发病。本病一年四季均可发生，且以冬春季多发。

2. 临床症状与病理变化

本病的主要临床特征是病兔突然死亡，临死前兴奋、挣扎、抽搐、惨叫。根据病程的长短，可分为超急性型、急性型和慢性型。

（1）超急性型：多见于非疫期或流行初期，无任何前兆或稍有呆滞而突然死亡。

（2）急性型：病兔食欲骤减，精神很差，蜷缩不动，皮毛无光，体温高达 41 ℃以上，喜饮水，迅速消瘦，一般病程为 12～48 h，死前突然兴奋挣扎，在笼内狂奔，啃咬笼具，然后两前肢欠地，后肢支起，全身颤抖，侧卧，四肢抽搐，死前惨叫。

（3）慢性型：多见于 3 月龄小兔，病兔精神欠佳，食欲减少或废绝，喜饮水，被毛无光，消瘦，体温 41 ℃。病程较长，多数病兔可耐受而逐渐康复。病理变化主要以实质性器官淤血、出血为主要特征。特征性病变主要表现为弥散性肾出血、脾肿大、急性肝坏死、肺和气管黏膜出血。

3. 诊断

根据流行特点、临床症状和病理变化，可以作出初步诊断。病毒的分离鉴定和血清学试验可以确诊此病。常用的血清学试验有血凝和血凝抑制试验、琼脂扩散试验、酶联免疫吸附试验、荧光抗体检验法等。

4. 预防与控制

加强饲养管理和环境卫生消毒是预防兔病毒性出血症的常规性工作。目前有效的预防措施是定期注射组织灭活疫苗。

5. 对实验研究的干扰

本病发病急，死亡率极高，常常造成实验兔的大批死亡，导致试验中断，带来巨大的损失。

七、狂犬病(rabies)

狂犬病又名恐水症(hydrophobia)，俗称疯狗病，是由狂犬病病毒(RV)引起的人和所有温血动物共患的一种急性直接接触性传染病。临床表现极度兴奋、狂躁、流涎和意识丧失，终因局部或全身麻痹而死亡。典型的病理变化为非化脓性脑炎，在神经细胞胞浆内可见内基小体(negribodies)。

1. 流行病学　几乎所有温血动物都对 RV 易感。最易感的动物包括狐、山狗、豺、狼、袋鼠、棉鼠；次易感动物包括仓鼠、臭鼬、浣熊、猫、蝙蝠、猫鼬、豚鼠、兔、啮齿类动物；中度易感动物包括牛、绵羊、马、犬、灵长类动物。野生啮齿类动物如野鼠、松鼠、鼬鼠等在一定条件下可成为本病危险的带毒疫源而长期存在。因此，一定要使实验动物种群与野生动物严格隔离。犬、猫等实验动物对 RV 高度易感，应及时进行有效的疫苗接种。

RV 主要存在于患病动物的延脑、大脑皮质、海马回、小脑和脊髓中。唾液腺和唾液中也有大量病毒，并随唾液排出体外。在临床症状出现前 10～15 天，以及临床症状消失后 6～7 天，唾液中均含有病毒，主要通过咬伤的皮肤黏膜感染，也可通过气溶胶经呼吸道感染，人误食患病动物的肉或动物间相互残食可经消化道感染，在人、犬、牛及实验动物也有经胎盘垂直传播的报道。

本病一年四季均可发生，春夏季发病率稍高，可能与犬的性活动及温暖季节人畜移动频繁有关。本病流行的连锁性特别明显，以一个接着一个的顺序呈散发形式出现。伤口的部位靠近头部和前肢或伤口越深，发病率越高。发病年龄与性别之间无差异。

2. 临床症状　本病潜伏期长短不一，一般 14～56 天，最短 8 天，最长数月至数年。犬、猫、人平均 20～60 天，潜伏期的长短与咬伤的部位、深度、病毒的数量与毒力等均有关系。病型分为狂暴型和麻痹型。

以犬为例主要症状如下：狂暴型分 3 期，即前驱期、兴奋期和麻痹期。前驱期为 1～2 天，病犬精神抑郁，喜藏暗处，举动反常，瞳孔散大，反射功能亢进，喜吃异物，吞咽障碍，唾液增多，后躯软弱。兴奋期为 2～4 天，病犬狂暴不安，攻击性强，反射紊乱，喉肌麻痹，狂暴与抑郁交替出现。麻痹期为 1～2 天，病犬消瘦，张口垂舌，后躯麻痹，行走摇晃，终因全身衰竭和呼吸麻痹而死亡。麻痹型犬始见于头部肌肉，表现吞咽困难，随后四肢麻痹，最终全身麻痹而死亡。

3. 诊断　典型病例，根据临床症状，结合咬伤病史，可作出初步诊断。确诊需进行病原学检查，对怀疑为狂犬病的动物，取其脑组织、唾液腺或皮肤等标本，作病毒分离、内基小体检查、免疫荧光试验等。

4. 预防与控制　实验用犬定期进行疫苗接种，是有效的预防和控制狂犬病的方法。外购犬注射疫苗后，隔离观察 21 天才可使用。

5. 公共卫生意义　狂犬病是一种人畜共患的烈性传染病，主要构成对人的威胁。犬、猫、猴、兔及啮齿类实验动物，一旦发病，实验研究需立即中止，并向有关部门报告疫情，扑杀发病动物，房舍和周围环境彻底消毒，避免疫情扩散。

八、犬瘟热(canine distemper)

犬瘟热是由犬瘟热病毒(canine distemper virus，CDV)引起的，感染肉食兽中的犬科（尤其是幼犬）、鼬科及一部分浣熊科动物的高度接触传染性、致死性的传染病。早期表现双相热型、急性鼻卡他，随后以支气管炎、卡他性肺炎、严重的胃肠炎和神经症状为特征。少数病例出现鼻部和脚垫的高度角化。

1. 流行病学　在自然条件下，犬科动物中的犬、狼、狐、豺等，鼬科动物中的水貂、雪貂、毫鼬、白鼬、黄鼠狼、水獭等，大部分浣熊科动物，一些灵猫科动物等均易感。这些易感动物，无论是显性感染或隐性感染，都可成为传染源，而犬的危险性更大。感染动物从鼻液、唾液、眼分泌物和尿中排毒，从而污染饲料、水和器具，通过消化道传染；也可由含毒的飞沫、空气经呼吸道传染。本病一年四季均可发生，以冬春季多发，有一定的周期性。不同年龄、性别、品种的犬均可感染，以不满 1 岁的幼犬最为易感，并与免疫状态有关。

2. 临床症状　潜伏期通常为 3～5 天，病初表现精神委顿，食欲减退或废绝，眼、鼻流出浆液性分泌物。随之体温升高到 39.5～41 ℃，持续 2 天左右，此时出现病毒血症，然后体温下降至常温，患病犬感觉正常，食欲也有所恢复，约维持两三天后，体温再次升高（双相热型），病犬眼、鼻有卡他性或化脓性分泌物，重病例常发生肺炎。病犬病情渐趋恶化，精神极度萎靡，食欲废绝，眼睑和头部肿胀，呕吐，严重的发生下痢，粪便中混有黏液或血液。多数病犬在腹壁和股内少毛处出现小的红色斑疹，发展成脓胞、结痂。有的病犬在后期出现神经症状，如阵发性痉挛、共济失调、转圈、惊厥或昏迷，偶有后肢麻痹。预后极为不良，病死率极高。此外，尚有一种少见的硬足掌病，多属慢性经过，临床表现以卡他性炎症、神经症状和足掌、鼻翼角质化过程为特征。

3. 诊断 本病病型复杂多变，根据流行病学和临床症状常常不能确诊，易与多杀性巴氏杆菌、沙门氏菌、犬传染性肝炎、犬细小病毒等病原混合或继发感染，所以诊断更加困难。确诊通常要进行病毒分离或血清学诊断。常用的血清学诊断方法有中和试验、补体结合试验、荧光抗体法、ELISA 试验等。

4. 治疗 早期发现对症治疗有一定疗效，实验犬患本病无治疗意义。

5. 预防与控制 预防本病的最合理措施是免疫接种。目前我国广泛使用的是鸡胚细胞培养弱毒疫苗，经多年使用表明其安全有效，且可用于紧急接种，免疫期 6 个月以上，常采用皮下注射或肌肉注射的接种途径。

6. 对实验研究的干扰 一旦发生犬瘟热，常可使大批动物发病和死亡，造成实验中断。

九、犬细小病毒感染(canine parvovirus virus infection)

犬细小病毒感染又称犬传染性肠炎或犬病毒性肠炎，是由犬细小病毒引起的犬的一种急性接触性、致死性传染病。临床表现以急性出血性肠炎和非化脓性心肌炎为特征。

1. 流行病学 犬是主要的自然宿主，其他犬科动物也可感染，豚鼠、仓鼠、小鼠等实验动物不感染。病犬是主要传染源，自粪便、尿、唾液、呕吐物排毒，康复犬的粪便内有可能长期带毒，加之犬细小病毒的抵抗力极强，犬场一经污染就很难彻底根除。主要经直接接触或通过污染饲料由消化道传染。不同性别、年龄、品种的犬均可感染，但以刚断乳至 90 日龄的幼犬较多发，病情也较严重，断奶前的幼犬常呈现非化脓性心肌炎而突然死亡；纯种犬比杂种和土种犬的易感性更高。本病一年四季均可发生，但以冬春季节多发。天气寒冷、气温骤变、饲养密度过高或有并发感染等均可加重病情和提高死亡率。

2. 临床症状 犬细小病毒感染在临床上表现各异，与年龄和免疫状态有密切关系。3～4 周龄仔犬多呈急性心肌炎症状，病死率达 80%～100%；5～6 周龄幼犬发病初期出现肠炎症状，剧烈腹泻，继而有心肌炎症状；青年犬多数先发生呕吐，继而腹泻；老龄犬很少呈显性感染。患肠炎型犬腹泻，粪便呈灰黄色液体，后混有血液的水样稀便，有恶腥臭味，体温升高到 41 ℃以上，沉郁，废食，虚弱，腹泻多日后脱水，最后由于心力衰竭和酸中毒而死亡。病程不一，短的 3～5 天，长的 1 周以上。心肌炎型症状常无先兆性症候，或仅表现轻度腹泻，继而突然衰弱，呼吸困难，脉搏快而弱，心脏听诊出现杂音，心电图发生病理性改变，可在短时间内死亡。

3. 诊断 根据特征性症状、流行特点可作出初步诊断。如采取肠管和心脏病料作病理组织学检查，见到包涵体即可确诊。实验室诊断方法很多，常见的有电镜与免疫电镜观察病毒，血清学方法有用猪红细胞的血凝和血凝抑制试验、荧光抗体试验、ELISA 试验等。

4. 治疗 实验犬患本病无治疗意义。

5. 预防与控制 预防本病的最合理措施是免疫接种。用五联苗进行免疫注射，效果显著。

6. 对实验研究的干扰 一旦发生犬细小病毒感染，常可使大批动物发病和死亡，造成实验中断。所致出血性肠炎和非化脓性心肌炎严重影响实验进行。肠炎型病犬血液中白细胞总数和淋巴细胞总数没有改变，严重干扰血液学指标的观察。

第五节 细菌性疾病

一、沙门氏菌病(salmonellosis)

沙门氏菌病,又名副伤寒,是各种动物由沙门氏菌属细菌引起的疾病的总称。临床上多表现为败血症和肠炎,也可使怀孕动物流产。许多种类实验动物均可感染沙门氏菌,在实验动物中最常见的是鼠伤寒和肠炎沙门氏菌。沙门氏菌病是人畜共患病之一。本病遍布世界各地,对实验动物的繁殖和幼龄实验动物的健康带来严重危害。

1. 流行病学　沙门氏菌的许多血清型菌株对人、实验动物和其他动物均有致病性。实验动物中,豚鼠对沙门氏菌高度敏感,感染后可发生严重的临床症状;小鼠和大鼠也很敏感,并常以亚临床感染的形式长期带菌;兔、地鼠和沙鼠不常受到感染。各种年龄的实验动物均可感染,但幼年和老年实验动物更易感。患病实验动物和带菌者是本病的主要传染源。可由粪便、尿、乳汁以及流产的胎儿等排出病菌,污染水源和饲料等,经消化道感染健康的实验动物。本病一年四季均可发生,但梅雨潮湿季节发病较多。

2. 临床症状　急性型多呈暴发性流行,发病急,死亡快,多无前驱症状,呈急性食物中毒,1周之内便有大批动物死亡。亚急性型动物被毛蓬松,食欲不振、腹泻、呆滞,呈肠炎症状。慢性型症状较轻,消瘦或下痢样稀便,体重减轻,产仔数减少,也有部分呈隐性感染,但可成为长期带毒者。

3. 病理变化　急性型主要为败血症的病理变化;亚急性型和慢性型的特征性病变为坏死性肠炎。

4. 诊断　根据流行病学、临诊症状和病理变化,只能作出初步诊断,确诊需从患病实验动物的血液、内脏器官、粪便等取材,做沙门氏菌的分离和鉴定。近年来,单克隆抗体技术已用来进行本病的快速诊断。

5. 防治　预防本病应加强对实验动物的饲养管理,消除发病诱因,保持饲料和饮水的清洁、卫生。要注意许多种动物都可能是潜在的传染源,应防止野鼠进入动物房。

6. 对实验研究的干扰　本病是症状严重的疾病,影响动物实验的正常进行,威胁饲养人员和实验人员的健康和安全。

二、泰泽氏病(Tyzzer's disease)

泰泽氏病为毛发状芽孢杆菌引起多种动物感染的一种传染病。其特征是肝脏多发性灶样坏死和出血性坏死性肠炎,在肝脏病灶处细胞内可见到菌体。小鼠和兔泰泽氏病主要以出血性肠炎和盲肠炎为特征。

1. 流行病学　实验动物中的小鼠、大鼠、仓鼠、兔、猫和猕猴等均可患本病。本菌对幼龄实验动物特别是初断乳的实验动物感染较严重,而且死亡率很高。患病动物和带菌动物均可成为传染源,通过排泄物、分泌物等传播病菌,病原污染饲料、饮水、笼具及周围环境,再由消化道、呼吸道等途径传给动物。本病多发生于秋末至初春季节,与气候、青饲料等因素及饲养管理和卫生条件不良有关。

2. 临床症状和病理变化　本病所致疾病有肠型和肝型两种。肠型患病动物临床表现为精神委顿,食欲减退乃至废绝,剧烈腹泻,粪便呈褐色糊状乃至水样,肛门周围、尾巴及后肢污秽,又称"湿尾病",腹部膨大,多数经1~3天死亡;少数病例经5~8天或更长时间死亡;但也偶有经一过性下痢后逐渐恢复。肝型患病动物一般无腹泻症状而突然死亡。

自然病例特征性病理变化是盲肠广泛性充血和出血,盲肠及回盲瓣固有层和黏膜下水肿,盲肠内充满含有气体的褐色水样或糊状内容物。

3. 诊断　根据流行病学、临床症状可作出初步诊断。肝脏的冰冻切片,坏死灶内找到毛样芽孢杆菌可确诊。

4. 防治

(1) 加强饲养管理,搞好综合性卫生,防止各种不良因素对幼龄动物的影响。

(2) 环境中的芽孢在适宜的温湿度下可以萌发,饲料、垫料里毛样芽孢杆菌的繁殖体侵入幼龄动物的消化道可引起疫病,所以要加强对饲料、垫料的管理。

(3) 发病群投予四环素,可避免本病大流行;抗生素并不能将本菌消除,因此应当考虑将感染的小鼠群全部淘汰。

5. 对科学研究的干扰

小鼠和地鼠的泰泽氏病发病率和死亡率都很高,对实验研究带来很大干扰。在英国,本病被宣布为毁灭致癌研究的头号疾病。

三、伪结核耶新氏菌病(Yersinia pseudotuberculosis)

伪结核病是由伪结核耶新氏菌引起的人畜共患的一种细菌性疾病,主要感染啮齿类动物和家兔,表现为肠炎、急性肠系膜淋巴结炎、结节性红斑和败血症。本病的特征是肠道、内脏器官和淋巴结出现干酪样坏死性结节。

1. 流行病学　本病在啮齿类动物和兔多发,其他哺乳动物、禽类和人也可感染。感染动物可随粪便排出菌体,成为传染源。易感动物摄取污染的饲料和水经口感染,通过呼吸道、皮肤损伤或交配均可传染。本病一年四季均可发生,多发于冬春寒冷季节,与饲养条件、气候因素密切相关。

2. 临床症状与病理变化　通常无特别明显的症状,多为慢性经过,有时出现下痢、食欲不振或减退、极度虚弱、消瘦、精神委顿。多数患病动物发生化脓性结膜炎,腹部触诊可摸到肿大的肠系膜淋巴结和硬实而肿大的盲肠蚓突。急性败血症病例少见,表现发热、精神沉郁、蹲伏不动、呼吸困难,迅即死亡。

解剖时可见在肝、脾、肺、扁桃体,有时在肾表面有干酪样坏死灶,脾脏肿大;肠系膜淋巴均有干酪样坏死灶,淋巴结肿大数倍;小肠集合淋巴小结肿大、坏死;盲肠蚓突部肥厚肿大,浆膜下有许多干酪样坏死结节。少数因败血症死亡的动物,仅见肝、脾、肾淤血肿胀,肺和气管黏膜出血。

3. 诊断　根据典型的病理变化和进行性消瘦、下痢等症状可作出初步诊断。确诊须做病理剖检和实验室检查,即病原菌的分离鉴定和血清学检查。血清学检查可应用凝集试验或间接血凝试验。

4. 防治　做好环境卫生和消毒,大力开展灭野鼠、灭蝇和灭蟑螂工作。确诊本病后,应淘汰全部动物,重新引种。

5. 对实验研究的干扰　感染动物通常进行性消瘦,免疫功能下降,一旦感染只能淘汰,从而使实验研究中断。本病可在人和实验动物间相互传染,引发人的腹泻、末端回肠炎、肠系膜淋巴结炎、关节炎和败血症等。

四、布氏杆菌病(brucellosis)

本病是由布氏杆菌引起的实验动物、家畜和人类共患的传染病。实验动物中狗的布氏杆菌病最为重要,家畜中,牛、羊、猪最常发生本病。布氏杆菌属有六个种,即马尔他布氏杆菌、流产布氏杆菌、猪布氏杆菌、林鼠布氏杆菌、绵羊布氏杆菌和狗布氏杆菌。

1. 症状　潜伏期长短不定,短者两周,长者可达半年。多数病例为隐性传染,症状不明显。部分患病动物出现关节炎、滑液囊炎及腱鞘炎,跛行。

怀孕动物流产是布氏杆菌病的主要症状。大约 3/4 患布氏杆菌病的雌性犬于怀孕后 45～55 天发生流产。有些病例于配种后 10～20 天发生早期胚胎死亡,但不引起主人的注意,误认为不孕。牛多在怀孕后 5～7 个月,羊为 3～4 个月,猪为 30～50 天或 80～110 天发生流产。流产胎儿多为死胎,偶尔产出弱胎,生后 1～2 天死亡。

雄性动物除关节病变外,往往发生睾丸炎、附睾炎,影响配种。

2. 诊断

(1) 细菌分离:可将胎衣病变部、流产胎儿的胃内容物、肝脾组织乳剂直接接种培养基,或先经注射豚鼠,通过感染动物间接分离本菌。

(2) 血清抗体:用玻片凝集反应、试管凝集反应、补体结合反应检查可疑动物血液中凝集素的滴度,或补体结合抗体的滴度。

(3) 变态反应诊断:皮肤变态反应可作流行病学调查。用布氏杆菌水解素皮内注射,应注意布氏杆菌的种别间差异。

3. 防治

(1) 加强对实验动物的检疫,对狗群应在雌犬发情前数周用玻片凝集试验进行普查,发现可疑病例,再用其他诊断方法进行确诊。病犬应隔离、淘汰,贵重品种可试行治疗。

(2) 严格消毒:对动物房、产房、运动场、饲养用具用 5%来苏水或 2%氢氧化钠彻底消毒。

(3) 农畜可定期预防注射。

五、巴氏杆菌病(pasteurellosis)

巴氏杆菌病是由多杀性巴氏杆菌所引发的各种哺乳动物和禽类的传染病的总称。急性病例以败血病和出血性炎症为特征;慢性病例的病变以皮下、关节和各脏器局灶性化脓性炎症为特征。

1. 流行病学　多杀性巴氏杆菌对多种动物和人均有致病性。兔尤其易感,大鼠和豚鼠则有抵抗力。实验动物场,小鼠发生主要的是嗜肺巴氏杆菌引起的肺炎。本病的传染源主要是患病和带菌的实验动物,可不断地自排泄物、分泌物排出有毒力的病菌,从而污染饲料、饮水、用具和环境,经消化道或者通过飞沫、尘埃经呼吸道传染。有些动物上呼吸道带菌而呈隐性感染,在各种应激因素如寒冷、闷热、气候剧变、拥挤潮湿、通风不良、营养不良、长途运输和寄生虫侵袭等作用下导致急性发病。另外,节肢动物也可传播此病。

2. 临床症状与病理变化　多杀性巴氏杆菌可使动物发生出血性败血症,造成动物大批死亡。多杀性巴氏杆菌主要侵袭部位为鼻黏膜,可引起严重的鼻腔炎、副鼻窦炎,发病动物从鼻孔排出大量白色脓性分泌物,严重的可因分泌物阻塞而造成呼吸困难。多杀性巴氏杆菌还可引起动物肺炎、中耳炎,造成家兔斜颈。除多杀性巴氏杆菌对实验动物有致病作用外,嗜肺巴氏杆菌对实验动物也有致病性,可引起小鼠和大鼠肺炎、中耳炎、结膜炎、皮下溃疡,并可引起尿道、生殖道疾病。

主要病理变化为鼻腔黏膜充血并充满分泌物,喉头黏膜和气管黏膜充血、出血,其他实质性器官也有充血、出血,胸腔和腹腔液增多,呈黄色。

3. 诊断　根据流行病学、临诊症状和剖检变化,可对本病作出初步诊断,确诊有赖于细菌学检查。

4. 防治

(1) 控制实验兔群巴氏杆菌病的最佳途径是从兔群中选择无鼻炎症状,并且连续检查鼻腔无巴氏杆菌的种兔,建立健康兔群。或用剖宫产,取出胎儿,进行人工喂养,建立 SPF 兔群。

(2) 加强饲养管理、改善环境卫生,注意保暖、通风、驱虫,及时隔离、淘汰患病动物。

(3) 可用巴氏杆菌氢氧化铝菌苗或弱毒苗进行预防。

六、结核病(tuberculosis)

结核病是由结核分枝杆菌所引起的实验动物、农畜和禽类的一种慢性传染病,其病理特点为在多种组织器官形成肉芽肿和干酪样、钙化结节病变。

约 50 多种哺乳动物、25 种禽类可患结核病。小鼠对牛、人、禽三型菌均较易感,豚鼠对牛型和人型菌较易感,家兔对牛型和禽型菌较易感,家禽对禽型菌较易感,狗和猫二者均对牛型和人型菌较易感,猴对人型菌较敏感。

1. 症状　潜伏期长短不一,短者十数日,长者达数月或数年。

本菌在入侵部位形成原发性损害,由上皮细胞形成肉芽肿,这是机体对结核蛋白所表现的变态反应。大部分结核病病例在早期均无症状,有时丢失体重、食欲不良、易疲劳、咳嗽、消瘦、贫血、体表淋巴结肿大。

实验动物(如豚鼠)在皮下注射部位本菌大量繁殖,经淋巴管侵入淋巴结,大约两周后局部淋巴结肿大、变硬,逐渐形成溃疡,有脓性排出物,不愈合,5~6 周后病变扩展到全身,动物衰竭而死。

2. 剖检　病理学特点为器官、组织发生增生性或渗出性炎症。

3. 诊断

(1) 症状:原因不明的消瘦、咳嗽、肺部异常、体表淋巴结肿大、顽固腹泻等可作为疑似结核病的依据。

(2) 生前诊断:主要是结核菌素试验,可利用变态反应,对实验动物(如猴)进行检疫。多采用 PPD 作皮内注射,剂量为 0.1 mL,24、48 和 72 小时观察反应结果。

(3) 剖检:在淋巴结、器官和组织里发现结核结节。

(4) 微生物学检查:病变部采取结节直接涂片,经抗酸染色后镜检。必要时可将病料处理,注射实验动物或接种固体培养基,培养 5~6 周后,钩取菌落涂片镜检。

4. 防治

(1) 采取综合防制措施,防止患病动物混入,净化污染动物群,培育健康动物群。加强消毒工作,每年进行 2~4 次预防性消毒。

(2) 定期用结核菌素进行全群检疫,隔离、淘汰患病动物。

(3) 预防猴结核病,可给予异烟肼和维生素 B_{12} 长期口服。

（4）饲喂狗、猫的肉品应经过充分煮沸、消毒；牛乳必须进行巴氏消毒。

七、杆菌性痢疾（bacillary dysentery）

猴痢疾是由志贺氏菌引起的灵长类传染病，本菌经口进入消化道引起疾病。本菌也是人类细菌性痢疾最常见的病原菌，患病的猿猴能把本菌传给接触动物的饲养管理人员，在公共卫生上有重要意义。

本病的传染源是病人和带菌者，主要通过粪便—口传播，人对志贺氏菌较易感，100～200 个细菌即可使 10%～50%志愿者致病。人类感染痢疾志贺氏菌病情较重，福氏菌易转为慢性。猿猴对福氏志贺氏菌较敏感。传染媒介为苍蝇和蟑螂。

1. 症状 潜伏期通常为 1～3 天，分为急性型与慢性型（病程在两个月以上者）。

急性型发病急、发热、拒食、呕吐、腹疼、排脓血便，里急后重，每日排便十多次，病猴排粪时呈前屈姿势，双手捧腹，阵发颤抖。粪便中混有多量的白细胞和红细胞。如及时治疗，预后良好；耽误治疗则因明显的脱水，体温和血压下降，出现循环衰竭，典型病例于 24 小时至 2 周内死亡。

慢性型病状类似急性型，较轻微，病程迁延，也可由于急性病例治疗不彻底而转为慢性。患病猿猴有菌痢史，经常发作，常与饲养、饲料或气候变化有关，粪便呈粥样或水样，腹疼较轻，腹泻与便秘交替，消瘦、被毛蓬乱，皮肤干粗，软弱无力，难于治愈。

2. 诊断
（1）采样：从新鲜粪便中挑选脓血块或黏液部分，或用直肠拭子从直肠内取样。
（2）分离培养：标本尽快接种到肠道杆菌选择培养基上，37 ℃孵育 18～24 小时，挑选可疑菌落，进一步鉴定。
（3）快速诊断：用荧光菌球法、协同凝集试验和荧光抗体法等进行微生物学检查。
3. 防治 控制传染源，切断传播途径和增进机体免疫。早期发现患病动物，及时隔离，快速确诊，彻底治疗。饲养管理人员应定期粪检，带菌者应调离。

八、支气管败血波氏杆菌病（bordetella bromchiseptica）

支气管败血波氏杆菌感染在豚鼠、狗和猪比较常见，并可引起临床疾病。大鼠、兔、猫、鸟类和灵长类动物有时也可发生临床感染，但这些动物通常仅仅是带菌者。波氏杆菌引起的豚鼠的流行性肺炎，能给豚鼠群带来灾难性的后果。

1. 流行病学 支气管败血波氏杆菌已从各种健康动物以及有病的动物中分离到。虽然本菌已经在中耳及脓灶中发现，但它主要聚集在呼吸道内，在那里可长期居留。某些实验啮齿类动物，特别是豚鼠体内本菌很常见，在兔呼吸道以及实验大鼠也不难得到。本菌在豚鼠、兔、大鼠和非人灵长类引起呼吸道疾病，但是实验小鼠、仓鼠似乎对自然感染有相当的抵抗力。

动物间直接接触是主要的传染方式。也可通过污染的饲养用具、实验器械，以及呼吸道产生的气雾、泡沫传染。其他实验动物，尤其是兔、猫、狗，若是携带者，也能成为传染源。

各种应激因素，如运输、过度拥挤、气候变化、饮食不适、饲料中缺乏维生素 C、怀孕、患有其他传染病、强刺激试验等，均可诱发此病，导致急性致死性肺炎。

2. 临床症状和病理变化
（1）豚鼠：急性病例发现时已死或垂死期可能看不到症状。急性感染的豚鼠有几天拒食,伴有进行性体重下降和呼吸困难,导致虚脱和死亡。病变程度不等,但肺炎是恒有的变化,只是严重程度不同,以充血和所有各叶发生许多大小不等、不规则而分散的红灰色实变区为特征,或者一个或多个肺叶出现弥漫性深红色实变。除了肺炎病变外,还有心包炎、胸膜炎和心包及胸腔积液增多。发生中耳炎时,中耳常有渗出物。也可能发生子宫炎。

(2)非人灵长类:患病动物从鼻腔排出黏液性或黏液脓性鼻漏,在鼻孔形成堵塞性痂皮。患者张口呼吸、昏睡、呼吸困难,死亡前出现昏迷。大体病变与豚鼠相似,以肺炎为主要病变特征。

(3)家兔:本病分别为鼻炎型和支气管肺炎型。鼻炎型,多数病例鼻腔流出浆液性或黏液性分泌物,通常无脓性分泌物。鼻腔黏膜充血,有多量浆液或黏液。支气管肺炎型,其特征是鼻炎长期不愈,鼻腔流出黏液脓性分泌物;食欲不振,逐渐消瘦,死亡病例的病程一般在1个月以上。在鼻孔形成堵塞性痂皮。气管和支气管黏膜充血,并充满黏液,或含有泡沫黏液,有些病例还有稀脓液。肺有大小不一的脓疱,大如乒乓球,小如芝麻。脓疱的数量不等,多者可占肺体积的90%以上。有些病例,除了肺有脓疱病变外,在肝脏表面有黄豆至蚕豆大独立的脓疱。此外,还有心包炎、胸膜炎和肌肉脓肿。脓疱内积满黏稠、奶酪样的乳白色或灰白色脓汁。脓疱的包膜厚而有弹性。

3. 诊断　豚鼠发生流行性肺炎时,要考虑到波氏杆菌的感染。确切的诊断要作细菌的分离培养。

4. 防治　良好的管理是控制本病的关键。特别是豚鼠群应定期进行健康检查,用棉签从鼻腔取样,接种于麦康凯培养基上培养。豚鼠不应与其他动物饲养在同一房间。预防本病可用福尔马林灭活的菌苗,加不完全福氏佐剂乳化,免疫效力良好。

九、棒状杆菌病(corynebacteriosis)

本病由鼠棒状杆菌引起,一般呈隐性感染,散发。当受到应激因素刺激时可呈急性暴发,造成伪结核病。

1. 流行病学　本菌专性感染大、小鼠,不分年龄、性别和品系,但不同品系的近交系小鼠人工感染鼠棒状杆菌的反应差异较大。一般呈隐性感染,当动物营养不良、经辐射或可的松处理、环境中刺激性气体(如氨气等)浓度过高以及感染了鼠痘病毒、沙门氏菌等病原,机体免疫机能降低时,会呈急性暴发,伴有高死亡率;而当表现为慢性综合征时,则死亡率很低。

2. 临床症状和病理变化　本病一般呈隐性感染,发病时表现为厌食、衰弱、消瘦、体重减轻,被毛粗乱、弓背、精神委靡,眼和鼻腔流出分泌物,呼吸困难。有时还可见皮肤破溃、关节肿胀甚至僵直。

大体病变的特征是各脏器上大小不等、数量不同的被红色区带环绕的、黄白色或灰白色隆起的病灶。病灶为凝固性或干酪样坏死,周围为密集的嗜中性白细胞浸润。在干酪样坏死区中常可见短的、革兰氏染色阳性的杆菌丛。

3. 诊断　可根据临床症状、病理变化和感染组织的细菌分离作出作诊断。血清学诊断方法有:凝集试验、免疫荧光试验、免疫扩散法和 ELISA 法。

4. 防治　连续投喂 7 天青霉素可以有效地降低鼠棒状杆菌所造成的肺炎流行,但抗生素治疗不能消除鼠群中的鼠棒状杆菌。只有剖腹取胎,并把剖出的大、小鼠转移到 SPF 环境中饲养,才能有效地清除鼠棒状杆菌并防止重新感染。

十、肺炎克雷白杆菌病(klebsiellosis)

肺炎克雷白杆菌病是由克雷白菌引起多种哺乳动物以体躯部形成脓肿和脓毒败血症为特征的一种慢性传染病。实验动物中,主要是实验大、小鼠感染。

1. 流行病学　自然界中克雷伯杆菌存在于土壤、水及农产品中,动物主要是经呼吸道感染,也有经肠道感染。呼吸道感染的患病动物的鼻腔分泌物含有病原体,能感染同笼动物。动物的肠道能发现本菌,但一般无明显的临床症状。自然界中,野鼠可广泛传播本病,人也可感染。本病多呈散发或地方性流行,春秋季节发病多。幼龄鼠和饲养密度大时发病率和病死率都高。

2. 临床症状和病理变化　临床上多为慢性经过,以呼吸道感染为常见,动物食欲不振、弓背、被毛粗乱不整、打喷嚏或呼吸加快,常伴有颈部淋巴结肿大、肺炎。有时可引起肾和肝脓肿。

剖检可见肝、脾肿大,有的边缘有坏死灶。胸腺、肾脏和浆膜有数量不等的出血点,有的有腹膜炎、颈部脓肿、颈淋巴结肿大,脓肿为结缔组织包裹。少数病例还可见到脓胸和肉芽肿性肺炎。

3. 诊断　通常抽取未破溃脓肿的脓汁或采取脾、淋巴结进行实验室检查,以便确诊。常采用涂片镜检、分离培养、动物接种等方法诊断。也可用血清学诊断的方法。

十一、霉形体（支原体)病(mycoplasma infection)

霉形体感染是由多种霉形体引起的实验动物、农畜、家禽以及人类的慢性传染病,如小鼠呼吸道霉形体病,大鼠慢性肺炎、狗和猫的肺炎、泌尿生殖道感染,猪的喘气病,鸡慢性呼吸道疾病,人的非典型性肺炎等。

1. 流行病学　各种年龄的大、小鼠均易感,幼龄鼠更易感。患病动物和带菌动物是主要传染源,病原体可经垂直传播途径传染,也可经接触、空气等途径传染。本病多发于寒冷、多雨季节,动物笼舍拥挤、空气污秽、通风不良、卫生条件恶劣及长途运输等,均可促成本病的发生和流行。

2. 临床症状和病理变化

(1) 呼吸道:大、小鼠表现为化脓性鼻炎、中耳炎和慢性肺炎。有些动物并无临诊症状,多数病例出现精神抑郁、寒战、体重丢失、被毛粗乱和呼吸困难。动物鼻道内充满化脓性渗出物,鼻黏膜发炎肿胀而增厚。肺部损害为慢性支气管肺炎,肺外观呈鹅卵石状,俗称"肉变、胰变"。

(2) 神经系统:鼠翻滚病的病状为头部震颤,将一侧前肢抬起,沿体长轴作翻滚运动,偶尔快速跳跃,经1～2小时,病鼠疲惫不堪,一般于4小时内死亡。当以慢性经过出现或同其他病原微生物混合感染时,常并发中耳炎、内耳炎,形成动物"歪头病"。环境中氨浓度过高可促进支原体的生长,继而促进肺炎和中耳炎的发生。

(3) 泌尿生殖道:常引起卵巢炎、输卵管炎、子宫炎,还表现为不孕和胎儿死亡。

3. 诊断　根据流行病学、临床症状和病理变化只能作出初步诊断,如需确诊必须进行实验室检查。常用的实验室检查为支原体分离鉴定及血清学检查(应用较广泛的为平板凝集试验)。

4. 防治　预防上除加强日常的饲养管理与卫生防疫外,目前尚无有效的免疫预防方法。日常管理须注意加强通风,避免氨浓度升高,注意气温变化,防止寒冷侵袭。

5. 对科学研究的干扰　支原体感染动物生殖道主要表现为雌性动物繁殖力下降及死胎发生,影响生殖产科学方面的研究。溶神经支原体主要侵袭小鼠脑神经和中枢神经,形成小鼠旋转病,但发病率较低。关节炎支原体主要侵袭大鼠,引起多发性关节炎,可造成四肢关节肿胀,后肢麻痹,这些均对实验研究产生严重的干扰。支原体极易污染培养的细胞和生物制品,从而干扰肿瘤学、生殖生物学、基因剔除小鼠等生命科学研究。

十二、真菌性疾病(dermatomycosis)

病原真菌根据其侵袭部位及发病的条件可分为浅部真菌、深部真菌和条件致病真菌三大类。浅部真菌是指侵害毛发、皮肤、指(趾)甲等浅表部位的真菌。深部真菌是指累及内脏器官及其他深部组织的真菌。条件致病真菌则是那些在机体免疫功能损伤、内环境出现紊乱的情况下才具有致病性的真菌。

同其他许多传染病一样,病原真菌也大多为人畜共患病原,但比其他类型微生物感染性低,一般为慢性过程,多呈散发性,病理变化缺少特征性,多以慢性增生性炎症为主。

真菌性疾病对人和实验动物危害较大,同时对实验研究也带来比较大的影响。实验动物患有真菌病,不仅影响科学实验的准确性,而且容易污染环境,威胁动物群体以及饲养人员和实验人员的健康。如果发现实验动物被真菌感染,应立即将饲养单元所有动物一并处死、焚烧,防止隐性感染动物污染环境,并传染给其他动物或人类。动物笼舍、所用器具和周围环境需用福尔马林熏蒸消毒。饲养人员和实验人员在与可疑感染真菌的实验动物接触时,应有防护措施,以防感染。以下介绍几种常见的真菌感染。

（一）皮肤真菌感染

实验动物中大鼠、小鼠、豚鼠、兔、沙鼠和猴主要感染须发癣菌和小孢子菌,猫和犬感染小孢子菌。

1. 临床症状　本病虽不至于造成动物大批死亡,但由于其感染率高,严重影响种群质量。一般动物感染后被毛稀疏,表皮变厚而粗糙。重者全身脱毛,皮肤干燥,精神不振,食欲减退。

2. 传播方式　主要为接触传播,另外,动物体外寄生虫也可传播此病菌。

3. 诊断与控制　直接镜检和真菌培养可作出诊断。皮肤真菌感染实验动物后很难根除,常常需淘汰全部动物,对所有的用具和房间进行熏蒸消毒,也可以进行药浴。药浴后动物可消除体外寄生虫和须发癣菌感染。另外,须发癣菌也是人畜共患病原,要注意人和动物间的相互感染,以防影响人类的健康。

（二）组织胞浆菌感染

实验动物中小鼠、狗、猫等自然感染,人也能感染本菌。吸入病原菌是本病重要的感染途径。

1. 临床症状　临床上急性型呈流感状,体温升高,烦躁不安;慢性型主要是发热、体重下降,肺部有罗音。

2. 诊断　实验室确诊主要采用以下几种方法:

（1）直接用荧光抗体技术检查动物的咽喉分泌物。

（2）用培养的方法分离鉴定病原体。

（3）组织病理学检查。

（4）血清学试验方法。

3. 控制　本菌常常存在于土壤之中，即所谓土壤保菌，这种保菌形式在自然界构成小生态，难以用人工方法加以消灭。预防本病的措施是对饲养的动物加强卫生管理；对饲养室周围的环境和土壤采取化学消毒亦是有效的预防办法。

第六节　寄生虫病及其对实验研究的干扰

实验动物的寄生虫种类繁多，从寄生虫的分类学角度可分为原虫、蠕虫和节肢动物，蠕虫又可分为吸虫、绦虫和线虫。寄生部位也有体内、体外、血液及细胞内等。本节主要介绍对实验动物影响最大的几种寄生虫疾病及其对实验研究的干扰作用。

一、体内寄生虫

（一）弓形虫病（toxoplasmosis）

本病是由刚第弓形虫（toxoplasma gondii）引起的一种世界范围内分布的人畜共患原虫病。其主要特征是引起流产、死胎和胎儿畸形。刚第弓形虫的终末宿主是猫（家猫和野猫）。中间宿主包括人、小鼠、大鼠、豚鼠、地鼠和其他啮齿类、狗和其他家畜、灵长类等。小鼠是主要的中间宿主。

1. 流行病学　本病传染源主要是患病动物和带虫动物，人类、实验动物及其他畜禽对弓形虫都有易感性。实验动物中以小鼠、地鼠最敏感，豚鼠、兔也能人工感染。此病主要经口、胎盘、皮肤、黏膜感染。秋冬季和早春此病易发。

2. 生活史　弓形虫在中间宿主体内进行无性繁殖，即增生和形成包囊的阶段。速殖子在细胞内增殖，形成没有囊膜的假膜；相反，缓殖子在真包囊内缓慢增殖，因此它对蛋白水解酶不敏感。包囊出现在组织中，以内出芽方式生长，代表着刚第弓形虫的休止期。包囊内含有大量新月状缓殖子，并在肌肉和神经组织内持续很长时间。

猫因吃进感染的中间宿主组织或食入孢子化卵囊而被感染。食入缓殖子后，潜伏期为20～24天；食入速殖子，则为5～10天。在猫的肠内还可以发生裂殖生殖、配子生殖和卵囊形成等全部阶段。开放期约为14天，在此期间，猫可排出数百万卵囊。卵囊在潮湿的环境中可长期存活，并可抵抗酸、碱和大多数消毒药。

3. 临床症状及病理变化　弓形虫感染后常常不引起明显临床症状。人感染后多数是无症状的隐性感染。实验动物感染弓形虫后，少数有被毛疏松不整，淋巴结肿大，出现流产或死胎现象。

4. 诊断

（1）病原学诊断：通过脏器涂片检查虫体，动物接种。

（2）血清学诊断：可采用色素试验、间接血凝试验、间接荧光抗体试验等方法。

5. 防治　预防主要着眼于防止实验动物的饲料、饮水被猫粪污染，消灭野鼠。为避免人体感染，接触实验动物后要清洗消毒，儿童不要与猫、狗玩耍，孕妇更不要与猫接触。治疗可用磺胺类药物和抗菌增效剂联合应用，效果较好。

（二）球虫病

实验动物中易感染球虫的主要有兔、小鼠、豚鼠和猴，另外球虫中的等孢子球虫也可感染人。兔球虫病是家兔的一种重要的寄生虫病，死亡率极高。本病主要以肠道传播的方式来传播病原,动物食入被虫卵污染的饲料而感染。

1. 流行病学　3月龄家兔最易感,且死亡率高。感染途径多是通过饲料和饮水,仔兔在哺乳时吃到乳房上沾污的球虫卵囊而感染。此外,饲养员、工具、野鼠、苍蝇也可机械地搬运球虫卵囊而传播球虫病。一般在多雨季节流行。

2. 临床症状与病理变化　肠球虫主要在回肠部发生黏液性炎症,慢性者可见下痢样或水样稀便,粪便中带有洋葱样腐臭气味。肝球虫主要寄生在肝脏,产生脓性病灶,病灶内有卵囊。动物的全身症状有消瘦、食欲不振、腹泻、贫血。小鼠球虫病一般不显症状,重者可产生肾肿大和右肾表面有灰白色坏死灶。

肝球虫病在肝表面和实质内有许多白色或淡黄色结节,压片镜检可看到球虫裂殖子、裂殖体、配子体、卵囊等不同发育阶段的虫体。肠球虫病表现为肠壁血管充血,十二指肠扩张、肥厚,黏膜发生卡他性炎症,黏膜充血,有细小的、散在的出血点。肠黏膜呈灰色,有许多细小的灰白色球虫结节。肠黏膜有小的化脓性、坏死性病灶。

3. 诊断　根据流行病学资料、临床症状及病理解剖结果可初步诊断。用饱和盐水漂浮法检查粪便中的卵囊,可以确诊。

4. 防治　发现球虫病可以选用磺胺药治疗,也可选用其他球虫药治疗。患病动物应立即采取隔离措施。注意环境卫生和防疫,笼舍要保持干燥。

二、体外寄生虫

体外寄生虫主要包括螨、蚤、虱等,常常引起实验动物皮炎、脱毛、剧痒、囊肿、瘦弱、贫血、繁殖力下降。

下面介绍一种主要的体外寄生虫病——螨病。

螨病是由疥螨和痒螨寄生而引起的一种实验动物慢性寄生虫病。特征性症状是皮肤发炎、剧痒、脱毛等,严重者可引起动物死亡。

1. 流行病学　主要发生于冬季和秋末春初,健康动物可通过接触患病动物和带有螨虫的用具而感染,饲养员也可起到传播作用。疥螨寄生于皮下、腹股沟及被毛深部;痒螨寄生于皮肤表面和外耳道内。

2. 临床症状　嘴、鼻周围及脚爪发炎,动物表现不安、剧痒,会用脚搔嘴、鼻,患部结痂、变硬,病变部位出现皮屑和血痂,患部脱毛,皮肤增厚失去弹性,形成皱褶。

3. 诊断　根据流行病学、临床症状,结合病变部位皮肤刮取皮屑检查虫体,如发现大量螨虫虫体可确诊。

4. 防治　发现患病动物立即隔离、淘汰并对笼器具彻底消毒,保持房舍干燥通风。加强动物饲养管理和卫生防疫,加强检疫,增强动物的抗病力。治疗可用阿佛菌素、灭虫丁注射液,并采取内外结合的方法。

三、血液寄生虫病

感染实验动物的寄生虫除体内寄生虫和体外寄生虫外,还有一类重要的寄生虫,就是血液寄生虫。血液寄生虫由于寄生部位比较特殊,其危害性也较大。血液寄生虫有的寄生在血液中,有的仅仅是在移行过程中经过血管。血液寄生虫主要感染犬、猫等动物,常见的有钩虫病、丝虫病等。这类疾病的传播与节肢动物密切相关,因此要加强卫生防疫管理,切断传播途径。

四、实验动物寄生虫感染对实验研究的干扰作用

实验动物感染寄生虫后,不仅虫体对动物机体造成一定的损害,而且动物机体也对虫体产生相应反应,使动物机体的生理、生化及免疫学指标发生改变,从而影响实验结果。具体表现在以下几个方面:

1. 掠夺宿主的营养,导致动物体重下降、精神不振、消瘦、发育缓慢、贫血等一系列营养不良症状的产生。

2. 体外寄生虫对动物产生骚扰作用,产生痒感,影响采食和休息,直接影响动物健康。

3. 对宿主产生机械性损伤。寄生虫虫体移行过程中可对组织、脏器造成损伤。

4. 对宿主产生毒性作用。寄生虫分泌物、排泄物对宿主都有一定的毒性作用。

5. 对宿主生理、生化和免疫系统产生影响,使机体对外界抵抗力降低。另外,寄生虫感染常可使血液中嗜酸性粒细胞数量增多,干扰血液学指标的观察,影响实验研究。

思考题:

1. 实验动物疾病的危害性主要有哪些?

2. 实验动物传染病传播的途径有哪些?

3. 对于小型实验动物,很少采取疫苗接种或药物治疗的原因是什么?

4. 实验动物传染病预防的主要措施有哪些?

5. 对引进的动物进行隔离检疫的目的是什么?

(朱顺星)

附　录

附录一　实验动物管理条例

中华人民共和国
国家科学技术委员会令
第 2 号

《实验动物管理条例》已于一九八八年十月三十一日经国务院批准，现予发布施行。

主任　宋　健

一九八八年十一月十四日

实验动物管理条例

第一章　总　则

第一条　为了加强实验动物的管理工作，保证实验动物质量，适应科学研究、经济建设和社会发展的需要，制定本条例。

第二条　本条例所称实验动物，是指经人工饲育，对其携带的微生物实行控制，遗传背景明确或者来源清楚的，用于科学研究、教学、生产、检定以及其他科学实验的动物。

第三条　本条例适用于从事实验动物的研究、保种、饲育、供应、应用、管理和监督的单位和个人。

第四条　实验动物的管理，应当遵循统一规划、合理分工，有利于促进实验动物科学研究和应用的原则。

第五条　国家科学技术委员会主管全国实验动物工作。

省、自治区、直辖市科学技术委员会主管本地区的实验动物工作。

国务院各有关部门负责管理本部门的实验动物工作。

第六条　国家实行实验动物的质量监督和质量合格认证制度。具体办法由国家科学技术委员会另行制定。

第七条　实验动物遗传学、微生物学、营养学和饲育环境等方面的国家标准由国家技术监督局制定。

第二章　实验动物的饲育管理

第八条　从事实验动物饲育工作的单位，必须根据遗传学、微生物学、营养学和饲育环境方面的标准，定期对实验动物进行质量监测。各项作业过程和监测数据应有完整、准确的记录，并建立统计报告制度。

第九条　实验动物的饲育室、实验室应设在不同区域，并进行严格隔离。

实验动物饲育室、实验室要有科学的管理制度和操作规程。

第十条　实验动物的保种、饲育应采用国内或国外认可的品种、品系，并持有效的合格证书。

第十一条　实验动物必须按照不同来源，不同品种、品系和不同的实验目的，分开饲养。

第十二条　实验动物分为四级：一级，普通动物；二级，清洁动物；三级，无特定病原体动物；四级，无菌动物。

对不同等级的实验动物，应当按照相应的微生物控制标准进行管理。

第十三条　实验动物必须饲喂质量合格的全价饲料。霉烂、变质、虫蛀、污染的饲料，不得用于饲喂实验动物。直接用作饲料的蔬菜、水果等，要经过清洗消毒，并保持新鲜。

第十四条　一级实验动物的饮水，应当符合城市生活饮水的卫生标准。二、三、四级实验动物的饮水，应当符合城市生活饮水的卫生标准并经灭菌处理。

第十五条　实验动物的垫料应当按照不同等级实验动物的需要，进行相应处理，达到清洁、干燥、吸水、无毒、无虫、无感染源、无污染。

第三章　实验动物的检疫和传染病控制

第十六条　对引入的实验动物，必须进行隔离检疫。

为补充种源或开发新品种而捕捉的野生动物，必须在当地进行隔离检疫，并取得动物检疫部门出具的证明。野生动物运抵实验动物处所，需经再次检疫，方可进入实验动物饲育室。

第十七条　对必须进行预防接种的实验动物，应当根据实验要求或者按照《家畜家禽防疫条例》的有关规定，进行预防接种，但用作生物制品原料的实验动物除外。

第十八条　实验动物患病死亡的，应当及时查明原因，妥善处理，并记录在案。

实验动物患有传染性疾病的，必须立即视情况分别予以销毁或者隔离治疗。对可能被传染的实验动物，进行紧急预防接种，对饲育室内外可能被污染的区域采取严格消毒措施，并报告上级实验动物管理部门和当地动物检疫、卫生防疫单位，采取紧急预防措施，防止疫病蔓延。

第四章　实验动物的应用

第十九条　应用实验动物应当根据不同的实验目的，选用相应的合格实验动物。申报科研课题和鉴定科研成果，应当把应用合格实验动物作为基本条件。应用不合格实验动物取得的检定或者安全评价结果无效，所生产的制品不得使用。

第二十条　供应用的实验动物应当具备下列完整的资料：

（一）品种、品系及亚系的确切名称；

（二）遗传背景或其来源；

（三）微生物检测状况；

（四）合格证书；

（五）饲育单位负责人签名。

无上述资料的实验动物不得应用。

第二十一条　实验动物的运输工作应当有专人负责。实验动物的装运工具应当安全、可靠。不得将不同品种、品系或者不同等级的实验动物混合装运。

第五章　实验动物的进口与出口管理

第二十二条　从国外进口作为原种的实验动物，应附有饲育单位负责人签发的品系和亚系名称以及遗传和微生物状况等资料。

无上述资料的实验动物不得进口和应用。

第二十三条　实验动物工作单位从国外进口实验动物原种,必须向国家科学技术委员会指定的保种、育种质量监控单位登记。

第二十四条　出口实验动物,必须报国家科学技术委员会审批。经批准后,方可办理出口手续。

出口应用国家重点保护的野生动物物种开发的实验动物,必须按照国家的有关规定,取得出口许可证后,方可办理出口手续。

第二十五条　进口、出口实验动物的检疫工作,按照《中华人民共和国进出口动植物检疫条例》的规定办理。

第六章　从事实验动物工作的人员

第二十六条　实验动物工作单位应当根据需要,配备科技人员和经过专业培训的饲育人员。各类人员都要遵守实验动物饲育管理的各项制度,熟悉、掌握操作规程。

第二十七条　地方各级实验动物工作的主管部门,对从事实验动物工作的各类人员,应当逐步实行资格认可制度。

第二十八条　实验动物工作单位对直接接触实验动物的工作人员,必须定期组织体格检查。对患有传染性疾病,不宜承担所做工作的人员,应当及时调换工作。

第二十九条　从事实验动物工作的人员对实验动物必须爱护,不得戏弄或虐待。

第七章　奖励与处罚

第三十条　对长期从事实验动物饲育管理,取得显著成绩的单位或者个人,由管理实验动物工作的部门给予表彰或奖励。

第三十一条　对违反本条例规定的单位,由管理实验动物工作的部门视情节轻重,分别给予警告、限期改进、责令关闭的行政处罚。

第三十二条　对违反本条例规定的有关工作人员,由其所在单位视情节轻重,根据国家有关规定,给予行政处分。

第八章　附　则

第三十三条　省、自治区、直辖市人民政府和国务院有关部门,可以根据本条例,结合具体情况,制定实施办法。

军队系统的实验动物管理工作参照本条例执行。

第三十四条　本条例由国家科学技术委员会负责解释。

第三十五条　本条例自发布之日起施行。

附录二 实验动物微生物学质量控制标准

表1 小鼠、大鼠病原菌检测项目

动物等级			病　原　菌	动物种类	
				小鼠	大鼠
无菌动物	无特定病原体动物	清洁动物	沙门菌　*Salmonella* spp.	●	●
			假结核耶尔森菌　*Yersinia pseudotuberculosis*	○	○
			小肠结肠炎耶尔森菌　*Yesinia enterocolitica*	○	○
			皮肤病原真菌　Pathogenic dermal fungi	○	○
			念珠状链杆菌　*Streptobacillus moniliformis*	○	○
			支气管鲍特杆菌　*Bordetella bronchiseptica*		●
			支原体　*Mycoplasma* spp.	●	●
			鼠棒状杆菌　*Corynebac terium kutscheri*	●	●
			泰泽病原体　Tyzzer's organism	●	●
			大肠杆菌　0115a，c，K(B) *Escherichia coli* 0115 a，C，K(B)	○	
			嗜肺巴斯德杆菌　*Pasteurella pneumotropica*	●	●
			肺炎克雷白杆菌　*Klebsiella pneumoniae*	●	●
			金黄色葡萄球菌　*Staphylococcus aureus*	●	●
			肺炎链球菌　*Streptococcus pnemoniae*	○	○
			乙型溶血性链球菌　β-hemolytic streptococcus	○	○
			绿脓杆菌　*Pseudomonas aeruginosa*	●	●
			无任何可查到的细菌	●	●

注：●必须检测项目，要求阴性；○必要时检查项目，要求阴性。

表2 豚鼠、地鼠、兔病原菌检测项目

动　物　等　级			病　原　菌	动物种类		
				豚鼠	地鼠	兔
无菌动物	无特定病原体动物	普通动物	沙门菌　*Salmonella* spp.	●	●	●
			假结核耶尔森菌　*Yersinia pseudotuberculosis*	○	○	○
			小肠结肠炎耶尔森菌　*Yesinia enterocolitica*	○	○	○
			皮肤病原真菌　Pathogenic dermal fungi	○	○	○
			念珠状链杆菌　*Streptobacillus moniliformis*	○	○	
			多杀巴斯德杆菌　*Pasteurella multocida*	●	●	●
			支气管败鲍特菌　*Bordetella bronchiseptica*	●	●	●
			泰泽病原体　Tyzzer's organism	●	●	●
			嗜肺巴斯德杆菌　*Pasteurella pneumotropica*	●	●	●
			肺炎克雷白杆菌　*Klebsiella pneumoniae*	●	●	●
			金黄色葡萄球菌　*Staphylococcus aureus*	●	●	●
			肺炎链球菌　*Streptococcus pnemoniae*	○	○	○
			乙型溶血性链球菌　β-hemolytic streptococcus	●	○	○
			绿脓杆菌　*Pseudomonas aeruginosa*	●	●	●
			无任何可查到的细菌	●	●	●

注：●必须检测项目，要求阴性；○必要时检查项目，要求阴性。

表 3　犬、猴病原菌检测项目

动物等级		病　原　菌	动物种类 犬	动物种类 猴
无特定病原体动物	普通动物	沙门菌　*Salmonella* spp.	●	●
		皮肤病原真菌　Pathogenic dermal fungi	●	●
		布鲁杆菌　*Brucella* spp.	●	
		钩端螺旋体　*Lepto spira* spp.	△	
		志贺菌　*Shigella* spp.		●
		结核分枝杆菌　*Mycobacterium tuberculosis*		●
		钩端螺旋体[1]　*Leptospira* spp.	●	
		小肠结肠炎耶尔森菌　*Yesinia enterocolitica*	○	○
		空肠弯曲杆菌　*Campylobaceter jejuni*	○	○

注：●必须检测项目，要求阴性；○必要时检测项目，要求阴性；△必要时检测项目，可以免疫。
　　1)不能免疫，要求阴性。

表 4　小鼠、大鼠病毒检测项目

动物等级			病　毒	动物种类 小鼠	动物种类 大鼠
无菌动物	无特定病原体动物	清洁动物	淋巴细胞脉络丛脑膜炎病毒　lymphocytic choriomeningitis virus (LCMV)	○	
			汉坦病毒　hantavims (HV)	○	●
			鼠痘病毒　ectromclia virus (Ect.)	●	
			小鼠肝炎病毒　mouse hepatitis virus (MHV)	●	
			仙台病毒　Sendai virus (SV)	●	●
			小鼠肺炎病毒　pncumonia virus of mice (PVM)	●	●
			呼肠孤病毒Ⅲ型　rcovirus type Ⅲ (Reo-3)	●	●
			小鼠细小病毒　minute virus of mice (MVM)	●	
			小鼠脑脊髓炎病毒　theilcr's mouse encephalomyclitis virus (TMEV)	○	
			小鼠腺病毒　mouse adcnovins (MAd)	○	
			多瘤病毒　polyoma virus (POLY)	○	
			大鼠细小病毒 RV 株　rat parvovirus (KRV)		●
			大鼠细小病毒 H-1 株　rat parvovirus (H-1)		●
			大鼠冠状病毒/大鼠涎泪腺炎病毒 rat coponavirus (RCV) / sialodacryoadcnitis Virus (SDAV)		●
			无任何可查到的病毒	●	●

注：●必须检测项目，要求阴性；○必要时检查项目，要求阴性。

表 5　豚鼠、地鼠、兔病毒检测项目

动物等级			病　菌	动物种类 豚鼠	地鼠	兔
无菌动物	无特定病原体动物	清洁动物 普通动物	淋巴细胞脉络丛脑膜炎病毒　lymphocytic choriomen ingitis virus (LCMV)	●	●	
			兔出血症病毒　rabbit hemorrhagic descase virus (RHDV)			▲
			仙台病毒　Sendai virus (SV)	●	●	
			兔出血症病毒[1]　rabbit hemorrhagic disease virus (RHDV)			●
			仙台病毒　Sendai virus (SV)	●	●	
			小鼠肺炎病毒　pncumonia virus of mice (PVM)	●	●	
			呼肠孤病毒Ⅲ型　reovirus type Ⅲ (Reo-3)	●	●	
			轮状病毒　rotavirus (RRV)			●
			无任何可查到的病毒	●	●	●

注：●必须检测项目，要求阴性；▲必须检测项目，可以免疫。1)不能免疫，要求阴性。

表 6 犬、猴病毒检测项目

动物等级		病　　　　菌	动物种类	
			犬	猴
无特定病原体动物	普通动物	狂犬病病毒　rabics virus (RV)	▲	
		犬细小病毒　canine parvovirus (CPV)	▲	
		犬瘟热病毒　canine distcmpcr virus (CDV)	▲	
		传染性犬肝炎病毒　infectious canine hepatitis virus (ICHV)	▲	
		猕猴疱疹病毒Ⅰ型(B病毒)　cereopithecine herpesvirus type Ⅰ (BV)		●
		猴逆转 D 型病毒　simian retrovirus D (SRV)		●
		猴免疫缺陷病毒　simian immunodeficiency virus (SIV)		●
		猴 T 细胞趋向性病毒Ⅰ型　simian T lymphotropic virus type Ⅰ (STLV-1)		●
		猴痘病毒　simian Pox virus (SPV)		●
		上述 4 种犬病毒不免疫	●	

注:●必须检测项目,要求阴性;▲必须检测项目,要求免疫。

（引自:实验动物 微生物学等级及监测 GB 14922.2—2011）

附录三 实验动物常用参数

表1 实验动物一般生理指标

动物种类	体温/℃	呼吸/（次/分）	血压		心率/（次/min）
			收缩压/kPa	舒张压/kPa	
小鼠	37.0～39.0	84～230	17.7～21.3	13.6～14.7	324～800
大鼠	38.5～39.5	66～114	10.7～17.3	8.0～13.3	261～600
豚鼠	37.8～39.5	110～150	3.7～18.7	2.1～12.0	260～400
家兔	38.5～39.5	38～60	12.7～17.3	8.0～12.0	123～304
地鼠	38.5～39.5	33～127	12.0～13.3	—	300～600
犬	38.5～39.5	14～28	14.4～25.2	10.0～16.3	100～130
猫	38.0～39.5	20～30	11.7～18.9	4.7～11.3	110～140
猕猴	37.0～40.0	30～45	18.3～25.1	14.9～20.3	165～240
猪	38.0～40.0	8～20	19.2～24.7	13.1～16.0	55～60
绵羊	38.3～39.9	12～30	12.0～18.7	—	70～80
山羊	38.7～40.7	12～35	14.9～16.8	10.1～12.0	70～90

注：参考孙敬方.实验动物方法学［M］.北京：人民卫生出版社，2002.

表2 实验动物生理生殖参数

动物	发情类型	繁殖方式	繁殖季节	初情期♀/♂	发情周期	妊娠期	窝产仔数	哺乳时间	繁殖年限
小鼠	多次发情	一雄多雌	全年	6 w/6 w	4～5 d	19～21 d	6～12	21 d	7～8 m
大鼠	多次发情	一雄多雌	全年	10 w/12 w	4～5 d	20～22 d	7～14	21 d	9～10 m
豚鼠	多次发情	一雄多雌	全年	3 m/3 m	15～19 d	59～72 d	2～6	21 d	2 y
家兔	诱导后多次发情	人工多配	全年	6 m/6 m		28～34 d	6～10	25～45 d	3 y
地鼠	多次发情	一雄多雌	全年	6 w/8 w	4～5 d	15～18 d	5～8	21 d	15 m
沙鼠	多次发情	一雄一雌	全年	10 w/12 w	4～6 d	24～26 d	4～5	21 d	15 m
犬	单次发情	人工多配	春秋季	10 m/14 m	21 d	58～68 d	4～10	60 d	6～7 y
猫	季节性多次发情	人工多配	春秋冬季	7 m/10 m	14～24 d	57～65 d	2～6	60 d	6～7 y
猕猴	多次发情	一雄多雌	全年	36 m/48 m	28 d	150～180 d	1	7～14 m	—
小型猪	多次发情	雌雄多配	全年	9 m/11 m	16～30 d	109～120 d	2～10	1 m	3～4 y
绵羊	多次发情	雌雄多配	秋冬季	18 m/24 m	16～17 d	140～160 d	1～3	4 m	4～5 y
山羊	多次发情	雌雄多配	秋冬季	15 m/18 m	14～21 d	140～160 d	1～2	3 m	4～5 y

注：y—年；m—月；w—周；d—天；
参考孙敬方.实验动物方法学［M］.北京：人民卫生出版社，2002.

表3 常用实验动物的主要血液生化值

指标	单位	小鼠	大鼠	豚鼠	家兔	猫	犬	猴
LD	U/L	366.00	374.00	103.00	209.00	137.00	112.00	397.00
ALP	U/L	439.00	713.00	876.00	406.00	291.00	173.00	1 134.00
ALT	U/L	19.00	36.00	47.00	79.00	27.00	60.00	94.00
ICD	U/L	32.00	4.00	145.00	137.00	24.00	9.00	28.00
GMD	U/L	9.00	4.00	12.00	16.00	ND	3.00	40.00
γ-GT	U/L	ND	ND	10.00	9.00	ND	ND	62.00
AST	U/L	37.00	83.00	45.00	47.00	11.0	32.00	31.00
MD	U/L	419.00	118.00	577.00	1 000.00	132.00	199.00	109.00
LAP	U/L	12.00	25.00	267.00	46.00	ND	13.00	29.00
CK	U/L	155.00	111.00	176.00	544.00	137.00	118.00	125.00
Fe	mmol/L	66.70	25.50	55.30	37.30	18.20	31.80	32.90
总铁结合力			65.90	58.90	48.40	59.30	64.40	79.70
蛋白	g/L	53.00	62.00	46.00	59.00	70.00	57.00	80.00
白蛋白	g/L	20.00	23.00	16.00	22.00	30.00	26.00	32.00
α-球蛋白	g/L	15.00	16.00	14.00	10.00	21.00	12.00	9.00
β-球蛋白	g/L	13.00	14.00	10.00	12.00	13.00	15.00	16.00
γ-球蛋白	g/L	5.00	9.00	6.00	15.00	7.00	4.00	23.00
A/G	—	0.62	0.59	0.55	0.58	0.74	0.81	0.63
胆固醇	mmol/L	3.30	1.22	0.59	2.01	4.12	3.32	3.13
甘油三酯	mmol/L	1.53	1.04	1.62	1.38	0.40	0.43	0.56
Na	mmol/L	150.00	141.00	136.00	156.00	154.86	156.60	154.00
K	mmol/L	5.40	4.50	5.50	6.00	4.80	4.40	4.10
Cl	mmol/L	114.00	103.00	105.00	108.00	118.00	107.00	118.00
Ca	mmol/L	2.47	2.52	2.66	3.29	2.67	2.51	2.53
P	mmol/L	3.70	2.13	2.36	2.34	1.84	1.49	0.72

注：ND—不能检出。

参考孙敬方.实验动物方法学[M].北京：人民卫生出版社，2002.

表4 常用实验动物一次给药能耐受的最大剂量

动物种类	给药方法					
	灌胃/mL	皮内注射/mL	皮下注射/mL	一侧肌肉注射/mL	腹腔注射/mL	静脉注射/mL
小鼠	0.8	0.05	1.0	0.1	1.0	0.8
大鼠	5.0	0.1	5.0	0.5	2.0	4.0
豚鼠	6.0	0.1	—	0.5	4.0	2.0
兔	150	0.1	3.0	1.0	5.0	10
猫	150	0.2	10	0.8	5.0	10
狗	500	0.3	100	2.0	—	100
猴	300	0.3	50	1.5	10	20

表5 常用实验动物采血部位与采血量

动物种类	采血量	采血部位	一次采血量/mL	最大安全采血量/mL	最小致死采血量/mL
小鼠/大鼠	取少量血	尾静脉	0.1/0.3～0.5	0.1/1	0.3/2
		眼眶后静脉丛	0.2～0.3/0.5～1.0		
	取较多血	摘眼球	4%～5%小鼠体重		
		心脏	0.5～0.6/0.8～1.2		
	取大量血	颈动脉、股动脉	0.5/2.0		
		断头	0.8～1.2/5～10		
豚鼠	取少量血	耳缘切口	0.5	5	10
	取较多血	背中足静脉	?		
	取大量血	心脏、股动脉	8～20		
兔	取少量血	耳缘静脉	5～10	10	40
	取较多血	耳中央动脉、颈静脉	15		
	取大量血	心脏、颈动脉	20～25		
狗、猫	取少量血	耳静脉	5～10	50	300
	取较多血	前、后肢皮下头静脉,颈静脉	10～20		
	取大量血	股动脉、颈动脉、心脏	20		

参考文献

［1］ 李厚达. 实验动物学. 北京：中国农业出版社，2003.

［2］ 贺争鸣，李冠民. 动物实验替代方法概论. 北京：学苑出版社，2003.

［3］ 肖杭，恽时锋，陆建玲，等. 实验动物科学知识解析. 南京：江苏凤凰科学技术出版社，2016.

［4］ 孙敬方. 动物实验方法学. 北京：人民卫生出版社，2001.

［5］ 郝光荣. 实验动物学. 上海：第二军医大学出版社，2002.

［6］ 钟品仁. 哺乳类实验动物. 北京：人民卫生出版社，1983.

［7］ 秦川. 医学实验动物学. 北京：人民卫生出版社，2008.

［8］ 陈永福. 转基因动物. 北京：科学出版社，2002.

［9］ 周正宇. 实验动物与比较医学基础教程. 苏州：苏州大学出版社，2012.

［10］ 张业彬. 实验动物在生物医学研究中的应用与选择. 北京：科学出版社，1997.

［11］ 卢耀增. 实验动物学. 北京：北京医科大学，中国协和医科大学联合出版社，1995.

［12］ Festing M F W. Introduction to laboratory animal genetics// The UFAW handbook on the care and management of laboratory animals. New York：Longman，1987.

［13］ 陈慰峰. 医学免疫学. 北京：人民卫生出版社，2001.

［14］ 余玉林. 实验动物管理与使用指南. 台北：艺轩图书文具有限公司，2001.

［15］ 施新猷. 现代医学实验动物学. 北京：人民军医出版社，2000.

［16］ 加拿大实验动物管理委员会. 实验动物管理与使用指南. 宋克静，等，译. 北京：原子能出版社，1993.

［17］ 魏泓，医学实验动物学. 成都：四川科学技术出版社，1998.

［18］ 王治乔，袁伯俊. 新药临床前安全性评价与实践. 北京：军事医学科学出版社，1997.

［19］ 福克斯. 实验动物医学. 萧佩蘅，等，译. 北京：农业出版社，1987.

［20］ 方喜业. 医学实验动物学. 北京：人民卫生出版社，1995.

［21］ 施新猷. 比较医学. 陕西：陕西科学技术出版社，2003.

［22］ 邹移海. 中医实验动物学. 广州：暨南大学出版社，1999.

［23］ 刘恩歧. 医学实验动物学. 北京：科学出版社，2008.

［24］ 贺争鸣，李冠民，邢瑞昌. "3R"理论的形成、发展及在生命科学研究中的应用. 中国生物制品学杂志，2002，15(2)：122 - 124.

［25］ Janet C，Garber R，Wayne B，et al. Guide for the care and use of laboratory animals. 8th ed. Washington：The National Academies Press，2010.

［26］ Alper J，Anestidou L. Design，implementation，monitoring，and sharing of performance standards for laboratory animal use：summary of a workshop. Washington：The National Academies Press，2015.

［27］ Klionsky D J，Abdelmohsen K，Abe A，et al. Guidelines for the use and interpretation of assays for monitoring autophagy (3rd edition). Autophagy，2016，12(1)：1 - 222.

［28］ 白晶. 动物实验"3R"原则的伦理论证. 中国医学伦理学，2007，20(5)：48 - 50.

［29］ Mali P，Yang L H，Esrelt K M. RNA-guided human genome engineering via Cas9. Science，2013，339：823 - 826.